黄帝内经

素问篇

邢汝雯◎编著

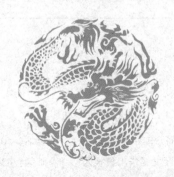

华中科技大学出版社
http://www.hustp.com
中国·武汉

图书在版编目(CIP)数据

黄帝内经·素问篇/邢汝雯编著. -- 武汉：华中科技大学出版社，2017.6（2023.4重印）
ISBN 978-7-5680-2653-6

Ⅰ.①黄… Ⅱ.①邢… Ⅲ.①《内经》 Ⅳ.①R221

中国版本图书馆 CIP 数据核字(2017)第 061584 号

黄帝内经·素问篇　　　　　　　　　　　　　　　　邢汝雯　编著
Huangdineijing·Suwen Pian

策划编辑：亢博剑
责任编辑：康　艳
封面设计：刘红刚
责任校对：何　欢
责任监印：朱　玢

出版发行：华中科技大学出版社(中国·武汉)　　电　话：(027) 81321913
　　　　　武汉市东湖新技术开发区华工科技园　　邮　编：430223

印　　刷：鑫艺佳利（天津）印刷有限公司
开　　本：710mm×1000mm　1/16
印　　张：30
字　　数：520千字
版　　次：2017年6月第1版第1次印刷　2023年4月第1版第5次印刷
定　　价：78.00元

本书若有印装质量问题，请向出版社营销中心调换
全国免费服务热线：400-6679-118　　竭诚为您服务
版权所有　侵权必究

作者简介

邢汝雯，汉族，祖籍河北青县，中医主任医师、中医教授、中医消积水专家，系我国著名中医专家、教育家、国家名医邢锡波教授之女，自幼随父诵读医学典籍。1951年参加抗美援朝。1963年以优异成绩毕业于天津中医学院并留校任教，侍诊父亲左右，其间专攻肿瘤、肝病、积水症的治疗，深得其父岐黄之三味。

邢汝雯从医50余年，致力于中医中药治疗积水症的临床观察与病理研究，其研究成果"利水灵胶囊"获国家发明专利。她医术精湛，医德高尚，为全国数万名患者解除了痛苦，被患者亲切地称为"肿瘤和积水患者的守护神"。

邢汝雯将父亲生前医案结合自己的行医体会，整理成书，著有《脉学阐微》《伤寒论临床试验录》《邢锡波医案集》《中医临床传薪集》等。

人体经脉图

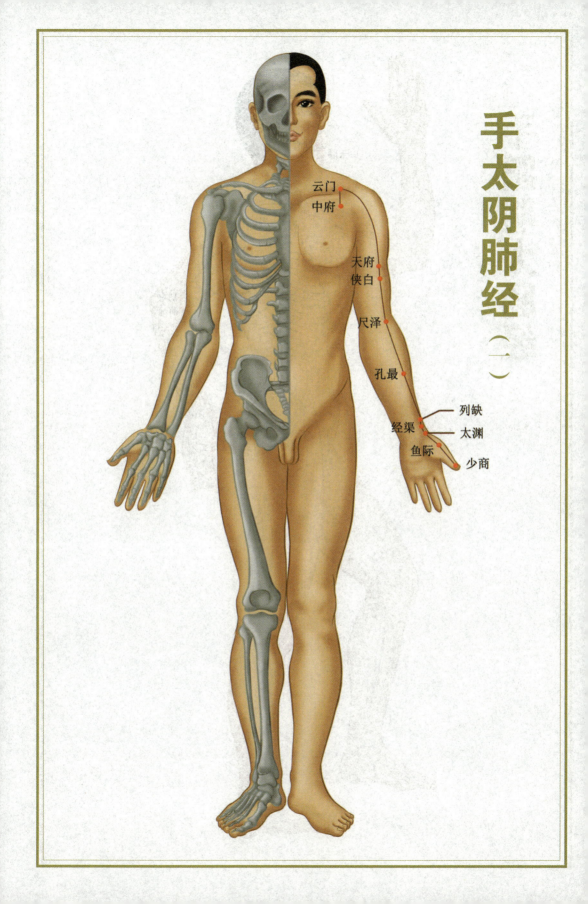

手阳明大肠经（二）

- 口禾髎
- 迎香
- 扶突
- 天鼎
- 巨骨
- 肩髃
- 臂臑
- 手五里
- 肘髎
- 曲池
- 手三里
- 上廉
- 下廉
- 温溜
- 偏历
- 阳溪
- 合谷
- 三间
- 二间
- 商阳

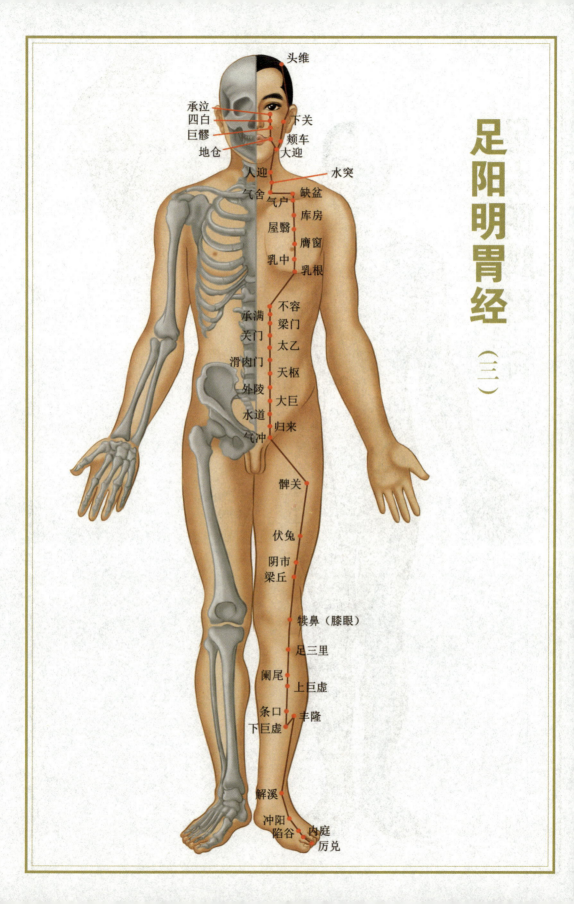

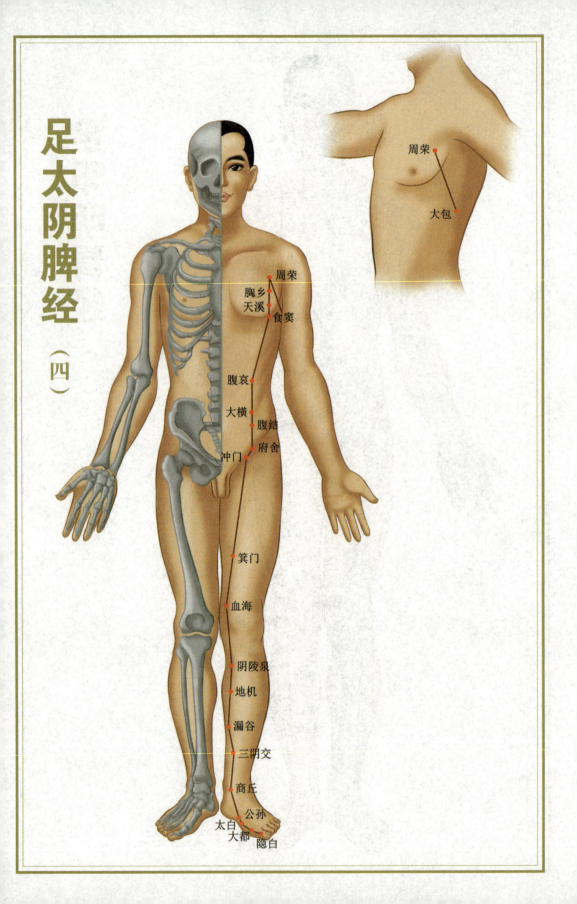

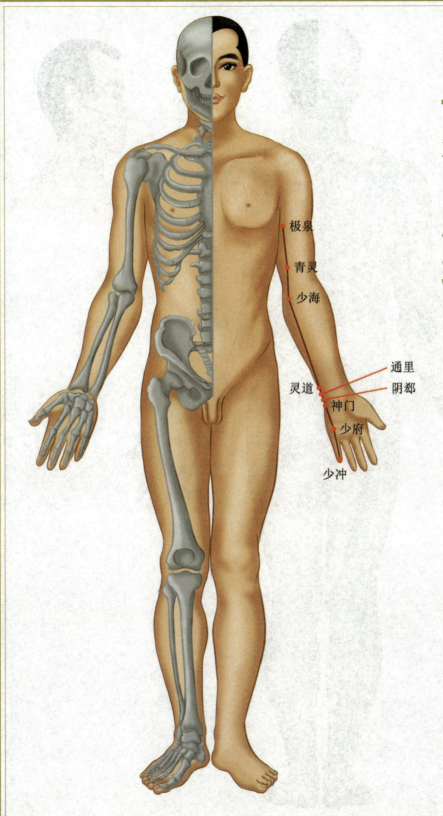

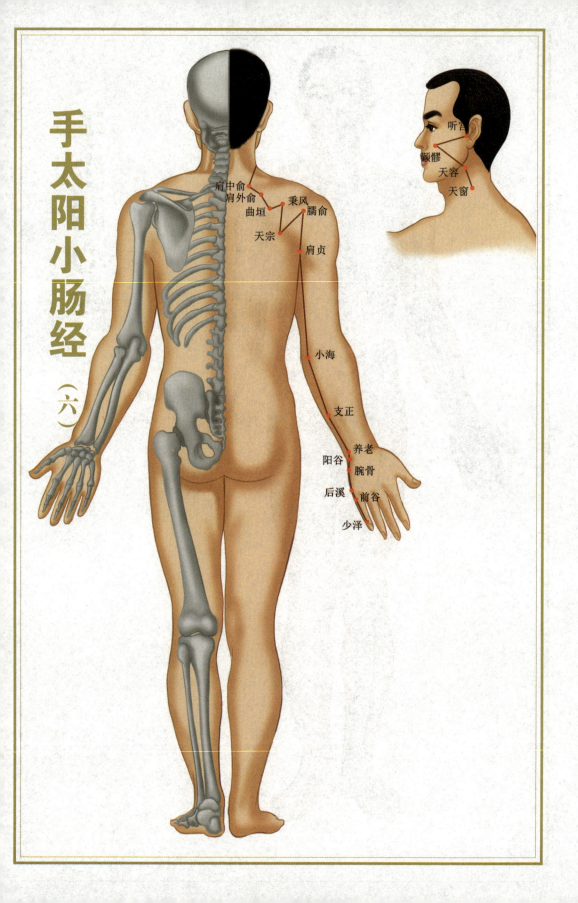

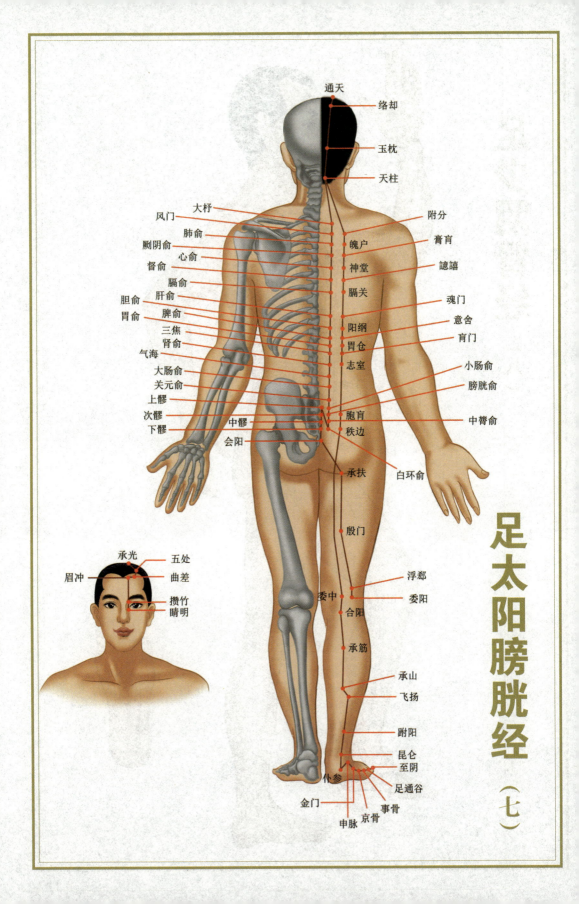

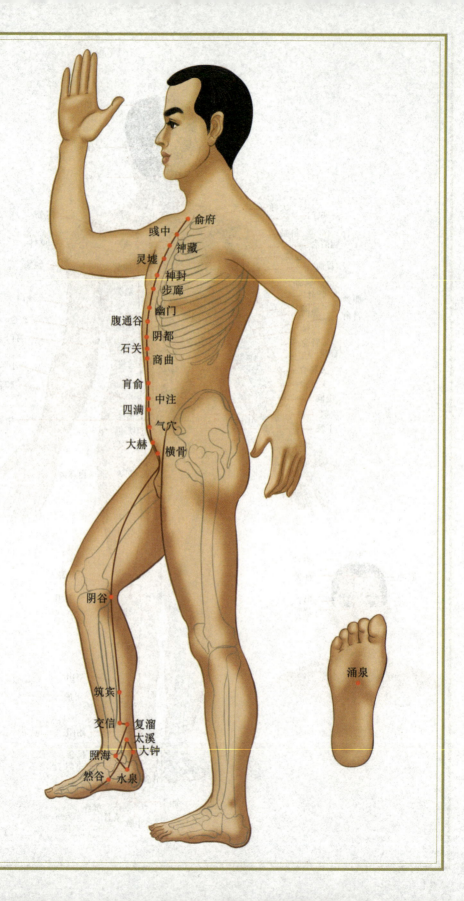

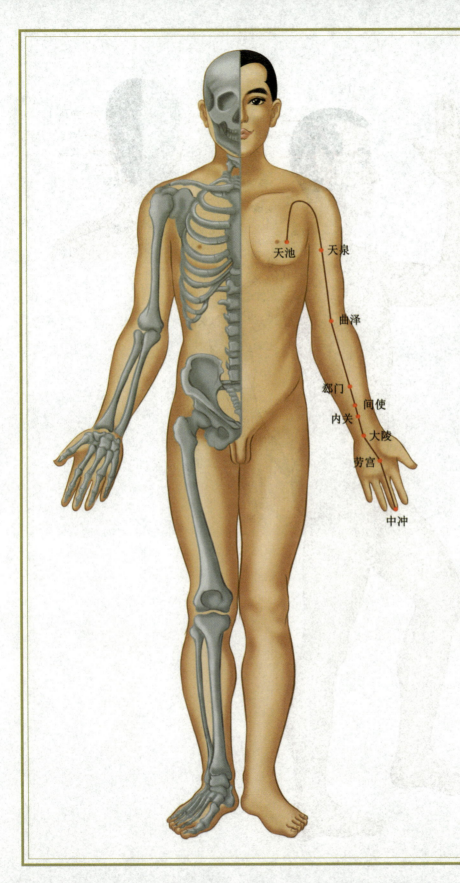

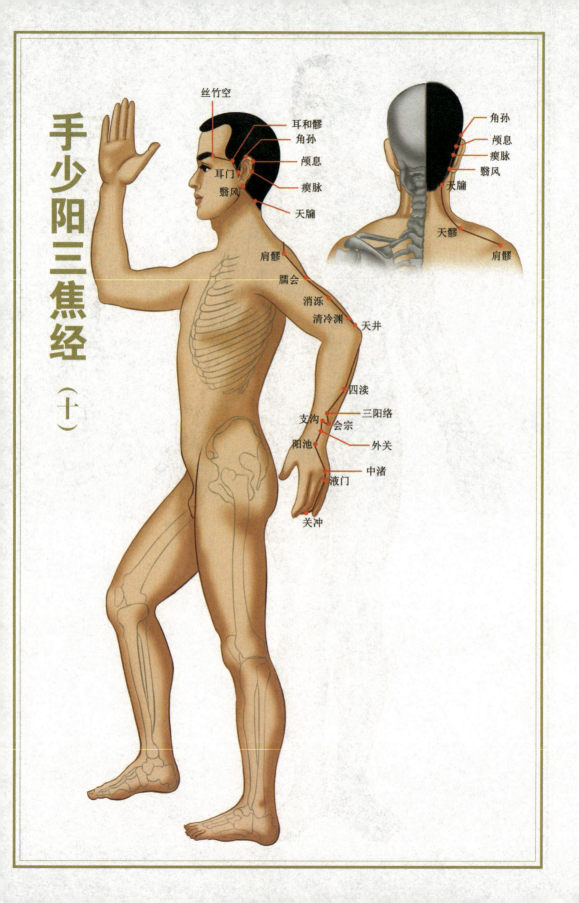

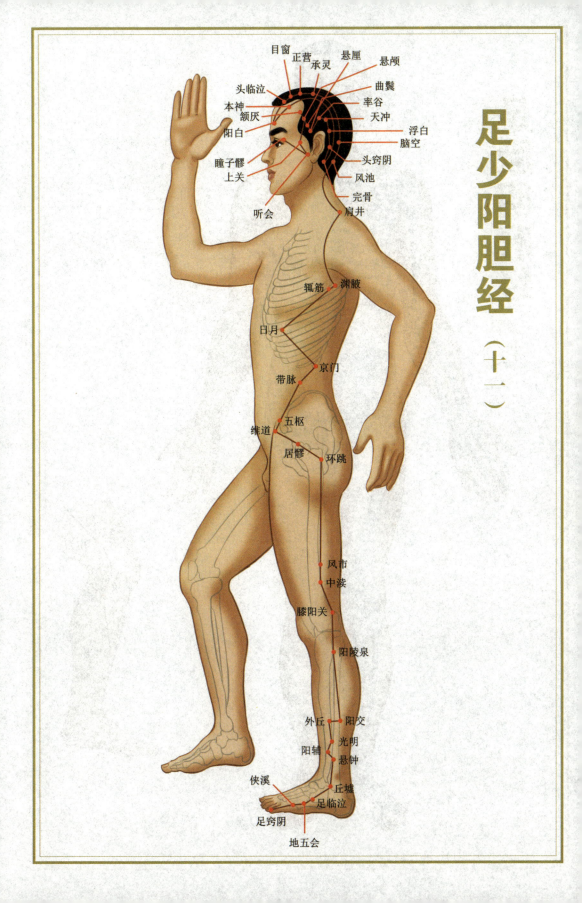

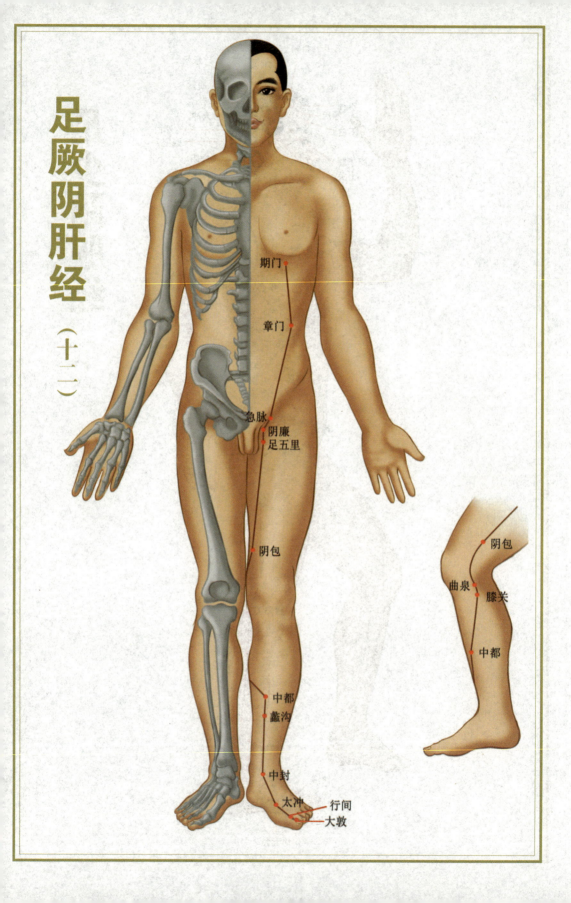

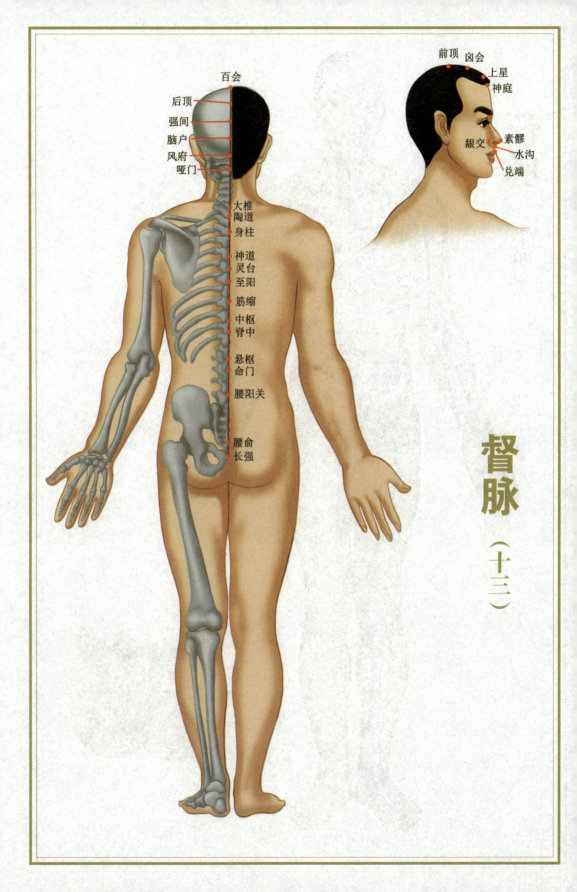

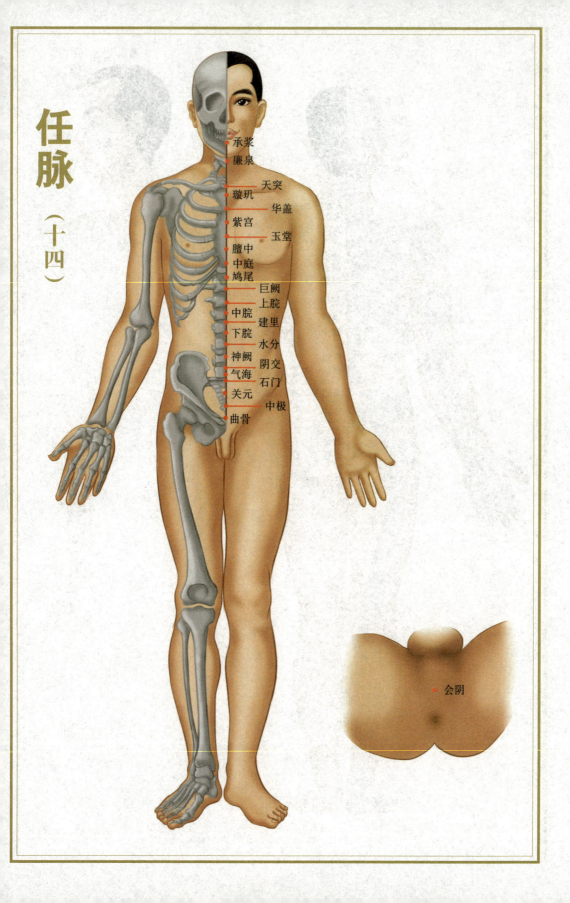

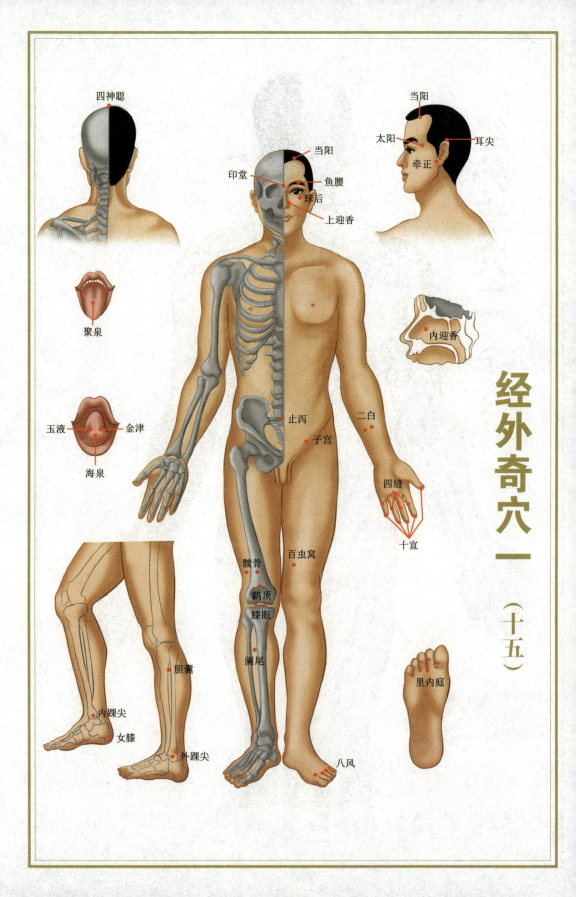

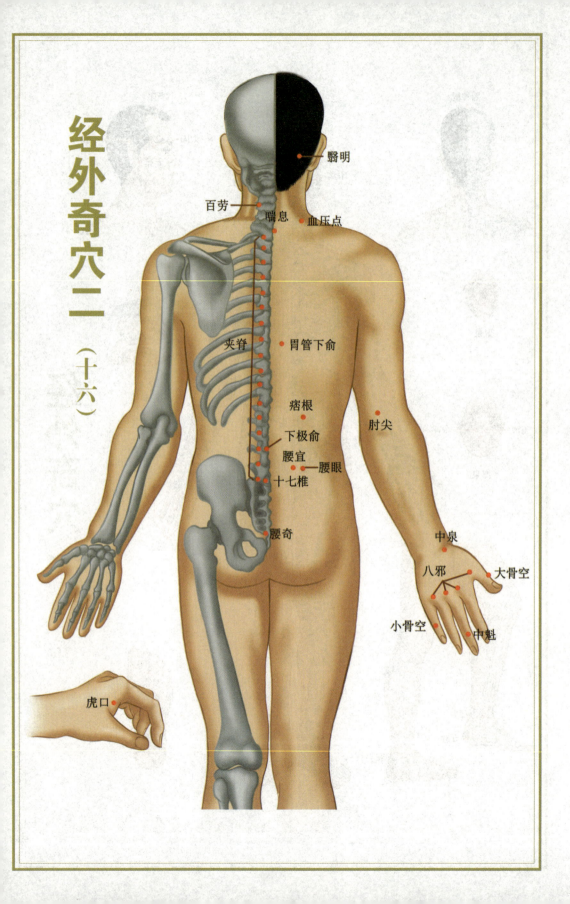

取穴方法

人体上分布着几百个穴，各穴有一定的位置，即穴位。怎样才能准确无误地找到穴位呢？在中医学上，取穴的方法有以下几种：

1. 分寸折量法：是将人体的各个部位分成若干等分折量取穴的方法。每一等分作为一寸。不管是成人、儿童，还是身材高矮，都可折成同样的长度或宽度，比如由两眉头中间到前头发边，折作3寸；由前头发边正中到下巴正中，折作10寸；由心口窝上边到肚脐正中，折作8寸；由手腕横纹到手肘横纹，折作12寸；由与耻骨上缘平齐处到股骨内上髁，折作18寸；等等。总之，人体各部的尺寸都各有规定。用分寸折量法取穴精确、方便，此法多用作量取头、胸、腹、四肢等穴位。

2. 指寸法：是以手指某一部分的宽度为标准，作为取穴的尺寸。这种方法看似粗略，却是使用最方便的方法。

（1）中指同身寸：以患者的中指尖和拇指尖连接成一个环状，从中指第一节与第二节侧面两端横纹头的距离折作1寸，名叫同身寸。这种方法通常用于四肢部取穴和前部作横量尺寸的标准。

（2）指量法：以患者食指中间指关节的宽度为准，作为1寸（1横指）；食指、中指相并，作为2寸（2横指）；食指、中指、无名指、小指相并，作为3寸（4横指）；以拇指的平齐指甲根处的宽度，也可作为1寸。这些方法适用于四肢取穴和背部作横量的标准。

3. 特殊姿势取穴法：指根据肢体活动出现的肌肉皱纹、筋肉凹陷等来取穴的方法。如可用半握拳的方法取劳宫穴；屈肘成直角，在肘关节内侧出现横纹，在这个横纹头处取少海穴；垂肩曲肘，肘尖之处取章门穴等。

4. 根据人体自然标志取穴法：指根据五官、肋骨、脊椎骨、乳头、肚脐眼等标志来取穴的方法。如两乳头的正中取膻中穴、脐下取关元穴、两眉的正中间取印堂穴等。

全面、系统、权威的医学典籍

第三十节 阳明脉解：一脉定神志

主旨
起到全节提纲挈领的作用

【题解】
阳明脉有手足之分，即足阳明胃经、手阳明大肠经统称"阳明脉"。本节阐述的是足阳明胃经的实热症状和病理变化，提出了足阳明与精神病的关系。

题 解
此节内容提要

【原文】
黄帝问曰：足阳明之脉病，恶人（恶人：恶，讨厌、憎恨。此指厌烦人）与火，闻木音则惕然（惕然：惟恐的样子）而惊，钟鼓不为动。闻木音而惊，何也？愿闻其故。

岐伯对曰：阳明者，胃脉也。胃者，土也。故闻木音而惊者，土恶木也。

帝曰：善。其恶火何也？

岐伯曰：阳明主肉，其脉血气盛，邪客之则热，热甚则恶火。

帝曰：其恶人，何也？

岐伯曰：阳明厥则喘而惋（惋：心胸郁闷不舒），惋则恶人。

帝曰：或喘而死者，或喘而生者，何也？

岐伯曰：厥逆（厥逆：指四肢逆冷，手冷可过肘，足冷可过膝，由阳气内衰、阴寒独盛所致）连脏则死，连经则生。

原 文
完整、权威

【译文】
黄帝问道：足阳明的经脉发生病变，讨厌见人与火，听到木器响动的声音就受惊，但听到钟鼓的声音却不被惊动。为什么听到木音就惊惕呢？我很想听听其中的道理。

岐伯回答说：足阳明是胃的经脉。胃属土。病人所以听到木音而惊恐，是因为土憎恨木克的缘故。

黄帝说：不错。那么恶火是为什么呢？

岐伯说：足阳明经主肌肉，因经脉多血多气，外邪侵袭则发热，热甚所以恶火。

黄帝问：厌烦见人在病理上怎么讲？

岐伯说：足阳明经气上逆，则呼吸喘促，心中郁闷，所以不喜欢见人。

黄帝问：有的阳明厥逆喘促而死，有的虽喘促而不死，这是为什么呢？

岐伯说：经气厥逆若累及于内脏，则病深重而死；若仅连及外在的经脉，则病轻浅可生。

直观、易学、易懂的编排设计

第三十节 阳明脉解：一脏宣神志

【原文】

帝曰：善！病甚则弃衣而走，登高而歌，或至不食数日，逾垣（逾垣 yuán：翻越墙壁）上屋，所上之处，皆非其素所能者，病反能者，何也？

岐伯曰：四支者，诸阳之本也。阳盛则四支实，实则能登高也。

帝曰：其弃衣而走者，何也？

岐伯曰：热盛于身，故弃衣欲走也。

帝曰：其妄言骂詈（妄言骂詈 lì：胡说八道、骂骂咧咧），不避亲疏而歌者，何也？

岐伯曰：阳盛则使人妄言骂詈，不避亲疏，而不欲食，不欲食，故妄走也。

【译文】

黄帝说：说得好！有的病人病重之时，把衣服脱掉乱跑乱跳，登上高处狂叫唱歌，或者数日不进饮食，并能够越墙上屋，而所登上之处，都是其平素所不能的，有了病反能够上去，这是什么原因？

岐伯说：四肢是阳气的本源。阳气盛则四肢壮实，四肢壮实，所以能够登高。

黄帝道：病人不穿衣服而到处乱跑，这是为什么？

岐伯说：身体热，所以脱掉衣服，到处乱跑。

黄帝接着又问：病人胡言乱语骂人，不避亲疏而随便唱歌，这是什么道理？

岐伯说：阳热亢盛而扰动心神，故使其神志失常，胡言乱语，斥骂别人，不避亲疏，并且不想吃饭，不想吃饭，所以便到处乱跑。

【解要】

本节讲解的是一种特殊的病理现象，即因足阳明经受外邪侵袭而导致精神失常。病情较轻的人，多表现烦热暴躁，而病重者则会言行举止失控。本篇实际上是讲解精神病的有关机理，因手足阳明脉分别属大肠和胃，尤以胃为腐熟水谷之所，五脏精气皆由此处化生的水谷精微进行充养，因此说，阳明病对外影响四肢，对内危害大肠和胃。

译 文
言简意赅、专业精准

注 解
生僻字词注音、注释

解 要
融会贯通、举一反三

《黄帝内经》简称《内经》，它系统地讲述了中医学理论体系的基本内容，诠释了中医学的理论原则和学术思想，是我国现存最早的医学文献典籍。《内经》为中医学之祖，各个中医流派以及传世名医，都是在《内经》理论体系的基础上发展起来的。

《内经》不仅限于医学，它与中国古代的哲学、天文、地理等学科密切相关，可以说是一部关于哲学和自然科学的综合著作。

【序 言】

《黄帝内经》是我国医学宝库中现存成书最早的一部医学典籍，最早著录于刘歆《七略》及班固《汉书·艺文志》，原为18卷。医圣张仲景"撰用素问、九卷、八十一难……为伤寒杂病论"，晋朝皇甫谧撰《针灸甲乙经》时，称"今有针经九卷、素问九卷，二九十八卷，即内经也"，《九卷》在唐朝王冰时称为"灵枢"。至宋朝时，史崧献家中藏书《灵枢经》并予刊行。由此可知，"九卷""针经""灵枢"其实是一书多名。宋朝之后，《素问》《灵枢》始成为《黄帝内经》的两大组成部分。

《黄帝内经》内容十分丰富，其中，《素问》八十一篇（第七十二、七十三篇亡佚）偏重于人体生理、病机病理、疾病治疗原则原理，以及人与自然的关系、养生等基本理论；《灵枢》则偏重于人体解剖、脏腑经络、腧穴（俞穴）、针灸治则等。它们之间的共同点是，都是有关问题的理论论述，并不涉及或基本上不涉及疾病治疗的具体方药和技术。因此，它成为中国医学发展的理论源薮，是研究人的生理学、病理学、诊断学、治疗原则和药物学的医学巨著，在理论上建立了中医学上的"阴阳五行""脉象""藏象""经络""病因""病机""病证""诊法""论治"和"养生学""运气学"等学说，以及辨证诊疗大法（规律、原则），主张不治已病而治未病，主张养生、摄生、益寿、延年等。书中博大精深的科学阐述，不仅涉及医学，而且包罗天文学、地理学、哲学、人类学、社会学、军事学、数学、生态学等多项先祖人类所获得的科学成就。

这些理论学说虽然是在2000多年前提出的，而且是众多医家假托轩辕黄帝之名，以黄帝、岐伯、雷公对话问答的形式来阐述的，但令人惊讶的是，中华先祖们在书中的一些深奥精辟的阐述，揭示了许多现代科学正试图证实或将要证实的成就。从《黄帝内经》的成书来看，它是以古代的解剖知识为基础，以古代的哲学思想为指导，通过对生命现象的长期观察及医疗实践的反复验证，由感性到理性，由片段到综合，逐渐发展而成的。它凝聚了数代先祖的智慧和研究成果，是研究人类生理学、病理学、诊断学、治疗原则和药物学的中医学奠基之作，时至今日在诊治学上仍具有指导意义。

由于《黄帝内经》成书年代久远，内容丰富，医理精深，专业性强，并且是文言文，语句艰深，一般读者在阅读时常常感到晦涩难懂，为此，我们特意编撰了《黄帝内经》通俗读本。书中对《黄帝内经》原文进行了白话译注，每节还列有"题解"、"解要"，及附词字释义等项。其阐发经文，深得门径；纠误正讹，严肃认真；注释诠解，深入浅出。

另外，为了便于读者理解掌握，我们在编排上也用了一些心思，使读者在阅读过程中，以完整权威的原文为纲，结合生僻字词的注音、注解与言简意赅、科学精准的译文，可以一目了然，帮助读者读懂《黄帝内经》中的养生知识，理解《黄帝内经》中的中医智慧。

本书在出版的过程中，得到了李华伟、林中华、李华军、范高峰、林学华、张慧丹、林春姣、李雄杰、刘艳、李小美、林华亮、陈聪、曹阳、李伟、曹驰、庞欢、刘艳、张丽荣、李本国、林晓桂、李泽民、龚四国、周新发、林红姣、林望姣、李少雄、陈志、向丽、杨城、曹茜、杨卫国、孔志明、叶超华、金泽灿、罗斌、赵志远、汪建明、翟晓斐、林承谟、曹雪、林运兰、曹建强、陈娟、许伟、曹琨、曹霞、丁艳丽、金泽灿、林葳、梁晓丹、赵生香、丁彦彬、李雄杰、张培玉、邵鑫、朱成兰、王晓玉、常志强、李友仙、蒋永红、张宏洲、李华军、张红平、李丽芬、林丽娟、李伏安、丁一、刘屹松、林喆远、张恒、周宣、辛大念、孟凡君、陈艳、兰豪、陈胜、吴露、陈艳威、任勤超、张杨玲、陈怡祥、赵艳霞、王甫东、王智利等不少同人的支持和帮助，在此特表示深切的谢意！

目录

第 一 节　上古天真论：元气乃生命之本源 / 1

第 二 节　四气调神大论：年运顺应四时而变 / 7

第 三 节　生气通天论：人与自然环境和谐 / 12

第 四 节　金匮真言论："五脏运"内调之秘要 / 18

第 五 节　阴阳应象大论：阴阳乃万物之纲纪 / 23

第 六 节　阴阳离合论：阴阳经的开、阖、枢 / 35

第 七 节　阴阳别论：阴阳、五行论脉象 / 38

第 八 节　灵兰秘典论：十二脏腑各司其职 / 43

第 九 节　六节藏象论：人的岁运总纲 / 46

第 十 节　五脏生成论：以色味合判五脏之病 / 52

第十一节　五脏别论：诊断五脏六腑的独特之方 / 57

第十二节　异法方宜论：辨病症需因地制宜 / 60

第十三节　移精变气论：移易精神，变化脏气之方 / 63

第十四节　汤液醪醴论：五谷养生治病之效 / 67

第 十 五 节	玉版论要：揆度奇恒断色脉 / 71
第 十 六 节	诊要经终论：十二经脉与诊治要道 / 74
第 十 七 节	脉要精微论：望闻问切断病之法 / 78
第 十 八 节	平人气象论：得谷则昌，失谷者亡 / 87
第 十 九 节	玉机真藏论：以四季脉象断五脏之疾 / 93
第 二 十 节	三部九候论：天地人的联系与盛衰之变 / 103
第二十一节	经脉别论：环境、情志诸因素对经脉的影响 / 108
第二十二节	藏气法时论：四时五行五治之法 / 112
第二十三节	宣明五气论：五味与五脏对应关系 / 118
第二十四节	血气形志论：四症应对之法 / 121
第二十五节	宝命全形论：天人合一是治病养生之本 / 124
第二十六节	八正神明论：四时八正定昌亡 / 128
第二十七节	离合真邪论：能治病，先识病 / 133
第二十八节	通评虚实论：从则生，逆则死 / 137
第二十九节	太阴阳明论：经脉和，则四肢荣 / 143
第 三 十 节	阳明脉解：一脉定神志 / 146
第三十一节	热论：外寒与病毒乃热病之源 / 148
第三十二节	刺热：五脏热病与刺法 / 152
第三十三节	评热病论：风、气影响四大热证 / 156
第三十四节	逆调论：气血不顺则需调 / 160
第三十五节	疟论：预测预防四季时令疾病 / 164
第三十六节	刺疟：六经六脏腑刺血疗法 / 172
第三十七节	气厥论：病都是气出来的 / 176
第三十八节	咳论：形寒饮冷关肺胃，五脏六腑令人咳 / 178

第三十九节　举痛论：气血不通则痛，看得见，摸得着 / 181

第 四 十 节　腹中论：别装一肚子病 / 186

第四十一节　刺腰痛：挺直腰杆有方法 / 191

第四十二节　风论：风邪善行而数变，百病之长 / 195

第四十三节　痹论：风寒湿三邪之害 / 199

第四十四节　痿论：形体枯荣之根 / 204

第四十五节　厥论：血气逆乱、阴阳颠倒则厥 / 208

第四十六节　病能论：胃不和，则卧不安 / 213

第四十七节　奇病论：无损不足、益有余 / 217

第四十八节　大奇论：按其脉，知奇疾、断死期 / 222

第四十九节　脉解论：经脉盛衰解病变 / 226

第 五 十 节　刺要论：针刺深浅有要领 / 231

第五十一节　刺齐论：掌握分寸，恰到好处 / 233

第五十二节　刺禁论：针刺的禁地 / 235

第五十三节　刺志论：辨虚实，针刺补泻有诀窍 / 238

第五十四节　针解：虚实之道，九针刺法之解 / 240

第五十五节　长刺节论：触类而广之 / 243

第五十六节　皮部论：皮肤之三阴、三阳 / 246

第五十七节　经络论：经络与五色之变无常 / 249

第五十八节　气穴论：脉气滞居之处 / 251

第五十九节　气府论：脉气生发之所 / 255

第 六 十 节　骨空论：风邪对骨骼无孔不入 / 259

第六十一节　水热穴论：治疗热病、水病之穴 / 264

第六十二节　调经论：调理经脉治百病 / 268

第六十三节	缪刺论：上下左右交互刺法 / 278
第六十四节	四时刺逆从论：顺应四时经气的变化施针 / 285
第六十五节	标本病传论：知标本者，万举万当 / 289
第六十六节	天元纪大论：自然万物盛衰变化之大法 / 293
第六十七节	五运行大论：五运六气变化对人的作用 / 299
第六十八节	六微旨大论：六气之精微要旨 / 307
第六十九节	气交变大论：上下二气交互作用对人体健康的影响 / 317
第 七 十 节	五常政大论：五运平气、不及、太过对人的影响 / 330
第七十一节	六元正纪大论：五运六气变异乃致病之源 / 351
第七十二节	至真要大论：五味六气五行的配合原理 / 395
第七十三节	著至教论：至真至理的圣人教诲 / 424
第七十四节	示从容论：从容应对疑难杂症 / 427
第七十五节	疏五过论：诊断中易犯的五种过错 / 431
第七十六节	徵四失论：戒除诊治常犯的四种过失 / 435
第七十七节	阴阳类论：阴阳五行断疑难疾病 / 438
第七十八节	方盛衰论：五脏气脉盛衰逆从与诊断十度 / 442
第七十九节	解精微论：迎风流泪之因 / 446

第一节　上古天真论：元气乃生命之本源

【题解】

古时黄帝与岐伯探讨的第一个问题就是：人的元气。

上古，指远古时代。天真，指天赋予人的真精真气。气是生命之本源。我们的皮肤光滑，没有皱纹；我们走路轻盈，奔跑如飞；我们说话声如洪钟，充满磁性，都是因为我们体内"真气"充足的缘故。从这个意义上说，生命就是一个消耗元气的过程。体内的元气越消耗越少，就会出现常说的"有力无气"的情况，抵抗力一下降，"歪风邪气"便乘机侵入我们的身体，各种疾病随之出现。"元气大伤"就导致"精疲力竭"，严重者为"气若游丝"，上气不接下气，等等。

元气决定一个人的寿运，所以，人应当不断补充和培养生命的元气。

【原文】

昔在黄帝（黄帝：传说的五帝之一，被尊为中华"人文初祖"），生而神灵（神灵：神，即神采，来自眼睛的光泽，显示人的心、肝、脾、肺、肾五脏的信息；灵，心灵活泛。此指聪明而智慧），弱而能言，幼而徇齐（徇齐：徇，迅疾；齐，敏捷。此指思维敏捷，理解事物迅速），长而敦敏，成而登天。

乃问于天师（天师：天子之师。黄帝贵为天子，尊岐伯为师）曰：余闻上古之人，春秋皆度百岁，而动作不衰；今时之人，年半百而动作皆衰者，时世异耶？人将失之耶？

【译文】

古时候的黄帝，生来十分聪明，几岁的时候就善于言谈，很小的时候就对事物有敏锐的洞察力，长大以后，既敦厚又勤勉，成年后就登上了天子之位。

他向岐伯问道：我听说上古时候的人，寿命都能超过百岁，动作不显衰老；现在的人，年龄刚至半百，动作就都衰弱无力了。这是由于时代不同所造成的呢，还是因为今天的人们不会养生所造成的呢？

岐伯对曰：上古之人，其知道者，法于阴阳（阴阳：自然界的客观规律），和于术数（和于术数：术数，技艺方法。指用合适的养生方法来调和身体），食饮有节，起居有常，不妄作劳，故能形与神俱，而尽终其天年，度百岁乃去。今时之人不然也，以酒为浆，以妄为常，醉以入房，以欲竭其精，以耗散其真。不知持满，不时御神，务快其心，逆于生乐，起居无节，故半百而衰也。

岐伯回答说：上古时代的人，那些懂得养生之道的，能够取法于天地阴阳自然变化之理而加以适应、调和养生的方法，使之达到正确的标准。饮食有所节制，作息有一定规律，既不妄事操劳，又避免过度的房事，所以能够形神俱旺，协调统一，活到天赋的自然年龄，超过百岁才离开人世。现在的人则不然，把酒当水，滥饮无度，使反常的生活成为习惯，醉酒行房，因恣情纵欲而使阴精竭绝，因贪欢逐乐而使真气耗散，不知谨慎地保持精气的充足，不善于统驭精神，而专求心志的一时之快，违逆人生最根本的乐趣，起居作息毫无规律，所以刚到半百之年就衰老了。

【解要】
　　以上几段岐伯回答了黄帝的疑问，其精髓为：养生之道的根本在于要遵守、尊重天地运行变化的规律，生活（吃喝、房事）要有节制，养成好的习惯，工作上不过于劳累，这样人才能长寿，尽享天年。

第一节 上古天真论：元气乃生命之本源

【原文】

　　夫上古圣人（圣人：指知行完备、至善之人）之教下也，皆谓之虚邪贼风（虚邪贼风：泛指一切不正常的气候变化和有害于人体的外界致病因素），避之有时，恬惔虚无（恬惔虚无：内心淡定清静，没有过多的欲望和杂念），真气从之，精神内守，病安从来？是以志闲而少欲，心安而不惧，形劳而不倦。气从以顺，各从其欲，皆得所愿。故美其食，任其服，乐其俗，高下不相慕，其民故自朴。是以嗜欲不能劳其目，淫邪不能惑其心。愚智贤不肖，不惧于物，故合于道（道：天理，自然法则和规律。此指养生法则、规律）。所以能年皆度百岁而动作不衰者，以其德全不危故也。

【译文】

　　古代深懂养生之道的人在教导普通人的时候，一般都会讲到对四时不正之气等致病因素应及时避开，内心要清静淡定，排除杂念妄想，以使真气顺畅，精神守持于内，倘如此疾病怎么会发生呢？因此，人们就可以心志安闲，少有欲望，情绪安定而没有焦虑，形体劳作而不疲倦，元气因而调顺，各人都能随其所欲而满足自己的愿望。人们无论吃什么食物都觉得甘美，随便穿什么衣服都感到满足，大家喜爱自己的风俗习尚，愉快地生活，社会地位无论高低，都不相羡慕，所以这些人称得上朴实无华。因而任何不正当的嗜欲都不会引起他们注目，任何淫乱邪恶的事物也都不能惑乱他们的心志。无论愚笨的、聪明的、能力大的还是能力小的，都不因外界事物的变化而动心焦虑，所以符合养生之道。他们之所以能够年过百岁而动作不显得衰老迟钝，正是由于领会和掌握了修身养性的方法，而身体不被内外邪气干扰危害的缘故。

【解要】

　　本段讲避免遭受四时不正之气侵害的法则：保持内心的淡定清净，无欲则刚（元气足）；生活朴实无华，日出而作，日落而息，才能工作愉快，饮食甘美，活得轻松，至百岁而不显衰老。

【原文】

帝曰：人年老而无子者，材力尽邪？将天数（天数：无法改变的定数或规律）然也？

岐伯曰：女子七岁，肾气盛，齿更发长。二七而天癸（天癸：指人先天藏于肾精之中，具有促进生殖功能发育成熟的物质）至，任脉（任脉：人体经脉，属于奇经八脉之一，有"阴脉之海"之称）通，太冲脉（太冲脉：奇经八脉之一，主调节十二经气血，与生殖机能关系密切）盛，月事以时下，故有子。三七，肾气平均，故真牙生而长极。四七，筋骨坚，发长极，身体盛壮。五七，阳明脉（阳明脉：指十二经脉中的手阳明和足阳明经脉，气色好坏与此二脉有关）衰，面始焦，发始堕。六七，三阳脉（三阳脉：太阳、阳明、少阳的总称，其中包括手三阳和足三阳，实际上是三条经脉，交会于头部）衰于上，面皆焦，发始白。七七，任脉虚，太冲脉衰少，天癸竭，地道不通，故形坏而无子也。丈夫八岁，肾气实，发长齿更。二八，肾气盛，天癸至，精气溢泻，阴阳和，故能有子。三八，肾气平均，筋骨劲强，故真牙生而长极。四八，筋骨隆盛，肌肉满壮。五八，肾气衰，发堕齿槁。六八，阳气衰竭于上，面

【译文】

黄帝问：人到老年的时候，不能生育子女，是由于精力衰竭了呢，还是自然生理变化规律就是如此呢？

岐伯说：女子到了七岁，肾气开始盛旺，乳齿更换，头发开始茂盛。十四岁时，天癸产生，任脉通畅，太冲脉旺盛，月经按时来潮，具备了生育子女的能力。二十一岁时，肾气充满，真牙生出，牙齿就长全了。二十八岁时，筋骨强健有力，头发的生长达到最茂盛的阶段，此时身体最为强壮。三十五岁时，阳明经脉气血逐渐衰弱，面部开始憔悴，头发也开始脱落。四十二岁时，三阳经脉衰弱，面部憔悴无华，头发开始变白。四十九岁时，任脉虚弱，太冲脉的气血也逐渐衰微，天癸枯竭，月经断绝，所以形体衰老，失去了生育能力。男子到了八岁，肾气充实起来，头发开始茂盛，乳齿也更换了。十六岁时，肾气旺盛，天癸产生，精气满溢而能外泄，两性交合，就能生育子女。二十四岁时，肾气充满，筋骨强健有力，真牙生长，牙齿长全。三十二岁时，筋骨丰隆盛实，肌肉也丰满健壮。四十岁时，肾气衰退，头发开始脱落，牙齿开始干枯。四十八岁时，上部阳明经气逐渐衰竭，面部憔悴无华，头发和两鬓花白。五十六岁时，肝气衰弱，

焦,发鬓颁白。七八,肝气衰,筋不能动。八八,天癸竭,精少,肾脏衰,则齿发去,形体皆极(形体皆极:形容人的躯体已经衰败到极点)。肾者主水,受五脏六腑之精而藏之,故脏腑盛,乃能泻。今五脏皆衰,筋骨解堕,天癸尽矣,故发鬓白,身体重,行步不正,而无子耳。

帝曰:有其年已老而有子者,何也?

岐伯曰:此其天寿(天寿:即天年,天赋的年寿,人的自然寿命)过度,气脉常通,而肾气有余也。此虽有子,男子不过尽八八,女子不过尽七七,而天地之精气皆竭矣。

帝曰:夫道者,年皆百数,能有子乎?

岐伯曰:夫道者,能却老而全形,身年虽寿,能生子也。

黄帝曰:余闻上古有真人(真人:道教称有养本性或修行得道的人)者,提挈天地(提挈天地:指掌握自然变化的规律,把握阴阳,吸纳精气),把握阴阳。呼吸精气,独立守神,肌肉若一。故能寿敝天地,无有终时。此其道生。

中古之时,有至人(至人:有很高的道德修养、超脱世俗、顺应自然而长寿的人)者,淳德全道,和于阴阳,

筋骨的活动不能灵活自如。六十四岁时,天癸枯竭,精气少,肾脏衰,牙齿头发脱落,形体衰疲。肾脏接受其他各脏腑的精气而加以贮藏,所以五脏功能旺盛,肾脏才能外溢精气。现在年纪大了,五脏功能都已衰退,筋骨懈惰无力,天癸已竭,所以发鬓斑白,身体沉重,步伐不稳,也不能生育子女了。

黄帝问:有的人年纪已老,仍能生育,是什么道理呢?

岐伯说:这是他天赋的精力超过常人,气血经脉保持畅通,肾气有余的缘故。这种人虽有生育能力,但男子一般不超过六十四岁,女子一般不超过四十九岁,精气便枯竭了。

黄帝问:掌握养生之道的人,年龄都可以达到一百岁左右,还能生育吗?

岐伯说:掌握养生之道的人,能推迟衰老而保全形体,虽然年高,仍然能生育子女。

黄帝说:我听说上古时代有真人,掌握了天地阴阳变化的规律,能够调节呼吸,吸收精纯的清气,超然独处,令精神守持于内,锻炼身体,使筋骨肌肉与整个身体达到高度的和谐,所以他的寿命同于天地而没有终了的时候。这是他修道养生的结果。

中古的时候,有至人,具有淳厚的道德,能全面地掌握养生之道,符合阴阳四时的变化,离开世俗社会生活的干扰,积

调于四时，去世离俗。积精全神，游行天地之间，视听八达之外。此盖益其寿命而强者也。亦归于真人。

其次有圣人者，处天地之和，从八风之理（八风之理：指四季的风邪湿热），适嗜欲于世俗之间，无恚嗔(恚hui 嗔：泛指愤怒、生气等意念)之心。行不欲离于世，举不欲观于俗。外不劳形于事，内无思想之患。以恬愉（恬愉：恬静愉快）为务，以自得为功。形体不敝，精神不散，亦可以百数。

其次有贤人者，法则天地，象似日月。辩列星辰，逆从阴阳。分别四时，将从上古。合同于道，亦可使益寿而有极时。

蓄精气，集中精神，使其远驰于广阔的天地自然之中，让视觉和听觉的注意力守持于八方之外，这是他延长寿命和强健身体的方法，这种人也可以归属真人的行列。

其次有圣人，能够安处于天地自然的正常环境之中，顺从八风的活动规律，使自己的身心同世俗社会相应，没有恼怒怨恨之情；行为不离开世俗的一般准则，穿着装饰普通的衣服，举动也没有炫耀于世俗的地方。在外，他不使形体过度劳累；在内，没有任何思想负担，以安静、愉快为目的，以悠然自得为满足，所以他的形体不易衰惫，精神不易耗散，寿命也可达到百岁左右。

再其次有贤人，能够依据天地的变化，日月的升降，星辰的位置，以顺从阴阳的消长和适应四时的变迁，追随上古真人，使生活符合养生之道，这样也能增益寿命，而接近自然的天寿。

【解要】

以上几段岐伯阐述第一论题的又一精髓：女七男八，即男女的生理周期，女人每七年发生一次比较大的变化，而男人则是每八年发生一次变化。这些变化直接影响一个人的健康和寿命。

接下来，岐伯列举了四种寿运好的人，即真人、至人、圣人和贤人，以此来阐述上古时期长寿之人的养生之道。

第二节 四气调神大论：年运顺应四时而变

【题解】

这一节里，黄帝讲解的是年运，人需应时而变，教导我们如何有效吸取一年四季及身边各种环境中的正能量，让自己活得强大、圆满。

四气：指春、夏、秋、冬四时气候；神，指精神情志。

四气调神法是指人们为了顺应自然界春、夏、秋、冬时令更迭的变化，主动采取相应的调摄形神方法与时节变化保持协调一致。春温、夏热、秋燥、冬寒，是一年四季气候的基本特征，而春生、夏长、秋收、冬藏则是自然界万物变化的物候现象，古人将此称为"四气"。

【原文】

春三月，此谓发陈（发陈：指自然界新旧更替，陈旧的发散了，变成新鲜的、有生机的）。天地俱生，万物以荣。夜卧早起，广步于庭。被发缓形，以使志（志：心（神）志，意愿。此指心神、意念）生。生而勿杀，予而勿夺，赏而勿罚。此春气之应，养生之道也。逆之则伤肝，夏为寒变。奉长者少。

夏三月，此谓蕃秀（蕃秀：蕃，草木茂盛；秀，华美秀丽）。天地

【译文】

春季的三个月，为退除冬藏萌发新生之始，是万物萌发的时节。天地自然，都富有生气，万物显得欣欣向荣。此时，人们宜入夜即眠，早些起身，披散开头发，使肢体舒缓，放宽步子，在庭院林间漫步，轻松洒脱地顺应春天的生发之气，保持精神愉快，胸怀开畅，像万物一样充满生机。不要滥行杀伐，多施予，少敛夺，多奖赏，少惩罚，这是适应春季的时令，保养生发之气的方法。如果违逆了春生之气，便会损伤肝脏，使提供给夏长之气的条件不足，到夏季就会发生寒性病变。

夏季的三个月，是自然界万物繁茂、开花结果的时节。此时，天气下降，地气上腾，

气交，万物华实。夜卧早起，无厌于日。使志无怒，使华英成秀。使气得泄，若所爱在外。此夏气之应养长之道也。逆之则伤心，秋为痎疟（痎疟 jiē nüè：疟疾的总称）。奉收者少，冬至重病。

秋三月，此谓容平（容平：容，吸纳；平，天地之气平缓）。天气以急，地气以明。早卧早起，与鸡俱兴。使志安宁，以缓秋刑（秋刑：秋天的肃杀之气）。收敛神气，使秋气平。无外其志，使肺气清。此秋气之应，养收之道也。逆之则伤肺，冬为飧泄（飧泄：消化不良而导致泄泻疾病）。奉藏者少。

冬三月，此谓闭藏（闭藏：闭，关门；藏，保藏。即收藏保管）。水冰地坼，无扰乎阳。早卧晚起，必待日光。使志若伏若匿，若有私意。若已有得，去寒就温。无泄皮肤，使气亟夺（亟夺：多次耗失）。此冬气之应，养藏之道也。逆之则伤肾，春为痿厥（痿厥 wěi jué：指身躯四肢软弱无力）。奉生者少。

天地之气相交，植物开花结果，长势旺盛，人们宜在夜晚入睡，让睡眠充足，清晨早起，不要厌恶日长，内心应保持愉快，切勿发怒，如同让美丽的花孕育果实那样，使气机宣畅，通泄自如，精神外向，对外界事物有浓厚的兴趣。这是适应夏季的气候，保护长养之气的方法。如果违逆了夏长之气，就会损伤心脏，导致提供给秋收之气的条件不足，秋天容易发生疟疾。到了冬天，还会有别的疾病发生。

秋季的三个月，是自然之气平定收敛，万物成熟的时节。此时，天高风急，地气清肃，人宜早睡早起，和鸡的活动时间相仿，以保持神志的安宁，减缓秋季肃杀之气对人体的影响，收敛神气，以秋季的肃杀之气得以平和，不使神思外驰，以保持肺气的清肃功能。这就是适应秋令的特点，而保养人体收敛之气的方法。若违逆了"秋收"之气，就会伤及肺脏，导致提供给冬藏之气的条件不足，冬天就要发生飧泄病。

冬天的三个月，是自然界生机潜伏，万物蛰藏的时节。在这个时节，水寒成冰，大地开裂，人宜早睡晚起，以等到日光照耀时起床为佳，不要轻易地扰动阳气，妄事操劳，应使神志深藏于内，安静自若，既像一个人的隐秘，严守而不外泄，又像得到了渴望得到的宝物，把它密藏起来一样；要躲避寒冷，求取温暖，不要使皮肤开放出汗而令阳气不断地损失，这是适应冬季的气候而保养人体闭藏机能的方法。违逆了冬令的闭藏之气，就会损伤肾脏，导致提供给春生之气的条件不足，春天就会发生痿厥之疾。

第二节 四气调神大论：年运顺应四时而变

【解要】

　　以上几段以发陈、蕃秀、容平、闭藏八个字来说明年运，将一年四季万物变化的情形与人体容易发生的病情相对应，阐述四季调神养生的方法。强调人的活动必须与时节相适应，必须遵循萌生、蕴蓄、吸纳、收藏的自然规律，违者必会患病。

【原文】

天气（天气：与地气相对的气，或者理解为阳气），清净光明者也，藏德（藏德：即隐藏，使不外露。德，这里指自然界中促进生物作用的力量）不止，故不下也。

天明则日月不明，邪害空窍（空窍：空通"孔"，即洞、穴）。阳气者闭塞，地气者冒明。云雾不精，则上应白露不下。

交通不表，万物命故不施，不施则名木多死。恶气不发，风雨不节，白露不下，则菀槁（菀槁 yùn gǎo：为枯木蕴积（动词）；另解为茂木嘉禾（名词））不荣。贼风数至，暴雨数起，天地四时不相保，与道相失，则未央绝灭（未央绝灭：即生命到寿命的一半就死了）。

唯圣人从之，故身无奇病。万物不失，生气不竭。

逆春气，则少阳不生，肝气内变；逆夏气，则太阳不长，心气内洞；逆秋气，则太阴不收，肺气焦满；逆冬气，则少阴不藏，肾气独沉。

夫四时阴阳（四时阴阳：指春温、夏热、秋凉、冬寒的四季变化及一年阴阳变

【译文】

天气是清净光明的，潜藏着促使自然界生物生长的力量，永远无尽，所以万物才能长久生存而不会消亡。

如果天之气泄露（与藏德相反），就会出现日月昏暗，淫邪有害之气侵害山川，阳气闭塞不通，大地昏蒙不清，云雾弥漫，日色无光，相应的雨露不能下降。

天地之气（阴阳二气）不相交通，万物的生命就不能绵延。生命不能绵延，自然界高大的树木也会死亡。恶劣的气候发作，风雨无时，雨露当降而不降，草木不得滋润，生机郁塞，茂盛的禾苗也会衰枯不荣。贼风频频而至，暴雨不时而作，天地四时的变化规律失去了秩序，违背了正常的规律，致使万物的生命未及一半就夭折了。

只有圣人能适应自然变化，注重养生之道，所以身无大病，因不背离自然万物的发展规律，而生机不会竭绝。

如果违逆了春生之气，少阳之气就不会生发，以致肝气内郁而发生病变；违逆了夏长之气，太阳之气就不能生长，以致心气内虚；违逆了秋收之气，太阴之气就不能收敛，以致肺热叶焦而胀满；违逆了冬藏之气，少阴之气就不能潜藏，以致肾气不蓄，出现泄泻等疾病。

四时阴阳的变化，是滋养万物生命的根本，所以圣人在春夏季节保养阳气以适

化的规律）者，万物之根本也。所以圣人春夏养阳，秋冬养阴，以从其根，故与万物沉浮于生长之门。逆其根，则伐其本，坏其真矣。

故阴阳四时者，万物之终始也，死生之本也。逆之则灾害生，从之则苛疾不起。是谓得道。

道者，圣人行之，愚者佩之。从阴阳则生，逆之则死，从之则治，逆之则乱。反顺为逆，是谓内格（内格：古代病理名称，即上下表里不通）。

是故圣人不治已病治未病，不治已乱治未乱，此之谓也。夫病已成而后药之，乱已成而后治之，譬犹渴而穿井，斗而铸兵，不亦晚乎？

应生长的需要，在秋冬季节保养阴气以适应收藏的需要，顺从了生命发展的根本规律，就能跟万物一样，在生、长、收、藏的生命过程中运动发展。如果违逆了这个规律，就会戕伐生命力，破坏真元之气。

因此，阴阳四时是万物的主宰，是盛衰存亡的根本。违逆了它，就会产生灾害，顺从了它，就不会发生重病。这便是懂得了养生之道。

对于养生之道，圣人能够切实践行，愚人则时常有所违逆。顺从阴阳的消长，就能生存，违逆了就会死亡。顺从了它，就会正常，违逆了它，就会乖乱。相反，如果把顺从规律的做法倒过来变成违逆的，就称为内格之证。

所以圣人不是等到病已经发生再去治疗，而是倡导未病先防，如同不等到乱事已经发生了再去治理，而是在它发生之前就进行疏导。如果疾病已发生，然后再去治疗，乱子已经形成，然后再去治理，那就如同渴了再去掘井，战乱发生了再去制造兵器一样，那不是太晚了吗？

【解要】

　　以上几段是对春夏秋冬四季变化运行规律的一个总结，强调对疾病的预防。说明为什么人要顺应四时而变。圣人的做法是顺从和预防，如果平时违逆四季演化的规律，一旦患病后再去诊治也于事无补。

第三节　生气通天论：人与自然环境和谐

【题解】

　　这里主要论述人与自然环境的相处之道。人的每一天应怎样与自然环境保持和谐，也就是"日运"。

　　黄帝认为，人的元气分阴气、阳气，四季也分阴阳。阴阳四时贯穿万物之终始，是死生之本。逆之则灾害生，从之则苛疾不起。它揭示了阴阳二气的消长，是寒暑更迭和自然界万物变化的根本。生活在大自然中的人类，只有顺应自然界变化才能维持人体内外环境的协调统一，防患于未然。所谓"逆之""从之"，反映了人们对待生活环境的不同态度与结果，显示了顺应四时变迁以调摄精神意念活动在养生防病等方面的积极作用和意义。

【原文】

　　黄帝曰：夫自古通天者，生之本，本于阴阳。天地之间，六合（六合：即东西南北四方及上下）之内，其气九州、九窍（九州、九窍：九州，古人把中国分为冀、兖、徐、青、扬、豫、荆、梁、雍九个区域，简称九州；九窍，指人体上二眼穴、二耳洞、口、二鼻孔及二阴）、五藏、十二节（十二节：指十二关节），皆通乎天气。其生五（五：金木水火土五行），其气三（三：指三阴三阳之气）。数犯此者，则邪气伤人，此寿命之本也。苍天之气，清静则志意治，

【译文】

　　黄帝说：自古以来，圣人都懂得与自然界相沟通，把阴阳之气视为生命的根本。天地之间，四方之内，大到九州之域，小到人的九窍、五脏、十二节，都与天气（阴阳二气）相通。天气衍生（金木水火土）五行和三阴三阳之气的变化。如果经常违背阴阳和五行的变化规律，那么邪气就会伤害人体。因此，适应这个规律是寿命得以延续的关键。苍天之气清净，人的心神就相应地调畅平和，顺应天气的变化，就会阳气充实，虽有贼风邪气，也不能加害于人，这是适应时序阴阳

顺之则阳气固。虽有贼邪，弗能害也。此因时之序。故圣人传精神，服天气而通神明（神明：指阴阳的变化）。失之则内闭九窍，外壅肌肉，卫气（卫气：指防卫、免疫及消除外来病理邪气的一层屏障）散解，此谓自伤，气之削也。

阳气者，若天与日，失其所则折寿（折寿：短寿）而不彰（彰：显著）。故天运当以日光明，是故阳因而上，卫外者也。

因于寒，欲如运枢，起居如惊，神气乃浮。因于暑，汗，烦则喘喝，静则多言，体若燔（燔 fán：焚烧）炭，汗出乃散。因于湿，首如裹，湿热不攘，大筋緛短，小筋弛长。緛短为拘，弛长（弛长：意为弛缓不收）为痿。因于气，为肿，四维相代，阳气乃竭。

阳气者，烦劳则张，精绝，辟积（辟积：指衣裙上的褶子，此处是指病久积累的意思）于夏，使人煎厥。目盲不可以视，耳闭不可以听，溃溃乎若坏都，汩汩乎不可止。

阳气者，大怒则形气绝，而

变化的结果。所以，圣人能够专心致志，顺应天气，而通达阴阳变化之理。如果违逆了适应天气的原则，就会内使九窍不通，外使肌肉壅塞，卫气涣散不固，这是由于人们不能适应阴阳变化所致，称为自伤，阳气会因此而受到损害和削弱。

人体的阳气，就像天上的太阳一样重要，假如阳气失去了正常的位次而不能发挥重要作用，人就会减损寿命或夭折，生命机能也会暗弱不足。所以天体的正常运行，是因太阳光的普照而显现出来，而人的阳气也应在上在外，起到保护身体、抵御外邪的作用。

如果人体受寒，阳气就像转动的门轴一样出现运转失常的情况，人就像受到了惊吓，神气就会浮在外面。如果人体中暑，就会出汗，烦躁之时，就会出现喘喝之症，即使不烦喘时也会多言多语，身体就像用炭烤过一般，但这种情况在出汗后就会消散。如果人体湿困，就会出现头重得像用布带裹住一般，如果这种湿热不除，人体的大筋就会缩短，而小筋就会延长，缩短的被称为拘，而延长的被称为弛。如果人体气滞，就会出现肿症。以上四种邪气维系缠绵不离，相互更迭，就会使阳气衰竭。

在人体劳累过度时，阳气就会亢盛而外张，使阴精逐渐耗竭。如此多次重复，阳气愈盛而阴气愈亏，到夏季暑热之时，便易使人发生煎厥病，发作的时候眼睛昏蒙看不见东西，耳朵闭塞听不到声音，昏乱之势像都城崩毁、急流奔泻一样不可收拾。

人体的阳气，在大怒时就会上逆，血随

血菀（菀 yùn：通"蕴"，蕴淤）于上，使人薄厥（薄厥：指因情绪激动、阳气亢奋，气血上逆郁积于头部而突然发生昏厥之类的疾病）。有伤于筋，纵，其若不容。汗出偏沮，使人偏枯。汗出见湿，乃生痤疿（痤疿：痤，是一种小疖，皮肤病的一种；疿，即汗疹）。高梁之变，足生大丁，受如持虚。劳汗当风，寒薄为皶，郁乃痤。

阳气者，精则养神，柔则养筋。开阖不得，寒气从之，乃生大偻。陷脉为瘘（瘘：指身体某部位，因日久脓烂溃漏），留连肉腠（còu）。俞气化薄，传为善畏，及为惊骇。营气不从，逆于肉理，乃生痈肿。魄汗未尽，形弱而气烁，穴俞以闭，发为风疟。

故风者，百病之始也，清静则肉腠闭拒。虽有大风苛毒（苛毒：凶猛的邪毒），弗之能害。此因时之序也。

故病久则传化，上下不并，良医弗为。故阳畜积病死，而阳气当隔，隔者当泻，不亟正治，粗乃败亡。故阳气者，一日而主外，

气升而淤积于上，与身体其他部位阻隔不通，使人发生薄厥。若伤及诸筋，使筋弛纵不收，而不能随意运动。经常半身出汗，可以演变为半身不遂。出汗的时候，遇到湿邪阻遏就会生出小的疮疖和痱子。经常吃肥肉精米美味，容易生疔疮，患病很频繁，就像以空的容器接受东西一样。在劳动汗出时遇到风寒之邪，积聚于皮肤而形成粉刺，郁积不解而成疮疖。

人体内的阳气养神则精微，养筋则柔软。如果人体的阳气开关失常，就会导致寒气潜入，使人体出现伛偻病。寒气深陷脉中，流连肌肉之间，气血不通而淤积，久而成为瘘疮。从俞穴侵入的寒气内传而迫及五脏，损伤神志，就会出现恐惧和惊骇的症状。由于寒气的滞留，阳气不能顺利地运行，阻逆于肌肉之间，就会发生痈肿。汗出未止的时候，体力与阳气都受到一定的损耗，若风寒内侵，俞穴闭阻，就会发生风疟。

（邪）风是引起各种疾病的原因，而只要人体保持精神的安定和劳逸适度等养生的原则，那么，肌肉腠理就会密闭而有抗拒外邪的能力。偶有凶猛的邪风浸染，也不能伤害人体，这正是循着时序的变化规律保养生气的结果。

病久不愈，邪留体内，则会内传并进一步演变，到了上下不通、阴阳阻隔的时候，虽有良医，也无能为力了。所以阳气蓄积，淤阻不通时，也会致人死亡。对于这种阳气蓄积，阻隔不通者，应采用通泻的方法治疗，如不迅速

平旦（平旦：旦即日出天明；平旦，即太阳刚刚升起的时候）阳气生，日中而阳气隆，日西而阳气已虚，气门乃闭。是故暮而收拒，无扰筋骨，无见雾露。反此三时（三时：指一天中的早、午、晚），形乃困薄。

正确施治，而被粗疏的医生所误，就会导致死亡。人体的阳气，白天主司体表：清晨的时候，阳气开始活跃，并趋向于外；中午时，阳气达到最旺盛的阶段；太阳偏西时，体表的阳气逐渐虚少，汗孔也开始闭合。所以到了晚上，阳气收敛，拒守于内，这时不要扰动筋骨，也不要接近雾露。如果违反了这早中晚阳气运行的规律，就会导致人体的免疫机能下降，出现劳困衰弱的症状。

【解要】

　　以上几段论述了人与自然的关系，强调天人相应、天人合一（人与自然融为一体）的理念，重点阐释阳气对身体保健养生的重要性，讨论由于种种原因而使阳气受损引起的病变。总结出人随天动，跟随着自然界的变化而变化，日出而作，日落而息，是日运的基本准则，也是生气相通（天人合一）的关键。

【原文】

岐伯曰：阴者，藏精而起亟（起亟：意为快速地向上、向外（输送））也；阳者，卫外而为固也。阴不胜其阳，则脉流薄疾（薄疾：迅猛而快速），并乃狂；阳不胜其阴，则五脏气争，九窍不通。是以圣人陈（陈：陈列，调整）阴阳，筋脉和同，骨髓坚固，气血皆从。如是则内外调和，邪不能害，耳目聪明，气立如故。

风客（客：指外物）淫气，精乃亡（亡：消耗），邪伤肝也。因而饱食，筋脉横解（解xiè：松弛，通"懈"），肠澼（肠澼pì：便血，即痢疾）为痔。因而大饮，则气逆。因而强力，肾气乃伤，高骨乃坏。

凡阴阳之要，阳密乃固。两者不和，若春无秋，若冬无夏。因而和之，是谓圣度。故阳强不能密，阴气乃绝；阴平阳秘，精神乃治；阴阳离决，精气乃绝。

因于露风，乃生寒热。是以春伤于风，邪气留连，乃为洞泄（洞泄：指泻得非常厉害，如空洞

【译文】

岐伯说，人体的阴气，具有藏精并化生阳气的作用。人体的阳气，具有保卫人体外部不受侵蚀，并使肌肉腠理坚固的作用。如果阴不胜阳，阳气亢盛，就会使血脉流动迫促，若再受热邪，阳气更盛就会发生狂症。如果阳不胜阴，阴气亢盛，就会使五脏之气不调，以致九窍不通。所以圣人能使阴阳平衡，无所偏胜，从而达到筋脉活络，骨髓坚固，血气畅顺。这样，则会内外调和，邪气不能侵害，耳聪目明，气机正常运行。

淫邪之风侵犯人体，伤及阳气，并逐步侵入内脏，阴精也就日渐消亡，这是由于邪气伤肝所致。若饮食过饱，阻碍升降之机，会发生筋脉弛纵、痢疾及痔疮等病症。若饮酒过量，会造成气机上逆。若过度用力，会损伤肾气，腰部脊骨也会受到损伤。

通常阴阳之道的关键，是阳气紧密，肌肉腠理就会坚固。如果阴阳不和，就好像只有春天而无秋天，只有冬天而无夏天一样。因而要阴阳调和，这才是圣人养生的法度。所以，如果阳气过旺，肌肉腠理就不能坚固，致使阴气无法保存；如果阴气平和，阳气不过分外泄，人体气血就会通畅而调和；如果阴阳之气完全背离而无法交汇，则人体的精气就会消亡。

如果被雾露风寒之邪侵犯，就会发生寒热。春天伤于风邪，留而不去，会发生急骤的急泻。夏天伤于暑邪，到秋天会发生疟疾

无底）；夏伤于暑，秋为痎疟；秋伤于湿，冬逆而咳，发为痿厥；冬伤于寒，春必病温。四时之气，更伤五脏。

阴之所生，本在五味；阴之五宫（五宫：指五脏，是阴精所藏之所），伤在五味（五味：指甜酸苦辣咸）。是故味过于酸，肝气以津，脾气乃绝；味过于咸，大骨气劳，短肌，心气抑；味过于甘，心气喘满，色黑，肾气不衡；味过于苦，脾气濡（濡：濡滞），胃气乃厚；味过于辛，筋脉沮（沮：衰弱，破败）弛，精神乃央（央：通"殃"，指受到损伤）。是故谨和五味，骨正筋柔，气血以流，腠理以密，如是则骨气以精。谨道如法，长有天命。

病。秋天伤于湿邪，邪气上逆，会发生咳嗽，并且可能发展为痿厥病。冬天伤于寒气，到来年的春天，就会发展为温病。四时的邪气，会交替伤害人的五脏。

阴精的产生，来源于饮食五味。储藏阴精的五脏，也会因五味而受伤。所以过食酸味，会使肝气淫溢而亢盛，从而导致脾气的衰竭；过食咸味，会使骨骼损伤，肌肉短缩，心气抑郁；过食甜味，会使心气满闷，面色发黑，气逆作喘，肾气失于平衡；过食苦味，会使脾气过燥而濡滞，从而使胃气壅滞；过食辛味，会使筋脉败坏，发生弛纵，精神受损。因此谨慎地调和五味，会使骨骼强健，筋脉活络，气血通畅，腠理致密，这样，骨气会变得精强有力。重视养生之道，并且依照正确的方法加以践行，就会长久保有天赋的生命力。

【解要】

阳气对人体虽然很重要，但也不能阳气过盛，阴阳平衡协调，是维持健康的重要因素。要保持平衡，就要根据四时气候，变换调和饮食五味，使之不对藏阴纳精的五脏产生不良影响。

第四节　金匮真言论："五脏运"内调之秘要

【题解】

古代医家往往将自家的独门医术藏起来不示外人，"金匮真言"是阐释"五脏运"内调秘要的，是至真不易之言，因此将它藏之于金匮，以示珍重。

本节主要论述了"四时气候"与"五脏"之间的关系，介绍了一些常见的季节性疾病；从一日的开始到结束，身体上对应的变化，说明了阴阳在医学上的灵活运用；还以"四时阴阳五行"为中心，进一步介绍了人体脏腑功能和自然界气候变化的有机联系。

本节针对上一节提到的五脏与阴阳五行的关系进行辨析，也就是重点讲解"五脏运"。

【原文】

黄帝问曰：天有八风（八风：指八方不正之邪风），经有五风（五风：指人体五脏之风），何谓？

岐伯对曰：八风发邪，以为经风，触五脏，邪气发病。所谓得四时之胜（胜：克制）者，春胜长夏，长夏胜冬，冬胜夏，夏胜秋，秋胜春，所谓四时之胜也。

东风生于春，病在肝，俞在颈项；南风生于夏，病在心，俞在胸

【译文】

黄帝问道：自然界有八风一说，人的经脉病变又有五风的说法，为什么这样讲呢？

岐伯答道：八风来袭时，会影响人的经脉，并累及五脏，当八风的邪气发作时，就会使人生病。这就是通常所说的，掌握四季变化之规律，懂得四季相生相克原理，即春克长夏，长夏克冬，冬克夏，夏克秋，秋克春。这就是通常所说的四季相克的关系。

东风生于春季，病症多发生在肝经，而表现在颈项；南风生于夏季，病症多发

胁；西风生于秋，病在肺，俞在肩背；北风生于冬，病在肾，俞在腰股；中央为土，病在脾，俞在脊。故春气者病在头，夏气者病在脏，秋气者病在肩背，冬气者病在四支。故春善病鼽衄（鼽衄 qiū nǜ：流清涕，鼻出血），仲夏善病胸胁，长夏善病洞泄寒中，秋善病风疟，冬善病痹厥（痹厥 bì jué：手足发麻，感觉冷）。故冬不按跷，春不鼽衄，春不病颈项，仲夏不病胸胁，长夏不病洞泄寒中，秋不病风疟，冬不病痹厥、飧泄而汗出也。

夫精者，身之本也。故藏于精者，春不病温。夏暑汗不出者，秋成风疟。此平人脉法也。故曰：阴中有阴，阳中有阳。平旦至日中，天之阳，阳中之阳也；日中至黄昏，天之阳，阳中之阴也；合夜至鸡鸣，天之阴，阴中之阴也；鸡鸣至平旦，天之阴，阴中之阳也。故人亦应之。

夫言人之阴阳，则外为阳，内为阴。言人身之阴阳，则背为阳，腹为阴。言人身之脏腑中阴阳，则脏者为阴，腑者为阳。肝心脾肺肾五脏皆为阴，胆胃大肠小肠膀胱三

生于心经，而表现在胸胁；西风生于秋季，病症多发生在肺经，而表现在肩背；北风生于冬季，病症多发生在肾经，而表现在腰股；中央属土，病多发生在脾经，而表现在脊背。因此，春季邪气伤人，多病在头部；夏季邪气伤人，多病在心；秋季邪气伤人，多病在肩背；冬季邪气伤人，多病在四肢。所以春天多发生鼻流清涕和流鼻血的疾病，仲夏多发生胸胁疾病，长夏多发生腹泻等里寒证，秋天多发生风疟病，冬天多发生痹厥。所以如果冬天不进行剧烈运动扰动阳气，来年春天就不会发生鼽衄和颈项部位的疾病，夏天就不会发生胸胁的疾患，长夏季节就不会发生腹泻一类的里寒证，秋天就不会发生风疟病，冬天也不会发生痹厥、飧泄、汗出过多等病症。

阴精，是人体的根本，所以阴精内藏而不妄泄，春天就不会得温热病。夏暑阳盛，如果不能排汗散热，到秋天就会酿成风疟病。这是平常人在诊脉时要注意的。所以说阴阳之中，还各有阴阳。白昼属阳，平旦到中午，为阳中之阳；中午到黄昏，则属阳中之阴；黑夜属阴，合夜到鸡鸣，为阴中之阴；鸡鸣到平旦，则属阴中之阳。

人的情况也与此相应，就人体阴阳而论，外部属阳，内部属阴，就身体的部位来分阴阳，则背为阳，腹为阴。从脏腑的阴阳划分来说，则脏属阴。腑属阳，肝、

焦六府皆为阳。所以欲知阴中之阴、阳中之阳者,何也?为冬病在阴(冬病在阴:中医认为,冬主肾,如果冬天生病,容易伤及肾。在五脏之中,肾为阴中之阴,因此说冬病在阴),夏病在阳(夏病在阳:心五行属火,为阳脏,又居于上焦,为阳中之阳。夏病多在心,因此说夏病在阳);春病在阴(春病在阴:肝五行属木,为阴脏,体阴而用阳,又居于下焦,为阴中之阳。春病多在肝,因此说春病在阴),秋病在阳(秋病在阳:肺五行属金,为阴脏,又居于上焦,为阳中之阴。秋病多在肺,因此说秋病在阳)。皆视其所在,为施针石也。故背为阳,阳中之阳,心也;背为阳,阳中之阴,肺也;腹为阴,阴中之阴,肾也;腹为阴,阴中之阳,肝也;腹为阴,阴中之至阴,脾也。此皆阴阳、表里、内外、雌雄相输应(输应:相呼应,相对应)也,故以应天之阴阳也。

帝曰:五脏应四时,各有攸受乎?

岐伯曰:有。东方青色,入通于肝。开窍于目,藏精于肝,故病在头。其味酸,其类草木,其畜鸡,其谷麦。其应四时,上为岁星(岁星:即木星,五行属木),是以知病之在筋也。其音角,其数八,其臭臊。

南方赤色,入通于心。开窍于耳,藏精于心,故病在五脏。其味苦,其类火,其畜羊,其谷黍。其应

心、脾、肺、肾五脏都属阴。胆、胃、大肠、小肠、膀胱、三焦六腑都属阳。了解阴阳之中复有阴阳的道理是为什么呢?这是要分析四时疾病的在阴在阳,以作为治疗的依据,如冬病在阴,夏病在阳;春病在阴,秋病在阳。都要根据疾病的部位来施用针刺和砭石的疗法。此外,背为阳,阳中之阳为心,阳中之阴为肺。腹为阴,阴中之阴为肾,阴中之阳为肝,阴中的至阴为脾。以上这些都是人体阴阳表里、内外雌雄相互联系又相互对应的例证,所以人与自然界的阴阳是相应的。

黄帝问:五脏与四时相应,都各有所用吗?

岐伯说:有。比如东方青色,与肝相通,肝开窍于目,精气内藏于肝脏,发病多在头部。在五味中为酸,在五行中为木,在五畜中为鸡,在五谷中为麦,在天体为岁星,春天阳气上升,因肝主筋,所以它的疾病多发生在筋。在五音为角,在五行生成数中为八,此外,在五气中为臊。

南方的赤色与心相应,开窍于耳,精气内藏于心,此时,病气多发生于五脏各器官。在五味中为苦,在五行中属

四时,上为荧惑星(荧惑星:即火星,五行属火),是以知病之在脉也。其音徵,其数七,其臭焦。

中央黄色,入通于脾。开窍于口,藏精于脾,故病在舌本。其味甘,其类土,其畜牛,其谷稷。其应四时,上为镇星(镇星:即土星,五行属土),是以知病之在肉也。其音宫,其数五,其臭香。

西方白色,入通于肺。开窍于鼻,藏精于肺,故病在背。其味辛,其类金,其畜马,其谷稻。其应四时,上为太白星,是以知病之在皮毛也。其音商,其数九,其臭腥。

北方黑色,入通于肾。开窍于二阴,藏精于肾,故病在豀(豀xī:指手肘、膝盖、手腕、脚踝)。其味咸,其类水,其畜彘(彘zhì:猪),其谷豆。其应四时,上为辰星,是以知病之在骨也。其音羽,其数六,其臭腐。

故善为脉(为脉:诊脉)者,谨察五脏六腑,逆从、阴阳、表里、雌雄之纪(纪:纲纪、规律),藏之心意,合心于精。非其人勿教,非其

火,在五畜中为羊,在五谷中为黍(黄米),在天体为荧惑星,所以,它的病多发生在心脉上。在五音为徵,在五行生成数中为七,在五气中为焦。

中央黄色,与脾相应,脾开窍于口,精气内藏于脾,病多发生在舌根。在五味中为甘,在五行中为土,在五畜中为牛,在五谷中为稷,在天体为镇星,脾病多发生在肌肉。在五音中为宫,在五行生成数中为五,在五气中为香。

西方白色,和肺相应,开窍于鼻,内藏精气在肺,所以病多发生在背部。在五味中为辛,在五行中为金,在五畜中为马,在五谷中为稻,在天体上为太白星。所以,肺病多体现在皮毛上。在五音中属商,在五行生成数中为九,在五气中为腥。

北方黑色,与肾相应,肾开窍于前后二阴,精气内藏于肾,病多发生在四肢。在五味中为咸,在五行中为水,在五畜中为猪,在五谷中为豆,在天体为辰星,它的疾病多发生在骨骼关节处,在五音中为羽,在五行生成数中为六,在五气中为腐。

所以善于诊脉的医生,能够谨慎细心地审察五脏六腑的细微变化,了解其顺逆的情况,把阴阳、表里、雌雄的对应和联系,纲目分明地加以归纳,并把这些精深的道理,深深地记在心中。这些理论至为

真勿授,是谓得道。

宝贵,对于那些不是真心实意地学习而又不具备一定条件的人,切勿轻易传授,这才是爱护和珍视这门学问的正确态度。

【解要】
　　本节开头一段论述四季发病的部位和注意事项,接着从一日之间的变化、体表部位以及脏腑变化等,来说明阴阳学说在医学上的灵活运用,即如何辨识阴阳。这里引进了时空概念——四时五方,与人体的五脏一一对应,以此来讨论人体脏腑功能和自然界气候变化的有机联系。

第五节 阴阳应象大论：阴阳乃万物之纲纪

【题解】

古人把中国的传统阴阳五行学说移植到中医理论里，以此来解释人体生理、病理的各种现象，并用以指导总结医学知识和临床经验，这就逐渐形成了以阴阳五行学说为基础的医学理论体系。

本节论述的是一个难点——阴阳五行学与人体的辩证关系，要分四个层面加以说明。

1．对立

世间万物都分阴阳，比如：

剧烈运动着的、外向的、上升的、温热的、明亮的，属于阳。

相对静止着的、内守的、下降的、寒冷的、晦暗的，属于阴。

偏阳型体质：偏于充奋、偏热、偏燥、多动的体质。

偏阴型体质：偏于低沉、偏寒、偏湿、多静的体质。

而万物的阴阳都是对立的。比如：

刚柔、进退、往来、动静、开阖、寒暑、伸屈、尊卑、吉凶、贵贱、险易、大小、得失、远近，各分出阴阳。

2．互根

简言之，就是没有阴就没有阳，没有阳也就不存在阴，二者互为前提。阴阳互根是确定事物属性的依据，分析事物的阴阳属性，不仅要注意其差异性，而且还要注意其统一性，即相互关联性，从差异中寻找统一。如上属阳，下属阴，没有上之属阳，也就无所谓下之属阴；没有下之属阴，也就无所谓上之属阳。昼属阳，夜属阴，没有昼之属阳，就无所谓夜之属阴；没有夜之属阴，也就没有昼之属阳。热属阳，寒属阴，没有热之属阳，也就无所谓寒之属阴；没有寒之属阴，也就没有热之属阳。所以说，阳依赖阴，阴依赖阳，每一方都以其对立的另一方作为自己存在的条件。所以事物的发展变化，阴阳二者是缺一不可的。就个体的生理活动而言，在物质与功能之间、物质与物质之间、功能与功能之间，均存在着阴阳互根的关系。

3. 守恒

守恒就是阴阳保持平衡。比如，就生命物质的结构和功能而言，生命物质为阴（精），生命机能为阳（气）。一个人脏腑功能活动健全，就会不断地促进营养物质的化生，而营养物质的充足，才能保护脏腑活动功能的平衡。平衡是中国古代整体思维形态之一。平衡，又称中和、中道。平衡思维的基本特征是注重事物的均衡性、适度性。平衡思维在中医学中作为科学形态，用以论述生命运动的规律。无过无不及谓之平衡，过或不及谓之失衡（失调）。阴阳消长稳定在一定范围内，人体以及机体与环境之间，才能保持正常的平衡状态。如果阴阳消长超越了一定的限度（指维持平衡的限度，即条件），则平衡被打破，在自然界则将引起灾害，在人体内则将引起疾病。

4. 变易

变易就是万事万物的消长、转化。阴阳消长，是阴阳对立双方的增减、盛衰、进退的运动变化。阴阳对立双方不是处于静止不变的状态，而是始终处于此盛彼衰、此增彼减、此进彼退的运动变化之中。阴阳双方在彼此消长的动态过程中保持相对的平衡，人体才能保持正常的运动规律。平衡是维持生命的手段，达到常阈（yù）才是健康的特征。阴阳双方在一定范围内的消长，体现了人体动态平衡的生理活动过程。如果这种"消长"关系超过了生理限度（常阈），便将出现阴阳某一方面的偏盛或偏衰，于是人体生理动态平衡失调，疾病就由此而生。在疾病过程中，同样也存在着阴阳消长的过程。一方太过，必然导致另一方不及；反之，一方不及，也必然导致另一方太过。阴阳偏盛，是属于阴阳消长中某一方"长"得太过的病变，而阴阳偏衰，是属于阴阳某一方面"消"得太过的病变。阴阳消长有常有变，正常的阴阳消长谓之常，异常的阴阳消长谓之变。

必须明确的是，物质阴阳转化是需要一定条件的，阴阳消长是阴阳转化的前提，而阴阳转化则是阴阳消长的必然结果。转化即转换、变化，指矛盾的双方经过斗争，在一定条件和外力作用下走向自己的反面。阴阳转化，是指阴阳对立的双方，在一定条件下可以阴转化为阳，阳可转化为阴。阴阳的对立统一包含着量变和质变。事物的发展变化，表现为由量变到质变，又由质变到量变的互变过程。如果说"阴阳消长"是一个量变过程，那么"阴阳转化"便是一个质变过程。

所谓五行，即是木、火、土、金、水五种物质属性和运动方式。"行"，即运动（此处不展开讨论）。

本节的要点是，万物都具阴阳五行之属，都在按照自然的法则运行着，人亦不例外。人体与阴阳和天地四时之阴阳息息相通，养生、治病，皆取法于阴阳，因此，要掌握阴阳调和的方法。

【原文】

黄帝曰：阴阳者，天地之道（道：即法则、规律）也，万物之纲纪，变化之父母（父母：这里是根源、起源的意思），生杀之本始，神明（神明：推动万物生成和变化的力量）之府也，治病必求于本。故积阳为天，积阴为地（故积阳为天，积阴为地：清阳之气积聚于上为天，阴浊之气积聚于下为地）。阴静阳躁，阳生阴长，阳杀阴藏。阳化气，阴成形，寒极生热，热极生寒（寒极生热，热极生寒：寒到极点会生热，而热到极点会生寒，指阴阳转化规律）。寒气生浊，热气生清。清气在下，则生飧泄。浊气在上，则生䐜胀（chēn zhàng）。此阴阳反作，病之逆从也。

【译文】

黄帝说：阴和阳，是宇宙天地间万物的基本规律，也是万物运行的规则，是一切事物变化的根源，是一切生命生死的根本。治病必须以阴阳为根本去进行考察。从阴阳变化来说，阳气积聚而上升，就成为天；阴气凝聚而下降，就成为地。阴的性质为静，阳则为动，阳主萌动，阴主成长，阳主杀伐，阴主收藏。阳主万物的气化，阴主万物的形体。寒极会生热，热极会生寒。寒气能产生浊阴，热气能产生清阳。清阳之气下降，如不能上升，就会发生飧泄。浊阴之气在上，如不得下降，就会发生胀满之病。这就是违背了阴阳运行规律，疾病也就会有顺证和逆证的不同。

故清阳为天，浊阴为地。地气上为云，天气下为雨。雨出地气，云出天气。故清阳出上窍，浊阴出下窍。清阳发腠理，浊阴走五脏。清阳实四支，浊阴归六腑。

水为阴，火为阳。阳为气，阴为味。味归形，形归气。气归精，精归化（味归形，形归气，气归精，精归化：人体内的食物，形体一点点变大，之所以变大，是因为有阳气推动的结果，而阳气的产生，这是由人体生化而来的。注意，这句为一个倒装句，先说结果，然后，一点一点地阐述导致这个结果的原因）。精食气，形食味。化生精，气生形（精食气，形食味，化生精，气生形：食，消化的意思。阴精的产生必定需要消耗阳气，形体的强壮必定需要消耗食物。还可以看到，旺盛的生化活动可以产生阴精，阳气的充足可以让形体保持强壮）。味伤形，气伤精。精化为气，气伤于味。

阴味出下窍，阳气出上窍。味厚者为阴，薄为阴之阳。气厚者为阳，薄为阳之阴。味厚则泄，薄则通。气薄则发泄，厚则发热。壮火（壮火：亢盛的阳气）之气衰，少火（少火：微少的阳气）之气壮。壮火食气，气食少火。壮火散气，少火生气。气味，辛、甘发散为阳，酸、苦涌泄为阴。

清阳之气变为天，浊阴之气变为地。地气上升成为云，天气下降变成雨。雨源出于地气，云出自天气（认识有一定局限性），这些都是由于阴阳相互转化造成的。人体的变化也是这样，清阳出于上窍，浊阴出于下窍。清阳从腠理发泄，浊阴内注于五脏。清阳使四肢得以充实，浊阴内走于六腑。

水属于阴，火属于阳。阳是无形的气，而阴则是有形的味。饮食五味滋养了形体，而形体的生长发育又依赖气化活动。脏腑功能由精产生。精是依赖真气而产生的，形体是依赖五味而形成的。生化的一切基于精，生精之气得之于形。饮食不节会伤害形，气偏盛也能摧残精。精转化为气，气也能因五味太过而受损。

属阴的五味从下窍排出，属阳的真气从上窍发泄。五味之中，味厚的属于纯阴，味薄的属于阴中之阳。阳气之中，气厚属于纯阳，气薄属于阳中之阴。作为五味来说，味厚会使人泄泻，味薄能使肠胃通利。作为阳气，气薄能渗泄邪气，气厚会助阳发热。亢阳促使元气衰弱，而微阳能使元气旺盛。因为亢阳侵蚀元气，元气赖于微阳的煦养。亢阳耗散元气，微阳却使元气增强。气味之中，辛甘而有发散作用的，属于阳；酸苦而有涌泄作用的，属于阴。

第五节 阴阳应象大论：阴阳乃万物之纲纪

阴胜则阳病，阳胜则阴病。阳胜则热，阴胜则寒。重寒则热，重热则寒。寒伤形，热伤气。气伤痛，形伤肿。故先痛而后肿者，气伤形也；先肿而后痛者，形伤气也。风胜则动（动：此指痉挛、抽搐及眩晕一类的症状），热胜则肿，燥胜则干，寒胜则浮（浮：浮肿），湿胜则濡泻（濡泻：湿泻）。

天有四时五行，以生长收藏，以生寒暑燥湿风。人有五脏化五气（五气：五脏之气，五脏化生的情志活动），以生喜怒悲忧恐。故喜怒伤气，寒暑伤形；暴怒伤阴，暴喜伤阳。厥气（厥气：指厥逆不顺之气）上行，满脉去形。喜怒不节，寒暑过度，生乃不固。故重阴必阳，重阳必阴。故曰：冬伤于寒，春必温病；春伤于风，夏生飧泄；夏伤于暑，秋必痎疟；秋伤于湿，冬生咳嗽。

阴气偏胜了，阳气必然受损害。同样，阳气偏胜了，阴气也必定受损害。阳气偏胜就产生热，阴气偏胜就产生寒。寒到极点，又会出现热象；热到极点，又会出现寒象。寒邪能损伤人的形体，热邪能损伤人的真气。真气受伤，就会因气脉阻滞使人感觉疼痛，形体受伤，就会因为肌肉壅滞而肿胀起来。所以凡是先痛后肿的，是因为真气先伤而伤及形体；若是先肿后痛，是因为形伤而累及真气。风邪太过，形体就会动摇、痉挛；热邪太过，肌肉就会生发红肿；燥邪太过，津液就枯涸；寒邪太过，就会发生浮肿；湿邪过，就会生发泄泻。

春夏秋冬四时，对应五行而形成春、夏、长夏、秋、冬五时的变通，以利生长收藏以产生寒暑燥湿风的五候变化。人有五脏，五脏化生出五气，表现为喜怒悲忧恐这些不同的情志，过喜过怒，都会伤气，寒暑外侵，则会损伤形体；大怒会伤阴气，大喜会伤阳气。更可怕的是逆气上冲，血脉阻塞，形色突变。喜怒如不节制，寒暑如不依例，就有伤害生命的危险。所以说，冬季受了寒气的伤害，春天就容易发生温病；春天受了风气的伤害，夏季就容易发生飧泄；夏季受了暑气的伤害，秋天就容易发生疟疾；秋季受了湿气的伤害，冬天就容易发生咳嗽。

【解要】

　　阴阳之道，是《黄帝内经》的精髓。因而，它用了极大的篇幅，反复论述自然界和人体之间的阴阳相互依存、转化关系，从而让我们明白一个最浅显的哲理，即"度"，过和不及都对人的身体不利。中医讲求辩证法，既然研究活人之躯，就有男、女、老、少、高、矮、胖、瘦之分，就有地域之分，就有季节和时辰及饮食习惯之分，因而，无论什么样的养生方法，具体到了每一个人身上，又多少会有所不同。

【原文】

帝曰：余闻上古圣人，论理人形，列别脏腑；端络经脉，会通六合（会通六合：会通，即交会贯通；六合，指十二经脉相互配合成六对），各从其经；气穴（气穴：经气所汇集的部位，即穴位）所发，各有处名，豀谷（豀谷属骨：肉之小会为豀，肉之大会为谷）属骨，皆有所起；分部逆从，各有条理；四时阴阳，尽有经纪（经纪：同纲纪，此处作规律讲）。外内之应，皆有表里。其信然乎？

岐伯对曰：东方生风，风生木，木生酸，酸生肝，肝生筋，筋生心。肝主目。其在天为风，在地为木，在体为筋，在藏为肝，在色为苍，在音为角，在声为呼，在变动为握（握：指抽搐握拳，是肝主筋病变时的表现），在窍为目，在味为酸，在志为怒。怒伤肝，悲胜怒；风伤筋，燥胜风；酸伤筋，辛胜酸。

南方生热，热生火，火生苦，苦生心，心生血，血生脾，心主舌。其在天为热，在地为火，在体为脉，在藏为心，在色为赤，在音为徵，在声为笑，在变动为忧，在窍为舌，在味为苦，在志为喜。喜伤心，恐胜

【译文】

黄帝问：我听说古代圣人，讲到人体形态，辨别脏腑的阴阳，审察经脉的联系，使得会通六合，各按其经络循行起止；气穴所发的部位，各有它的名称；肌肉及骨骼相连接的部位，都有它们的起止点；皮部浮络的阴阳、顺逆，各有条理；四时阴阳的变化，都有它一定的规律；外在环境与人体内部的对应关系，也都有表有里。是否真的是这样呢？

岐伯回答说：东方应春，阳生而日暖风和，风能滋养木气，木气能生酸味，酸味能滋养肝气，肝气又能滋养筋，筋络柔和则又能生养于心。肝气与眼目相关联。它的变化，在天为六气中的风，在地为五行中的木，在人体中为筋，在五脏中为肝，在五色中为苍，在五音中为角，在五声中为呼，在病变中的表现为握，在七窍中为目，在五味中为酸，在情志的变动中为怒。怒气能伤肝，但悲能够抑制怒；风气能伤筋，但燥能够抑制风；过食酸味能伤筋，但辛味能抑制酸味。

南方生热，热能生火，火气生苦味，苦味养心，心生血，血养脾。心气与舌相关联。它的变化，在天为六气中的热，在地为五行中的火，在人体中为血脉，在五脏中为心，在五色中为赤，在五音中为徵，在五声中为笑，在人体的变动中为忧，在七窍中为舌，在五味中为苦，在情志的变动中为喜。过喜伤心气，但恐能抑制喜；

喜；热伤气，寒胜热；苦伤气，咸胜苦。

中央生湿，湿生土，土生甘，甘生脾，脾生肉，肉生肺。脾主口。其在天为湿，在地为土，在体为肉，在藏为脾，在色为黄，在音为宫，在声为歌，在变动为哕（哕：指干呕症状），在窍为口，在味为甘，在志为思。思伤脾，怒胜思；湿伤肉，风胜湿；甘伤肉，酸胜甘。

西方生燥，燥生金，金生辛，辛生肺，肺生皮毛，皮毛生肾。肺主鼻。其在天为燥，在地为金，在体为皮毛，在藏为肺，在色为白，在音为商，在声为哭，在变动为咳，在窍为鼻，在味为辛，在志为忧。忧伤肺，喜胜忧；热伤皮毛，寒胜热；辛伤皮毛，苦胜辛。

北方生寒，寒生水，水生咸，咸生肾，肾生骨髓，髓生肝。肾主耳。其在天为寒，在地为水，在体为骨，在藏为肾，在色为黑，在音为羽，在声为呻，在变动为栗，在窍为耳，在味为咸，在志为恐。恐伤肾，思胜

热伤气，但寒气能抑制热；过食苦味伤气，但咸味能抑制苦味。

中央生湿（水），湿使土气生长，土生甘，甘养脾气，脾滋养肌肉，肌肉强壮使肺气充实。脾气与口相关联。它的变化，在天为六气中的湿，在地为五行中的土，在人体中为肌肉，在五脏中为脾，在五色中为黄，在五音中为宫，在五声中为歌，在人体的变动中为干呕，在七窍中为口，在五味中为甘，在情志变动中为思。思虑伤脾，但怒气能抑制思虑；湿气伤肌肉，但风气能抑制湿气；过食甘味伤肌肉，但酸味能抑制甘味。

西方生燥，燥使金气旺盛，金生辛味，辛养肺，肺气滋养皮毛，皮毛润泽又滋生肾水。肺气与鼻相关联。它的变化，在天为六气中的燥，在地为五行中的金，在人体中为皮毛，在五脏中为肺，在五色中为白，在五音中为商，在五声中为哭，在人体的变动中为咳，在七窍中为鼻，在五味中为辛，在情志变动中为忧。忧伤肺，但喜能抑制忧；热伤皮毛，但寒能抑制热；过食辛味伤皮毛，但苦味能抑制辛味。

北方生寒，寒生水气，水气能生咸味，咸味能养肾气，肾气能长骨髓，骨髓又能养肝，肾气与耳相关联。它的变化在天为六气中的寒，在地为五行中的水，在人体中为骨髓，在五脏中为肾，在五色中为黑，在五音中为羽，在五声中为呻吟，在人体的变动中为战栗，在七窍中为耳，在五味中为咸，在情志变动中为恐。恐伤肾，但思能抑制

恐；寒伤血，燥胜寒；咸伤血，甘胜咸。

故曰：天地者，万物之上下也；阴阳者，血气之男女也；左右者（左右者：古人认为，阴气右行，阳气左行），阴阳之道路也；水火者，阴阳之征兆也；阴阳者，万物之能始（能始：能通"胎"。能始，本始，根源的意思）也。故曰：阴在内，阳之守也；阳在外，阴之使也。

帝曰：法阴阳奈何？

岐伯曰：阳胜则身热，腠理闭，喘粗为之俯仰。汗不出而热，齿干以烦冤，腹满死。能冬不能夏。阴胜则身寒，汗出，身常清，数栗而寒，寒则厥，厥则腹满死。能夏不能冬。此阴阳更胜之变，病之形能也。

帝曰：调此二者，奈何？

岐伯曰：能知七损八益（七损八益：七损，指房事中损伤人体精气的七种情况；八益，指房事对人体精气有益的八种情况），则二者可调；不知用此，则早衰也。年四十，而阴气自半也，起居衰矣；年五十，体重，耳目不聪明矣；年六十，阴痿，气大衰，九窍不利，下虚上实，涕泣俱出矣。故曰：知之

恐；寒伤血，但燥能抑制寒；过食咸味伤血，但甘味能抑制咸味。

因此说，天地使万物有上下之分，阴阳使血气有男女之别。左右是阴阳循行的道路，而水火则是阴阳的表现。阴阳变化，是一切事物生成的初始。所以说，阴在内，有阳作为它的卫外；阳在外，有阴作为它的辅佐。

黄帝问：人该怎样取法于阴阳呢？

岐伯答：阳气太过，身体就会发热，腠理紧闭，喘息急迫，俯仰反侧，汗不出，热不散，牙齿干燥，心里烦闷，若再有腹部胀满的感觉，就是死证。患者经得住冬天，而经不住夏天。阴气太过，身体就会恶寒，出汗，身上时常觉得冷，屡屡寒战，夹杂作冷，最后就会出现手足厥冷的现象，再感腹部胀满，就是死证。患者经得住夏天，而经不住冬天。这就是阴阳偏胜，失去平衡，所引起的疾病症状啊！

黄帝问：那么，怎样才能使阴阳得以调和呢？

岐伯答：能够知晓七损八益的道理，就可以做到阴阳调和；不懂得借用七损八益，就会早早衰弱。就一般人来说，年刚到四十，阴气已经减了一半，起居动作，就显得衰退了；到了五十岁，就身体笨重、耳不聪目不明了；到了六十岁，阴痿，气大衰，九窍功能减退，阴虚于下，阳浮于上，流鼻涕、淌眼泪都出现了。所以说，懂养生的人，身体就强健；不懂的人，身体就衰老。同样都活

则强，不知则老，故同出而名异耳。智者察同，愚者察异。愚者不足，智者有余。有余则耳目聪明，身体轻强，老者复壮，壮者益治。是以圣人为无为之事，乐恬憺之能，从欲快志于虚无之守，故寿命无穷，与天地终。此圣人之治身也。

天不足西北，故西北方阴也，而人右耳目不如左明也。地不满东南，故东南方阳也，而人左手足不如右强也。

帝曰：何以然？

岐伯曰：东方阳也，阳者其精并于上，并于上则上明而下虚，故使耳目聪明而手足不便也。西方阴也，阴者其精并于下，并于下则下盛而上虚，故其耳目不聪明而手足便也。故俱感于邪，其在上则右甚，在下则左甚，此天地阴阳所不能全也，故邪居之。

故天有精，地有形。天有八纪（八纪：春分、秋分、夏至、冬至、立春、立夏、立秋、立冬八个节气合称八纪），地有五里。故能为万物之父母。清阳上天，浊阴归地。是故天地之动静，神明为之纲纪，

在世上，结果却不相同。聪明的人洞察一般规律；愚笨的人，看到的却只是个别。愚笨的人，常感到体力不足；聪明的人，却感到精力有余。精力有余，就会耳聪目明，身强体壮。即使身体已开始衰老，也可以焕发青春；本来就强壮的人，就更强壮了。所以圣人为无为之事，以恬静为快乐，在清虚的环境寻求最大的幸福，因此，他的寿命就无穷尽，与天地同寿。这就是圣人的养生方法啊！

天气在西北方是不充足的，所以西北方属阴，而人右边的耳目也就不如左边的聪明。地气在东南方是不充盈的，所以东南方属阳，而人左边的手足也就不如右边的灵活。

黄帝问道：这是什么道理？

岐伯回答说：东方属阳，阳气的精华聚合在人体上部，这样一来上部旺盛了，下部就必然虚弱，就会出现耳聪目明，手足却有不便利的情况。西方属阴，阴气的精华聚合在下部，如此一来，下部旺盛了，上部就必然虚弱，就会耳不聪目不明，而手足却灵活有力。所以同样是感受了外邪，如果在上部，那么身体右侧就较重，如果在下部，那么身体左侧就较重。这就是天地阴阳之气不能不有所偏胜，而在人体内也有阴阳左右的不足，身体哪里虚弱了，邪气就会乘虚停滞在哪里。

所以天有精气，地有形质。天有八节，地有五方。因此，天地成了万物生长的根本。阳气轻清而升于天，阴气重浊而降于地，所以天地的运动和静止，是由大自然的变化来把握的，因而能使万物的生、长、收、藏，循环往复，永无休止。只有那些贤明之人，

故能以生长收藏,终而复始。惟贤人上配天以养头,下象地以养足,中傍人事以养五脏。天气通于肺,地气通于嗌,风气通于肝,雷气通于心,谷气通于脾,雨气通于肾。六经为川,肠胃为海,九窍为水注之气。以天地为之阴阳,人之汗,以天地之雨名之;人之气,以天地之疾风名之。暴气象雷,逆气象阳。故治不法天之纪,不用地之理,则灾害至矣。

故邪风之至,疾（疾:迅猛）如风雨,故善治者治皮毛,其次治肌肤,其次治筋脉,其次治六腑,其次治五脏。治五脏者,半死半生也。故天之邪气,感则害人五脏;水谷之寒热,感则害于六腑;地之湿气,感则害皮肉筋脉。

故善用针者,从阴引阳,从阳引阴,以右治左,以左治右,以我知彼,以表知里,以观过与不及之理。见微得过（见微得过:微,指病初发之征兆;过,指疾病所在。见微得过,就是能及早正确认识疾病的轻重程度的意思）,用之不殆。

善诊者,察色按脉,先别阴

对上,顺应天气来养护头颅;对下,顺应地气来养护双脚;居中,则依傍人事,来养护五脏。天之气与肺相通,地之气与咽相通,风之气与肝相应,雷之气作用于心,五谷之气感应于脾,雨水之气滋润于肾。六经好像大河,肠胃好像大海,九窍好像水流。若以天地的阴阳来比喻人体的阴阳,那么人的汗,就好像天地间的雨;人之气,就好像天地间的风;人的暴怒之气,就好像雷霆;人的逆气,就好像久晴不雨。所以养生如不符合天地之理,那就要生病了。

所以淫邪之风的到来,迅猛得如暴风骤雨。善治病的医生,在病邪刚侵入皮毛时,就给以治疗;医术较差的,在病邪侵入肌肤时才治疗;再差的,在病邪侵入筋脉时才治疗;更差的,在病邪侵入六腑时才治疗;最差的,在病邪侵入五脏时才治疗。假使病邪已经侵入五脏,那么治愈的希望与死亡的可能性同样大。人如果感受了天的邪气,就会使五脏受到伤害;假使感受了饮食的或寒或热,就会使六腑受到伤害;假使感受了地的湿气,就会使皮肉筋脉受到伤害。

因此善于运用针法的人,观察经脉虚实,有时要从阴引阳,有时要从阳引阴;取右边以治左边的病,取左边以治右边的病,用自己的正常状态来比较病人的异常状态,从表面的症状去了解内里的病变,这是为了观察病得太过和不及的原因,如果真看清了哪些病是轻微的,哪些病是严重的,再给人治疗疾病,就不会失败了。

善于治病的医生,看病人的面色,按病

阳。审清浊，而知部分；视喘息，听音声，而知所苦；观权衡规矩（权衡规矩：权，古指秤砣，有下沉的意象；衡，古指秤杆，有平衡的意象；规，圆润的器物，有圆润的意象；矩，为方形的器物，有平盛的意象。权衡规矩又来借代四时的四种脉象），而知病所主；按尺寸，观浮沉滑涩，而知病所生。以治无过，以诊则不失矣。

故曰：病之始起也，可刺而已；其盛，可待衰而已。故因其轻而扬（扬：用轻宣疏散方法驱邪外泄）之，因其重而减（减：祛去病邪）之，因其衰而彰之。形不足者，温之以气；精不足者，补之以味。其高者，因而越之；其下者，引而竭之；中满者，泻之于内；其有邪者，渍形以为汗；其在皮者，汗而发之；其慓悍者，按而收之；其实者，散而泻之。审其阴阳，以别柔刚（柔刚：是指药剂的温和或刚猛）。阳病治阴，阴病治阳。定其血气，各守其乡，血实宜决之，气虚宜掣引之。

人的脉象，首先要辨明病属阴还是属阳。审察浮脉的五色清浊，从而知道何经发病；看病人喘息的情况，并听其声音，从而知道病人的痛苦所在；看四时不同的脉象，从而知道疾病生于哪一脏腑；诊察尺肤的滑涩和寸口的浮沉，从而知道疾病所在的部位。这样，在治疗上，就可以没有过失。总之，追本求源，关键还在于诊断上没有出错。

所以说：病在初起的时候，用刺法就可治愈；若在邪气盛时，就需要等邪气稍退再去治疗。所以，治病要根据病情来采取相应的措施：病轻的时候，要加以宣泄；病重的时候，要加以攻泻；在它将愈的时候，则要巩固，防其复发；形体羸弱的，应设法温暖其气；精气不足的，应补以其有形的味。如病在膈上，可用吐法；病在下焦，可用疏导之法；胸腹胀满的，可用泻下之法；如冒风邪的，可用辛凉发汗法；如邪在皮毛的，可用辛温发汗法；病情发展太重的，可用抑收法；病实证，则可用散法或泻法。观察病的阴阳，来决定用剂的柔刚，病在阳的，也可治其阴；病在阴的，也可治其阳。辨明气分和血分，血实的就用泻血法，气虚的就用升补法。

【解要】

　　本节再次涉及阴阳、五行及其运行规律，阴阳说侧重于揭示有机整体的动因及其本质联系，五行说则侧重于揭示有机整体内部诸要素之间的结构关系和普遍联系。二者都代表了对整体要素之间关系的特定理解，从而共同强调了人体以及人体与环境之间的有机整体性。

　　本节重点讨论阴阳、五行与人体脏腑、经脉的对应关系，阐释七损八益的道理，辨识阴阳以及阴阳调和的方法。

第六节 阴阳离合论：阴阳经的开、阖、枢

【题解】

阴阳，此指三阴和三阳（另一观点认为指阴经、阳经）。离，分也；合，并也。本节讲的是三阴三阳的离合，所以叫作"阴阳离合论"。

本节引入了门户概念，即开、合、枢，以门户开合原理来解说什么是阴阳离合，并且对足三阴、足三阳经的分布情况描述得非常清楚，是很值得研究的课题。门户有开合，开则能够出入，合则出入停止，它靠枢的作用运动。要是把它分开来，就是开合枢这三部分。没有开合，门户就不成其为门户，而要实现开合自如，没有枢又不行。通过三阴三阳经脉根、结的论述，阐明三阴三阳经脉"离则为三，合则为一"的道理。

【原文】

黄帝问曰：余闻天为阳，地为阴，日为阳，月为阴，大小月三百六十日成一岁，人亦应之（应之：在阴阳、时间上，人都和自然相应）。今三阴三阳（三阴三阳：指人体的足三阳经和三阴经），不应阴阳，其故何也？

岐伯对曰：阴阳者，数之可十，推之可百，数之可千，推之可万，万之大不可胜数，然其要一也。

天覆地载，万物方生，未出地

【译文】

黄帝问道：我听说天属阳，地属阴，日属阳，月属阴，大月和小月合起来三百六十天而成为一年，人体也与此相应。如今听说人体的三阴三阳，和天地阴阳之数不相符合，这是什么道理呢？

岐伯回答说：天地阴阳的范围，极其广泛，在具体运用时，经过进一步推演，则可以由十到百，由百到千，由千到万，再演算下去，甚至是数不尽的，但总的原则仍不外乎对立统一的阴阳道理。

天地之间，万物初生，未长出地面的

者，命曰阴处，名曰阴中之阴；则出地者，命曰阴中之阳。阳予之正，阴为之主（阳予之正，阴为之主：指阴与阳各为其职）。故生因春，长因夏，收因秋，藏因冬，失常则天地四塞（天地四塞：大自然中的阴阳之气堵塞、失常）。阴阳之变，其在人者，亦数之可数。

帝曰：愿闻三阴三阳之离合也。

岐伯曰：圣人南面而立，前曰广明（广明：阳盛），后曰太冲（太冲：属阴的部位），太冲之地，名曰少阴（少阴：经脉名。亦指属阴的部位），少阴之上，名曰太阳，太阳根起于至阴，结于命门，名曰阴中之阳。中身而上，名曰广明，广明之下，名曰太阴，太阴之前，名曰阳明，阳明根起于厉兑，名曰阴中之阳。厥阴之表，名曰少阳，少阳根起于窍阴，名曰阴中之少阳。是故三阳之离合也，太阳为开，阳明为阖，少阳为枢（枢：门轴）。三经者，不得相失也，搏而勿浮，命曰一阳。

帝曰：愿闻三阴。

岐伯曰：外者为阳，内者为

时候，叫作居于阴处，称之为阴中之阴；若已长出地面的，就叫作阴中之阳。有阳气，万物才能生长，有阴气，万物才能孕育萌生。所以万物的发生，因于春气的温暖；万物的繁茂，因于夏气的炎热；万物的收成，因于秋气的清凉；万物的闭藏，因于冬气的寒冷。如果四时阴阳失序，气候无常，天地间的生长收藏的变化就会失常。这种阴阳变化的道理，在人来说，也是有一定的规律，并且可以推测而知的。

黄帝说：我希望听你讲解三阴三阳的离合情况。

岐伯说：圣人面向南方站立，前方名叫广明，后方名叫太冲，行于太冲部位的经脉，叫作少阴。在少阴经上面的经脉，名叫太阳，太阳经的下端起于足小趾外侧的至阴穴，其上端结于睛明穴，因太阳为少阴之表，故称为阴中之阳。再以人身上下而言，上半身属于阳，称为广明，广明之下称为太阴，太阴前面的经脉，名叫阳明，阳明经的下端起于足大趾侧次趾之端的厉兑穴，因阳明是太阴之表，故称为阴中之阳。厥阴为里，少阳为表，故厥阴之表，为少阳经，少阳经下端起于窍阴穴，因少阳居厥阴之表，故称为阴中之少阳。因此，三阳经的离合，分开来说，太阳主表为开，阳明主里为阖，少阳介于表里之间为枢。但三者之间，不是各自为政，而是相互紧密联系着的，所以合起来称为一阳。

黄帝说：希望再听你讲讲三阴的离合情况。

岐伯说：在外的为阳，在内的为阴，所

阴，然则中为阴，其冲在下，名曰太阴，太阴根起于隐白，名曰阴中之阴。太阴之后，名曰少阴，少阴根起于涌泉，名曰阴中之少阴。少阴之前，名曰厥阴，厥阴根起于大敦，阴之绝阳，名曰阴之绝阴。是故三阴之离合也，太阴为开，厥阴为阖（阖：合，关闭），少阴为枢（枢：支撑门户运动的枢纽）。三经者，不得相失也，搏而勿沉，名曰一阴。阴阳㔾㔾（㔾chōng㔾：指天地间的阴阳之气运行不息），积传为一周，气里形表而为相成也。

以在里的经脉称为阴经，行于少阴前面的称为太阴，太阴经的根起于足大趾之端的隐白穴，称为阴中之阴。太阴的后面，称为少阴，少阴经的根起于足心的涌泉穴，称为阴中之少阴。少阴的前面，称为厥阴，厥阴经的根起于足大趾之端的大敦穴，两阴相合而无阳，称之为阴之绝阴。因此，三阴经之离合，分开来说，太阴为三阴之表为开，厥阴为主阴之里为阖，少阴位于表里之间为枢。但三者之间，不能各自为政，而是相互协调紧密联系着的，所以合起来称为一阴。阴阳之气，运行不息，递相传注于全身，气运于里，形立于表，这就是阴阳离合、表里相辅相成的缘故。

【解要】

　　本节以门户运动来比较说明什么是阴阳离合，提出了"开、关、枢"的概念。重点阐述了三条阳经和三条阴经的分布情况，以及它们相互独立又相互关联的关系。

第七节　阴阳别论：阴阳、五行论脉象

【题解】

　　阴阳，本节系指脉象而言。别，另外、特殊的意思。由于本节所论述脉象之阴阳，侧重于三阴三阳经病诊断方面的意义，与另外几节所说的阴阳含义有所不同，所以称"阴阳别论"。正如明代吴昆《素问吴注》云："此篇言阴阳与常论不同，自是一家议论，故曰别论。"因主论五脏，所以又称"五脏别论"。

【原文】

　　黄帝问曰：人有四经（四经：指四时（四季）的经脉，春脉弦、夏脉洪、秋脉浮、冬脉沉，这四时的经脉的不同特点以顺应四时之气）十二从（十二从：指十二经脉的顺序、走向等，因为"相顺则治，相逆则乱"，所以也叫"从"），何谓？

　　岐伯对曰：四经应四时（四经四时：这里指心、肝、肺、肾四经对应春脉弦、夏脉洪、秋脉浮、冬脉沉四时），十二从应十二月，十二月应十二脉。

　　脉有阴阳，知阳者知阴，知阴者知阳。凡阳有五（凡阳有五：指五脏之脉皆有胃气），五五二十五阳。所谓阴者，真脏（真脏：指真脏脉，此特指五

【译文】

　　黄帝问道：人有四经十二从，这是什么意思？

　　岐伯答道：四经就是肝、心、肺、肾四脏的脉象，它们分别与春、夏、秋、冬四季相对应。十二从和十二个月相对应，十二个月和人体的十二条经脉相对应（在不同的月份，人体十二条经脉中相应的经脉会旺盛起来，不同的年份相应经脉的搏动也会不同）。

　　脉有阴有阳，能了解什么是阳脉，就能知道什么是阴脉，能了解什么是阴脉，就能知道什么是阳脉。阳脉有五种，五时各有五脏的阳脉，所以五时配合五脏，则为二十五种阳脉。所谓阴脉，就是脉没有

脏无胃气之脉）也。见则为败，败必死也。所谓阳者，胃脘之阳（胃脘之阳：胃气之源所产生的阳气）也。别于阳者，知病处也；别于阴者，知死生之期。三阳在头（三阳在头：指足阳明经在头颈部的人迎动脉），三阴在手（三阴在手：是指手太阴经在腕部的寸口动脉），所谓一也。别于阳者，知病忌时；别于阴者，知死生之期。谨熟阴阳，无与众谋（无与众谋：不要众说纷纭。这里指医者只要辨清了阴阳，就会胸有成竹，不至于人云亦云）。

所谓阴阳者，去者为阴，至者为阳；静者为阴，动者为阳；迟者为阴，数者为阳。凡持真脉之脏脉（真脉之脏脉：即真脏脉）者，肝至悬绝急（悬绝急：为脉象的危急症），十八日死；心至悬绝，九日死；肺至悬绝，十二日死；肾至悬绝，七日死；脾至悬绝，四日死。

曰：二阳之病，发心脾，有不得隐曲（隐曲：曲折难言的隐情），女子不月（不月：月经不调）；其传为风消（风消：因风生而形体消瘦），其传为息贲者，死不治。

曰：三阳为病，发寒热，下为痈肿（痈肿：指人体局部的红、肿、热症状），及为痿厥腨㾓（腨㾓 shuàn yuān：

胃气，称为真脏脉象。真脏脉是胃气已经败坏的象征，败象已见，就可以断其必死。所谓阳脉，就是指有胃气之脉。辨别阳脉的情况，就可以知道病变的所在；辨别真脏脉的情况，就可以知道死亡的时期。三阳经脉的诊察部位，在结喉两旁的人迎穴，三阴经脉的诊察部位，在手鱼际之后的寸口。一般在健康状态之下，人迎穴与寸口穴的脉象是一致的。辨别属阳的胃脉，能知道时令气候和疾病的宜忌；辨别属阴的真脏脉，能知道病人的死生时期。临症时应谨慎而熟练地辨别阴脉与阳脉，就不致疑惑不绝而众议纷纭了。

脉象的所谓阴阳，脉去为阴，脉来为阳；脉静为阴，脉动为阳；脉迟为阴，脉数为阳。凡持诊所见真脏脉，肝脉的形象与其他各脏之脉悬殊，或者来得弦急而硬，十八日当死；心脉的形象与其他各脏之脉悬殊，九日当死；肺脉的形象与其他各脏之脉悬殊，十二日当死；肾脉的形象与其他各脏之脉悬殊，七日当死；脾脉的形象与其他各脏之脉悬殊，四日当死。

一般地说，胃肠有病，则可影响心脾，病人往往有难以告人的隐情，如果是女子就会月经不调，甚至闭经。若病久传变，或者形体逐渐消瘦，成为"风消"，或者呼吸短促，气息上逆，成为"息贲"，就无法治疗了。

一般地说，太阳经发病，多有寒热的症状，或者下部发生痈肿，或者两足痿弱

小腿肚酸痛)。其传为索泽,其传为颓疝(颓疝 tuí shàn:阴囊肿大,痛或不痛者)。

曰:一阳发病,少气善咳善泄。其传为心掣(心掣:胆火冲心,因肋牵心而痛),其传为隔。

二阳一阴发病,主惊骇背痛,善噫善欠名曰风厥。二阴一阳发病,善胀心满善气。三阴三阳发病,为偏枯、痿易、四肢不举。

鼓一阳曰钩,鼓一阴曰毛(这两句中的阴阳指脉搏的形态,有力称为阳,无力称为阴;稍有力为一阳,稍无力为一阴),鼓阳胜急曰弦,鼓阳至而绝曰石,阴阳相过曰溜。

阴争于内,阳扰于外,魄汗未藏(魄汗未藏:肺主藏魄,外,肺失治节,卫表不固),四逆而起,起则熏肺,使人喘鸣。

阴之所生,和本(和本:阴阳调和是根本)曰和。是故刚与刚,阳气破散,阴气乃消亡。淖(淖:紊乱)则刚柔不和,经气乃绝。

死阴之属,不过三日而死;生阳之属,不过四日而已。所谓生阳死阴(生阳死阴:五行相生为生阳,五行相克为死阴)者,肝之心谓之生

无力而逆冷,腿肚酸痛。若病久传化,或为皮肤干燥而不润泽,或变为颓疝。

一般来说,少阳经发病,生发之气即减少,或易患咳嗽,或易患泄泻。若病久传变,或为心虚掣痛,或为饮食不下,阻塞不通的隔证。

阳明与厥阴发病,主病惊骇,背痛,常常嗳气、呵欠,名曰风厥。少阴和少阳发病,腹部作胀,心下满闷,时欲叹气。太阳和太阴发病,则为半身不遂的偏枯,或者变易常用而痿弱无力,或者四肢不能举动。

脉象鼓动于指下,来时有力,去时力衰,叫作弦脉;稍无力,来势轻虚而浮,叫作毛脉;有力而紧张,如按琴瑟的弦,叫作钩脉;有力而必须重按,轻按不足,叫作石脉;既非无力,又不过于有力,一来一去,脉象和缓,流通平顺,叫作滑脉。

阴阳失去平衡,以致阴气争胜于内,阳气扰乱于外,大汗出而不止,四肢厥冷,下厥上逆,浮阳熏肺,发生喘鸣。

阴气之所以能生化,是以阴阳的平衡为根本。如果以刚与刚合,则阳气破散,阴气亦必随之消亡;倘若阴阳紊乱、刚柔不和,经脉气血也会败绝。

属于死阴的病,不过三日就要死;属于生阳的病,不过四天就会痊愈。所谓"生阳、死阴"是指:肝病传心,为木生火,母病传子得其生气,叫作生阳;心病

阳，心之肺谓之死阴，肺之肾谓之重阴，肾之脾谓之辟阴，死不治。

结（结：指人体气血郁结）阳者，肿四支。结阴者，便血一升，再结二升，三结三升。阴阳结斜（斜：同"邪"，病邪），多阴少阳，曰石水（石水：水肿病的一种），少腹肿；二阳结，谓之消；三阳结，谓之隔；三阴结，谓之水；一阴一阳结，谓之喉痹（喉痹：喉咙肿痛，有异物感）。

阴搏阳别，谓之有子。阴阳虚，肠澼死。阳加于阴，谓之汗。阴虚阳搏，谓之崩（崩：下血急而多，犹如山崩）。

三阴俱搏，二十日夜半，死。二阴俱搏，十三日夕时，死。一阴俱搏，十日，死。三阳俱搏且鼓，三日，死。三阴三阳俱搏，心腹满，发尽，不得隐曲（隐曲：指大小便，此为隐讳语），五日，

传肺，为火克金，金被火消亡，叫作死阴，肺病传肾，以饮传阴，无阳之候，叫作重阴；肾病传脾，水反侮土，叫作辟阴，是不治的死证。

邪气郁结于阳经，会四肢浮肿，以四肢为诸阳之本。邪气郁结于阴经，则大便下血，以阴络伤则血下溢，初结一升，再结二升，三结三升。阴经阳经都有邪气郁结，而偏重于阴经方面的，就会发生"石水"之病，少腹肿胀；邪气郁结于二阳（足阳明胃、手阳明大肠），则肠胃俱热，多为消渴证；邪气郁结于三阳（足太阳膀胱、手太阳小肠），则多为上下不通的隔证；邪气郁结于三阴（足太阴脾、手太阴肺），多为水肿膨胀的病；邪气郁结于一阴一阳（指厥阴和少阳）多患喉痹。

阴脉搏动有力，与阳脉有明显的区别，这是怀孕的现象。阴阳脉（尺脉、寸脉）具虚而患痢疾的，是为死证。阳脉加倍于阴脉，当有汗出，阴脉虚而阳脉侵迫本体，火迫血行，在妇人为血崩。

足太阴与手太阴的脉象都搏动有力而太过，脾脏和肺脏受病，大约在二十天后的半夜死亡。足少阴和手少阴的脉象都搏动有力而太过，大约十三天后的傍晚死亡。足厥阴和手厥阴的脉象都搏动有力而太过，大约十天后死亡。足太阳和手太阳的脉象都搏动有力而显得太过，大约三天后死亡。手足太阴、太阳四条经脉都搏动有力而太过的话，腹部胀满，二便闭塞不通，大约五日后死亡。足

死。二阳俱搏，其病温，死不治，不过十日，死。

阳明和手阳明的脉象都搏动有力而太过，但病情温和，这是不能治愈的死证，一般不超过十天就会死亡。

【解要】

　　本节以十二月对应十二条经脉来讲脉象，利用五行原理对各种脉象做动态分析，包括分类、主病和预后，重点讲解对肝、心、肺、肾四脏脉象的辨识，相互间的影响，急症预防等，依然是强调医生治病应治于未病之时。

第八节　灵兰秘典论：十二脏腑各司其职

【题解】

　　灵兰，即灵台兰室的简称，相传是黄帝藏书之所；秘典，珍重之典，指秘藏的典籍。本节末有"藏灵兰之室，以传宝焉"之语，以强调所论内容的重要性，故名为"灵兰秘典论"。本节内容采用类比法来说明各脏腑在整体活动中所发挥的作用，且论述了十二脏腑之间没有相合表里配属之分，说明人体内脏机能既各司其职又合作协调的相互关系。

【原文】

　　黄帝问曰：愿闻十二脏之相使，贵贱何如？

　　岐伯对曰：悉乎哉问也！请遂言之。心者，君主之官也，神明出焉。肺者，相傅之官，治节（治节：治，就是治理；节，就是竹节。也就是对有节的地方，进行治理，去疏布血液）出焉。肝者，将军之官，谋虑出焉。胆者，中正（中正：中和正是同义词，就是做事不偏不倚，也指阴阳和谐之意）之官，决断出焉。膻中者，臣使之官，喜乐出焉。脾胃者，仓廪（仓廪：储藏未去壳的谷物的地方称为仓，储藏已去壳的谷物的地方称为廪。此比喻脾胃是人容纳食

【译文】

　　黄帝问道：我想听你谈谈人体六脏六腑这十二个器官的职责分工、高低贵贱是怎样的？

　　岐伯回答说：您问得真详细呀！请让我谈谈这个问题。心，主宰全身，是君主之官，人的精神意识思维活动都由此而出。肺，是相傅之官，犹如相傅辅佐着君主，因主一身之气而调节全身的活动。肝，主怒，像将军一样的勇武，称为将军之官，谋略由此而出。胆，是中正之官，具有决断的能力。膻中，围护着心而接受其命令，是臣使之官，心志的喜乐，靠它传达出来。脾和胃主司饮食的受纳和布化，是仓廪之官，五味的营养靠它们的作用而得以消化、

物的仓库）之官，五味出焉。大肠者，传道之官，变化出焉。小肠者，受盛之官，化物出焉。肾者，作强之官，伎巧出焉。三焦者，决渎之官，水道出焉。膀胱者，州都（州都：州，指水中的陆地；都，指水所汇集之处。州都，即水陆汇集之处。同样是比喻膀胱是水所汇集之所）之官，津液藏焉，气化则能出矣。

凡此十二官者，不得相失也。故主明则下安，以此养生则寿，殁世不殆，以为天下则大昌。主不明则十二官危，使道（使道：十二脏腑相互协调的通道）闭塞而不通，形乃大伤，以此养生则殃，以为天下者，其宗大危，戒之戒之！

至道在微，变化无穷，孰知其原？窘乎哉！消者瞿瞿（消者瞿瞿：消者，消通"肖"，指有智慧的人；瞿瞿，惊讶的样子），孰知其要？闵闵之当（闵闵之当：闵闵，深远的意思；当，事理妥当、合适的意思。闵闵之当，是道理深奥的意思），孰者为良？恍惚之数，生于毫氂（氂lí：同"厘"，形容事物极为微小），毫氂之数，起于度量，千之万之，可以益大，推之大之，其形

吸收和运输。大肠是传导之官，它能传送食物的糟粕，使其变化为粪便排出体外。小肠是受盛之官，它承受胃中下行的食物而进一步分化清浊。肾，是作强之官，它能够使人发挥强力而产生各种技巧。三焦，是决渎之官，它能够疏通水道。膀胱是州都之官，蓄藏津液，通过气化作用，方能排出尿液。

以上这十二官，虽有分工，但其作用应该协调而不能相互脱离。所以君主如果明智顺达，则下属也会平静安定，用这样的原理来养生，就可以使人长寿，终生不会发生重病，用此道理来治理天下，就会使国家繁荣昌盛。君主如果不能明智顺达，那么，包括其本身在内的十二官就都要发生危险，各器官发挥正常作用的途径闭塞不通，形体就要受到严重伤害。在这种情况下，谈养生续命是不可能的，只会招致灾殃，缩短寿命。同样，以昏聩不明的君主来治理天下，那政权就危在旦夕了，千万要警惕再警惕呀！

至深的道理是微妙难测的，其变化也没有穷尽，谁能清楚地知道它的本源呢？实在是困难得很呀！有学问的人勤勤恳恳地探讨研究，可是谁能知道它的奥妙之处呢？那些道理暗昧难明，就像被遮蔽着，怎能了解到它的精华是什么？那似有若无的数量，是产生于毫厘的微小数目，而毫厘也是起于更小的度量，只不过把它们千

乃制（其形乃制：其形，指事物的外形；乃制，可以度量）。

黄帝曰：善哉！余闻精光（精光：精纯通透）之道，大圣之业。而宣明（宣明：通达，明白）大道，非斋戒择吉日，不敢受也。

黄帝乃择吉日良兆，而藏灵兰之室（灵兰之室：黄帝藏书之地），以传保焉。

万倍地积累扩大，推衍增益，才演变成了形形色色的世界。

黄帝说：好啊！我听到了精纯透彻的道理，这真是大圣人建立事业的基础，对这等宣畅明白的宏大理论，如果不诚心诚意地选择吉祥的日子，实在不敢接受它。

于是，黄帝就选择有吉兆的日子，把这些著作珍藏在灵台兰室，很好地保存起来，以便流传后世。

【解要】

本节把人体五脏六腑的功能，用官职称谓做了形象的比喻和描述，让人很容易理解。古人的智慧在于，把人体的五脏六腑的机能，比喻成十二个官，每个官既是独立的，相互之间也是相辅相成的，缺一不可，这样形象的比喻，把复杂的事物简单化，让人非常容易理解。

还有一点必须明白，其中的官职并不分大小，它们的功能都是很重要的，既各司其职又相互影响、牵制，任何一个部位出现问题，都会影响人的健康。

第九节　六节藏象论：人的岁运总纲

【题解】

节，次也，度也，这里有周期的意思。古人以"甲子"纪天度，甲子一周为六十日，是为一节。每年三百六十日，分为六节。高士宗《素问直解》云："六节者，天以六为节。天气始于甲，地气始于子，子甲相合，六十日而甲子周，六六三百六十日，以成一岁。"藏（脏），藏也，指藏于体内的脏腑，内在脏器；象，征象、形象之意，为人可见之形象。王冰注云："象，谓气象也。言五脏虽隐而不见，然其气象性用，犹可以物类推之。"根据取象比类的思维方法推之，脏腑居于体内，而形象表现于外，从外而知内，所以叫作"藏（脏）象"。

【原文】

黄帝问曰：余闻天以六六之节（节：意为一定的度数。古人以甲子纪天度，六十日甲子一周而为一节，六节为一年，故称六节），以成一岁，地以九九制会，计人亦有三百六十五节以为天地，久矣。不知其所谓也？

岐伯对曰：昭乎哉问也！请遂言之。夫六六之节，九九制会者，所以正天之度（度：指周天三百六十五度），气之数（数：一年二十四节气的常数）也。天度者，所以制日月之行也，气数者，所以纪化生之用也。

【译文】

黄帝问道：我听说天体的运行是以六个甲子构成一年，地气则以九九极数的变化来配合天道，而人又有三百六十五节，与天地相应，这些说法，已经很久了，但不知是什么道理？

岐伯回答：你提的问题很高明啊！请让我就此问题谈谈看法。六六之节和九九制会，是用来确定天度和气数的。天度，是计算日月行程的。气数，是标志万物化生之用的。

第九节 六节藏象论：人的岁运总纲

天为阳，地为阴；日为阳，月为阴。行有分纪，周有道理（行有分纪，周有道理：分，分区；纪，纪律、秩序；周，周期，环周；道理，道路，规律）。日行一度，月行十三度而有奇焉。故大小月三百六十五日而成岁，积气余而盈闰（积气余而盈闰：积气，累积，气，指日子；余，多余，多出来的部分；盈闰，盈，多余之日；闰，设置闰月）矣。立端于始，表正于中，推余于终，而天度毕矣。

帝曰：余已闻天度矣。愿闻气数，何以合之？

岐伯曰：天以六六为节，地以九九制会。天有十日，日六竟而周甲，甲六复而终岁，三百六十日法也。夫自古通天者（通天者：指懂得与自然界相沟通的人），生之本，本于阴阳。其气九州、九窍（九窍：双眼、双耳、双鼻、嘴这七窍，再加上前后二阴合为九），皆通乎天气。故其生五，其气三。三而成天，三而成地，三而成人，三而三之，合则为九。九分为九野（九野：九州之野），九野为九脏；故形脏四，神脏五，合为九脏以应之也。

帝曰：余已闻六六九九之会也，夫子言积气盈闰，愿闻何谓气？请夫子发蒙解惑焉！

天属阳，地属阴；日属阳，月属阴。它们的运行有一定的部位和秩序，万物生化的循环也有一定的规律。每一昼夜，日行一度，月行十三度有余，所以大月、小月合起来三百六十五天成为一年。由于月份的不足，节气有盈余，于是产生了闰月。确定了岁首冬至并以此为开始，用圭表的日影以推正中气的时间，随着日月的运行而推算节气的盈余，直到岁尾，整个天度的变化就可以完全计算出来了。

黄帝说：我已经明白了天度，还想知道气数是怎样与天度配合的？

岐伯说：天以六六为节制，地以九九之数，配合天道的准度，天有十干，代表十日，十干循环六次而成一个周甲，周甲重复六次而一年终了，这是三百六十日的计算方法。自古以来，都以通于天气而为生命的根本，而这个根本不外乎天之阴阳。地的九州、人的九窍，都与天气相通，天衍生五行，而阴阳又依盛衰消长而各分为三阴三阳之气。三气合而成天，三气合而成地，三气合而成人，三三而合成九气，在地分为九野，在人体分为九脏，形脏四，神脏五，合成九脏，以应天气。

黄帝说：我已经明白了六六九九相会通的道理，先生说气的盈余积累成为闰月，我想听您讲一下是什么气？请您来启发我的蒙昧，解释我的疑惑！

47

岐伯曰：此上帝所秘，先师传之也。

帝曰：请遂闻之。

岐伯曰：五日谓之候，三候谓之气，六气谓之时，四时谓之岁（五日谓之候，三候谓之气，六气谓之时，四时谓之岁：候，五天；气，十五天；时，时季，九十天；岁，即一年）。而各从其主治焉。五运相袭，而皆治之，终期之日，周而复始。时立气布（时立气布：指一年中的四季及四季之中分布的节气），如环无端，候亦同法。故曰：不知年之所加（年之所加：指各年主客气来临的情况），气之盛衰，虚实之所起，不可以为工矣。

帝曰：五运之始，如环无端，其太过不及何如？

岐伯曰：五气更立，各有所胜，盛虚之变，此其常也。

帝曰：平气何如？

岐伯曰：无过者也。

帝曰：太过不及奈何？

岐伯曰：在经有也。

帝曰：何谓所胜？

岐伯曰：春胜长夏，长夏胜冬，冬胜夏，夏胜秋，秋胜春。所谓得五行时之胜，各以气命其脏。

帝曰：何以知其胜？

岐伯说：这是上帝秘而不宣的理论，先师传授给我的。

黄帝说：就请全部讲给我听。

岐伯说：五日称为一候，三候为气，六气为一时，四时为一年。治病就应顺从其当旺之气。木、火、土、金、水五行随时间的变化而递相承袭，各有当旺之时，到一年终结时，再从头开始循环。一年分立四时，四时分布节气，逐步推移，像圆环没有开端，节气中再分候，也是这样推移下去。所以说，不知当年主客气加临、气的盛衰、虚实的起因等情况，就不能当个好医生。

黄帝问：五行的推移，周而复始，像圆环没有开端，它的太过与不及是怎样的呢？

岐伯说：五行之气更迭主时，互有胜克，从而有盛衰的变化，这是正常的现象。

黄帝问：平气是怎样的呢？

岐伯说：这是没有太过和不及。

黄帝又问：太过和不及的情况怎样呢？

岐伯说：这些情况在经书中已有记载。

黄帝问：什么叫作所胜？

岐伯说：春胜长夏，长夏胜冬，冬胜夏，夏胜秋，秋胜春，这就是时令根据五行规律相胜的情况。同时，五脏就是依五行之气来命名的。

黄帝问：怎样知道它们之间的相胜情况呢？

第九节 六节藏象论：人的岁运总纲

岐伯曰：求其至也，皆归始春。未至而至，此谓太过。则薄所不胜，而乘所胜也，命曰气淫。至而不至，此谓不及。则所胜妄行，而所生受病，所不胜薄之也，命曰气迫。所谓求其至者，气至之时也。谨候其时，气可与期。失时反候，五治不分（五治不分：五治，五行当令控制其时，以至于分不出五行之气当旺的时间），邪僻内生，工不能禁也。

帝曰：有不袭乎？

岐伯曰：苍天之气，不得无常也。气之不袭，是谓非常，非常则变矣。

帝曰：非常而变，奈何？

岐伯曰：变至则病。所胜则微，所不胜则甚。因而重感于邪则死矣。故非其时则微，当其时则甚也。

帝曰：善！余闻气合而有形，因变以正名。天地之运，阴阳之化，其于万物，孰少孰多，可得闻乎？

岐伯说：首先要推求脏气到来的时间，一般从立春开始向下推算。如果时令未到而相应的脏气先到，称为太过。某气太过就会侵侮其所不胜之气，欺凌其所胜之气，这就叫作气淫。时令已到而相应的脏气未到，称为不及，某气不及，则其所胜之气因缺乏制约而妄行，其所生之气因缺乏资助而困弱，其所不胜则更会加以侵迫，这就叫作气迫。所谓求其至，就是要根据时令推求脏气到来的早晚，要谨慎地观察时令的变化，看脏气是否与时令相合。如果时令与脏气不合，并且与五行之气当旺的对应关系无从分辨，那么，当邪气内扰，病及于人的时候，就连医生也不能控制了。

黄帝问：五行之气有不相承袭的吗？

岐伯说：天的五行之气，在四时中的分布不能没有规律。如果五行之气不按规律依次相承，就属反常的现象，反常就会使人变而为害。

黄帝问：变而为害又怎样呢？

岐伯说：这会使人生病。若为当旺之气之所胜者，则其病轻微；若为当旺之气之所不胜者，则其病深重。而若同时感受其他邪气，就会造成死亡。所以反常气候的出现，不在其所克制的某气当旺之时令，病就轻微，若恰在其所克制的某气当旺之时令发病，病就深重。

黄帝说：好！我听说由于天地之气的和合而有万物的形体，又由于其变化多端以至于万物形态差异而定有不同的名称。天地的气运，阴阳的变化，它们对于万物的生成，就其作用而言，哪个多，哪个少，可以听你讲一讲吗？

岐伯曰：悉乎哉问也！天至广不可度，地至大不可量，大神灵问，请陈其方。草生五色，五色之变，不可胜视；草生五味，五味之美，不可胜极。嗜欲不同，各有所通。天食人以五气（天食人以五气：即天供给人们春、夏、长夏、秋、冬，这五种气候供人们生存；第二解为臊气入肝，焦入心，香气入脾，腥气入肺，腐气入肾；第三解，天以风、暑、湿、燥、寒之五气食人），地食人以五味。五气入鼻，藏于心肺，上使五色修明，音声能彰；五味入口，藏于肠胃，味有所藏，以养五气。气和而生，津液相成，神（神：眼睛中显露的神采）乃自生。

帝曰：脏象（脏象：人体内各部位脏器机能的活动情况）何如？

岐伯曰：心者，生之本，神之处也；其华在面，其充在血脉，为阳中之太阳，通于夏气。肺者，气之本，魄（魄：人的情志活动之一，表现为感觉动作）之处也；其华在毛，其充在皮，为阳中之太阴，通于秋气。肾者，主蛰，封藏之本，精之处也；其华在发，其充在骨，为阴中之少阴，通于冬气。肝者，罢极（罢pí极：即四肢。这里是指过度劳累而四肢无力）之本，魂之居也；其华在爪，其充在筋，以生血气，其味酸，其色苍，此为阴中之少阳，通于春

岐伯说：问得实在详细呀！天极其广阔，不可测度，地极其博大，也很难计量，像您这样伟大的圣主既然发问，就请让我陈述一下其中的道理吧！草木显现五色，而五色的变化，是看也看不尽的；草木产生五味，而五味的醇美，是尝也尝不完的。人们对色味的嗜欲不同，而各色味是分别与五脏相通的。天供给人们以五气，地供给人们以五味。五气由鼻吸入，贮藏于心肺，其气上升，使面色明润，声音洪亮。五味入于口中，贮藏于肠胃，经消化吸收，五味精微内注于五脏以养五脏之气。脏气和谐而保有生化机能，津液随之生成，神气也就在此基础上自然产生了。

黄帝问：脏象是怎样的呢？

岐伯说：心，是生命的根本，为神所居之处，其荣华表现于面部，其充养的组织在血脉，为阳中的太阳，与夏气相通。肺是气的根本，为魄所居之处，其荣华表现在毫毛，其充养的组织在皮肤，是阳中的太阴，与秋气相通。肾主蛰伏，是封藏经气的根本，为精所居之处，其荣华表现在头发，其充养的组织在骨，为阴中之少阴，与冬气相通。肝，是四肢之本，为魂所居之处，其荣华表现在爪甲，其充养的组织在筋，可以生养血气，其味酸，其色苍青，为阳中之少阳，与春气相通。脾，是仓廪之本，为营气所

气。脾者，仓廪之本，营之居也；其华在唇四白，其充在肌，此至阴之类，通于土气。胃、大肠、小肠、三焦、膀胱，名曰器，能化糟粕，转味而出入者。凡十一脏取决于胆也。

故人迎一盛，病在少阳，二盛病在太阳，三盛病在阳明，四盛已上为格阳（格阳：气血盛溢于三阳，与三阴拒不相交通）。寸口一盛，病在厥阴，二盛病在少阴，三盛病在太阴，四盛已上为关阴（关阴：气血盛溢于三阴，与三阴融绝，不相交通）。人迎与寸口俱盛四倍以上为关格（关格：阴阳之脉俱盛，阴关于内，阳格于外）。关格之脉赢，不能极于天地之精气，则死矣。

居之处，其荣华在口唇四旁，其充养的组织在肌肉，属于至阴之类，与长夏土气相通。胃、大肠、小肠、三焦、膀胱，叫作器，能排泄水谷的糟粕，转化五味而主吸收、排泄。以上十一脏功能的发挥，都取决于胆气的升发。

人迎脉大于平时一倍，病在少阳；大两倍，病在太阳；大三倍，病在阳明；大四倍以上，为阳气太过，阴无以通，是为格阳。寸口脉大于平时一倍，病在厥阴；大两倍，病在少阴；大三倍，病在太阴；大四倍以上，为阴气太过，阳无以交，是为关阴。若人迎脉与寸口脉俱大于常时四倍以上，为阴阳气俱盛，不得相荣，是为关格。关格之脉盈盛太过，标志着阴阳极亢，不再能够达于天地阴阳经气平调均匀状态，会很快死去。

【解要】

　　本节首论天度，属于天文学。论述日月的运行规律影响节气的划分，节气的变化又影响到五运六气的变化。继论藏象，谈的是藏气之六节，而不是神志活动。天地气交既然从春天开始，藏气活动便是从胆开始，然后再扩张到十二藏。

　　节末介绍了人迎与寸口脉象异常所发生的病变。因为五运的变化并不是始终保持平衡状态，有太过、不及和平气，这种变化会影响到自然界万物。人的五脏六腑与之相应也会受影响，因此通过观察人体外在的表象和切脉便可诊断人体内脏的疾病。

第十节　五脏生成论：以色味合判五脏之病

【题解】

　　五脏之间有相制而后才有相生，有相生方有相成，本节首论五脏相制的关系，因而名为"五脏生成论"。文中以五脏为核心，论述五脏与身体其他组织的联系，五脏间的制约关系；五脏与五味的关系，五味太过的病理变化；五脏的正色、生色与死色；五脏的病理、病证；脉、髓、筋、血与脏腑组织的联系；穴位在人体的重要作用，以及脉诊的重要性、脉色合参的意义等。

【原文】

　　心之合脉也，其荣色也，其主肾（其主肾："五脏合五行，各有相生相制，制则生化。心主火而受制于肾水，是肾乃心脏生化之主，故其主肾也。"以下各脏义仿此）也。肺之合皮也，其荣毛也，其主心也。肝之合筋也，其荣爪也，其主肺也。脾之合肉也，其荣唇也，其主肝也。肾之合骨也，其荣发也，其主脾也。

　　是故多食咸，则脉凝泣而变色；多食苦，则皮槁而毛拔；多食辛，则筋急而爪枯；多食酸，则肉胝䐢而（肉胝䐢zhī zhòu：胝，皮厚；䐢，皮肤皱缩。肉胝䐢，皮肉粗糙皱缩）唇揭；多食甘，则骨痛而发落。此五味之所伤也。故心欲

【译文】

　　心脏与脉相应，它的荣华表现在面色上，制约心脏的是肾。肺脏与皮肤相应，它的荣华表现在毫毛上，心制约肺。肝脏与筋相应，它的荣华表现在爪甲上，肺制约肝。脾脏与肌肉相应，它的荣华表现在口唇上，肝制约脾。肾与骨骼相应，它的荣华表现在头发上，脾制约肾。

　　正因为如此，所以过多地食咸味，血脉会凝涩不畅，面色发生变化；过多地食苦味，会使皮肤枯槁，汗毛脱落；过多地食辛味，会使筋脉拘急，爪甲枯槁；过多地食酸味，会使肌肉粗厚皱缩，口唇掀起；过多地食甜味，会使骨骼疼痛，头发脱落。这是五味太过所出现的伤害。所以，心喜欢苦味，肺喜欢

苦，肺欲辛，肝欲酸，脾欲甘，肾欲咸。此五味之所合也。

五脏之气，故色见（色见：指脸色呈现，见，现之意）青如草兹者死，黄如枳实（枳实 zhǐ shí：中药名，色青黄）者死，黑如炲（炲 tái：黑黄，喑哑无光）者死，赤如衃（衃 pēi：凝固的血块）血者死，白如枯骨者死，此五色之见死也。青如翠羽者生，赤如鸡冠者生，黄如蟹腹者生，白如豕膏（豕膏：猪的脂肪层）者生，黑如乌羽者生。此五色之见生也。生于心，如以缟裹朱；生于肺，如以缟裹红；生于肝，如以缟裹绀（绀 gàn：青中含赤色）；生于脾，如以缟裹栝楼实（栝 guā 楼实：药名，为葫芦植物栝蒌的果实）；生于肾，如以缟裹紫。此五脏所生之外荣也。

色味当五脏。白当肺、辛，赤当心、苦，青当肝、酸，黄当脾、甘，黑当肾、咸。故白当皮，赤当脉，青当筋，黄当肉，黑当骨。

诸脉者皆属于目，诸髓者皆属于脑，诸筋者皆属于节，诸血者皆属于心，诸气者皆属于肺。此四支八谿（八谿：指上肢的肘腕，下肢的膝踝）之朝夕也。故人卧血

辛味，肝喜欢酸味，脾喜欢甜味，肾喜欢咸味，这是五味与五脏之气相对应的关系。

五脏的荣色均表现在面部，如果面色青如死草，枯暗无华的，为死证；黄如枳实的，为死证；黑如烟灰的，为死证；红如凝血的，为死证；白如枯骨的，为死证，这是五色中表现为死证的情况。面色青如翠鸟的羽毛，主生；红如鸡冠的，主生；黄如蟹腹的，主生；白如猪脂的，主生；黑如乌鸦毛的，主生。这是五色中表现有生机而预后良好的情况。心脏功能健全，色泽像用白色的绸子裹着朱砂一样；肺脏功能健全，色泽像用白色的绸子裹着红色的东西一样；肝脏功能健全，色泽像用白色的绸子裹着绛色的东西一样；脾脏功能健全，色泽像用白色的绸子裹着栝楼子一样；肾脏功能健全，色泽像用白色的绸子裹着紫色的东西一样。这是五脏健康其色泽表现于外的情况。

五色、五味与五脏相合的关系。白色，辛味与肺相合；红色，苦味与心合；青色，酸味与肝相合；黄色，甜味与脾相合；黑色，咸味与肾相合。所以，白色与皮毛相合，红色与血脉相合，青色与筋相合，黄色与肌肉相合，黑色与骨相合。

人身很多经脉都注于眼睛，很多骨髓都汇聚于脑，很多筋都连缀关节，很多血液都灌注于心，很多气都属于肺主管，而且气、血、筋、脉、髓的精气，每天如同潮水一般灌注人身四肢及八大关节。所以，人睡眠的

归于肝。目受血而能视，足受血而能步，掌受血而能握，指受血而能摄。卧出而风吹之，血凝于肤者为痹，凝于脉者为泣，凝于足者为厥。此三者，血行而不得反其空，故为痹厥也。人有大谷十二分，小谿三百五十四名，少十二俞。此皆卫气（卫气：由饮食水谷所化生的悍气，行于脉外，具有温煦皮肤、腠理、肌肉，司汗孔开阖与护卫肌表、抗御外邪的功能）之所留止，邪气之所客也，针石缘而去之。

诊病之始，五决为纪（五决为纪：五决，五脏之脉象；纪，纲纪。"阴阳者天地之道也，万物之纲纪"）。欲知其始，先建其母。所谓五决者，五脉也。是以头痛巅疾，下虚上实，过在足少阴、巨阳，甚则入肾。徇蒙招尤（徇蒙招尤：指头目晕眩），目瞑耳聋，下实上虚，过在足少阳、厥阴，甚则入肝。腹满䐜胀，支鬲胠胁，下厥上冒，过在足太阴、阳明。咳嗽上气，厥在胸中，过在手阳明、太阴，甚则入肺。心烦头痛，病在鬲中，过在手巨阳、少阴，甚则入心。

夫脉之小大滑涩浮沉，可以指别；五脏之象，可以类推；五脏相音，可以意识；五色微

时候，血归藏于肝脏。双目得到血的滋养，眼睛就能看东西；脚得到血的滋养，就能够步行；手掌得到血的滋养，就能握物体；手指得到血的滋养，就能摄拿东西。睡醒起床外出为冷风所吹，血液凝滞于肌肤时，就会发生血痹；血液凝滞经脉，血液就运行不畅；血液凝滞于脚，便形成足部逆冷。这三种情况，均是血液不能正常地环流于经脉之中的缘故，所以称它们为痹厥证。在人身上，有大谷十二处，小谿三百五十四处，合为三百六十五处，而十二俞还不包括在其中。这些部位是卫气停留之处，也是邪气停留的场所，也是针刺、砭石除邪的地方。

在开始诊断疾病时，应当以五脏的脉象作为纲纪。要掌握疾病开始发生的情况，就必须首先了解脉象是否有胃气。所说的五决，是指五脏的脉象。正因为如此，所以头痛之类的疾病，属于下虚上实，病在足少阴经及足太阳经，疾病进一步发展就进入肾脏。眼睛昏蒙，视物不清，头部摇动，耳聋不聪，属于下实上虚，病在足少阳经与足厥阴经，疾病进一步发展就进入肝脏。腹部胀满，支撑胸胁，下肢厥冷，头部眩晕，病在足太阴经与足阳明经。咳嗽气喘，胸中胀满，病在手阳明经及手太阴经。心烦，头痛，胸满，腰脊牵拉痛，病在手太阳经及手少阴经，病势加剧，就会传入心脏。

脉体的粗细，脉象的滑溜艰涩，浮滑沉滞均可以凭手指感觉辨别清楚；五脏的气象病理变化，可以类推出来；五脏所反映的声

第十节 五脏生成论：以色味合判五脏之病

诊，可以目察。能合脉色，可以万全。

赤，脉之至也，喘而坚，诊曰有积气在中，时害于食，名曰心痹，得之外疾，思虑而心虚，故邪从之。白，脉之至也，喘（喘：此处指脉搏跳动急疾如喘）而浮，上虚下实，惊，有积气在胸中，喘而虚，名曰肺痹，寒热，得之醉而使内也。青，脉之至也，长而左右弹，有积气在心下支胠，名曰肝痹，得之寒湿，与疝同法，腰痛足清头痛。黄，脉之至也，大而虚，有积气在腹中，有厥气，名曰厥疝（厥疝：指厥气上逆的疝证），女子同法，得之疾使四支，汗出当风。黑，脉之至也，上坚而大，有积气在小腹与阴，名曰肾痹，得之沐浴清水而卧。

凡相五色，面黄目青，面黄目赤，面黄目白，面黄目黑者，皆不死也。面青目赤，面赤目白，面青目黑，面黑目白，面赤目青，皆死也。

音，可以意会分析；五色的微妙变化，可以凭眼睛进行观察。脉诊与色诊结合起来运用，诊断就不会出现失误了。

面赤，脉象疾数如喘，而且坚实，诊断为气积滞于腹中，时常妨碍饮食，病名为心痹，为思虑过度，心气受伤，邪气乘虚侵袭人体所致。面白，脉来躁动如喘，浮而大，上部虚下部实，为气积滞于胸中，虚惊而喘，病名为肺痹，病因为外伤寒热，醉后入房。面青，脉显长，左右搏指有力，为气积滞于心下，腹胀支撑两胁，病名为肝痹，病因为寒湿所伤，与疝气的病理相同，同时还有腰痛、脚冷、头痛等症状。面黄，脉显大而虚，为气积滞于腹中，病人自觉腹中气逆，病名为厥疝，女子也有这类情况，病因为四肢过度劳累，汗出伤风。面黑，脉显浮大而坚硬，为气积滞在小腹及阴部，病名为肾痹，病因为用凉水洗澡后即卧。

一般观察五色，如果面黄目青，或面目红，或面黄目白，或面黄目黑，均为不死的征象。而面青目红，或面红目白，或面青目黑，或面黑目白，或面红目青，均为死的征象。

【解要】

　　本节重点阐述了五味、五色与五脏的对应关系，从面色观察五脏，判辨五脏是否健康。色，主要反映的是人的气血运行情况，也就是说，看不见的五脏的运行情况，会在看得见的脸色、手色中反映出来，望色是中医诊断的一种基本方法。

　　中医诊病的原理，均在本节体现。比如，心主红色，脾主黄色，肺主白色，肾主黑色，肝主青色等。真正有经验的中医诊病，其实根本不用诊脉，一看便知，这叫望而知之谓之神也！之所以要诊脉，其实多半是在诊脉的过程中，与患者容易沟通罢了。望而知之的医者，主要通过观察病人的五色来了解其病情；闻而知之的医者，主要通过辨别病人的五音了解其病情；问而知之的医者，主要通过了解病人对五味的好恶来判断病情；而切脉的医者，则是通过切腕的寸口来判断病在哪个脏器。

第十一节 五脏别论：诊断五脏六腑的独特之方

【题解】

别，另外的。同"阴阳别论"一样，本节所论述有关脏腑的内容与其他节不同，自成一家之言，是独特的诊断方法，所以名为"五脏别论"。从总体上对脏腑进行分类，澄清了当时对脏腑的归属和它总的功能，结合临床加以理解和认识；还着重讨论了奇恒之腑、传化之腑的概念、功能特点，以及五脏六腑的总体功能、功能特点；同时讨论了切寸口脉诊病的道理，诊断疾病的一般方法，并指出了信巫不信医的危害性。

【原文】

黄帝问曰：余闻方士（方士：就是方术士，或称为有方之士。这里指那个年代有本领的医生），或以脑髓为脏，或以肠胃为脏，或以为腑。敢问更相反，皆自谓是，不知其道，愿闻其说。

岐伯对曰：脑、髓、骨、脉、胆、女子胞，此六者，地气之所生也，皆藏于阴而象于地（藏于阴而象于地：指〔脑、髓、骨、脉、胆、女子胞〕此六者都像大地包藏万物一样，都能贮藏阴质），故藏而不泻，名曰奇恒之腑（奇恒之腑：奇，异也；恒，常也。是脑、髓、骨、脉、胆、女子胞的总称。它们都是

【译文】

黄帝问道：我听一些医术高明的人说，有的把脑髓和肠胃作为脏，有的又把肠胃作为腑。他们的看法完全相反，但都认为自己是正确的，我不知道他们谁说的正确，希望您给我谈一下他们的观点。

岐伯回答说：脑、髓、骨、脉、胆、女子胞宫，这六种脏器是禀受地气而生的，它们功能特点都是藏蓄阴精，就像大地藏载万物一样，宜蓄藏而不妄泻，名叫"奇恒之腑"。胃、大肠、小肠、三焦、膀胱，这五种脏器是禀承天气而生的，它们的功能特点就像天体一样运转不息，所以只输

贮藏精气的脏器，似脏非脏，似腑非腑）。夫胃、大肠、小肠、三焦、膀胱，此五者，天气之所生也，其气象天，故泻而不藏，此受五脏浊气，名曰传化之腑（传化之腑：指胃、大肠、小肠、三焦、膀胱。此五者泻而不藏，具有消化吸收并转输水谷精微的功能）。此不能久留，输泻者也。魄门（魄门：魄，通"粕"。魄门，即肛门。大肠与肺为表里，肺藏魄而主气，肛门失守则气陷而神去，故曰魄门）亦为六腑，使水谷不得久藏。所谓五脏者，藏精气而不泻也，故满而不能实。六腑者，传化物而不藏，故实而不能满也。水谷入口，则胃实而肠虚；食下，则肠实而胃虚。故曰实而不满（实而不满：满指精气，实指水谷。六腑主传化水谷，宜保持水谷充实）。

帝曰：气口何以独为五脏主？

岐伯曰：胃者，水谷之海，六腑之大源也。五味入口，藏于胃，以养五脏气。气口亦太阴也，是以五脏六腑之气味，皆出于胃，变见于气口（气口：即寸口脉）。故五气入鼻，藏于肺，肺有病，而鼻为之不利也。凡治病，必察其下（察其下：参见新校正云："按《太素》作必察其上下。"），适其脉，观其志意（志意：指病人的精神状态），与其病也。

拘于鬼神者，不可与言至德；

泻而不蓄藏。它们受纳五脏的浊气，名叫"传化之腑"，食物不能在此久久停留，经变化后将精华吸收，将糟粕排出体外，肛门算是六腑，它的功能是使食物不能在此久藏。我们所说的五脏，它们的功能特点是藏蓄精气而不妄泻，所以只为精气充满，而不为水谷充实。我们所说的六腑，它们的功能特点是传导变化之物而不蓄藏，所以只能为水谷充实，而不能为精气充满。之所以是这个样子的，是食物从口进入胃以后，这时胃是充实的而肠道是空虚的；当食物从胃下行到肠道以后，这时胃是空虚的而肠道则是充实的，所以说六腑是"实而不满"的。

黄帝问：诊察寸口的脉为什么能诊断全身五脏六腑的疾病？

岐伯回答说：胃是水谷之海，为六腑的泉源，饮食五味入口，留在胃中，经足太阴脾的运化输转，而能充养五脏之气。脾为太阴经，主输布津液，气口为手太阴肺经过之处，也属太阴经脉，主朝百脉，所以五脏六腑的水谷精微，都出自胃，反映于气口。而五气入鼻，藏留于心肺，所以心肺有了病变，则鼻的功能也就差了。凡治病必须观察其上下的变化，审视其脉象的虚实，查看其神志和情态表现来推断其病证。

拘泥于鬼神迷信观念的人，无法同他讲

恶于针石者，不可与言至巧；病不许治者，病必不治，治之无功矣。

述高深医学理论；害怕针刺砭石的人，无法同他讨论医治的技巧；不愿意治疗的病人，不必勉强地去给他治疗，勉强地治疗是收不到好的治疗效果的。

【解要】

　　本节主要讨论人体五脏六腑的分类及其区别。人体内的六个奇恒之腑，与五脏六腑有着不同的功能特点。本节还论述了两个问题：其一，阐述有关腑脏的另两个概念，即奇恒之腑和传化之腑，这是对五脏六腑的一种补充说明；其二，说明诊脉独取寸口脉象的原理。

第十二节　异法方宜论：辨病症需因地制宜

【题解】

本节主要论述由于地理环境不同，气候差异性、生活习惯有别，症状表现相同的疾病，采取的治疗方法会不一样。文中分别论述了东、南、西、北、中五方的气候条件和生活习惯，常见的疾病与成因，以及应该采取的针对性的治疗方法，体现了因地制宜的治疗原则。

【原文】

黄帝问曰：医之治病也，一病而治各不同，皆愈，何也？

岐伯对曰：地势（地势：指环境因素、高低、湿热等）使然也。故东方之域，天地之所始生也，鱼盐之地。海滨傍水，其民食鱼而嗜咸，皆安其处，美其食。鱼者使人热中，盐者胜血（盐者胜血：谓盐味咸而入血分，多食则伤血，导致高血压发生）。故其民皆黑色疏理（黑色疏理：黑色主肾，面色黑，代表肾功能受损。疏理，即皮肉膝理疏松），其病皆为痈疡（痈疡：痈，指某种痈瘤，如乳癌或者甲状腺肿瘤等；疡是腐烂的痈，癌瘤溃烂流出脓水就是痈疡。此泛指各种严重的皮肤病）。其治宜砭石（砭石：非指石而是说刮痧疗法）。故砭石者，亦从东方来。

【译文】

黄帝问道：医生医疗疾病，同样的病而采取各种不同的治疗方法，但结果都能痊愈，这是什么道理？

岐伯回答说：这是因为地理因素不同，而治法各有所宜的缘故。例如东方，气候像生发的春季，气候温和，是出产鱼和盐的地方。由于地处海滨而接近海，所以该地方的人们多吃鱼类而喜欢咸味，他们安居在这个地方，以鱼盐为美食。但由于多吃鱼类，鱼性属火会使人热积于中，过多地吃盐，因为咸能走血，又会耗伤血液。所以该地的人们，大都皮肤色黑，肌理疏松，易多发痈疡之类的疾病。对其治疗，大都宜用砭石刺法。因此，砭石的治病方法，也是从东方传来的。

第十二节 异法方宜论：辨病症宜因地制宜

西方者，金玉之域，沙石之处，天地之所收引也。其民陵居而多风，水土刚强（水土刚强：谓土质坚而水性硬）。其民不衣而褐荐（不衣而褐荐：不衣，不穿柔软的衣物；褐，粗毛或粗麻制成的衣服；荐，细草编成的席），华食而脂肥，故邪不能伤其形体，其病生于内。其治宜毒药（毒药：总括药饵而言）。故毒药者，亦从西方来。

北方者，天地所闭藏之域也。其地高陵居，风寒冰冽。其民乐野处而乳食，脏寒生满病。其治宜灸焫（灸焫jiù ruò：用艾灸的方法，去化解堵塞的经络，解除胀满之病）。故灸焫者，亦从北方来。

南方者，天地所长养，阳之所盛处也。其地下，水土弱，雾露之所聚也。其民嗜酸而食胕，故其民皆致理而赤色，其病挛痹（挛痹 luán bì：发麻，筋脉痉挛）。其治宜微针。故九针者，亦从南方来。

中央者，其地平以湿，天地所以生万物也众。其民食杂而不劳，故其病多痿厥寒热。其治宜导引按跷（导引按跷 qiāo：导引，即气功引导；按跷，即按摩）。故导引按跷者，亦从中央出也。

西方地区，多山荒野，盛产金玉，遍地沙石，这里的气候像收敛的秋季。该地的人们，依山陵而住，其地多风，水土的性质又属刚强。而他们的生活，不甚考究衣服，穿毛布，睡草席，但饮食都是鲜美酥酪骨肉之类，因此体肥，外邪不容易侵害他们的形体，他们发病，大都属于内伤类疾病。对症治疗，宜用药物。所以药物疗法，主要是从西方传来的。

在北方地区，自然气候如同闭藏的冬天，地势较高。人们依山陵而居住，经常处在风寒冰冽的环境中。该地的人们，喜好游牧生活，四野临时住宿，吃的是牛羊乳汁，因此内脏受寒，易生胀满的疾病。对症治疗，宜用灸焫。所以灸焫疗法，大多是从北方传来的。

在南方地区，气候如同自然界万物长养的夏季，是阳气最盛的地方，地势低下，水土薄弱，因此雾露经常聚集。该地的人们，喜欢吃酸类和腐熟的食品，其皮肤腠理致密而带红色，易发生筋脉拘急、麻木不仁等疾病。对症治疗，宜用微针针刺。所以微针疗法，是从南方传来的。

中央之地，地形平坦而多潮湿，物产丰富，所以人们的食物种类很多，生活比较安逸，这里发生的疾病，多是痿弱、厥逆、寒热等病，这些病的治疗，宜用导引按跷的方法。所以导引按跷的疗法，是从中央地区推广出去的。

故圣人杂合以治，各得其所宜，故治所以异而病皆愈者。得病之情（得病之情：可以得知病因），知治之大体也。

由此来看，一个高明的医生，能够将多种治病方法综合起来，根据环境、生活习惯等具体情况，随机应变，灵活运用，使患者得到适宜治疗。所以治法尽管各有不同，而结果是疾病都能痊愈。这是由于医生能够了解病情，并掌握了治疗方法的缘故。

【解要】

本节主要论述东、南、西、北、中央五方的地理环境、自然气候的差异，以及生活习惯的不同，对人体生理活动和疾病发生的影响。所谓"一方水土养一方人"，因人生活环境不同、发病的前提条件不同，对相同的疾病也应该采取不同的治疗方法，强调医者在临床上要了解病情和掌握治疗大法，必须结合具体情况，因地、因人制宜。

第十三节　移精变气论：移易精神，变化脏气之方

【题解】

　　精，是汇聚的意思，是有形的物质，是相对于弥散形态的一种称谓。包括精、血、津液。一般所说的精是指人体的真阴（又称元阴），不但具有生殖功能，促进人体的生长发育，而且能够抵抗外界各种不良因素影响而免于生病。

　　气，是具有可逆于精的性质的物质，也可以说是相对弥散的东西，又是人体各脏腑器官活动的能力。因此，中医所说的气，既是物质，又是功能。人体的呼吸吐纳，水谷代谢，营养敷布，血液运行，津流濡润，抵御外邪等一切生命活动，无不依赖气化功能来维持。

　　神是精神、意志、知觉、运动等一切生命活动的最高统帅。它包括魂、魄、意、志、思、虑、智等活动，是一个动态概念，通过这些活动能够体现人的健康情况。

　　精、气、神本是古代哲学中的概念，是指形成宇宙万物的原始物质，含有元素的意思。中医认为精、气、神是人体生命活动的根本。本节重点阐述了精气之间是可以互相转化的，其主导转化的是我们的神。

【原文】

　　黄帝问曰：余闻古之治病，惟其移精变气，可祝由（祝由：即祝由之法，即包括中草药在内的，借符咒禁禳来治疗疾病的一种方法）而已。今世治病，毒药治其内，针石治其外，或愈或不愈，何也？

【译文】

　　黄帝问道：我听说古时治病，只要转变病人的精神和改变气的运行，用一种"祝由"的方法，病就可以好了。而现在医病，既要用药物治其内，又要施针石治其外，结果还是有好的，有不好的，这是什么缘故呢？

岐伯对曰：往古人居禽兽之间，动作以避寒，阴居以避暑。内无眷慕之累，外无伸宦之形。此恬惔之世，邪不能深入也。故毒药不能治其内，针石不能治其外，故可移精变气，祝由而已。当今之世不然。忧患缘其内，苦形伤其外（忧患缘其内，苦形伤其外：今人因为追求名利而内心忧患，使得不良的情绪致病，同时，繁杂的劳役又损伤人的身体），又失四时之从，逆寒暑之宜，贼风数至，虚邪朝夕，内至五藏骨髓，外伤空窍肌肤，所以小病必甚，大病必死，故祝由不能已也。

帝曰：善。余欲临病人，观死生，决嫌疑（嫌疑：疑因），欲知其要，如日月光，可得闻乎？

岐伯曰：色脉者，上帝之所贵也，先师之所传也。上古使僦贷季（僦jiù贷季：人名，古时名医，相传是岐伯的祖师），理色脉（理色脉：理，区分辨别；色，观察人的面色；脉，指传统的切脉之法）而通神明，合之金木水火土，四时、八风、六合，不离其常，变化相移，以观其妙，以知其要。欲知其要，

岐伯回答说：古时候的人们，生活简单，巢穴居处，在禽兽之间追逐生存，寒冷天气到了，就利用活动以除寒冷，暑热来了，就到阴凉的地方避免暑气，在内没有眷恋羡慕的情志牵挂，在外没有奔走求官的劳累形役，处在一个安静淡薄、不谋势利、精神内守的意境里，邪气是不可能深入侵犯的。所以既不需要药物治其内，也不需要针石治其外。即使有疾病的发生，亦只要对病人转变精神和改变气的运行，用祝由之法，病就可以好了。现在的人就不同了。内则为忧患所牵累，外则为劳苦所形役，又不能顺从四时气候的变化，因而常常遭受到"虚邪贼风"的侵袭，正气先馁，外邪乘虚而客袭之，内犯五脏骨髓，外伤孔窍肌肤，这样轻病必重，重病必死，所以用祝由的方法就不能医好疾病了。

黄帝说：很好！我想要临诊病人，能够察其死生，决断疑惑，掌握要领，如同日月之光一样地心中明了，这种诊法可以讲给我听吗？

岐伯说：在诊法上，色和脉的诊察方法，是上帝所珍重，先师所传授的。上古有位名医叫僦贷季，他研究色和脉的道理，通达神明，能够联系到金木水火土以及四时、八风、六合，从正常的规律和异常的变化，来综合分析，观察它的变化奥妙，从而知道其中的要领。我们如果要能懂得这些要领，就只有研究色脉。气色就像太阳而有阴晴，脉息就像月亮而有盈亏，从色脉中得其要领，正是

第十三节 移精变气论：移易精神，变化脏气之方

则色脉是矣。色以应日，脉以应月，常求其要，则其要也。夫色之变化，以应四时之脉。此上帝之所贵，以合于神明也。所以远死而近生，生道以长，命曰圣王。

中古之治病，至而治之。汤液十日，以去八风五痹之病，十日不已，治以草苏草荄之枝（草苏草荄之枝：即植物的根、茎、叶）。本末为助，标本已得，邪气乃服。暮世之（暮世：相对上古、中古而言，指当今）治病也则不然。治不本四时，不知日月，不审逆从，病形已成，乃欲微针治其外，汤液治其内，粗工兇兇（粗工兇兇：指医术不高明的大夫），以为可攻，故病未已，新病复起。

帝曰：愿闻要道。

岐伯曰：治之要极（要极：关键），无失色脉。用之不惑，治之大则。逆从倒行，标本不得，亡神失身！去故就新，乃得真人。

帝曰：余闻其要于夫子矣。

诊病的关键。而气色的变化，与四时的脉象是相应的，这是上古帝王所十分珍重的，若能明白原理，心领神会，便可运用无穷。所以他能从这些观察中间，掌握情况，知道去规避死亡而延长寿命。要能够做到这样就可以长寿，而人们就会将你称奉为"圣王"了。

中古时候的医生治病，多在疾病一发生就能及时治疗，先用汤液十天，以祛除"八风""五痹"的病邪。如果十天不愈，再用草药治疗。医生还能掌握病情，处理得当，所以邪气就被征服，疾病也就痊愈。至于后世的医生治病，就不是这样了，治病不能根据四时的变化，不知道阴阳色脉的关系，也不能够辨别病情的顺逆，等到疾病已经形成了，才想用微针治其外，汤液治其内。医术浅薄、工作粗枝大叶的医生，还认为可以用攻法，却不知病已形成，非攻可愈，以至于原来的疾病没有痊愈，又因为治疗的错误，产生了新的疾病。

黄帝说：我希望听听有关临证方面的重要道理。

岐伯说：诊治疾病极重要的关键在于不要搞错色脉，能够运用色脉而没有丝毫疑惑，这是诊治的最大原则。如果把病情的顺逆弄颠倒了，处理疾病时又无法得到病人的配合，这样去治病，会损害病人的精神，损害病人的身体！因此，医生应赶快去掉旧习的简陋知识，悉心钻研崭新的色脉学问，努力进取，是可以达到上古真人的地步的。

黄帝道：我已听到你讲的这些重要道

夫子言不离色脉，此余之所知也。

岐伯曰：治之极于一。

帝曰：何谓一？

岐伯曰：一者因问而得之。

帝曰：奈何？

岐伯曰：闭户塞牖（塞牖 yǒu：指关窗），系之病者，数问其情，以从其意。得神者昌，失神者亡。

帝曰：善。

理。你说的主要精神是不离色脉，这是我已知道的。

岐伯说：诊治疾病的主要关键，还有一个。

黄帝问：是一个什么关键？

岐伯说：这个关键就是从与病人接触中问得病情。

黄帝问：怎样问法？

岐伯说：选择一个安静的环境，关好门窗，与病人取得密切联系，耐心细致地询问病情，务使病人毫无顾虑，尽情倾诉，从而得知其中的真情，并观察病人的神色。有神气的，预后良好；没有神气的，预后不良。

黄帝说：讲得很好。

【解要】

　　人的生命起源是"精"，维持生命的动力是"气"，而生命的体现就是"神"的活动，所以说精充气就足，气足神就旺；精亏气就虚，气虚神也就弱。反过来说，神旺说明气足，气足说明精充。中医评定一个人的健康情况，或是疾病的顺逆，都是从这三方面考虑的。

　　本节的重点是通过对比指出，"移精变气"的疗法在古时有效而在今世无效的原因，围绕精神气，论述诊断疾病要色脉相结合，详细地问诊并结合四时、五行来综合分析。治疗当然也得顺应自然界阴阳的变化，通过对神的得失分析来判断病人的预后。

第十四节　汤液醪醴论：五谷养生治病之效

【题解】

汤液和醪醴，是以五谷作为原料，经过加工制作而成，用以治疗五脏疾病的两种剂型。其清稀液薄的叫汤液，稠浊甘甜的叫醪醴。在民间，一直盛行给身体虚弱之人用醪糟滋补，因其生长的时候能得"天地之和"，而收割的时候又坚实，因此效用醇正完备。本节主要讨论治病的疗效问题，但首先从汤液醪醴的制作及作用谈起，所以称为"汤液醪醴论"。

【原文】

黄帝问曰：为五谷（五谷：一解为麦、黍、稷、稻、豆，另一解为麻、黍、稷、麦、豆，皆为五种粮食）汤液及醪醴（醪醴：甘浊的酒，泛指酒类）奈何？

岐伯对曰：必以稻米，炊之稻薪。稻米者完，稻薪者坚（稻薪者坚：稻秆结实、坚硬）。

帝曰：何以然？

岐伯曰：此得天地之和，高下之宜，故能至完，伐取得时，故能至坚也。

帝曰：上古圣人作汤液醪醴，为而不用，何也？

岐伯曰：自古圣人之作汤液醪醴者，以为备耳，夫上古作汤

【译文】

黄帝问道：用五谷来做成汤液及醪醴，方法是怎样的？

岐伯回答说：必须要用稻米做原料，以稻秆做燃料，因为稻米之气完备，稻秆又很坚劲。

黄帝问道：何以见得？

岐伯说：稻禀天地之和气，生长于高下适宜的地方，所以得气最完备；收割在适宜的季节，所以稻秆坚实。

黄帝问：上古时代有学问的医生，制成汤液和醪醴，虽然制好，却备在那里不用，这是什么道理？

岐伯回答说：古代医术高明的医生，他做好的汤液和醪醴，只是以备万一的，

液，故为而弗服也。中古之世，道德稍衰（道德稍衰：道德，指养生之道；稍衰，衰落），邪气时至，服之万全。

帝曰：今之世不必已，何也？

岐伯曰：当今之世，必齐毒药攻其中（齐毒药攻其中：齐，准备齐全；毒药，凡药三分毒，此泛指各种汤药；中，内里，与外相对），镵石针艾（镵chán石针艾：非指工具，而是指外治的方法）治其外也。

帝曰：形弊血尽而功不立者何？

岐伯曰：神不使也。

帝曰：何谓神不使？

岐伯曰：针石，道也。精神不进，志意不治，故病不可愈。今精坏神去，荣卫（荣卫：荣，指由饮食中吸收的营养物质，有生化血液、营养周身的作用；卫，指人体抗御病邪侵入的机能）不可复收。何者？嗜欲无穷，而忧患不止，精气弛坏，荣泣卫除，故神去之而病不愈也。

因为上古太和之世，人们身心康泰，很少得病，所以虽制成了汤液，还是放在那里不用的。到了中古时代，养生之道稍衰，人们的身心比较虚弱，因此外界邪气时常能够乘虚伤人，但只要服些汤液醪醴，病就可以好了。

黄帝道：现在的人，虽然服了汤液醪醴，而病不一定好，这是什么缘故呢？

岐伯说：现在的人和中古时代又不同了，一有疾病，必定要用药物内服，砭石、针灸外治，其病才能痊愈。

黄帝说：人的病情发展到了形体弊坏、气血竭尽的地步，治疗就没有办法见效，为什么？

岐伯说：这是因为病人的神气已经不能发挥其应有的作用了。

黄帝道：什么叫作神气不能发挥应有作用？

岐伯回答：针石治病，这不过是一种方法而已。如果病人的气已经衰微，意志已经散乱，纵然有好的方法，神气起不到应有作用，而病是不会好的。况且病人的严重情况，是已经达到精神败坏，神气离去，荣卫不可以再恢复的地步了。为什么病情会发展到这样的地步呢？由于不懂得养生之道，嗜好欲望没有穷尽，忧愁患难又没有止境，以至于一个人的经气败坏，容血枯涩，卫气作用消失，所以神气失去应有的作用，对治疗也失去了反应，当然他的病就不会好。

第十四节 汤液醪醴论：五谷养生治病之效

帝曰：夫病之始生也，极微极精，必先入结于皮肤。今良工皆称曰，病成名曰逆，则针石不能治，良药不能及也。今良工皆得其法，守其数，亲戚兄弟远近，音声日闻于耳，五色日见于目，而病不愈者，亦何暇不早乎？

岐伯曰：病为本，工为标（病为本：指病人为根本；工为标：指医生为标）。标本不得，邪气不服，此之谓也。

帝曰：其有不从毫毛而生，五脏阳以竭也。津液充郭，其魄独居，孤精于内，气耗于外，形不可与衣相保，此四极急而动中。是气拒于内，而形施于外。治之奈何？

岐伯曰：平治于权衡，去宛陈莝，微动四极，温衣，缪刺其处，以复其形。开鬼门，洁净府（洁净府：小便通利），精以时服。五阳已布，疏涤五脏，故精自生，形自盛，骨肉相保，巨气乃平。

帝曰：善。

黄帝说：凡病初起，大都极其轻微而隐蔽，病邪只是停留在皮肤。现在经过医生一看，都说是病已经形成，而且发展和预后很不好，用针石不能治愈，吃汤药亦不能达到病所了。现在医生都能懂得法度，操守术数，与病人像亲戚兄弟一样亲近，（病人的）声音的变化每日都能听到，五色的变化每日都能看到，然而病却医不好，这是不是治疗得不及时呢？

岐伯回答：这是因为病人为本，医生为标；病人与医生不能很好合作，病邪就不能抑制，道理就在这里。

黄帝说：有的病不是从外表毫毛而生的，而是由于五脏的阳气衰竭，以致水气充满于皮肤，而阴气独盛，独居于内，则阳气更耗于外，形体浮肿，不能穿原来的衣服，四肢肿急而影响到内脏。这是阴气格拒与于内，而水气弛张于外。对这种病的治疗方法怎样呢？

岐伯说：要平复水气，当根据病情，衡量轻重，驱除体内的积水，并叫病人四肢做些轻微运动，令阳气渐次宣行，穿衣服要温暖一些，助其肌表之阳，而阴凝易散。用缪刺方法，针刺肿处，去水以恢复原来的形态。用发汗和利小便的方法，开汗孔，泻膀胱，使阴精归于平复，五脏阳气输布，以疏通五脏的郁积。这样，精气自会生成，形体也强盛起来，骨骼与肌肉保持着常态，正气也就恢复正常了。

黄帝说道：讲得太好了。

【解要】

　　本节的重点是讲述汤液醪醴对养生和防病的作用及治病疗效,先说明了汤液醪醴的制造和应用,并以古今对比,反映了这一医理的发展;再指出病者与医生的标本关系,医患的密切合作对于治疗的重要性,阐释"标本不得,邪气不服"及"病为本,工为标"的观点;最后讨论水肿病的病机、症状、治疗原则和治疗方法。

　　其实,本节还告诉我们一个道理:养生治病不是靠药物,不是靠医生,而是靠患者自己。

第十五节　玉版论要：揆度奇恒断色脉

【题解】

本节主题说得清清楚楚，要将"揆度奇恒"刻在玉版上作为规范准绳流传后世。玉版，是古人镌刻珍贵文献的玉石；论要，就是理论或文章的要点。本节讨论了通过望色、切脉，来判断疾病吉凶善恶的要点，而这个内容又非常重要，应该把它记到玉版上，以便永久保存而不被毁灭。

【原文】

黄帝问曰：余闻揆度、奇恒（揆度奇恒：揆度，揣度、估量；奇，这里指奇怪的病），所指不同，用之奈何？

岐伯对曰：揆度者，度病之浅深也；奇恒者，言奇病也。请言道之至数（至数：是指极为重要的道理），五色脉变，揆度奇恒，道在于一（道在于一：指的是达到"阴平阳秘"的境界）。神转不回，回则不转，乃失其机。至数（至数：其意义应该是一个可以涵盖所有的"大数"）之要，迫近以微（迫近以微：指色脉的诊察，虽属切近之事，但其中含有极微妙的道理），著之玉版，命曰合《玉机》。

容色见上下左右，各在（在：诊察）其要。其色见浅者，汤液主

【译文】

黄帝问道：我听说揆度、奇恒所指的内容各不相同，应当怎样运用呢？

岐伯回答说：揆度是权衡和度量疾病的深浅；奇恒是说明异常疾病。请允许我谈谈其中最重要的道理，就是要注意五色和脉象的变化，至于揆度和奇恒，它们的要点在于把握决定人体生命活动的气血神机的运转。人体的气血神机是不回折的，若回折不运转，人也就失去了生气之机。这个道理极其浅近，却关乎微妙的神机。把它刻录在玉版上，以便与《玉机真脏论》合参。

面色的变化，表现在上下左右不同的部位，应分别审察其主病的要领。若病色

治，十日已。其见深者，必齐（齐：同"剂"，药剂）主治，二十一日已。其见大深者，醪酒主治，百日已。色夭面脱，不治，百日尽已。脉短气绝，死；病温虚甚，死。

色见上下左右，各在其要。上为逆，下为从（逆、从：指预后善恶。逆，预后不良。从，预后良好）。女子右为逆，左为从；男子左为逆，右为从。易，重阳死，重阴死。阴阳反他（阴阳反他：指阴阳二气反其常态）。治在权衡相夺，奇恒事也，揆度事也。

搏脉，痹躄，寒热之交。脉孤为消气，虚泄为夺血（虚泄为夺血：虚泄，指脉虚而搏动无力；夺血，指阴血脱失）。孤为逆，虚为从。行奇恒之法，以太阴始（以太阴始：手太阴肺脉，即寸口脉）。行所不胜曰逆，逆则死；行所胜曰从，从则活。八风四时之胜，终而复始，逆行一过，不可复数。论要毕矣。

浅的，说明病情尚轻，可用五谷汤液调治，十天可以治愈；若病色深的，说明病情较重，须用药剂治疗，二十一天可以治愈；若病色过深的，说明病情更重，必须用药酒治疗，一百天才能治愈；若面色枯槁不泽、颜面瘦削，为不治之症，到一百天就要死亡。若脉象短促而阳气虚脱的，是死证；温热病而正气极虚的，也是死证。

病色表现在面部上下左右不同的部位，应分别审察其主病的要领。病色上移为逆，下移为顺；女子病色在右侧的为逆，在左侧的为顺；男子病色在左侧的为逆，在右侧的为顺。如果病色变更，变顺为逆，在男子则为重阳，是死证，在女子则为重阴，也是死证。若阴阳相反，应尽快权衡病情的轻重，采取适当的治疗措施，使阴阳趋于平衡，这就在于比较正常与异常，揣度疾病的浅深。

脉象强劲搏指有力，肢体疼痛沉重或痿软不能行走，这是寒热之邪侵入人体、邪气亢盛所致。脉孤而无胃气说明化源将绝，元气耗散；脉见虚弱而又兼泄利，为阴血损伤。凡脉见孤绝为逆，脉见虚弱为顺。运用奇恒的方法，从手太阴肺脉寸口脉来研究，出现"所不胜"的脉象叫作逆，预后多不良；出现"所胜"的脉象叫作从，预后良好。自然界八风、四时之间的相互胜复，是循环无端、终而复始的，一旦失常，就不能用常理来推断了。至此，则揆度、奇恒的要点就讲述完毕了。

第十五节 玉版论要：揆度奇恒断色脉

【解要】

　　四时正常的情况下，只有通过对人体阴阳变化的检测查验，方能知道病或不病及其转归顺逆；由于四时反常，那么就会变化多端，应该根据所出现的特殊情况具体分析。因此，诊断首先要辨别正常和反常情况，进一步再分辨轻重深浅，而给以适当的治疗。

　　本节还对病色出现的部位以及脉与四时的关系做了详细的分析，说明揆度、奇恒的运用，医者在临床上要好好遵循。

第十六节　诊要经终论：十二经脉与诊治要道

【题解】

本篇论述了诊断和治疗疾病要考察天、地、人之间的相互关系。外界环境的变化会导致人体内阴阳之气的变化，而阴阳之气的变化又会导致人体内血气的变化，所以治疗疾病时，要根据季节的不同，选用不同的针刺方法。本节以诊病要道与十二经脉之终为重点，故名为"诊要经终论"。

【原文】

黄帝问曰：诊要何如？

岐伯对曰：正月二月，天气始方（天气始方：方，通"放"。在这里，指到了春天万物复苏之景象），地气始发，人气在肝；三月四月，天气正方，地气定发（地气定发：定发，按自身特有的规律而发。指地气在特定的时间升发），人气在脾；五月六月，天气盛，地气高，人气在头；七月八月，阴气始杀，人气在肺；九月十月，阴气始冰，地气始闭，人气在心；十一月十二月，冰复，地气合，人气在肾。

故春刺散俞（散俞：散布的经脉），及与分理，血出而止，甚

【译文】

黄帝问道：诊病的关键要点是什么？

岐伯回答说：其要点在于天、地、人相互之间的关系。如正月、二月，天气开始有一种升发的气象，地气也开始萌动，这时候的人气在肝；三月、四月，天气正当明盛，地气也正在升腾，乃万物华茂而欲结实，这时候的人气在脾；五月、六月，天气盛极，地气上升，这时候的人气在头；七月、八月，阴气开始发生肃杀的现象，这时候的人气在肺；九月、十月，阴气渐盛，开始冰冻，地气也随着闭藏，这时候的人气在心；十一月、十二月，冰冻更甚而阳气伏藏，地气闭密，这时候的人气在肾。

所以春天的刺法，应刺经脉俞穴，及于分肉腠理，使之出血而止，如病比较重的应久留其针，其气传布以后才出针，较轻的可

第十六节 诊要经终论：十二经脉与诊治要道

者传气，间者环也。夏刺络俞（络俞：浮络的穴，用以出血），见血而止，尽气闭环，痛病必下。秋刺皮肤，循理，上下同法，神变而止。冬刺俞窍于分理，甚者直下，间者散下。春夏秋冬，各有所刺，法其所在。

春刺夏分，脉乱气微，入淫骨髓，病不能愈，令人不嗜食，又且少气。春刺秋分，筋挛逆气，环为咳嗽，病不愈，令人时惊，又且哭。春刺冬分，邪气著脏，令人胀，病不愈，又且欲言语。

夏刺春分，病不愈，令人解堕；夏刺秋分，病不愈，令人心中欲无言，惕惕如人将捕之（惕惕如人将捕之：惕惕，惊恐不安心绪不宁的情状。此指整天担惊受怕的样子，就像动物害怕被人捕捉到）；夏刺冬分，病不愈，令人少气，时欲怒。

秋刺春分，病不已，令人惕然欲有所为，起而忘之；秋刺夏分，病不已，令人益嗜卧，又且善梦；秋刺冬分，病不已，令人

暂留其针，候经气循环一周，就可以出针了。夏天的刺法，应刺浮络的俞穴，使其出血而止，使邪气尽去，以手指扪闭其针孔，伺其气行一周，凡有痛病，必退下而愈。秋天的刺法应刺皮肤，顺着肌肉之分理而刺，不论上部或下部，同样用这个方法，观察其神色，转变而止。冬天的刺法应深取俞窍于分理之间，病重的可直刺深入，较轻的可于左右上下散布其针，而稍宜缓下。春夏秋冬，各有所宜的刺法，须根据气之所在，而确定刺的部位。

如果春天刺了夏天的部位，伤了心气，可使脉乱而气微弱，邪气反而深入，浸淫于骨髓之间，病就很难治愈，心火微弱，火不生土，使人不思饮食，而且少气。春天刺了秋天的部位，会伤肺气，春病在肝，发为筋挛，邪气因误刺而环周于肺，则又发为咳嗽，病不能愈，肝气伤，将使人时惊，肺气伤，且又使人欲哭。春天刺了冬天的部位，会伤肾气，以致邪气深着于内脏，使人胀满，其病不但不愈，肝气日伤，而且使人多言多语。

夏天刺了春天的部位，会伤肝气，病不能愈，反而使人精力倦怠。夏天刺了秋天的部位，会伤肺气，病不能愈，反而使人心中不欲言，惕惕然好像被逮捕的样子。夏天刺了冬天的部位，会伤肾气，病不能愈，反而使人气虚，时常发怒。

秋天刺了春天的部位，会伤肝气，病不能愈，反而使人血气上逆，惕然不宁，且又善忘。秋天刺了夏天的部位，会伤心气，病不能愈，心气伤，火不生土，反而使人嗜卧，

洒洒时寒。

冬刺春分,病不已,令人欲卧不能眠,眠而有见;冬刺夏分,病不愈,气上,发为诸痹(发为诸痹:痹,中医指由风、寒、湿等引起的肢体疼痛或麻木的病);冬刺秋风,病不已,令人善渴。

凡刺胸腹者,必避五脏。中心者,环死(环死:经气环身一周而死);中脾者,五日死;中肾者,七日死;中肺者,五日死;中鬲者,皆为伤中,其病虽愈,不过一岁必死。刺避五脏者,知逆从也。所谓从者,鬲与脾肾之处,不知者反之。刺胸腹者,必以布憿(憿 jī:当作"缴",指裹脚布)著之,乃从单布上刺,刺之不愈复刺。刺针必肃,刺肿摇针,经刺勿摇。此刺之道也。

帝曰:愿闻十二经脉之终奈何?

岐伯曰:太阳之脉,其终也,戴眼、反折、瘛疭(反折瘛疭 chì zòng:反折,指身体僵直状;瘛疭,手脚痉挛、口斜眼歪的症状。也叫"抽

心不藏神,而且多梦。秋天刺了冬天的部位,会伤肾气,病不能愈,反而使人时时发冷。

冬天刺了春天的部位,会伤肝气,病不能愈,肝气少,魂不藏,使人困倦而又不得安眠,即使得眠,睡梦中亦如见怪异等物。冬天刺了夏天的部位,会伤心气,病不能愈,反而使人脉气发泄,而邪气闭痹于脉,发为诸痹。冬天刺了秋天的部位,会伤肺气,病不能愈,化源受伤,反而使人常常作渴。

凡是在胸腹之间用针刺,必须注意避免刺伤五脏。假如伤了心脏,经气环身一周便死;假如伤了脾脏,五日便死;假如伤了肾脏,七日便死;假如伤了肺脏,五日便死;假如伤了膈膜,皆为伤中,虽然当时表面上看病愈了,但不过一年其人必死。刺胸腹注意避免伤五脏,主要是要知道下针的逆从。所谓从,就是要明白膈和脾肾等处,应该避开;如不知其部位不能避开,就会刺伤五脏,那就是逆了。凡刺胸腹部位,应先用布巾覆盖其处,然后从单布上进刺。如果刺之而不愈,可以再刺,这样就不会把五脏刺伤了。在用针刺治病的时候,必须注意安静严肃,以候其气;如刺脓肿的病,可以用摇针手法以出脓血;如刺经脉的病,就不要摇针。这是刺法的一般规矩。

黄帝问道:希望你讲解一下十二经气绝的情况是怎样的?

岐伯回答说:太阳经脉气绝的时候,病人两目上视,身背反张,手足抽搐,面色发白,出绝汗,绝汗一出,人便要死亡了。少阳经脉气绝的时候,病人耳聋,遍体骨节松

第十六节 诊要经终论：十二经脉与诊治要道

风"），其色白，绝汗乃出，出则死矣。少阳终者，耳聋，百节皆纵，目睘绝系（目睘绝系：指两眼发直，是命绝之相），绝系一日半，死。其死也，色先青白，乃死矣。阳明终者，口目动作，善惊，妄言，色黄，其上下经盛，不仁，则终矣。少阴终者，面黑，齿长而垢，腹胀闭，上下不通而终矣。太阴终者，腹胀闭，不得息，善噫善呕，呕则逆，逆则面赤，不逆则上下不通，不通则面黑，皮毛焦而终矣。厥阴终者，中热嗌干，善溺心烦，甚则舌卷，卵上缩而终矣。此十二经之所败也。

懈，两目直视如惊，到了眼珠不转的地步，一日半便要死了。临死的时候，面色先见青色，再由青色变为白色，人就死亡了。阳明经脉气绝的时候，病人口眼牵引歪斜而困动，时发惊惕，言语胡乱失常，面色发黄，其经脉上下所经过的部位，都表现出盛燥的症状，由盛燥而渐至肌肉麻木不仁，便死亡了。少阴经脉气绝的时候，病人面色发黑，牙龈收削而牙齿似乎变长，并积满污垢，腹部胀闭，上下不相通，便死亡了。太阴经脉气绝的时候，腹胀闭塞，呼吸不利，常欲嗳气，并且呕吐，呕则气上逆，气上逆则面赤，假如气不上逆，又变为上下不通，不通则面色发黑，人便皮毛枯焦而死。厥阴经脉气绝的时候，病人胸中发热，咽喉干燥，时时小便，心胸烦躁，渐至舌卷，睾丸上缩，人便要死了。以上就是十二经脉气绝败坏的征候。

【解要】

终论，就是关于经脉刺法的最后一篇，其难点是要掌握防止误刺的要领。防止误刺，首先应结合四时气候，而有轻重深浅的分寸，因为天气、地气、人气是密切关联的，如果违反了这个规律，非但不能愈病，反而会造成不良后果；其次，要注意针刺的部位，尤其是针刺胸腹部时，要注意避免误伤五脏，文中还指出了避免的方法和误伤五脏的死期，因此必须了解内在脏器的部位以及正确掌握针刺的手法；最后列举了十二经脉之气终绝的基本症状。

第十七节 脉要精微论：望闻问切断病之法

【题解】

把脉是中医诊断的一种基本方法，医书对脉象的形容很精微，脉象是浮、是洪、是钩、是沉、是滑、是弦……非常微妙，医者的感觉都是不同的，因而它无法清晰而准确地被表达和传承下来。本节讲解脉象精纯微妙之处，所以称为"脉要精微论"。

【原文】

黄帝问曰：诊法何如？

岐伯对曰：诊法常以平旦，阳气未动，阴气未散，饮食未进，经脉未盛，络脉调匀，气血未乱，故乃可诊有过之脉（有过之脉：有过，有过错，相对而言，这里是指有病）。

切脉动静而视精明（视精明：视，动词，即看；精明，指瞳神，或泛指眼睛），察五色，观五脏有余不足，六腑强弱，形之盛衰，以此参伍，决死生之分。

夫脉者，血之府也。长则气治，短则气病，数则烦心，大则病进，上盛则气高，下盛则气胀。代则气衰，细则气少，涩则

【译文】

黄帝问道：诊脉的方法是怎样的呢？

岐伯回答说：诊脉通常是以清晨的时间为最好，此时人还没有劳于事，阳气未被扰动，阴气尚未耗散，也未曾进过食物，经脉之气尚未充盛，络脉之气也很匀静，气血未受到扰乱，因而可以诊察出有病的脉象。

在诊察脉搏动静变化的同时，还应观察病人双目的精明，以候神气，诊察五色的变化，以审脏腑之强弱虚实及形体的盛衰，综合考察，以判断病人的死、生。

脉是血液汇聚的地方。脉长为气血流畅和平，故为气治；脉短为气不足，故为气病；脉数为热，热则心烦；脉大为邪气方张，病势增进；上部脉盛，为邪壅于上，可见呼吸急促，喘满之症；下部脉盛，是邪滞于下，可见胀满之病。代脉为元气衰弱；细脉，为

第十七节 脉要精微论：望闻问切断病之法

心痛。浑浑（浑浑：滚滚之义，指脉象混乱）革至如涌泉，病进而色弊；绵绵其去如弦绝，死。

夫精明五色者，气之华也。赤欲如白裹朱，不欲如赭（赭 zhě：色赤而紫）；白欲如鹅羽，不欲如盐；青欲如苍璧之泽，不欲如蓝；黄欲如罗裹雄黄，不欲如黄土；黑欲如重漆色（重漆色：黑色而有光泽），不欲如地苍。五色精微象见矣，其寿不久也。夫精明者，所以视万物，别白黑，审短长。以长为短，以白为黑，如是则精衰矣。

五脏者，中之守也。中盛藏满（中盛藏满：中盛，中指腹部，中盛指腹中邪气壅盛；藏满，指脏气壅满），声如从室中言，是中气之湿也。言而微，终日乃复言者，此夺气也。衣被不敛，言语善恶，不避亲疏者，此神明之乱也。仓廪不藏者，是门户不要也。水泉不止者，是膀胱不藏也。得守者生，失守者死。夫五府者，身之强

病气衰少；涩脉为血少气滞，主心痛之症。脉来大而急速如泉水上涌者，为病势正在加重，且有危险；脉来隐约不现，微细无力，或如弓弦猝然断绝，为气血已绝，生机已断，必定死亡。

神志见于目，五色现于面，这都是内脏精气的外在表现。赤色应该像帛裹朱砂一样，红润而不显露，不应该像赭石那样，色赤带紫，没有光泽；白色应该像鹅的羽毛，白而光泽，不应该像盐那样白而带灰暗色；青色应该青而明润如苍璧，不应该像蓝色那样青而带沉暗色；黄色应该像丝包着雄黄一样，黄而明润，不应该像黄土那样，枯暗无华；黑色应该像重漆之色，光彩而润泽，不应该像地苍那样，枯暗如尘。假如五脏真色暴露于外，这是真气外脱的现象，人的寿命也就不长了。眼睛的瞳神，是观察万物，分别黑白，审察长短的。如果长短不明、黑白不清，这是精气衰竭的现象。

五脏主藏精气在内，在体内各有其职守。如果邪盛于腹中，脏气虚满，讲话声音重浊不清，如在室中说话一样，这是中气被湿邪所致。语声低微而气不接续，这是正气衰败了。病人衣服不知敛盖，言语不知善恶，不辨亲疏远近的，这是精神错乱的现象。脾胃不能藏纳水谷精气，而泄利不禁的，是中气失守、肛门不能约束的缘故。小便失禁的，是膀胱不能闭藏的缘故。若五脏功能正常，得其职守者则生；若五脏精气不能固藏，失其职守则死。五府精气充足，为身体强健之

也。头者，精明之府，头倾视深，精神将夺矣。背者，胸中之府，背曲肩随，府将坏矣。腰者，肾之府，转摇不能，肾将惫矣。膝者，筋之府，屈伸之能，行则偻附（行则偻附：偻附，证名。偻，屈背之意；附，同"俯"。偻附是行路时曲背弯腰，头向下俯的体征，是肾气衰而筋脉虚疲的表现），筋将惫矣。骨者，髓之府，不能久立，行则振掉，骨将惫矣。得强则生，失强则死。

岐伯曰：反四时者，有余为精（有余为精：有余为邪气之有余，有余为精，是邪气有余而损耗精气），不足为消。应太过，不足为精；应不足，有余为消。阴阳不相应，病名曰关格。

帝曰：脉其四时动奈何？知病之所在奈何？知病之所变奈何？知病乍（乍：突然）在内奈何？知病乍在外奈何？请问此五者，可得闻乎？

岐伯曰：请言其与天运转也。万物之外，六合之内。天地之变，阴阳之应，彼春之暖，为夏之暑；彼秋之忿，为冬之怒；

本。头为精明之府，若见到头部低垂，目陷无光的，说明精神将要衰败了。背悬五脏，为胸中之府，若见到背弯曲而肩下垂的，说明胸中脏气将要败坏了。肾位居于腰，故腰为肾之府，若腰不能转侧摇动，是肾气将要衰竭了。膝是筋会聚的地方，所以膝为筋之府，若屈伸不能，行路要曲身附物，这是筋的功能将要衰竭了。骨为髓之府，不能久立，行则辰颤摇摆，这是髓虚，说明骨的功能将要衰竭。若五府能够恢复强健，则虽病可以复生；若五府不能复强，则病情不能挽回，人也就死了。

岐伯接着说：脉气与四时阴阳之气是相反的，如相反的形象为有余，皆为邪气盛于正气，相反的形象为不足，为血气先已消损。根据时令变化，脏气当旺，脉气应有余，却反见不足的，这是邪气胜于正气；脉气应不足，却反见有余的，这是正不胜邪，邪气盛，而血气消损。这种阴阳不相顺从，气血不相营运，邪正不相适应而发生的疾病名叫关格。

黄帝问道：脉象是怎样应四时的变化而变动的呢？怎样从脉诊上知道病变的所在呢？怎样从脉诊上知道疾病的变化呢？怎样从脉诊上知道病忽然发生在内部呢？怎样从脉诊上知道病忽然发生在外部呢？请问这五个问题，可以讲给我听吗？

岐伯说：那我就讲一讲这五者的变化与天运之环转相适应的情况吧！万物之外，六合之内，天地间的变化，阴阳四时与之相应。如春天的气候温暖，发展为夏天的气候暑热，

第十七节 脉要精微论：望闻问切断病之法

四变之动，脉与之上下。以春应中规，夏应中矩，秋应中衡，冬应中权(以春应中规，夏应中矩，秋应中衡，冬应中权：中，符合；规，度量圆的工具，圆规；矩，度量方的工具；衡，秤杆，衡器；权，秤锤。近义词连用，即分析度衡升降浮沉)。是故冬至四十五日，阳气微上，阴气微下；夏至四十五日，阴气微上，阳气微下。阴阳有时，与脉为期。期而相失，知脉所分；分之有期，故知死时。微妙在脉，不可不察；察之有纪，从阴阳始。始之有经，从五行生；生之有度，四时为宜。补泻勿失，与天地如一。得一之情，以知死生。是故声合五音(声合五音：人的声音，和五音相合)，色合五行，脉合阴阳。

是知阴盛则梦涉大水恐惧，阳盛则梦大火燔灼，阴阳俱盛则梦相杀毁伤。上盛则梦飞，下盛则梦堕，甚饱则梦予，甚饥则梦取。肝气盛则梦怒，肺气盛则梦哭。短虫多则梦聚众，长虫多则梦相击毁伤。

秋天的劲急之气，发展为冬天的寒杀之气，这种四时气候的变化，人体的脉象也随着变化而升降浮沉。春脉如规之象；夏脉如矩之象；秋脉如秤衡之象；冬脉如秤权之象。四时阴阳的情况也是这样，冬至到立春的四十五天，阳气微升，阴气微降；夏至到立秋的四十五天，阴气微升，阳气微降。四时阴阳的升降是有一定的时间和规律的，人体脉象的变化，亦与之相应，脉象变化与四时阴阳不相适应，即是病态，根据脉象的异常变化就可以知道病属何脏，再根据脏气的盛衰和四时衰旺的时期，就可以判断出疾病和死亡的时间。四时阴阳变化之微妙，都在脉上有所反映，因此，不可不察。诊察脉象，有一定的纲领，就是从辨别阴阳开始，结合人体十二经脉进行分析研究，而十二经脉应五行而有生生之机；观测生生之机的尺度，则是以四时阴阳为准则；遵循四时阴阳的变化规律，不使有失，则人体就能保持相对平衡，并与天地之阴阳相互统一。知道了天人统一的道理，就可以预决死生。所以五声是和五音相应的，五色是和五行相应的，脉象是和阴阳相应的。

所以知道阴气盛则梦见渡大水而恐惧，阳气盛则梦见大火烧灼，阴阳俱盛则梦见相互残杀毁伤；上部盛则梦飞腾，下部盛则梦下堕，吃得过饱的时候，就会梦见送食物给人，饥饿时就会梦见去取食物；肝气盛，则做梦好发怒气，肺气盛则做梦悲哀啼哭；腹内短虫多，则梦众人集聚，腹内长虫多则梦打架损伤。

是故持脉有道，虚静为保。春日浮，如鱼之游在波（如鱼之游在波：比喻春脉浮而未显）；夏日在肤，泛泛乎万物有余；秋日下肤，蛰虫将去；冬日在骨，蛰虫周密，君子居室。故曰：知内者按而纪之，知外者终而始之。此六者（六者：指春、夏、秋、冬、内、外），持脉之大法。

心脉搏坚而长，当病舌卷不能言；其耎而散者，当消环自已。肺脉搏坚而长，当病唾血；其耎而散者，当病灌汗，至令不复散发也。肝脉搏坚而长，色不青，当病坠若搏，因血在胁下，令人喘逆；其耎而散，色泽者，当病溢饮，溢饮者，渴暴多饮，而易入肌皮肠胃之外也。胃脉搏坚而长，其色赤，当病折髀（折髀：髀，指大腿部；折髀，形容大腿疼痛如折）；其耎而散者，当病食痹。脾脉搏坚而长，其色黄，当病少气；其耎而散，色不泽者，当病足胻（足胻héng：胫骨）肿，若水状。

所以诊脉是有一定方法和要求的，必须虚心静气，才能保证诊断的正确。春天的脉浮而在外，好像鱼浮游于水波之中；夏天的脉在肤，就像夏天万物生长的茂盛状态；秋天的脉处于皮肤之下，就像蛰虫将要伏藏；冬天的脉沉在骨，就像冬眠之虫闭藏不出，人们也都深居简出一样。因此说：要知道内脏的情况，可以从脉象上区别出来；要知道外部经气的情况，可从经脉循行的经络上诊察而知致病的本源。春、夏、秋、冬、内、外这六个方面，乃是诊脉的大法。

心脉搏坚而长的，当病舌卷而不能言语；其脉软而散的，当属刚脉渐转柔和，待其胃气来复，病自痊愈。肺脉搏坚而长的，当病痰中带血；其脉软而散的，当病汗出不止，在这种情况下，不可再用发散的方法治疗。肝脉搏坚而长的，其面色当青，今反不青，其病非由内生，当为跌坠或搏击所伤，因瘀血积于胁下，阻碍肺气升降，所以使人喘逆；如其脉软而散，加之面目颜色鲜泽的，当发溢饮病，溢饮病是由口渴暴饮，因水不化气，而水气容易流入肌肉皮肤之间、肠胃之外所引起。胃脉搏坚而长，面色红赤，当病髀痛如折；如其脉软而散的，则胃气不足，当病食痹。脾脉搏坚而长，面部色黄，乃脾气不运，当病少气；如其脉软而散，面色不泽，为脾虚，不能运化水湿，当病足胫浮肿，像水肿之状。肾脉搏坚而长，面部黄而带赤，

也。肾脉搏坚而长，其色黄而赤者，当病折腰；其耎而散者，当病少血，至今不复也。

帝曰：诊得心脉而急，此为何病？病形何如？

岐伯曰：病名心疝（心疝：病名，是一种因寒邪侵犯心经的急性痛证），少腹当有形也。

帝曰：何以言之？

岐伯曰：心为牡脏，小肠为之使，故曰少腹当有形也。

帝曰：诊得胃脉，病形何如？

岐伯曰：胃脉实则胀，虚则泄。

帝曰：病成而变，何谓？

岐伯曰：风成为寒热；瘅(dān)成为消中；厥成为巅疾；久风为飧泄；脉风成为疠（脉风成为疠：脉风，病证名，同"疠风"。因风邪侵犯血脉，留而不去，酝酿而成，属麻风病之类）。病之变化，不可胜数。

帝曰：诸痈肿筋挛骨痛（痈肿筋挛骨痛：痈肿，指疮疡之类的疾病；筋挛，即筋脉拘挛；骨痛，指骨节疼痛），此皆安生？

岐伯曰：此寒气之肿，八风之变也。

是心脾之邪盛侵犯于肾，肾受邪伤，当病腰痛如折；如其脉软而散者，当病精血虚少，使身体不能恢复健康。

黄帝说：诊脉时，其心脉劲急，这是什么病？病的症状是怎样的呢？

岐伯说：这种病名叫心疝，少腹部位一定有形征出现。

黄帝说：这是什么道理呢？

岐伯说：心为阳脏，心与小肠为表里，小肠居于少腹，所以少腹当有形征出现。

黄帝说：诊察到胃脉有病，会出现什么病征呢？

岐伯说：胃脉实则邪气有余，将出现脘腹胀满；胃脉虚则胃气不足，将出现泄泻病。

黄帝说：疾病的形成及其发展变化又是怎样的呢？

岐伯说：因于风邪，可变为寒热病；瘅热既久，可成为消中病；气逆上而不已，可成为癫痫病；风气通于肝，风邪经久不愈，可成为飧泄病；风邪客于脉，留而不去则成为疠风病。所以疾病的发展变化是不能够数清的。

黄帝说：各种痈肿、筋挛、骨痛的病变，是怎样产生的呢？

岐伯说：这都是因为寒气聚集和八风邪气侵入人体后而发生的变化。

帝曰：治之奈何？

岐伯曰：此四时之病，以其胜治之，愈也。

帝曰：有故病，五脏发动，因伤脉色，各何以知其久暴之病乎？

岐伯曰：悉乎哉问也！征其脉小，色不夺者，新病也；征其脉不夺，其色夺者，此久病也；征其脉与五色俱夺者，此久病也；征其脉与五色俱不夺者，新病也。肝与肾脉并至，其色苍赤，当病毁伤（当病毁伤：为暴病损伤），不见血，已见血，湿若中水也。

尺内两傍（尺内：指尺部脉），则季胁也（季胁：胸胁的下部）。尺外以候肾，尺里以候腹。中附上，左外以候肝，内以候鬲；右外以候胃，内以候脾。上附上，右外以候肺，内以候胸中，左外以候心，内以候膻中。前以候前，后以候后。上竟上者，胸喉中事也，下竟下者，少腹、腰、股、膝、胫、足中事也。

粗大者，阴不足阳有余，为热中也。来疾去徐，上实下虚，

黄帝说：怎样进行治疗呢？

岐伯说：由于是四时邪气所引起的病变，根据五行相胜的规律去治疗就会痊愈。

黄帝说：有旧病从五脏发动，都会影响到脉色而发生变化，怎样区别它是久病还是新病呢？

岐伯说：你问得很详细啊！只要验看脉色就可以区别开来。如脉虽小而气色不失于正常的，是为新病；如脉不失于正常而色已失于正常的，乃是久病；如脉象与气色均失于正常状态的，也是久病；如脉象与面色都不失于正常的，乃是新病。脉见沉弦，是肝脉与肾脉并至，若面现苍赤色的，是因为有毁伤瘀血所致，而外部没有见血，或外部已见血，其经脉必滞，血气必凝，血凝经滞，形体必肿，有似乎因湿邪或水气中伤的现象，成为一种瘀血肿胀。

尺部脉两旁以候察季胁。尺外以候察肾脏，尺内候察腹部。关部脉，左外候察肝脏，内候察膈部；右外候察胃腑，内察脾脏。寸部脉，右外候察肺脏，内候察胸中；左外候察心脏，内候察膻中。前以候察前，后以候察背。从寸部脉上段直达鱼际处，主胸部与喉中的疾病；从寸部脉的下段直达肘横纹处，主少腹、腰、股、膝、胫、足等处的疾病。

脉象洪大的，是由于阴精不足而阳有余，故发为热中之病。脉象来时急疾而去时徐缓，

为厥巅疾。来徐去疾，上虚下实，为恶风也。故中恶风者，阳气受也。有脉俱沉细数者，少阴厥也。沉细数散者，寒热也。浮而散者，为眴仆（眴仆：眴，音通"眩"。眴仆，即眩晕昏倒在地之类的疾病）。

诸浮不躁者，皆在阳，则为热；其有躁者在手。诸细而沉者，皆在阴，则为骨痛；其有静者在足。数动一代者，病在阳之脉也，泄及便脓血。诸过者切之，涩者，阳气有余也；滑者，阴气有余也。阳气有余，为身热无汗；阴气有余，为多汗身寒；阴阳有余，则无汗而寒。推而外之，内而不外，有心腹积也。推而内之，外而不内，身有热也；推而上之，上而不下，腰足清也。推而下之，下而不上，头项痛也。按之至骨，脉气少者，腰脊痛而身有痹也。

这是由于上部实而下部虚，气逆于上，多发为癫仆一类的疾病。脉象来时徐缓而去时急疾，这是由于上部虚而下部实，多发为疠风之病。中了恶风，是因为阳气虚而失去捍卫的功能，所以才感受邪气而发病。有脉象均见沉细数的，沉细为肾之脉体，数为热，故发为少阴之阳厥；如见脉沉细数散，为阴血亏损，多发为阴虚阳亢之虚劳寒热病。脉浮而散，多发为眩晕仆倒之病。

凡见浮脉而不躁急，其病在表阳，则出现发热的症状；如浮而躁急的，则病在手三阳经。凡见细脉而沉，其病在阴分，发为骨节疼痛；如果脉细沉而静，其病在足三阴经。数脉而有间歇的，是病在阳分，为阳热郁滞的脉象，可出现泄利或大便带脓血的疾病。诊察到各种有病的脉象而切按时，如见涩脉是阳气有余；滑脉，为阴气有余。阳气有余，则身热而无汗；阴气有余，则多汗而身寒；阴气阳气均有余，则无汗而身寒。推脉向外，是脉气在内而非在外，故知其心腹有积聚病。推脉向内，脉气在外而不在内，当有身发热之症。凡诊脉推而向上，只见于上部，下部脉弱的，这是上实下虚，故出现腰足寒冷之症；凡诊脉推而向下，且只见于下部，而上部脉弱的，这是上虚下实，故出现头项疼痛之症。若重按至骨，而脉气少的，是腰脊疼痛而身有痹症。

【解要】

　　本节阐释"诊法常以平旦"和持脉大法，因脉搏与周围环境以及饮食均有一定的关系。要熟悉"诊法常以平旦"的原理以及四诊合参的原则。同时，切脉要结合神志、五色、脏腑、形体强弱盛衰等各方面，参悟比较才能使诊断更加准确。因脉象与天体运转相适应，所以四时的阴阳变化会在脉象中表现出来，人体的阴阳之气的变化还会反映到人的梦境之中。

　　此外，诊脉时还要注意时间的选择。要了解各种病症对应的脉象，了解诊察四时脉象和尺肤诊等诊断方法，对于疾病的新旧判断、诊脉的方法，以及疾病的形成和演变，要根据切脉的部位，来了解内脏的病变。

第十八节 平人气象论：得谷则昌，失谷者亡

【题解】

平人，即气血和平之人；气，指脉象；象，指脉体（脉搏）的形象。

本节从"平人之常气禀于胃"的医理出发，强调以胃气为本，进而对脉息动数变化和四时五脏的平脉、病脉、死脉的脉象予以对比分析，作为诊断疾病、推断预后的依据。本节是通过"脉象"来诊察"脉气"，因此取名"平人气象论"。

【原文】

黄帝问曰：平人（平人：指阴阳平调、气血平和、无病之人）何如？

岐伯对曰：人一呼脉再动，一吸脉亦再动。呼吸定息脉五动，闰以太息（闰以太息：闰，即有余；太息，以呼气为主的深呼吸。正常人的呼吸中，一呼一吸称为一息，一息脉动四次，三息之后有一次深呼吸，脉五动，脉诊上称为"闰以太息"），命曰平人。平人者不病也。常以不病调病人，医不病，故为病人平息，以调之为法。

人一呼脉一动，一吸脉一动，曰少气（少气：指心动过缓）。人一呼脉三动，一吸脉三动而躁，尺热曰病温（病温：病，作"患……病"讲，病温即患了温病的意思）；尺不热脉滑曰病

【译文】

黄帝问道：没有生病的人脉象是怎样呢？

岐伯答说：无病之人一呼气一吸气，叫作一息。另外，一吸终了到一呼开始的交换时间，这是闰以太息，共有五次搏动，这样的人无病。通常用无病之人的呼吸情况为标准，来调候病人的脉息，医生无病，所以可以调匀自己的呼吸以候病人的脉搏次数，这是脉诊的法则。

人一呼，脉只跳动一次；一吸，脉也跳动一次，这是气虚的现象。若人一呼，脉跳动三次，一吸，脉也跳动三次，并且躁急，尺部皮肤发热，这是温病；

· 87 ·

风（病风：尺不热而滑，缓而急，为过渡之象，阴略小于阳，不足以发温病，故退而曰风）。人一呼脉四动以上曰死，脉绝不至曰死，乍疏乍数曰死。

平人之常气禀于胃。胃者，平人之常气也。人无胃气曰逆，逆者死。

春胃微弦曰平（春胃微弦曰平：即春季脉有胃气略带弦就是平常人的脉象），弦多胃少曰肝病。但弦无胃曰死；胃而有毛（毛：形容脉来轻浮无力，如按在毛上的感觉）曰秋病，毛甚曰今病。脏真散于肝，肝藏筋膜之气也。夏胃微钩（钩：形容脉来洪大，来盛去衰之义，如钩端微曲之象）曰平，钩多胃少曰心病。但钩无胃曰死，胃而有石（石：形容脉来沉实，如石沉水中）曰冬病，石甚曰今病。脏真通于心，心藏血脉之气也。长夏胃微软弱曰平，弱多胃少曰脾病。但弱（弱：指软弱之极而无胃气之脉）无胃曰死，软弱有石曰冬病，石甚曰今病。脏真濡于脾，脾藏肌肉之气也。秋胃微毛曰平，毛多胃少曰肺病。但毛无胃曰死，毛而有弦曰春病，弦甚曰今病。脏真高于肺，肺藏皮毛之气也。冬胃

尺肤不热，脉搏往来流利的，这是风病。若人一呼，脉跳动在四次以上的必死，脉搏中断不复至的必死，脉搏忽慢忽快的也是死脉。

人的正常脉气，是来源于胃的，胃气就是平人脉息的正常之气。人的脉息如无胃气，叫作逆象，逆象是能够致死的。

春脉，弦中稍带冲和之气的胃气，叫作平脉；弦多胃气少，就是肝病。只有弦脉而无胃气，就会死亡；若虽有胃气，而兼见毛脉，等到秋天就要生病；倘若脉太甚，就会立即生病。春天，脏真之气散发于肝，肝脏是藏筋膜之气的。夏脉，钩中带有冲和的胃气，叫作平脉，如果钩多而胃气少，就是心脏有病；如果只有钩脉而无胃气，就要死亡；若虽有胃气，而兼见石脉，等到冬天就要生病；倘若石脉太甚，就会立即生病，夏天是脏真之气通于心，心是藏血脉之气的。长夏脉微软弱而有冲和的胃气，叫作平脉，假如弱多而冲和的胃气少，就是脾脏有病；假如只见弱脉而无冲和的胃气，就要死亡；若软弱脉中兼见石脉，到了冬天就要生病；倘若石脉太甚，就会立即生病。长夏的脏真之气濡润于脾，脾是主肌肉之气的。秋脉，微毛而有冲和之象的，叫作平脉，如果毛多而冲和的胃气少，就是肺脏有病；假如只见毛脉而无胃气，就会死亡；若毛脉中兼见弦脉，等到了春天就会生病；倘若弦脉太甚，就会立即生病。秋时脏真之气高藏于肺，肺脏是主藏皮毛之气的。冬时的脉象，

微石曰平，石多胃少曰肾病。但石无胃曰死，石而有钩曰夏病，钩甚曰今病。脏真下于肾，肾藏骨髓之气也。

胃之大络（大络：即全身最大的络脉，一称"经隧"），名曰虚里，贯鬲络肺，出于左乳下，其动应手，脉宗气（宗气：水谷所化之精气，加上肺吸入之清气积于胸中，为脉气之宗，故称为宗气）也。盛喘数绝者，则病在中；结而横，有积矣；绝不至曰死。乳之下，其动应衣，宗气泄也。

欲知寸口太过与不及，寸口之脉中手（中手：这里指脉息应指而言）短者，曰头痛。寸口脉中手长者，曰足胫痛。寸口脉中手促上击者，曰肩背病。寸口脉沉而坚者，曰病在中。寸口脉浮而盛者，曰病在外。寸口脉沉而弱，曰寒热及疝瘕（疝瘕 shàn jiǎ：腹中积块）少腹痛。寸口脉沉而横，曰胁下有积，腹中有横积痛。寸口脉沉而喘，曰寒热。脉盛滑坚者，曰病在外，脉小实而坚者，曰病在内。脉小弱以涩，谓之久病。脉滑浮而疾者，谓之新病。脉急者，曰疝瘕少腹痛。脉滑曰风，脉涩曰痹。缓而滑曰热中。盛而紧曰胀。脉从阴阳，病易已；脉逆阴阳，病难已。脉得四时之顺，曰病无他；脉反四时及不间脏，曰难已。

沉石而有冲和之象的，叫作平脉，如果石多而冲和的胃气少，就是肾脏有病；如果只有石脉而无胃气，就要死亡；若沉石脉中兼见钩象，延至夏天就要生病；倘若钩脉太甚了，就会立即生病。冬时脏真之气下藏于肾，肾脏是主藏骨髓之气的。

胃经的大络，叫作虚里。出于左乳下，贯鬲而上络于肺，其脉搏动应手，这是脉的宗气。倘若跳动极剧，并且极快，这是病在膻中；若见跳动时止，位置横移的，主病有积块；倘若脉绝不至，就要死亡。如果乳下虚里处脉搏跳动剧烈振衣，是宗气外泄的现象。

要了解寸口脉的太过与不及。寸口脉应指而短，其病头痛。寸口脉应指而长，其病足胫痛；应指短促迫疾，有上无下，主肩背痛；应指沉坚，其病在中；应指浮盛，其病在表；应指沉弱，主寒热及疝瘕积聚小腹痛；应指沉紧并有横斜的形状，主胁下、腹中有横积作痛；应指沉喘，病发寒热。脉象盛滑而紧的，病是比较重了，是六腑有病；脉象小实而坚的，病是比较重了，是五脏有病。脉来小弱而涩的，主久病；脉来浮滑而疾的，主新病。脉来绷急的，主病疝瘕小腹作痛。脉来滑利的，主病风。脉来涩滞的，主病痹。脉来缓滑的，其病热中。脉来盛紧的，主病腹胀。总之，脉顺阴阳，病易痊愈，否则，病就不易好了。脉与四时相应为顺，即使患病亦无其他危险；如脉与四时相反，病就难以痊愈了。

臂多青脉，曰脱血(脱血：病证名。血液脱失之证。又称血脱)。尺缓脉涩，谓之解㑊(解㑊yì：解通"懈"。懒于行动)安卧。尺热脉盛，谓之脱血。尺涩脉滑，谓之多汗。尺寒脉细，谓之后泄。脉尺粗常热者，谓之热中。

肝见庚辛死；心见壬癸死；脾见甲乙死；肺见丙丁死；肾见戊己死。是谓真脏见，皆死。

颈脉(颈脉：指人迎脉，即颈动脉搏动处)动喘疾咳，曰水。目裹微肿，如卧蚕起之状(卧蚕起之状：指蝉蜕皮后的润泽光亮的样子)，曰水。溺黄赤安卧者，黄疸(dǎn)。已食如饥者，胃疸。面肿曰风，足胫肿曰水，目黄者曰黄疸。妇人手少阴脉动甚者，妊子也。

脉有逆从四时，未有脏形，春夏而脉瘦(脉瘦：瘦，即细小。脉瘦指脉象细小)，秋冬而脉浮大，命曰逆四时也。风热而脉静；泄而脱血脉实；病在中，脉虚；病在外，脉涩坚者。皆难治，命曰反四时也。

人以水谷为本，故人绝水谷则死。脉无胃气亦死。所谓无胃气者，但得真脏脉，不得胃气也。

臂多见青脉，是由于失血。尺肤缓而脉来涩，主倦怠无力，喜卧。尺肤热而脉来盛，主大脱血。尺肤涩，脉来滑，主多汗。尺肤寒，脉来细，主大便泄泻。尺肤粗，脉气常显热者，主热在里。

肝之真脏脉出现，至庚辛日死；心之真脏脉出现，至壬癸日死；脾之真脏脉出现，至甲乙日死；肺之真脏脉出现，至丙丁日死；肾之真脏脉出现，至戊己日死。这就是真脏脉出现死亡的日期。

颈部脉非正常搏动，并见喘咳症状，主水病。眼泡浮肿如蚕眠后之状，也是水病。小便颜色黄赤，喜卧，是黄疸病；进食后仍觉得饿，是胃疸病。面部浮肿为风，足胫肿为水，目珠发黄的，是黄疸。妇人两手少阴脉动甚的，是怀孕的表征。

脉有逆四时的，即当其时不出现真脏脉，却反见他脏的脉，如春夏的脉反见瘦小，秋冬的脉反见浮大，这就叫作逆四时。风热的脉应该躁，反见沉静；泄泻脱血的病，脉应该虚，反见实脉；病在内的，脉应实而反见虚；病在外的，脉应浮滑，反见涩坚，这样，病全难治，是因为违反了四时。

人的生命以水谷为根本，所以断绝了水谷，就会死亡。脉没有胃气，也要死亡。什么是无胃气，就是仅见真脏脉，而没有

第十八节 平人气象论：得谷则昌，失谷者亡

所谓脉不得胃气者，肝不弦，肾不石也。

少阳脉至，乍数（数：密的意思）乍疏，乍短乍长；阳明脉至，浮大而短；太阳脉至，洪大以长。

夫平心脉来，累累如连珠，如循琅玕（láng gān），曰心平，夏以胃气为本。病心脉来，喘喘连属，其中微曲，曰心病。死心脉来，前曲后居，如操带钩，曰心死。

平肺脉来，厌厌聂聂（厌厌聂聂：形容脉象轻薄流利），如落榆荚（如落榆荚：形容脉象轻浮和缓），曰肺平，秋以胃气为本。病肺脉来，不上不下，如循鸡羽（如循鸡羽：形容脉象涩而往来艰难），曰肺病。死肺脉来，如物之浮，如风吹毛，曰肺死。

平肝脉来，软弱招招，如揭长竿末梢，曰肝平，春以胃气为本。病肝脉来，盈实而滑，如循长竿，曰肝病。死肝脉来，急益劲，如新张弓弦，曰肝死。

平脾脉来，和柔相离（离：通"丽"，附着），如鸡践地，曰脾平，长夏以胃气为本。病脾脉来，实而盈数，如鸡举足，曰脾病。死脾脉来，锐坚如乌之喙（huì），如乌之

冲和胃气的脉，所说的脉无冲和胃气，就是肝脉不见弦象，肾脉不见石象。

少阳主正月二月，这时的脉来，是乍密乍疏、乍短乍长的；阳明主三月四月，这时的脉来，是浮大而短的；太阳主五月六月，这时的脉来，是洪大而长的。

正常心脉来时，像一颗颗珠子，连续不断地流转，属于正常，这叫平脉，夏时是以胃气为本的。如果心脏有病，脉就显出非常急促，带有微曲之象，这叫病脉。如果脉来前曲后居，如执带钩一样，全无和缓之意，这是死脉。

正常肺脉来时，轻浮虚软，像吹榆叶一样，这是平脉，秋季是以胃气为本的。假如脉来上下，像抚摩鸡的羽毛一样，毛中含有坚劲之意，这是病脉。假如脉来如草浮在水上，像风吹毛动般轻浮不定，就是死脉。

正常肝脉来时，像举着竿子，那竿子末梢显得长软，这是平脉，春季是以胃气为本的。假如脉来满指滑实，像抚摩长竿一样，这是病脉。假如脉来急而有劲，像拉开弓似的，这是死脉。

正常脾脉来时，和柔相附有神，像鸡爪落地一样，是缓缓的，这是平脉，长夏季节是以胃气为本的。假如脉来充实而急促，像鸡往来奔走，就是病脉。假如脉来如雀啄、如鸟跃跳一样快速，

距，如屋之漏，如水之流，曰脾死。

平肾脉来，喘喘累累如钩，按之而坚，曰肾平，冬以胃气为本。病肾脉来，形如引葛（引葛：引，牵引；葛，植物的藤蔓），按之益坚，曰肾病。死肾脉来，发如夺索（发如夺索：形容脉象长而坚劲），辟辟如弹石（辟辟如弹石：形容脉象坚实），曰肾死。

如屋漏水一样点滴无伦，如水流之速，这是死脉。

正常肾脉来时，连绵小坚圆滑，按之其坚如石，这是平脉，冬时是以胃气为本的。假如脉来形如牵引葛藤，按之更坚，这是病脉。假如脉来像解索一般，数而散乱，又像弹石一样，促而坚硬，这是死脉。

【解要】

本节主要讲解掌握平人的脉息、至数和阈值方法，"脉以胃气为本"的原理及五脏平、病、死脉的鉴别要点；掌握真脏脉的含义，虚里诊法和脉诊与尺肤合参、脉证合参的临床意义。

另外，本节还介绍了从寸口脉的表现判断疾病，五脏现真脏脉时的死亡日期规律，四时不同脉象、脉证相同、脉证相反等情况，也都有临床诊断价值。

第十九节　玉机真藏论：以四季脉象断五脏之疾

【题解】

玉机，是古代用以观测天象的仪器，据说可以窥测天道神机，此指很奥妙和重要；真藏，真藏之气，即五脏真气。本节论述四时五脏脉象的不同，是受气候影响的缘故，也就是人体适应气候的表现。从五脏真气的角度出发，讨论了诊察疾病的方法，这些方法就像用玉机窥测天象一样精确、细致，故而以此为篇名。

【原文】

黄帝问曰：春脉如弦（弦：弦脉，弦脉就如按到琴弦一样，绷得较紧，端直而长，直起直落），何如而弦？

岐伯对曰：春脉者肝也，东方木也，万物之所以始生也。故其气来，软弱轻虚而滑，端直以长，故曰弦。反此者病。

帝曰：何如而反？

岐伯曰：其气来实而强，此谓太过，病在外；其气来不实而微，此谓不及，病在中。

帝曰：春脉太过与不及，其病皆何如？

岐伯曰：太过则令人善忘，忽忽眩冒而巅疾（忽忽眩冒而巅疾：忽忽

【译文】

黄帝问道：春季的脉象如弦，怎样才算弦？

岐伯回答说：春脉是肝脉，属东方之木。在这个季节里，万物开始生长。因此脉气来时，显得软弱轻虚而滑，端直而长，所以叫作弦脉。假如违反了这种现象，就是病脉。

黄帝问道：怎样才称反呢？

岐伯说：其脉气来，应指实而有力，这叫作太过，主病在外；如脉来不实而微弱，这叫作不及，主病在内。

黄帝问道：春脉太过与不及，会发生什么样的病变呢？

岐伯说：太过会使人记忆力衰退，精

眩冒，指眼花的样子；巅疾，指头痛头晕），其不及，则令人胸痛引背（胸痛引背，病证名，指胸痛牵扯背部并痛），下则两胁胠满。

帝曰：善。

帝曰：夏脉如钩（钩：脉学名词，钩脉也即洪脉，指夏季正常的脉象），何如而钩？

岐伯曰：夏脉者心也，南方火也，万物之所以盛长也，故其气来盛去衰，故曰钩，反此者病。

帝曰：何如而反？

岐伯曰：其气来盛去亦盛，此谓太过，病在外；其气来不盛去反盛，此谓不及，病在中。

帝曰：夏脉太过与不及，其病皆何如？

岐伯曰：太过则令人身热而骨痛，为浸淫；其不及则令人烦心，上见咳唾，下为气泄。

帝曰：善。

帝曰：秋脉如浮，何如而浮？

岐伯曰：秋脉者肺也，西方金也，万物之所以收成也。故其气来，轻虚以浮，来急去散，故曰浮。反此者病。

帝曰：何如而反？

岐伯曰：其气来，毛而中央坚，两傍虚，此谓太过，病在外；其

神恍惚，头昏而两目视物眩转，而发生巅疾；不及会使人胸部作痛，牵连背部，往下则两胁胀满。

黄帝说：讲得对。

黄帝说：夏时的脉象如钩，怎样才算钩？

岐伯说：夏脉就是心脉，属南方之火，在这个季节里，万物生长茂盛，因此脉气来时充盛，去时轻微，犹如钩的形状，所以叫作钩脉，假如违反了这种现象，就是病脉。

黄帝道：怎样才算反呢？

岐伯说：其脉气来盛去亦盛，这叫作太过，主病在外；如脉气来时不盛，去时反充盛有余，这叫作不及，主病在内。

黄帝问：夏脉太过与不及，会发生什么样的病变？

岐伯说：太过会使人身体发热，骨痛，热邪浸淫成疮；不及会使人心烦，上部出现咳嗽涎沫，下部出现失气下泄。

黄帝说：讲得对。

黄帝说：秋天的脉象如浮，怎样才算浮？

岐伯说：秋脉是肺脉，属西方之金，在这个季节里，万物收成，因此脉气来时轻虚以浮，来急去散，所以叫作浮。假如违反了这种现象，就是病脉。

黄帝问：怎样才称反呢？

岐伯说：其脉气来时浮软而中央坚，两旁虚，这叫作太过，主病在外；其脉气

气来，毛而微，此谓不及，病在中。

帝曰：秋脉太过与不及，其病皆何如？

岐伯曰：太过则令人逆气而背痛，愠愠然；其不及，则令人喘，呼吸少气而咳，上气见血，下闻病音。

帝曰：善。

帝曰：冬脉如营（营：即营脉（又称石脉）），何如而营？

岐伯曰：冬脉者肾也！北方水也，万物之所以合藏也。故其气来沉以濡，故曰营。反此者病。

帝曰：何如而反？

岐伯曰：其气来如弹石者（弹石：指脉象来时如弹石击手），此谓太过，病在外；其去如数者，此谓不及，病在中。

帝曰：冬脉太过与不及，其病皆何如？

岐伯曰：太过则令人解㑊，脊脉痛，而少气，不欲言；其不及则令人心悬如病饥，䏚中清，脊中痛，少腹满，小便变。

帝曰：善。

帝曰：四时之序，逆从之变异也，然脾脉（脾脉：即平脾脉，脉学名词。应长夏季节）独何主？

来时浮软而微，这叫作不及，主病在内。

黄帝问：秋脉太过与不及，会发生什么样的病变？

岐伯说：太过会使人气逆，背部作痛，郁闷而不舒畅；不及会使人呼吸短促，咳嗽气喘，其上逆而出血，喉间有喘息声音。

黄帝说：讲得对。

黄帝说：冬时的脉象如营，怎样才算营？

岐伯说：冬脉是肾脉，属北方之水，在这个季节里，万物闭藏，因此脉气来时沉而搏手，所以叫作营。假如违反了这种现象，就是病脉。

黄帝问：怎样才称反呢？

岐伯说：其脉来时如弹石一般坚硬，这叫作太过，主病在外；如脉去时浮软，这叫作不及，主病在内。

黄帝问：冬脉太过与不及，会发生什么样的病变？

岐伯说：太过会使人精神不振，身体懈怠，脊骨疼痛，气短，懒于说话；不及则使人心如悬，如同腹中饥饿之状，季胁下空软部位清冷，脊骨作痛，少腹胀满，小便变色。

黄帝说：讲得对。

黄帝说：春夏秋冬四时的脉象，有逆有从，其变化各异，但独未论及脾脉，究竟脾脉主何时令？

岐伯曰：脾脉者土也，孤脏（孤脏：指脾脏。因心、肝、肺、肾四脏之脉各与四时中之一时对应，只脾脉不得对应），以灌四傍者也。

帝曰：然则脾善恶，可得见之乎？

岐伯曰：善者不可得见，恶者可见。

帝曰：恶者何如可见？

岐伯曰：其来如水之流者，此谓太过，病在外；如鸟之喙者，此谓不及，病在中。

帝曰：夫子言脾为孤脏，中央土以灌四傍，其太过与不及，其病皆何如？

岐伯曰：太过则令人四支不举；其不及则令人九窍不通，名曰重强（重强：得了脾病的人，身体四肢皆重）。

帝瞿然（瞿然：惊喜的样子）而起，再拜稽首曰：善。吾得脉之大要，天下至数。五色脉变，揆度奇恒，道在于一。神转不回，回则不转，乃失其机，至数之要，迫近以微，著之玉版，藏之脏腑，每旦读之，名曰"玉机"。

五脏受气于其所生，传之于其所胜，气舍于其所生，死于其所不胜。病之且死，必先传行至其所

岐伯说：脾脉属土，位居中央为孤脏，它的作用是用来滋润四旁其他脏腑的。

黄帝问：脾脉的正常与异常可以看出来吗？

岐伯说：正常的脾脉不可能见到，有病的脾脉是可以见到的。

黄帝问：有病的脾脉怎样？

岐伯说：其来如水之流散，这叫作太过，主病在外；其来如鸟啄食，这叫作不及，主病在内。

黄帝问：先生说脾为孤脏，位居中央属土，以灌溉四旁，它的太过和不及会各自发生什么病变？

岐伯说：太过会使人四肢不能举动，不及则使人九窍不通，名叫重强。

黄帝惊悟其妙义肃然起立，跪拜后说：很好。我懂得诊脉的要领了，这是天下极其重要的道理。五色和四时脉象的变化，诊脉的正常与异常，阐述的道理都是一致的，总的精神在于一个"神"字。神的功用运转不息，向前而不能回却，倘若回而不转，就失掉它的生机了。这是极其重要的道理，迹象不显而尽于微妙，把它著录在玉版上面，藏于枢要内府，每天早上诵读，称它为"玉机"。

五脏疾病的传变，是受病气于其所生之脏，传于其所胜之脏，病气留舍于生我之脏，死于我所不胜之脏。当病到将要死

第十九节 玉机真藏论：以四季脉象断五脏之疾

胜，病乃死。此言气之逆行也。肝受气于心，传之于脾，气舍于肾，至肺而死。心受气于脾，传之于肺，气舍于肝，至肾而死。脾受气于肺，传之于肾，气舍于心，至肝而死。肺受气于肾，传之于肝，气舍于脾，至心而死。肾受气于肝，传之于心，气舍于肺，至脾而死。此皆逆死也。一日一夜五分之，此所以占（占：推测）死者之早暮也。

黄帝曰：五脏相通，移皆有次（移皆有次：移，指疾病传播的路径；次，先后次序）。五脏有病，则各传其所胜。不治，法三月若六月，若三日若六日，传五脏而当死，是顺传其所胜之次。故曰：别于阳者，知病从来；别于阴者，知死生之期，言至其所困而死。

是故风者百病之长也。今风寒客于人（风寒客于人：客，客居之意，意指风侵袭人体，像客居在皮肤腠理之间），使人毫毛毕直，皮肤闭而为热，当是之时，可汗而发也；或痹不仁肿病，当是之时，可汤熨及火灸刺而去之。弗治，病入舍于肺，名曰肺痹，发咳上气。弗治，肺传之肝，

的时候，必到我所不胜之脏，病者乃死。这是病气的逆传。肝受病气于心脏，而又传行于脾脏，其病气留舍于肾脏，传到肺脏，人就死了。心受病气于脾脏，而又传行于肺脏，其病气留舍于肝脏，传到肾脏人就死了。脾受病气于肺脏，而又传行于肾脏，其病气留舍于心脏，传到肝脏人就死了。肺受病气于肾脏，传行于肝脏，病气留舍于脾脏，传到心脏人就死了。肾受气于肝脏，传行于心脏，其病气留舍于肺脏，传到脾脏人就死了。这都是病气逆行的情况。以一日一夜划分为五个阶段，分属五脏，就可以推测出死亡的大体时间。

黄帝接着说：五脏是相通连的，病气的转移，都有一定的次序。假如五脏有病，则各传其所胜；若不能掌握治病的时机，那么多则三个月、六个月，少则三天、六天，传遍五脏而死，这是相克的顺传次序。所以说：能辨别三阳的，可以知道病从何经而来；能辨别三阴的，可以知道病的死生日期，也就是说，某脏到了它受困的时候就死了。

风为六淫之首，所以说它是百病之长。风寒侵袭人体，使人毫毛直竖，皮肤毛孔闭而发热，在这个时候，可用发汗的方法治疗；至风寒入于经络，发生麻痹不仁或肿痛等症状，此时可用汤熨（热敷）及火罐、艾灸、针刺等方法来祛散。如果不及时治疗，病气内传于肺，叫作肺痹，又叫作肝厥，会发生胁痛、吐食的症状，在这

病名曰肝痹，一名曰厥，胁痛出食，当是之时，可按若刺耳。弗治，肝传之脾，病名曰脾风（脾风：指脾受风邪之病证），发瘅（发瘅：发黄），腹中热，烦心出黄，当此之时，可按可药可浴。弗治，脾传之肾，病名曰疝瘕（疝瘕：病名。医解为寒邪与脏气相搏，结聚少腹，冤热而痛，溲出血液者），少腹冤热而痛，出白，一名曰蛊，当此之时，可按可药。弗治，肾传之心，筋脉相引而急，病名曰瘛（瘛 chì：指筋脉拘急相引一类的病），当此之时，可灸、可药。弗治，满十日，法当死。肾因传之心，心即复反传而行之肺，发寒热，法当三岁死，此病之次也。

然其卒（卒：同"猝"）发者，不必治于传，或其传化有不以次（次：顺序，次序），不以次入者。忧恐悲喜怒，令不得以其次，故令人有卒病矣。因而喜则肾气乘矣，怒则肺气乘矣，思则肝气乘矣，恐则脾气乘矣，忧则心气乘矣。此其道也。故病有五，五五二十五变，反其传化。传，乘之名也。

个时候，可用按摩或针刺等方法治疗；如不及时治疗，就会传行于脾，叫作脾风，会发生黄疸，腹中热，烦心，小便黄色等症状，在这个时候，可用按摩、药物或热汤沐浴等方法治疗；如仍不及时治疗，就会传行于肾，叫作疝瘕，会出现少腹烦热疼痛，小便色白而浑浊等症状，又叫作蛊病，在这个时候，可用按摩或用药物等方法治疗；如再不治，病就由肾传于心，发生筋脉牵引拘挛等症状，叫作瘛病，在这个时候，可用艾灸或用药物等方法治疗；如还不治，十日之后，人会死亡。倘若病邪由肾传于心，心又反传于肺脏，发为寒热，病发三日就会死，这是疾病传行的一般次序。

假如是骤然爆发的病，就不必根据这个相传的次序而治。有些病是不依这个次序传变的，如忧、恐、悲、喜、怒这五种情志之病，病邪就不依照这个次序相传，因而使人生了大病。如因喜极伤心，心虚则肾气相乘；或因大怒伤及肝，克它的肺气因而乘之；或因悲伤伤及脾，克它的肝气因而乘之；或因惊恐伤及肾，则肾气虚，脾气因而乘之；或因大忧伤及肺，则肺气内虚，心气因而乘之。这是脏气相乘、使病邪不以次序传变的道理。所以病虽有五变，但能够发生五五二十五变，这和正常的传化是相反的。所谓传化，就是相乘的另一名称。

第十九节 玉机真藏论：以四季脉象断五脏之疾

大骨枯槁，大肉陷下，胸中气满，喘息不便，其气动形，期六月死，真脏脉见，乃予之期日。大骨枯槁，大肉陷下，胸中气满，喘息不便，内痛引肩项，期一月死，真脏见，乃予之期日。大骨枯槁，大肉陷下，胸中气满，喘息不便，内痛引肩项，身热、脱肉破䐃(jùn)。真脏见，十月之内死。大骨枯槁，大肉陷下，肩髓内消（肩髓内消：意为骨髓内消，肩膀不振），动作益衰，真脏来见，期一岁死，见其真脏，乃予之期日。大骨枯槁，大肉陷下，胸中气满，腹内痛，心中不便，肩项身热，破䐃脱肉，目匡陷，真脏见，目不见人，立死；其见人者，至其所不胜之时则死。

急虚身中卒至，五脏绝闭，脉道不通，气不往来，譬于堕溺（堕：倾跌下坠；溺：落水淹没），不可为期。其脉绝不来，若人一息五六至，其形肉不脱，真脏虽不见，犹死也。

真肝脉至，中外急，如循刀刃责责然（责责然：刀作响的声音），如新张弓弦，色青白不泽，毛折，乃死。真心脉至，坚而搏，如循薏苡子累累然（累累然：形容心之真脏

大骨软弱，大肉瘦削，胸中气满，呼吸困难，呼吸时身体振动，为期六个月就要死亡。见了真脏脉，就可以预知死日。大骨软弱，大肉瘦削，胸中气满，喘息困难，胸中疼痛，牵引肩项，死期在一个月内，见了真脏脉，就可预知死期。大骨软弱，大肉瘦削，胸中气满，呼吸困难，胸中疼痛，上引肩颈，周身发热，脱肉破䐃，见了真脏脉十日之内就要死亡。大骨软弱，大肉瘦削，两肩下垂，骨髓内消，动作衰颓，真脏脉未出现，为期一年死亡，若见到真脏脉，就可以预知死日。大骨软弱，大肉瘦削，胸中气满，腹中痛，心中气郁不舒，肩项身上俱热，破䐃脱肉，目眶下陷，真脏脉出现，目不见人，立即死亡；如尚能见人，是精未全脱，到了它所不胜之时，便会死亡。

如果正气暴虚，外邪陡然侵入，仓促获病，五脏气机闭塞，周身脉道不通，气不往来，就好像从高堕下，或落水淹溺一样，这样突然而至的病变，就无法预测死期了。其脉息绝而不至，或跳动异常疾数，一呼脉来五六至，虽然形肉不脱，真脏脉不见，仍然是要死亡的。

肝脏之真脏脉来的时候，中外劲急，如同按在刀口上一样锋利，或如按在新张开的弓弦上一样绷紧，面部显青白颜色而不润泽，毫毛枯焦，人是要死亡的。心脏的真脏脉来的时候，坚而搏指，像循摩薏苡仁那样小而坚实，面色黑而不润泽，毫

脉象短而坚实)，色赤黑不泽，毛折，乃死。真肺脉至，大而虚，如以毛羽中人肤，色白赤不泽，毛折，乃死。真肾脉至，搏而绝，如指弹石辟辟然(辟辟然：形容肾之真脏脉象沉而坚硬)，色黑黄不泽，毛折，乃死。真脾脉至，弱而乍数乍疏，色黄青不泽，毛折，乃死。诸真脏脉见者，皆死不治也。

黄帝曰：见真脏曰死，何也？

岐伯曰：五脏者，皆禀气于胃，胃者五脏之本也。脏气者，不能自致于手太阴，必因于胃气，乃至于手太阴也。故五脏各以其时，自为而至于手太阴也。故邪气胜者，精气衰也。故病甚者，胃气不能与之俱至于手太阴，故真脏之气独见。独见者病胜脏也，故曰死。

帝曰：善。

黄帝曰：凡治病，察其形气色泽，脉之盛衰，病之新故，乃治之，无后其时。形气相得，谓之可治；色泽以浮，谓之易已；脉从四时，谓之可治；脉弱以滑，是有胃气，命曰易治，取之以时。

毛枯焦，人是要死亡的。肺脏的真脏脉来的时候，大而空虚，好像毛羽抚人皮肤一般地轻虚，面部显白赤而不润泽，毫毛枯焦，人就要死亡。肾脏的真脏脉来的时候，搏手如果像绳子般快绷断了，或如以指弹石一样坚实，面部显黑黄而不润泽，毫毛枯焦，人是要死亡的。脾脏的真脏脉来的时候，软弱无力，快慢不匀，面部显黄青颜色而不润泽，毫毛枯焦，人就要死亡。凡是见到五脏真脏脉的，皆为不治的死证。

黄帝问：见到真脏脉象，就要死亡，这是什么道理？

岐伯道：五脏的营养，都赖于胃腑水谷之精微，因此胃是五脏的根本。故五脏之脏脉气，不能自行到达于手太阴寸口，必须依赖胃气的敷布，才能到达手太阴。所以五脏之气能够在其所主之时，以不同的脉象出现于手太阴寸口。如果邪气胜，必定使精气衰。所以病气严重时，胃气就不能与五脏之气一起到达手太阴，而某一脏真脏脉象就单独出现了，真脏脉独见，是邪气胜而脏气伤，所以说人是要死亡的。

黄帝赞道：讲得对。

黄帝接着说：大凡治病，必先诊察形体盛衰，气之强弱，色之润枯，脉之虚实，病之新久，然后及时治疗，不能错过时机。病人形气相称，是可治之症；面色光润鲜明，病亦易愈；脉搏与四时相适应，亦为可治；脉来弱而流利，是有胃气的现象，病亦易治，但必须抓紧时间，及时进行治

第十九节 玉机真藏论：以四季脉象断五脏之疾

形气相失，谓之难治；色夭不泽，谓之难已；脉实以坚，谓之益甚；脉逆四时，为不可治。必察四难而明告之。

所谓逆四时者，春得肺脉，夏得肾脉，秋得心脉，冬得脾脉，其至皆悬绝沉涩者，命曰逆。四时未有脏形，于春夏而脉沉涩，秋冬而脉浮大，名曰逆四时也。

病热脉静，泄而脉大，脱血而脉实，病在中脉实坚，病在外脉不实坚者，皆难治。

黄帝曰：余闻虚实，以决死生，愿闻其情。

岐伯曰：五实（五实：五脏俱受实热闭阻的综合证候）死，五虚（五虚：五脏精气虚损的综合证候）死。

帝曰：愿闻五实五虚。

岐伯曰：脉盛、皮热、腹胀、前后不通、闷瞀（闷瞀 mào：烦乱），此谓五实。脉细、皮寒、气少、泄利前后、饮食不入，此谓五虚。

帝曰：其时有生者，何也？

岐伯曰：浆粥入胃，泄注止，

疗。形气不相称，此谓难治；面色枯槁，没有光泽，病亦难愈；脉实而坚，病必加重；脉与四时相逆，为不可治。必须审察这四种难治之证，清楚地告诉病人。

所谓脉与四时相逆，是春见到肺脉，夏见到肾脉，秋见到心脉，冬见到脾脉，这些脉象都悬绝无根，或沉涩不起的，这就叫作逆四时。如五脏脉气不能随着时令表现于外，在春夏的时令，反见沉涩的脉象，秋冬的时令，反见浮大的脉象，这也叫作逆四时。

热病脉宜洪大而反静，泄泻脉应小而反大，脱血脉应虚而反实，病在中而脉不实坚，病在外而脉反坚实。这些都是脉证相反的情况，都是比较难治的。

黄帝继续说：我听说根据虚实的病情可以预判死生，请你告诉我其中道理。

岐伯说：有五实的得死，有五虚的也得死。

黄帝问：那什么叫作五实、五虚？

岐伯说：脉盛是心受邪盛，皮热是肺受邪盛，腹胀是脾受邪盛，二便不通是肾受邪盛，闷瞀是肝受邪盛，这叫作五实。脉细是心气不足，皮寒是肺气不足，气少是肝气不足，泄痢前后是肾气不足，饮食不入是脾气不足，这叫作五虚。

黄帝问：五实、五虚，有时也有痊愈的，又是什么道理呢？

岐伯说：能够吃些粥浆，慢慢地胃气

则虚者活；身汗得后利（后利：大便通利），则实者活。此其候也。

恢复，大便泄泻停止，则虚者也可以痊愈。如若原来身热无汗的，而现在出汗了，原来二便不通的，而现在大小便通利了，则实者也可以痊愈。这就是五虚、五实能够决断死生的道理。

【解要】

　　本节主要论述四时五脏的平脉，太过和不及的病脉，脉象与四时的关系，以及真脏脉的脉象特点与预后，阐述五脏疾病的传变规律等问题，并举出了太过与不及的病证。

　　病邪在五脏的传播是有规律的，治疗疾病需要掌握这一规律，比如，五脏的真脏脉出现，人就必死无疑；如果脉象与四时相逆，人体出现五实、五虚的情况，病就难以治好；疾病的传变，又有一定的次序，五志或促发之病，与外感六淫的传变不同，临证要在病邪由浅入深的过程中，及时治疗，否则病邪深入，不仅疗效不高，疾病发展，预后也会不良。

　　因此，运用望、闻、问、切四诊，要从病人身上去体验，并要把气候的变化和周围环境结合起来进行分析。

第二十节 三部九候论：天地人的联系与盛衰之变

【题解】

《素问》篇二十的原名为"决死生"，后王冰将其改为"三部九候"。

三部九候，即头上三候、手上三候、脚上三候。九候，实际上就是九组穴位。本节主要论述三部九候的诊断方法，通过诊察三部九候的脉象变化，以判断疾病的变化和预死生。

【原文】

黄帝问曰：余闻九针（九针：即九种针具的总称。九针的形状、用途各异，据情选用，方可去病）于夫子，众多博大，不可胜数。余愿闻要道，以属子孙，传之后世，著之骨髓，藏之肝肺，歃（shà）血而受，不敢妄泄。令合天道，必有终始，上应天光星辰历纪（上应天光星辰历纪：天光星辰，即日月星辰；历纪，在三百六十五度内的方位划分，也就是常说的九宫二十八宿位置），下副四时五行，贵贱更立，冬阴夏阳，以人应之奈何？愿闻其方。

岐伯对曰：妙乎哉问也！此天地之至数（至数：中医诊脉，病人脉搏在常人一呼吸间跳动的次数叫作"至数"。快的叫"数"，慢的叫"迟"）。

帝曰：愿闻天地之至数，合于人形血气，通决死生，为之奈何？

【译文】

黄帝问道：我听先生讲了九针原理后，觉得丰富广博，不可尽述。希望进一步了解其中的道理，以嘱咐子孙，传于后世，铭心刻骨，永志不忘，并严守誓言，不敢妄泄。如何使这些道理符合天道的规律，有始有终，上应于日月星辰节气之数，下合四时五行阴阳盛衰的变化，人怎样才能适应这些自然规律呢？希望你讲解这方面的道理。

岐伯回答说：问得多好啊！这是天地间至为深奥的道理。

黄帝说：我很想听听天地的至理，使它与人的形体气血相通，以决断死生，怎样才能做到呢？

岐伯曰：天地之至数，始于一，终于九焉。一者天，二者地，三者人，因而三之，三三者九，以应九野。故人有三部，部有三候，以决死生，以处百病，以调虚实，而除邪疾。

帝曰：何谓三部？

岐伯曰：有下部，有中部，有上部，部各有三候，三候者，有天有地有人也，必指而导之，乃以为真。故下部之天以候肝，地以候肾，人以候脾胃之气。

帝曰：中部之候奈何？

岐伯曰：亦有天，亦有地，亦有人。天以候肺，地以候胸中之气，人以候心。

帝曰：上部以何候之？

岐伯曰：亦有天，亦有地，亦有人。天以候头角之气，地以候口齿之气，人以候耳目之气。三部者，各有天，各有地，各有人。三而成天，三而成地，三而成人，三而三之，合则为九。九分为九野，九野为九脏。故神脏五，形脏四，

（神脏五，形脏四：神脏五，指藏无形之气者为神脏，有五，即肝、心、脾、肺、肾，五脏所藏之神的具体名称是心藏神，肺藏魄，肝藏魂，脾藏意，肾藏志。形脏四，指胃、

岐伯说：天地的至数，始于一，终止于九。一奇数为阳，代表天，二偶数为阴，代表地，人生天地之间，故以三代表人；天地人合而为三，三三为九，以应九野之数。所以人有三部脉，每部各有三候，可以用它来决断死生，处理百病，从而调治虚实，祛除病邪。

黄帝问道：什么叫作三部呢？

岐伯说：有下部，有中部，有上部。每部各有三候，所谓三候，是以天、地、人来代表的。必须有老师的当面指导，方能懂得部候准确之处。下部之天可以候肝脏之病变，下部之地可以候肾脏之病变，下部之人可以候脾胃之病变。

黄帝问：中部之候怎样？

岐伯说：中部亦有天、地、人三候。中部之天可以候肺脏之病变，中部之地可以候胸中之病变，中部之人可以候心脏之病变。

黄帝问：上部之候又怎样？

岐伯说：上部也有天、地、人三候。上部之天可以候头角之病变，上部之地可以候口齿之病变，上部之人可以候耳目之病变。三部之中，各有天，各有地，各有人。三候为天，三候为地，三候为人，三三相乘，合为九候。脉之九候，以应地之九野，以应人之九脏。所以人有肝、肺、心、脾、肾五神脏和膀胱、胃、大肠、小肠四形脏，合为九脏。若五脏以败，必见

大肠、小肠、膀胱四腑,都是传导有形之物的脏器),合为九脏。五脏已败,其色必夭,夭必死矣。

帝曰:以候奈何?

岐伯曰:必先度其形之肥瘦,以调其气之虚实,实则泻之,虚则补之。必先去其血脉,而后调之,无问其病,以平为期。

帝曰:决死生奈何?

岐伯曰:形盛脉细,少气不足以息者危。形瘦脉大,胸中多气者死。形气相得者生,参伍不调者病(参伍不调:指脉动错乱不协调)。三部九候皆相失者死。上下左右之脉相应如参舂者(舂chōng者:参差不齐)病甚,上下左右相失不可数者死。中部之候虽独调,与众脏相失者死。中部之候相减者死。目内陷者死。

帝曰:何以知病之所在?

岐伯曰:察九候独小者病,独大者病,独疾者病,独迟者病,独热者病,独寒者病,独陷下者病。以左手足上,上去踝五寸按之,庶右手足当踝而弹之,其应过五寸以上蠕(rú)蠕然者,不病;其应疾;中手浑浑然者,病;中手徐徐然

神色枯槁,枯槁者是病情危重,乃至死亡征象。

黄帝问:诊察的方法是怎样的?

岐伯说:必先度量病人的身形肥瘦,了解它的正气虚实,实证用泻法,虚症用补法。但必先去除血脉中的凝滞,而后调补气血的不足,不论治疗什么病都是以达到气血平调为准则的。

黄帝问:怎样决断死生?

岐伯说:形体盛,脉反细,气短,呼吸困难,危险;形体瘦弱,脉反大,胸中喘满而多气,主死。一般而论,形体与脉一致的主生;若脉象不调者主病。三部九候之脉与疾病完全不相适应的,主死。上下左右之脉,相应鼓指如春杵捣谷,参差不齐,病必严重。若见上下之脉相差甚大,而又息数错乱不可计数的,是死候。中部之脉虽然独自调匀,而与其他众脏不相协调的,也是死候。中部之脉较上下两部偏少,也是死候。目内陷的为正气衰竭的现象,也是死候。

黄帝问:怎样知道病的部位呢?

岐伯说:从诊察九候脉的异常变化,就能知病变部位。九候之中,有一部独小,或独大,或独疾,或独迟,或独热,或独寒,或独陷下(沉伏),均是有病的现象。以左手在病人的左足上,距离内踝五寸处按着,以右手指在病人足内踝上轻弹,医者的左手即有振动的感觉,如其振动的范围超过五寸以上,蠕蠕而动,为正常现象;

者，病。其应上不能至五寸，弹之不应者，死。是以脱肉身不去者（身不去：身体虚弱不能行动。去，行），死。中部乍疏乍数者，死。其脉代而钩者，病在络脉。九候之相应也，上下若一，不得相失。一候后则病，二候后则病甚，三候后则病危。所谓后者，应不俱也（不俱：不一致）。察其腑脏，以知死生之期，必先知经脉，然后知病脉。真脏脉见者，胜死。足太阳气绝者，其足不可屈伸，死必戴眼。

帝曰：冬阴夏阳，奈何？

岐伯曰：九候之脉，皆沉细悬绝者为阴，主冬，故以夜半死。盛躁喘数者为阳，主夏，故以日中死。是故寒热病者，以平旦死（平旦死：用四时来划分死亡时间）。热中及热病者，以日中死。病风者，以日夕死。病水者，以夜半死。其脉乍疏乍数，乍迟乍疾者，日乘四季死。形肉已脱，九候虽调，犹死。七诊虽见，九候皆从者，不死。所言不死者，风气之病，及经月之

如其振动急剧而大，应手快速而混乱不清的，为病态；若振动微弱，应手迟缓，应为病态；如若振动不能上及五寸，用较大的力量弹之，仍没有反应，是为死候。身体极度消瘦，体弱不能行动，是死亡之征。中部之脉或快或慢，无规律，为气脉败乱之兆，亦为死征。如脉代而钩，为病在络脉。九候之脉，应相互适应，上下如一，不应该有参差。如九候之中有一候不一致就是病态；二候不一致，病就严重了；三候不一致，则病必危险。所谓不一致，就是九候之间，脉动不相对应。诊察病邪所在的脏腑，以知死生的时间。临症诊察，必先知道正常之脉，然后才能知道有病之脉；若见到真脏脉象，到了胜己的时间，人会死亡。足太阳经脉气绝，则两足不能屈伸，死亡之时，必两目上视。

黄帝问：冬为阴，夏为阳，脉象与之相应如何？

岐伯说：九候的脉象，都是沉细悬绝的，为阴，主冬令，这种病死于阴气极盛的夜半。如脉盛大躁动喘而疾数的，为阳，主夏令，这种病死于阳气旺盛的日中。寒热交作的病，死于阴阳交会的平旦之时。热中及热病，死于日中阳极之时。病风死于傍晚阳衰之时。病水死于夜半阴极之时。其脉象忽疏忽数，忽迟忽急，乃脾气内绝，死于辰戌丑未之时，也就是平旦、日中、日夕、夜半、日乘四季的时候。若形坏肉脱，虽九候协调，还是死亡的征象。假使七诊之脉虽然出现，而九候都顺于四时的，就不一定是

第二十节 三部九候论：天地人的联系与盛衰之变

病,似七诊之病(七诊之病:指七种病脉,即独陷小者病、独大者病、独疾者病、独迟者病、独热者病、独寒者病、独陷下者病)而非也,故言不死。若有七诊之病,其脉候亦败者死矣。必发哕噫。必审问其所始病,与今之所方病,而后各切循其脉,视其经络浮沉,以上下逆从循之。其脉疾者不病,其脉迟者病,脉不往来者死。皮肤著者死。

帝曰:其可治奈何?

岐伯曰:经病者,治其经;孙络病者,治其孙络血;血病身有痛者,治其经络。其病者在奇邪(奇邪:病因学名词。指留于大络之邪),奇邪之脉则缪刺之。留瘦不移,节而刺之。上实下虚,切而从之,索其结络脉,刺出其血,以见通之。瞳子高者,太阳不足;戴眼者,太阳已绝。此决死生之要,不可不察也。

死候。所说不死的病,指新感风病,或月经之病,虽见类似七诊之病脉,而实不相同,所以说不是死候。若七诊出现,其脉候有败坏现象的,这是死征,死的时候,必发呃逆等证。所以治病之时,必须详细询问病人的起病情形和现在症状,然后按各部分,切其脉搏,以观察其经络的浮沉,以及上下逆顺。如其脉来流畅的,不病,脉来迟缓的,是病;脉不往来的,是死候,久病肉脱,皮肤干枯着于筋骨的,亦是死候。

黄帝问:那些可治的病,应怎样治疗呢?

岐伯说:病在经的,刺其经;病在孙络的,刺其孙络使它出血;血病而有身痛症状的,则治其经与络。若病邪留在大络,则用右病刺左、左病刺右的缪刺法治之。若邪气久留不移,应斟酌刺之。上实下虚,当切按气脉,而探索气脉络郁结的所在,刺出其血,以通其气。如目上视的,是太阳经气不足。目上视而又直愣不动的,是太阳经气已绝。这是判断死生的要诀,不可不认真研究。

【解要】

　　三部九候是诊断疾病的一种方法。本节详细记载了三部九候的部位及所属之脏腑,论述用这种方法诊断疾病的一般原则,并通过诊察三部九候脉象的变化,以判断疾病的变化和预见死生,阐述了脉象的冬阴夏阳在临床上的运用。

　　重点掌握三部九候的部位,及所属之脏腑不同病变(经病、经络病、血病、奇邪)所采取的不同针刺治疗手法,掌握经病、孙络病、血病、奇邪等病的治法,并要注意七诊与九候合参,以判断疾病的预后。

第二十一节　经脉别论：环境、情志诸因素对经脉的影响

【题解】

本节的别论有两种解释：一言区别，此指三阴三阳经脉各不相同，互有区别；另一种说法是此篇所论经脉特殊而不同于一般，即指本篇所论诊断经脉变化，可以决人之生死，并非一般论述经脉的文章。这里取后一种说法，即由于本节以论述经脉病变为中心，与一般常论不同，故名为"经脉别论"。

【原文】

黄帝问曰：人之居处、动静、勇怯，脉亦为之变乎？

岐伯对曰：凡人之惊恐恚（恚：恨、怒）劳动静，皆为变也。是以夜行则喘（喘：此处并非"气喘"之"喘"，而是指因惊恐恚劳动静，脉气发生的变化）出于肾，淫气病肺。有所堕恐，喘出于肝，淫气害脾。有所惊恐，喘出于肺，淫气伤心。度水跌仆，喘出于肾与骨。当是之时，勇者气行则已，怯者则着而为病也。

故曰：诊病之道，观人勇怯骨肉皮肤，能知其情，以为诊法也。

【译文】

黄帝问道：人们的居住环境、肢体动静、神志的勇敢、怯懦有所不同，其经脉血气也随着变化吗？

岐伯回答说：人在惊恐、忿怒、劳累、动或静的情况下，经脉血气都要受到影响而发生变化。所以夜间远行劳累，恐惧之气出于肾脏，气逆妄行就会侵犯肺脏。若因坠堕而受到恐吓，就会扰动肝气，气逆妄行就会侵犯脾脏。或有所惊恐，逆气出于肺脏，气逆妄行就会侵犯心脏。渡水而跌仆，跌仆伤骨，则逆气出于肾和骨。在这种情况下，身体强盛的人，气血畅行，不会出现什么病变；怯弱的人，气血留滞，就会发生病变。

所以说：诊察疾病，观察病人的勇怯及骨骼、肌肉、皮肤的变化，便能了解病情，并以此作为诊病的基础。

第二十一节 经脉别论：环境、情志诸因素对经脉的影响

故饮食饱甚，汗出于胃；惊而夺精，汗出于心；持重远行，汗出于肾；疾走恐惧，汗出于肝；摇体劳苦，汗出于脾。故春秋冬夏，四时阴阳，生病起于过用（生病起于过用：人生病是因为对身体的过度使用），此为常也。

食气入胃，散精于肝，淫气于筋（淫气于筋：淫，为动词，指侵袭、浸渍。这里指食物经过胃的消化和肝脏的分解，将精微物质渐浸到筋上）。食气入胃，浊气归心，淫精于脉。脉气流经，经气归于肺，肺朝百脉，输精于皮毛。脉合精，行气于腑，腑精神明，留于四脏。气归于权衡，权衡以平，气口成寸，以决死生。

饮入于胃，游溢精气，上输于脾；脾气散精，上归于肺，通调水道，下输膀胱。水精四布，五经并行（水精四布，五经并行：水精，指食物经人体各脏器分解以后形成的津液。如汗为心之液，涕为肺之液，泪为肝之液，涎为脾之液，唾为肾之液；五经，指心肝脾肺肾之经），合于四时五脏阴阳，揆度（揆度：猜测，测度）以为常也。

在饮食过饱的时候，则食气蒸发而汗出于胃。惊则神气浮越，心气受伤而汗出于心。负重而远行的时候，则骨劳气越，肾气受伤而汗出于肾。疾走而恐惧的时候，由于疾走伤筋，恐惧伤魂，则肝气受伤而汗出于肝。劳力过度的时候，由于脾主肌肉四肢，则脾气受伤而汗出于脾。所以春、夏、秋、冬四季阴阳的变化都有其极限，人在这些变化中所发生疾病，就是因为对身体的劳用过度所致，这是通常的道理。

五谷入胃，其所化生的一部分精微之气输散到肝脏，再由肝将此精微之气滋养于筋。五谷入胃，其所化生的另一部分精微之气，注入于心，再由心将此精气滋养于血脉。血气流行在经脉之中，到达肺，肺又将血气输送到全身百脉中去，最后把精气输送到皮毛。皮毛和经脉的精气相合，并流归入六腑，六腑中精微之气，通过不断变化，周流于四脏。这些正常的生理活动，都要取决于气血阴阳的平衡。气血阴阳平衡，则表现在气口的脉搏变化上，气口的脉搏，可以判断疾病的死生。

水液入胃以后，流溢布散其精气，上行输送于脾，经脾对精微的布散转输，上归于肺，肺主清肃而司治节，肺气运行，通调水道，下输于膀胱。如此则水精四布，外而布散于皮毛，内而灌输于五脏之经脉，并能合于四时寒暑的变易和五脏阴阳的变化，做出适当的调节，这就是经脉的正常生理现象。

太阳脏独至,厥喘虚气逆,是阴不足阳有余也,表里当俱泻,取之下俞(下俞:人体有十二俞穴,都在四肢部位,而下俞则多是在腿和脚)。阳明脏独至,是阳气重并也,当泻阳补阴,取之下俞。少阳脏独至,是厥气也,跷前卒大(跷前卒大:卒,突然、仓促。指阳跷脉突然变大),取之下俞。少阳独至者,一阳之过也。太阴脏搏者,用心省真,五脉气少,胃气不平,三阴也,宜治其下俞,补阳泻阴。一阳独啸,少阳厥也,阳并于上,四脉争张,气归于肾,宜治其经络,泻阳补阴。一阴至,厥阴之治也,真虚痛心,厥气留薄,发为白汗,调食和药,治在下俞。

帝曰:太阳脏何象?

岐伯曰:象三阳而浮也。

帝曰:少阳脏何象?

岐伯曰:象一阳也,一阳脏者,滑而不实也。

帝曰:阳明脏何象?

岐伯曰:象大浮也。太阴脏

太阳经脉偏盛,则发生厥逆、喘息、虚气上逆等症状,这是阴不足而阳有余的缘故,表里两经俱当用泻法,取足太阳经的束骨穴和足少阴经的太溪穴。阳明经脉偏盛,是太阳、少阳之气重汇于阳明,当用泻阳补阴的治疗方法,泻足阳明经的陷谷穴,补太阴经的太白穴。少阳经脉偏盛,是厥气上逆,所以阳跷脉前的少阳经猝然盛大,当取足少阳经的临泣穴。少阳经脉偏盛而独至,就是少阳太过。太阴经脉鼓搏有力,应当细心地审查是否真脏脉至,若五脏之脉均气少,胃气又不平和,这是太阴太过的缘故,应当用补阳泻阴的治疗方法,补足阳明之陷谷穴,泻足太阴之太白穴。二阴经脉独盛,是少阴厥气上逆,而阳气并越于上,心、肝、脾、肺四脏受其影响,四脏之脉争张于外,病的根源在于肾,应治其表里的经络,泻足太阳经的经穴昆仑、络穴飞扬,补足少阴的经穴复溜,络穴大钟。一阴经脉偏盛,是厥阴所主,出现真气虚弱,心中酸痛不适的症状,厥气滞留于经脉与正气相搏而发为大汗,应该注意饮食调养和药物的治疗,如用针刺,当取决阴经下部的太冲穴,以泄其邪。

黄帝问:太阳经的脉象是怎样的呢?

岐伯说:其脉象似三阳之气浮盛于外,所以脉浮。

黄帝问:少阳经的脉象是怎样的呢?

岐伯说:其脉象似一阳经脉一样,脉象滑而不实。

黄帝问:阳明经的脉象是怎样的呢?

岐伯说:其脉象大而浮。太阴经的脉象

第二十一节　经脉别论：环境、情志诸因素对经脉的影响

搏，言伏鼓也；二阴搏至，肾沉不浮也。

搏动，虽沉伏而指下仍搏击有力；二阴经脉搏动，是肾脉沉而不浮的现象。

【解要】

　　本节主要论述环境、情志的变化和体力的劳逸、饮食等都影响着脉象，临床诊断，必须结合观察病人身体的强弱、骨肉皮肤的形态等，才能正确地了解病情。

　　文中首先讨论了惊恐恚劳逸过用等原因，以致经脉、五脏失其正常的变化，五脏功能紊乱而导致喘、汗等病变；继论经脉在饮食生化输布过程中的作用，并通过介绍饮食物的消化、吸收、输布过程，指出其主要是依靠脾的运化和肺的输布，得以营养全身；再阐明切脉独取寸口以决死生的原理；最后讲述三阴三阳脏气独至的病变、脉象及治法。

第二十二节 藏气法时论：四时五行五治之法

【题解】

　　法时，即取法四时。而藏气法时是指五脏之气的生克制化，是取决于四时五行的。本节论述五脏六腑之气的生理、人体运行状态对疾病演变与"时"的关系，及其病的传变、预后、治法与药食五味配比，都是取法于四时五行的演变规律，所以名为"藏气法时论"。藏象学说不仅从"象"来概括"藏"的本质，而且从人与自然的相互联系中把握生命活动的规律。

【原文】

　　黄帝问曰：合人形以法四时五行而治（法四时五行而治：意思是根据四时五行相生相克的规律去制定治疗的方案），何如而从？何如而逆？得失之意，愿闻其事。

　　岐伯对曰：五行者，金木水火土也，更贵更贱（更贵更贱：更，更替。贵、贱，不是指身份地位价值，而是指五行运行的强弱程度），以知死生，以决成败，而定五脏之气，间甚之时，死生之期也。

　　帝曰：愿卒闻之。

　　岐伯曰：肝主春，足厥阴少阳主治，其日甲乙；肝苦急，急食甘以缓之。心主夏，手少阴太

【译文】

　　黄帝说：结合人体，取法四时五行的生克制化规律，是救治疾病的法则，那么，怎样是从？怎样是逆？我想了解治法中的从逆和得失是怎么一回事。

　　岐伯回答说：五行就是金、木、水、火、土，配合时令气候，有衰旺盛克的变化，从这些变化中可以测知疾病的死生，分析医疗的成败，并能确定五脏之气的盛衰、疾病轻重的时间，以及死生的日期。

　　黄帝说：我想听你详尽地讲解一下。

　　岐伯说：肝属木、旺于春，春天是足厥阴和足少阳主治的时间，肝胆旺日为甲乙；肝苦拘急，宜急食甘以缓之。心属火，旺于

第二十二节 藏气法时论：四时五行五治之法

阳主治，其日丙丁；心苦缓，急食酸以收之。脾主长夏，足太阴阳明主治，其日戊己；脾苦湿（苦：患也，困也，即难以忍受的意思），急食苦以燥之。肺主秋，手太阴阳明主治，其日庚辛；肺苦气上逆，急食苦以泄之。肾主冬，足少阴太阳主治，其日壬癸；肾苦燥，急食辛以润之。开腠理，致津液，通气也。

病在肝，愈于夏；夏不愈，甚于秋；秋不死，持于冬；起于春，禁当风。肝病者，愈在丙丁；丙丁不愈，加于庚辛；庚辛不死，持于壬癸，起于甲乙。肝病者，平旦慧，下晡（下晡：申后五刻，即下午五时三刻）甚，夜半静。肝欲散，急食辛以散之，用辛补之，酸泻之。

病在心，愈在长夏；长夏不愈，甚于冬；冬不死，持于春，起于夏，禁温食热衣。心病者，愈在戊己；戊己不愈，加于壬癸；壬癸不死，持于甲乙，起于丙丁。心病者，日中慧（日中：午

夏，夏天是手少阴和手太阳主治的时间；心与小肠的旺日为丙丁；心气过缓则心气虚而散，酸味能收敛，故宜急食酸以收之。脾属土，旺于长夏，长夏是足太阴和足阳明主治的时间，脾与胃的旺日为戊己；脾性恶湿，湿盛则伤脾，苦味能燥湿，故宜急食苦以燥之。肺属金，旺于秋，秋天是手太阴和手阳明主治的时间，肺与大肠的旺日为庚辛；肺主气，其性清肃，若气上逆则肺病，苦味能泄，故宜急食苦以泄之。肾属水，旺于冬，冬天是足少阴与足太阳主治的时间，所以肾与膀胱的旺日为壬癸；肾为水脏，喜润而恶燥，故宜急食辛以润之。如此可以开发腠理，运行津液，通畅五脏之气。

肝脏有病，在夏季当愈，若至夏末不愈，到秋季病情就要加重；如秋季不死，至冬季病情就会维持稳定，到来年春季，病即好转。因风气通于肝，故肝最禁忌受风。有肝病的人，愈于丙丁日；如果丙丁日不愈，到庚辛日病就加重；如果庚辛日不死，到壬癸日病情就会维持稳定，到了甲乙日病即好转。患肝病的人，在早晨的时候精神清爽，傍晚的时候病就加重，到半夜时便安静下来。肝喜豁达而恶抑郁，故肝病急用辛味以散之，以辛味补之，以酸味泻之。

心脏有病，愈于长夏，若至长夏不愈，到了冬季病情就会加重；如果在冬季不死，到了明年的春季病情就会维持稳定，到了夏季病即好转。心脏有病的人应禁忌温热食物，衣服也不能穿得太暖。心脏有病的人，在戊己日愈；如果戊己日不愈，到壬癸日病就加重；如果在壬癸日不死，到甲乙日病情就会维持稳定，到

时，火旺之时），夜半甚，平旦静（平旦：平旦属卯，为木旺之时）。心欲耎，急食咸以软之，用咸补之，甘泻之。

病在脾，愈在秋；秋不愈，甚于春；春不死，持于夏，起于长夏，禁温食饱食，湿地濡衣。脾病者，愈在庚辛；庚辛不愈，加于甲乙；甲乙不死，持于丙丁，起于戊己。脾病者，日昳慧，日出甚，下晡静。脾欲缓，急食甘以缓之，用苦泻之，甘补之。

病在肺，愈在冬；冬不愈，甚于夏；夏不死，持于长夏，起于秋，禁寒饮食、寒衣。肺病者，愈在壬癸；壬癸不愈，加于丙丁；丙丁不死，持于戊己，起于庚辛。肺病者，下晡慧，日中甚，夜半静。肺欲收，急食酸以收之，用酸补之，辛泻之。

病在肾，愈在春；春不愈，甚于长夏；长夏不死，持于秋，起于冬，禁犯焠㶳热食（焠㶳热食：烹烧过度的食物）温炙衣（温炙衣：

丙丁日病即好转。心脏有病的人，在中午的时候神情爽朗，半夜时病就加重，早晨时便安静了。心病欲柔软，宜急食咸味以软之，以咸味补之，以甘味泻之。

脾脏有病，愈于秋季，若至秋季不愈，到春季病就加重；如果在春季不死，到夏季病情就会维持稳定，到长夏的时间病即好转。脾病禁吃温热性食物及饮食过饱，禁居湿地、穿湿衣等。脾有病的人，愈于庚辛日；如果在庚辛日不愈，到甲乙日加重；如果在甲乙日不死，到丙丁日病情就会维持稳定，到了戊己日病即好转。脾有病的人，在午后的时间精神清爽，日出时病就加重，傍晚时便安静了。脾脏病需要缓和，甘能缓中，故宜急食甘味以缓之，以苦泻之，以甘补之。

肺脏有病，愈于冬季，若至冬季不愈，到夏季病就加重；如果在夏季不死，至长夏时病情就会维持稳定，到了秋季病即好转。肺病禁寒冷饮食及穿得太单薄。肺有病的人，愈于壬癸日；如果在壬癸日不愈，到丙丁日病就加重；如果在丙丁日不死，到戊己日病情就会维持稳定，到了庚辛日，病即好转。肺有病的人，傍晚的时候精神清爽，到中午时病就加重，到半夜时便安静了。肺气欲收敛，宜急食酸味以收敛，用酸味补之，用辛味泻之。

肾脏有病，愈于春季，若至春季不愈，到长夏时病就加重；如果在长夏不死，到秋季病情就会维持稳定，到冬季病即好转。肾病禁食过热的食物和穿经火烘烤过的衣服。

第二十二节 藏气法时论:四时五行五治之法

指经过火烘的衣服)。肾病者,愈在甲乙;甲乙不愈,甚于戊己;戊己不死,持于庚辛,起于壬癸。肾病者,夜半慧,四季甚(四季甚:这里意指辰、戌、丑、未四个时辰),下晡静。肾欲坚,急食苦以坚之,用苦补之,咸泻之。

夫邪气之客于身也,以胜相加(加:侵犯),至其所生而愈,至其所不胜而甚,至于所生而持,自得其位而起。必先定五脏之脉,乃可言间甚之时,死生之期也。

肝病者,两胁下痛引少腹,令人善怒;虚则目䀮䀮无所见(目䀮huāng䀮无所见:眼睛昏花,视物不清),耳无所闻,善恐,如人将捕之。取其经,厥阴与少阳。气逆,则头痛,耳聋不聪,颊肿,取血者(取血者:放血)。

心病者,胸中痛,胁支满,胁下痛,膺背肩甲间痛,两臂内痛;虚则胸腹大,胁下与腰相引而痛。取其经,少阴太阳,舌下血者。其变病,刺郄(郄xì:阴郄穴)中血者。

脾病者,身重善肌(肌:此处意指"饥"),肉痿,足不收,行善

肾有病的人,愈于甲乙日;如果在甲乙日不愈,到戊己日病就加重;如果在戊己日不死,到庚辛日病情就会维持稳定,到壬癸日病即好转。肾有病的人,在半夜的时候精神清爽,在一日当中辰、戌、丑、未四个时辰病情加重,在傍晚时便安静了。肾主必藏,其气欲坚,需要补,宜急食苦味以坚之,用苦味补之,用咸味泻之。

凡是邪气侵袭人体,都是以胜相加,病至其所生之时而愈,至其所不胜之时而甚,至其所生之时而病情稳定,至其自旺之时病情好转。但必须先明确五脏的平脉,然后才能推测疾病的轻重时间及死生的日期。

肝脏有病,则两胁下疼痛,牵引少腹,使人多怒,这是肝气实;如果肝气虚,则出现两目昏花而视物不明,两耳也听不见声音,多恐惧,好像有人要逮捕他一样。治疗时,取刺厥阴和少阳两经穴位。如肝气上逆,则头痛、耳聋而听觉失灵、颊肿,应取厥阴、少阳经脉,刺出其血。

心脏有病,则出现胸中痛,胁部支撑胀满,胁下痛,胸膺部、背部及肩胛间疼痛,两臂内侧疼痛,这是心实;如果心虚,则出现胸腹部胀大,胁下和腰部牵引作痛。治疗时,取刺少阴和太阳两经穴位,并刺舌下廉泉穴以出其血。如病情有变化,与初起不同,则刺阴郄穴出血。

脾脏有病,则出现身体沉重,易饥,肌肉痿软无力,两足弛缓不收,行走时容易抽

·115·

瘛（善瘛：瘛，中医指手脚痉挛，口歪眼斜的症状。亦称"抽风"），脚下痛；虚则痛满肠鸣，飧泄食不化。取其经，太阴阳明，少阴血者。

肺病者，喘咳逆气，肩背痛，汗出，尻（尻：指屁股，脊骨的末端，尻骨（坐骨）），阴股、膝、髀、腨、胻、足皆痛；虚则少气，不能报息，耳聋嗌干。取其经，太阴足太阳之外，厥阴内，血者。

肾病者，腹大胫肿，喘咳身重，寝汗出，憎风；虚则胸中痛，大腹小腹痛，清厥，意不乐。取其经，少阴太阳血者。

肝色青，宜食甘，粳米、牛肉、枣、葵，皆甘。心色赤，宜食酸，小豆、犬肉、李、韭，皆酸。肺色白，宜食苦，麦、羊肉、杏、薤（薤 xiè：藠头），皆苦。脾色黄，宜食咸，大豆、豕肉、栗、藿，皆咸。肾色黑，宜食辛，黄黍、鸡肉、桃、葱，皆辛。辛散，酸收，甘缓，苦坚，咸软。

毒药攻邪，五谷为养，五果为助，五畜为益，五菜为充，气味合而服之，以补精益气。

搐，脚下疼痛，这是脾实；若脾虚则腹部胀满，肠鸣，泻下而食物不化。治疗时，取刺太阴、阳明和少阴经穴，刺出其血。

肺脏有病，则喘咳气逆，肩背部疼痛，出汗，尻、阴、股、膝、小腿肚、小腿下半部、足等部皆疼痛，这是肺实；如果肺虚，就出现少气，呼吸困难而难于接续，耳聋，咽干等症状。治疗时，取刺太阴、足太阳经脉的外侧，厥阴经脉内侧，刺出其血。

肾脏有病，则腹部胀大，胫部浮肿，气喘，咳嗽，身体沉重，睡后出汗，恶风，这是肾实；如果肾虚，就会出现胸中疼痛，大腹和小腹疼痛，四肢厥冷，情绪烦闷。治疗时，取刺足少阴和足太阳经穴，刺出其血。

肝主青色，肝病宜食甘味，粳米、牛肉、枣、葵菜都是属于味甘的。心主赤色，心病宜食酸味，小豆、犬肉、李、韭都是属于酸味的。肺主白色，肺病宜食苦味，小麦、羊肉、杏、薤都是属于苦味的。脾主黄色，脾病宜食咸味，大豆、猪肉、栗、藿都是属于咸味的。肾主黑色，肾病宜食辛味，黄黍、鸡肉、桃、葱都是属于辛味的。五味的功用：辛味能发散，酸味能收敛，甘味能缓急，苦味能坚燥，咸味能软坚。

凡药物都是可用来攻逐病邪的，五谷则用以充养五脏之气，五果帮助五谷以营养人体，五畜用以补益五脏，五菜用以充养脏腑，气味调和而服食，可以补益精气。这五类食

第二十二节 藏气法时论：四时五行五治之法

此五者，有辛酸甘苦咸，各有所利，或散或收，或缓或急，或坚或软，四时五脏病，随五味所宜也。

物，各有辛、酸、甘、苦、咸的不同气味，各有利于某一脏气，或散、或收、或缓、或急、或坚、或软等，在运用的时候，要配合春、夏、秋、冬四时和五脏之气的偏盛偏衰，治病要根据五味所宜。

【解要】

本节重点讲解"合人形以法四时五行五治"的道理，根据四时阴阳五行变化规律，阐述人体五脏的生理，五脏病的"愈""甚""持""起"的时日禁忌以及运用药物、食五味等调治的原则，即我们可以通过这种对应关系，来推测病人的病情变化，调节病人的饮食，制定病人的用药原则。本节还列举了五脏虚实的证候及具体治法，最后论述五色、五味及五谷、五果、五畜、五菜对五脏之所宜，也就是五谷为养，五果为助，五畜为益，五菜为充，气味合而服之，以补精益气。

第二十三节　宣明五气论：五味与五脏对应关系

【题解】

宣明，意指公开表明，毫无隐瞒；五气，就是指心、肝、脾、肺、肾五脏之气。本节以五脏为中心，运用五行学说，对人的日常生活、发病因素、脏腑功能、病情变化、脉搏形象、药物性味、饮食宜忌等进行分类归纳，全面而详细地阐述五脏经气在人体各种状况下相互影响变化，以作为临床诊断和治疗用药的指导原则，故以"宣明五气论"为名。

【原文】

五味所入：酸入肝，辛入肺，苦入心，咸入肾，甘入脾，是谓五入。

五气所病：心为噫（噫，表示悲痛或叹息），肺为咳，肝为语，脾为吞（吞：脾病时出现的吞咽症，如吞酸等），肾为欠、为嚏。胃为气逆、为哕（哕：呕吐，气逆）、为恐，大肠、小肠为泄，下焦溢为水，膀胱不利为癃（癃：小便不畅，淋沥点滴而出）、不约为遗溺，胆为怒，是谓五病。

五精所并：精气并于心则善；并于肺则悲；并于肝则忧；并于脾则畏；并于肾则恐。是谓五并，虚而相并者也。

【译文】

酸、辛、苦、咸、甘五味各为其所喜的脏腑吸收：酸味入肝，辛味入肺，苦味入心，咸味入肾，甘味入脾。这叫饮食五味之所入。

五脏之气失调后所发生的病变：心气失调则噫气；肺气失调则咳嗽；肝气失调则多言；脾气失调则吞酸；肾气失调则为呵欠、喷嚏；胃气失调则为哕逆，或有恐惧感；大肠、小肠病则不能泌别清浊、传送糟粕，而为泄泻；下焦不能通调水道，则水液泛溢于皮肤而为水肿；膀胱之气化不利，则为癃闭，若不能约制，则为遗尿；胆气失调则易发怒。这是五脏之气失调而发生的病变。

五脏之精气相并之证：精气并于心则喜，精气并于肺则悲，精气并于肝则忧，精气并于脾则畏，精气并于肾则恐。这就是所说的五并，都是由于五脏乘虚相并所致。

五脏所恶：心恶热，肺恶寒，肝恶风，脾恶湿，肾恶燥。是谓五恶。

五脏化液：心主汗，肺主涕，肝主泪，脾主涎，肾主唾。是谓五液。

五味所禁：辛走气，气病，无多食辛；咸走血，血病，无多食咸；苦走骨，骨病，无多食苦；甘走肉，肉病，无多食甘；酸走筋，筋病，无多食酸。是谓五禁，无令多食。

五病所发：阴病发于骨，阳病发于血，阴病发于肉，阳病发于冬，阴病发于夏。是谓五发。

五邪所乱：邪入于阳则狂，邪入于阴则痹（痹：指由风、寒、湿等引起的肢体疼痛或麻木的病），搏阳则为巅疾，搏阴则为瘖（瘖：哑，声音嘶哑），阳入之阴则静，阴出之阳则怒。是谓五乱。

五邪所见：春得秋脉，夏得冬脉，长夏得春脉，秋得夏脉，冬得长夏脉，名曰阴出之阳，病善怒，不治。是谓五邪，皆同命，死不治。

五脏各有厌恶：心怕热，肺怕寒，肝怕风，脾怕湿，肾怕燥。这就是五恶。

五脏化生的液体：心之液化为汗，肺之液化为涕，肝之液化为泪，脾之液化为涎，肾之液化为唾。这是五脏化生的五液。

五味所禁：辛味走气，气病不可多食辛味；咸味走血，血病不可多食咸味；苦味走骨，骨病不可多食苦味；甜味走肉，肉病不可多食甜味；酸味走筋，筋病不可多食酸味。这就是疾病的五禁，要自我节制，不可多食。

五脏病的发生：肾为阴脏，阴病发生于骨；心为阳脏主血脉，阳病发生于血脉；饮食五味伤脾，病发生于肌肉痿弱；阳虚而病，多发生于冬季，阴虚而病，多发生于夏季。这是五病所发。

五邪所乱：邪入阳分，则为狂病；邪入阴分，而发痹证；邪入阳，邪气搏；结于上，发生头部疾患；邪搏于阴，而发为音哑之疾；邪由阳而入于阴，病多平静；邪由阴而出于阳，病多怒。这就是五乱。

五脏克贼之邪所表现的脉象：春天见到秋天的毛脉，是金克木；夏天见到冬天的石脉，是水克火；长夏见到春天的弦脉，是木克土；秋天见到夏天的钩脉，是火克金；冬天见到长夏的濡脉，是土克水。这就是所谓的五邪脉。其预后相同，都属于不治的死证。

五脏所藏：心藏神，肺藏魄，肝藏魂，脾藏意，肾藏志。是谓五脏所藏。

五脏所主：心主脉，肺主皮，肝主筋，脾主肉，肾主骨。是谓五主。

五劳所伤：久视伤血，久卧伤气，久坐伤肉，久立伤骨，久行伤筋。是谓五劳所伤。

五脉应象：肝脉弦（肝脉弦：弦，脉学名词。绷得较紧，端直而长，直起直落。后文中、钩、代、毛、石，均为脉名），心脉钩，脾脉代，肺脉毛，肾脉石。是谓五脏之脉。

五脏所藏：心藏神，肺藏魄，肝藏魂，脾藏意，肾藏志。这就是五脏所藏。

五脏各有所主：心主血脉，肺主皮毛，肝主筋膜，脾主肌肉，肾主骨骼。这就是五脏所主的部位。

五种过度的疲劳会伤耗五脏的精气：如久视则劳于精气而伤心血，久卧则阳气不伸而伤肺气，久坐则血脉灌输不畅而伤肌肉，久立则劳于肾及腰、膝、胫等而伤骨，久行则劳于筋脉而伤筋。这就是五种久劳所伤。

五脏对应四时的脉象：肝脏应春，端直而长，其脉如弦；心脉应夏，来盛去衰，其脉如钩；脾旺于长夏，其脉弱，随长夏而更代；肺脉应秋，轻虚而浮，其脉如毛；肾脉应冬，其脉沉坚如石。这就是五脏的脉象。

【解要】

本节根据五行学说和藏象学说的理论，列举五味所入、五气所病、五精所并、五脏所恶、五脏化液、五味所禁、五病所发、五邪所乱、五邪所见、五脏所藏、五脏所主、五劳所伤、五脉应象，阐明了人体五脏生理和病理活动的变化规律。

第二十四节 血气形志论：四症应对之法

【题解】

　　人的身体，离不开血气；人对外物反应，离不开形志。"形者，血气之立乎外者也。志者，血气之存乎内者也。血气有多少，形志有苦乐，天人有常数，灸刺有所宜。"本节以"血气形志论"为名，讲的就是气、血、形、志这四个方面对人体健康的影响及处置方法。

【原文】

　　夫人之常数（常数：为定数的意思）。太阳常多血少气，少阳常少血多气，阳明常多气多血，少阴常少血多气，厥阴常多血少气，太阴常多气少血。此天之常数。

　　足太阳与少阴为表里，少阳与厥阴为表里，阳明与太阴为表里，是为足阴阳也。手太阳与少阴为表里，少阳与心主为表里，阳明与太阴为表里，是为手之阴阳也。今知手足阴阳所苦。凡治病必先去其血，乃去其所苦（苦：病苦，即疾病），伺（伺：这里是诊察的意思）之所欲，然后泄有余，补不足。

【译文】

　　一般来讲，人身各经脉气血的多少，是有一定常数的。如太阳经常多血少气，少阳经常少血多气，阳明经常多气多血，少阴经常少血多气，厥阴经常多血少气，太阴经常多气少血。这是先天禀赋之常数。

　　足太阳膀胱经与足少阴肾经互为表里，足少阳胆经与足厥阴肝经互为表里，足阳明胃经与足太阴脾经互为表里，这是足三阳经和足三阴经之间的表里配合关系。手太阳小肠经和手少阴心经互为表里，手少阳三焦经与手厥阴心包经互为表里，手阳明大肠经与手太阴肺经互为表里，这是手三阳经和手三阴经之间的表里配合关系。现已知道，疾病发生在手足阴阳十二经脉的病苦。大凡治病，其治疗方法：血脉充盛的，必须先刺出其血，以减轻其病苦；再诊察病人的意愿，根据病情的虚实，然后泄其有余之实邪，补其不足之虚。

欲知背俞，先度其两乳间，中折之，更以他草度去半已，即以两隅相拄（即以两隅相拄：意为用草棍搭成一个等腰三角形）也。乃举以度其背，令其一隅居上，齐脊大椎，两隅在下，当其下隅者，肺之俞也。复下一度，心之俞也。复下一度，左角肝之俞也。右角脾之俞也。复下一度，肾之俞也。是谓五脏之俞，灸刺之度也。

形乐志苦（形乐志苦：指形体安逸而情志郁苦的人），病生于脉，治之以灸刺。形乐志乐，病生于肉，治之以针石。形苦志乐，病生于筋，治之以熨引（熨引：古代治病的一种方法，主要是温熨法）。形苦志苦，病生于咽嗌（咽嗌：咽，咽部；嗌，咽之低处名嗌），治之以百药（百药：指各种药物）。形数惊恐，经络不通，病生于不仁，治之以按摩醪药（醪药：指药酒）。是谓五形志也。

刺阳明出血气，刺太阳出血恶气，刺少阳出气恶血，刺太阴

要想知道背部五脏俞穴的位置，先用草一根，测量病人两乳之间的距离，再从正中对折，另以一根与前草同样长度的草，量到对折后草的正中，即四分之一处；折掉这四分之一，然后使草的两端相支持，就成了一个三角形。让病人举起臂来，用它量病人的背部，使其一个角朝上，和脊背部大椎穴相平，另外两个角在下，其下边左右两个角所指的部位，就是肺俞穴所在。再把上角移下一度，放在两肺俞穴连线的中点，则其下左右两角的位置是心俞的部位。再移下一度，左角是肝俞，右角是脾俞。再移下一度，左右两角是肾俞。这就是五脏俞穴的部位，为刺灸取穴的法度。

形体安逸但精神苦闷的人，病多发生在经脉，治疗时宜用针灸。形体安逸而精神也愉快的人，病多发生在肌肉，治疗时宜用针刺或砭石。形体劳苦但精神很愉快的人，病多发生在筋骨，治疗时宜用热熨或导引法。形体劳苦，而精神又很苦恼的人，病多发生在咽喉部，治疗时宜用药物。屡受惊恐的人，经络因气机紊乱而不通畅，病多为肢体麻木不仁，治疗时宜用按摩和药酒。以上是形体和精神方面发生的五种类型的疾病。

刺阳明经，可以出血泻气；刺太阳经，可以出血，而不宜伤气；刺少阳经，只宜泻

出气恶血，刺少阴出气恶血，刺厥阴出血恶气也。

气，不宜出血；刺太阴经，只宜泻气，不宜出血；刺少阴经，只宜泻气，不宜出血；刺厥阴经，只宜出血，不宜伤气。

【解要】

本节阐明了人体十二经络之间互为表里的关系以及气血的分布，指出人体在生理正常情况下，六经气血各有多少，此为临症针刺补泻的依据之一，说明形志苦乐所造成的疾病各有不同，其治疗方法应该有区别，指出了五脏俞穴在背部的部位，并说明取穴的度量方法。

第二十五节　宝命全形论：天人合一是治病养生之本

【题解】

"宝"通"保"，宝命，即珍惜保护生命。全形，即健全形体。本节主要论述了人体气血虚实与自然界阴阳五行变化的密切关系，天地之间，人虽然是万物之灵，但人类要保护自己的形体和生命，就必须遵循自然界阴阳五行的运行规律来养生和预防疾病，故名为"宝命全形论"。

【原文】

黄帝问曰：天覆地载（天覆地载：天下覆盖与地上承载的），万物悉备，莫贵于人。人以天地之气生，四时之法成。君王众庶，尽欲全形（全形：全，形容词动用，保全，使……完整。形，形体），形之疾病，莫知其情，留淫日深，著于骨髓。心私虑之，余欲针除其疾病，为之奈何？

岐伯对曰：夫盐之味咸者，其气令器津泄（津泄：病证名，为水液外泄）；弦绝者，其音嘶败（嘶：声破为嘶）；木敷者，其叶发；病深者，其声哕。人有此三者，是

【译文】

黄帝问道：天地之间，万物俱备，但没有一样东西比人更宝贵了。人依靠天地之气和水谷之精气生存，并随着四时规律而生活着，上至君主，下至平民，任何人都愿意保全形体的健康，但是往往有了病，却因病轻而难于察知，让病邪稽留在形体，逐渐发展，日益深重，乃至深入骨髓。我为之甚感忧虑，我想用针刺解除他们的痛苦，应该怎样办才好呢？

岐伯回答说：诊断疾病，应该注意观察其表现的症状：比如但凡像盐味一样咸的，当贮藏在器具中的时候，看到渗出水来，这就是盐气外泄；琴弦将要断的时候，就会发出嘶败的声音；内部已溃的树木，其枝叶好像很繁茂，实际上外盛中空，极容易萎谢；

谓坏腑（坏脏：脏腑损坏），毒药无治，短针无取，此皆绝皮伤肉，血气争矣。

帝曰：余念其痛，心为之乱惑，反甚其病，不可更代。百姓闻之，以为残贼（残贼：指凶残暴虐的人），为之奈何？

岐伯曰：夫人生于地，悬命于天，天地合气，命之曰人。人能应四时者，天地为之父母；知万物者，谓之天子。天有阴阳，人有十二节（十二节：指人体的十二关节）；天有寒暑，人有虚实。能经天地阴阳之化者，不失四时；知十二节之理者，圣智不能欺也；能存八动之变，五胜更立；能达虚实之数者，独出独入，呿吟至微，秋毫在目。

帝曰：人生有形，不离阴阳；天地合气，别为九野，分为四时。月有小大，日有短长，万物并至，不可胜量，虚实呿（qū）吟，敢问其方？

岐伯曰：木得金而伐，火得水而灭，土得木而达，金得火而

人在疾病深重的时候，就会产生呃逆。人要是有了这样的现象，说明内脏已严重破坏，药物和针灸都失去治疗作用，因为皮肤肌肉受伤败坏导致血气枯槁，就很难挽回了。

黄帝问道：我很同情病人的痛苦，但心里又有些疑虑不安，担心治疗不当反使病势加重，而我又不能代替他们。百姓听了，一定会认为我残忍粗暴，究竟怎么好呢？

岐伯说：一般而言一个人的生活，和自然界是密切相关联的。人若能适应四时变迁，则自然界的一切，都会成为他生命的源泉。能够知道万物生长道理的人，那就是天子了。所以天有阴阳，人有十二骨节；天有寒暑，人有虚实盛衰，所以能效法天地阴阳的变化，不违背四时的规律，了解十二骨节的道理，就能明达事理，就算是所谓的圣智也无法超越他了。若能够掌握八风的演变，五行的衰旺，通达病人虚实的变化，就一定能有独到的见解，哪怕像病人的呵欠、呻吟这么小的动作，也能够明察秋毫，洞明底细。

黄帝问：人生而有形体，离不开阴阳的变化，天地二气相合，可以生成世界万物，从经纬上来讲，可以分为九野，从气候上来讲，可以分为四时，月行有小大，日行有短长，这都是阴阳消长变化的体现。天地间万物的生长变化更是不可胜数，根据患者微细呵欠及呻吟，就能判断出疾病的虚实变化。请问运用什么方法，能够提纲挈领，来加以认识和处理呢？

岐伯说：可根据五行变化的道理来分析，木遇到金，就能折伐；火受到水，就能熄灭；

·125·

缺,水得土而绝。万物尽然,不可胜竭。故针有悬布天下者五(针有悬布天下者五:针,同"箴",古通用。规劝、告诫之义。悬布,张榜公布;五,五种办法),黔首(黔首:黔,黑色头巾。黔首,头上系戴黑色头巾者,代指普通百姓)共余食,莫知之也。一曰治神,二曰知养身,三曰知毒药为真,四曰制砭石小大,五曰知腑脏血气之诊。五法俱立,各有所先。今末世之刺也,虚者实之,满者泄之,此皆众工所共知也。若夫法天则地,随应而动,和之者若响,随之者若影。道无鬼神,独来独往。

帝曰:愿闻其道。

岐伯曰:凡刺之真(凡刺之真:针灸的正法),必先治神,五脏已定,九候已备,后乃存针。众脉不见,众凶弗闻,外内相得,无以形先(外内相得,无以形先:外表症候应与内在病机相符合,不能把外表症候作为诊断的首要依据),可玩(玩:玩味、体会)往来,乃施于人。人有虚实,五虚勿近,五实勿远,至其当发,间不容瞚(瞚shùn:眨眼)。手动若务,针耀而匀。静意视息,观适之变,是谓冥冥,莫知其形,见其乌乌,见其稷稷(稷jì:谷物名。

土遇到木,就能疏松;金遇到火,就能熔化;水遇到土,就能遏止。这种变化,万物都是一样,不胜枚举。所以用针刺来治疗疾病,能张榜告之天下人民的,有五大关键,但普通百姓都弃之不顾,不懂得这些道理。所谓五大关键:一是要精神专一,二是要了解养身之道,三是要熟悉药物真正的性能,四要注意制取砭石的大小,五是要懂得脏腑血气的诊断方法。能够懂得这五项要道,就可以掌握缓急先后。现在运用针刺,一般用补法治虚,泻法制满,这是大家都知道的。若能按照天地阴阳的道理,随机应变,那么疗效就能更好,如响之应,如影随形,医学的道理并没有什么神秘,只要懂得这些道理,就能运用自如了。

黄帝说道:希望听你讲讲用针刺的道理。

岐伯说:凡用针刺的关键,必先集中思想,了解五脏的虚实,及三部九候脉象的变化,然后下针。还要注意有没有真脏脉出现,五脏有无败绝现象,外形与内脏是否协调,不能单独以外形为依据,更要熟悉经脉血气往来的情况,才可施针于病人。病人有虚实之分,见到五虚,不可草率下针治疗,见到五实,不可轻易放弃针刺治疗,应该要掌握针刺的时机,不然在瞬息之间就会错过机会。真刺时手的动作要专一协调,针要洁净而均匀,针者要平心静意,看适当的时间。那血气的变化无形无象,虽不可见,而气至之时,好像群乌一样集合,气盛之时,好像稷一样繁茂。气之往来,正如见鸟之飞翔,而无从

形容繁茂），徒见其飞，不知其谁，伏如横弩，起如发机（机：弓弩上的机栝）。

帝曰：何如而虚？何如而实？

岐伯曰：刺虚者须其实，刺实者须其虚。经气已至，慎守勿失。深浅在志，远近若一（远近若一：取穴无论远近，得气的道理是一样的）。如临深渊，手如握虎，神无营于众物。

捉摸它形迹的起落。所以用针之法，当气未至的时候，应该留针候气，正如横弩之待发，气应的时候，则当迅速起针，正如弩箭之疾出。

黄帝问：怎样治疗虚症？怎样治疗实症？

岐伯说：刺虚症，须用补法，刺实症，须用泻法。当针下感到经气到了，则应慎重掌握，不失时机地运用补泻方法。针刺无论深浅，全在灵活掌握，取穴无论远近，候针取气手法是一致的，针刺时都必须精神专一，好像面临万丈深渊，小心谨慎，又好像手中捉着猛虎那样坚定有力，全神贯注，不为其他事物分心。

【解要】

本节首先阐述了养生的意义，强调人类生命的宝贵，"宝命全形"是人类的共同愿望。远古时代人们寿命之所以超过百岁，是因为他们懂得养生之道，能适应自然界阴阳的变化规律，掌握各种养生方法，保持形神协调一致；而现在人之所以早衰，是因为不懂养生之道，醉酒行房，以致精气耗竭，真元匮乏。

接着，提出保养真气的原则，说明治病之道养生之法均离不开内外环境的统一，并要重视精神情志的调摄。

最后论述了五行胜克的关系及针刺法则，针刺必须懂得五个关键问题，并要全神贯注。

第二十六节　八正神明论：四时八正定昌亡

【题解】

八正，指天（日月星辰），气候，节气，时辰；而神明，指的是对八正的理解详尽透彻，然后据此调整人体的状态，也就是人体状态的调整要与日月星辰、气候、时节的变化相适应，避免出现违背天意的治病之法。正所谓顺者昌、逆者亡。由于这些问题十分深奥微妙，非慧然独悟，难以昭然独明，故名"八正神明论"。

【原文】

黄帝问曰：用针之服，必有法则焉，今何法何则？

岐伯对曰：法天则地，合以天光（法天则地：是中医学的纲领。法：方法；则：准则。法则二字在此皆是名字作动词用，以天为法、以地为则）。

帝曰：愿卒闻之。

岐伯曰：凡刺之法，必候日月星辰，四时八正之气（四时八正之气：八正，指春分、秋分、夏至、冬至、立春、立夏、立秋、立冬八个时令），气定乃刺之。是故天温日明，则人血淖液（淖液：淖，柔和之意。此处意为濡润）而卫气浮；天寒日阴，则人血凝泣而卫气沉。月始生，则血气始精，卫气始行；月郭

【译文】

黄帝问道：用针的技术，必然有它特定的方法准则，究竟有什么方法，什么准则呢？

岐伯回答说：以天为法，以地为则，在一切自然现象的演变中去体会。

黄帝说：希望能详尽地了解一下。

岐伯说：一般针刺之法，必须观察日月星辰盈亏消长及四时八正之气候变化，气定了方可运用针刺方法。所以气候温和，日色晴朗时，则人的血液流畅滑润，而卫气浮于表，血容易泻，气易畅行；气候寒冷，天气阴霾，则人的血行也滞涩不畅，而卫气沉于里。月亮初生的时候，血气开始流利，卫气开始畅行；月正圆的时候，则人体血气充实，肌肉坚实；月黑无光的时候，肌肉减弱，经

满，则血气实，肌肉坚；月郭空，则肌肉减，经络虚，卫气去，形独居。是以因天时而调血气也。是以天寒无刺，天温无疑；月生无泻，月满无补；月郭空无治。是谓得时而调之。因天之序，盛虚之时，移光定位，正立而待之。故曰月生而泻，是谓重虚；月满而补，血气盈溢，络有留血，命曰重实；月郭空而治，是谓乱经。阴阳相错，真邪不别，沉以留止（沉以留止：沉，病邪深入之意，与浮起相对应；以，因此，病邪在体内停留驻止之意），外虚内乱，淫邪乃起。

帝曰：星辰八正四时何候？

岐伯曰：星辰者，所以制日月之行也。八正者，所以候八风之虚邪，以时至者也；四时者，所以分春秋冬夏之气所在，以时调之也。八正之虚邪，而遇之勿犯也。以身之虚，而逢天之虚，两虚相感，其气至骨，入则伤五脏，工候救之，弗能伤也。故曰：天忌（天忌：天时的宜忌）不可不知也。

帝曰：善。其法星辰者，余闻之矣，愿闻法往古者。

岐伯曰：法往古者，先知

络空虚，卫气衰减，形体独居。所以要顺着天时而调血气。因此天气寒冷，不要针刺；天气温和，不要迟缓；月亮初生的时候，不可用泻法；月亮正圆的时候，不可用补法；月黑无光的时候，不宜针刺。这就是所谓顺着天时而调治气血的法则。因天体运行有一定顺序，故月亮有盈亏盛虚，观察日影的长短，可以定四时八正之气。所以说，月牙初生时而泻，就会使内脏虚弱，这叫重虚；月正圆时而补，就会使血气充溢于表，以致络脉中血液留滞，这叫重实；月黑无光的时候用针刺，就会扰乱经气，叫乱经。这样的治法必然引起阴阳相错，真气与邪气不分，使病变反而深入，使卫外的阳气虚竭，内守的阴气紊乱，淫邪就要发生了。

黄帝问：星辰八正观察四时的是什么？

岐伯说：观察星辰的方位，可以由此定出日月循行的度数。观察八节常气的交替，可以测出异常八方之风，是什么时候来的，是怎样为害人的。观察四时，可以分辨春夏秋冬正常气候之所在，以便随时序来调养，可以避免八方不正之气候，不受其侵犯。假如虚弱的体质，再遭受自然界虚邪贼风的侵袭，两虚相感，邪气就可以侵犯筋骨，再深入一步，就可以伤害五脏。懂得气候变化治病的医生，就能及时挽救病人，不至于受到严重的伤害。所以说，天时的宜忌，不可不知。

黄帝说：讲得好。关于取法于星辰的道理，我已经知道了，希望你讲讲怎样效法于前人。

岐伯说：要取法和运用前人的学术，先

《针经》（《针经》：《黄帝内经》分上下两部分，上部为《素问》，而下部为《灵枢》，又称"针经"）也。验于来今者，先知日之寒温，月之虚盛，以候气之浮沉，而调之于身，观其立有验也。观于冥冥者（冥冥：高远，渺茫。此处指无形不可见的东西），言形气荣卫之不形于外，而工独知之。以日之寒温，月之虚盛，四时气之浮沉，参伍相合而调之（参伍相合而调之：参伍，诊断学术语。相互参照比较。指在诊断和治疗时应全面考虑，综合分析，参照比较，然后明确诊断并制定治疗方针），工常先见之，然而不形于外，故曰观于冥冥焉。通于无穷者，可以传于后世也，是故工之所以异也。然而不形见于外，故俱不能见也。视之无形，尝之无味，故谓冥冥，若神仿佛。

虚邪者，八正之虚邪气也。正邪者，身形若用力，汗出，腠理开，逢虚风，其中人也微，故莫知其情，莫见其形。上工救其萌芽，必先见三部九候之气，尽调不败而救之，故曰上工。下工救其已成，救其已败。救其已成者，言不知三部九候之相失，因病而败之也。知其所在者，知

要懂得《针经》。要想把古人的经验验证于现在，必先要知道日之寒温，月之盈亏，四时气候的浮沉，而用以调治于病人，就可以看到这种方法是确实有效的。所谓观察其冥冥，就是说荣卫气血的变化虽不显露于外，而医生却能观察到，他根据日之寒温，月之盈亏，四时气候之浮沉等，进行综合分析，做出判断，然后进行调治。因此医生对于疾病，需有先见之明，而疾病却并未显露于外，所以说这是观察于冥冥。能够运用这种方法，通达各种事理，他的经验就可以流传于后世，这是学识经验丰富的医生不同于他人的地方。因病情是不显露在表面的，所以一般人都不容易发现，看不到形迹，尝不出味道，所以叫作冥冥，好像神灵一般。

虚邪，就是四时八节的虚邪贼风。正邪，就是人在劳累时汗出腠理开，偶尔遭受虚风。正邪伤人轻微，没有明显的感觉，也无明显病状表现，所以一般医生观察不出病情。技术高明的医生，在疾病初起，三部九候之脉气都调和而未败坏之时，就给以早期救治，所以称为"上工"。"下工"临症，是要等疾病已经形成，甚或至于恶化阶段，才进行治疗。所以说下工要等到病成阶段才能治疗，是因为不懂得三部九候的相得相失，致使疾病发展而恶化了。要明了疾病之所在，必须从三

诊三部九候之病脉处而治之。故曰守其门户焉,莫知其情而见邪形也。

帝曰:余闻补泻,未得其意。

岐伯曰:泻必用方。方者,以气方盛也,以月方满也,以日方温也,以身方定也。以息方吸而内针,乃复候其方吸而转针,乃复候其方呼而徐引针。故曰泻必用方,其气而行焉。补必用员(员:通"圆")。员者行也,行者移也,刺必中其荣,复以吸排针也。故员与方,排针也。故养神者,必知形之肥瘦,荣卫血气之盛衰。血气者,人之神,不可不谨养。

帝曰:妙乎哉论也!合人形于阴阳四时,虚实之应,冥冥之期,其非夫子孰能通之?然夫子数言形与神,何谓形?何谓神?愿卒闻之。

岐伯曰:请言形。形乎形,目冥冥。问其所病,索之于经,慧然在前。按之不得,不知其情,故曰形。

部九候的脉象中详细诊察,知道疾病的变化,才能进行早期治疗。所以说掌握三部九候,好像看守门户一样重要,虽然外表尚未见到病情,而医者已经知道疾病的形迹了。

黄帝说:我听说针刺有补泻二法,但不懂得它的意义。

岐伯说:泻法必须掌握一个"方"字。所谓"方",就是正气方盛,月亮方满,天气正温和,身心尚稳定的时候,并且要在病人吸气的时候进针,再等到他吸气的时候转针,还要等他呼气的时候慢慢地拔出针来。所以说泻必用方,才能发挥泻的作用,使邪气泻去而正气运行。补法必须掌握一个"圆"字。所谓"圆",就是行气。行气就是导移其气以至病所,刺必要至血,还要在病人吸气时拔针。所谓"圆"与"方",都要用到排针之法。一个技术高超有修养的医生,必须明了病人形体的肥瘦,营卫血气的盛衰。因为血气是人之神的物质基础,不可不谨慎地保养。

黄帝道:多么奥妙的论述啊!把人身变化和阴阳四时虚实联系起来,这是非常微妙的结合,要不是先生,谁能够弄得懂呢?然而先生屡次说道形如神,究竟什么叫形?什么叫神?请你详尽地讲一讲。

岐伯说:请让我先讲形。所谓形,就是反映于外的体征,也就是说还没有对疾病看得很清楚。但只要问明发病的原因,再仔细诊察经脉变化,则病情就清楚地摆在面前了,要是按寻之仍不可得,那么便不容易知道他的病情了,因外部有形迹可察,所以叫作形。

帝曰：何谓神？

岐伯曰：请言神。神乎神，耳不闻，目明心开而志先，慧然独悟，口弗能言。俱视独见，适（适：刚才）若昏，昭然独明，若风吹云，故曰神。三部九候为之原，九针之论不必存也。

黄帝问：什么叫神？

岐伯说：请让我再讲神。所谓神，就是望而知之，耳朵虽然没有听到病人的主诉，但通过望诊，眼中就明了它的变化，亦已心中有数，先得出这一疾病的概念，这种心领神会的速度独悟，不能用言语来形容，犹如观察一个东西，大家都没有看到，但他能运用望诊，就能够独自看到，犹如在黑暗之中，大家都看不明白，但他能运用望诊，把病情看得一清二楚。好像风吹云散，所以叫作神，对神的领悟，是以三部九候脉法为本原的，若真能达到这种地步，就不必拘守九针的理论了。

【解要】

　　本节主要从四时八方正位、日月星辰的变化，来阐述四时八正对人体气血虚实盛衰、针刺补泻的关系，介绍针刺补泻中的"方"和"圆"的要领；还指出四诊应结合四时阴阳虚实，来分析病机和诊断疾病；讨论诊察疾病形与神的含义，诊断疾病，要把望、闻、问、切四诊结合阴阳四时虚实来加以分析；说明了早期诊断、早期治疗的重要意义；同时指出了三部九候的诊断价值，不但要注意外在的形征，更要分析它的内在本质。

第二十七节　离合真邪论：能治病，先识病

【题解】

离，离开，驱离；合，融合，入侵。"离合"，说的就是分开与归并。真，真气，意指人体内的正气；邪，外邪，指风寒暑湿燥火这"六淫"之邪。离合真邪，讲人体内的真气和外来的邪气相互离合的情况。也就是说，本节讲的是外邪是如何侵入人体的，以及医者是如何根据人体真气的变化，运用针刺法来达到扶正去邪的目的。

【原文】

黄帝问曰：余闻九针九篇，夫子乃因而九之（夫子乃因而九之：九，通"鸠"，当动词用，意为纠集、聚集。此处是指岐伯在九针的基础之上研究、归纳），九九八十一篇，余尽通其意矣。经言气之盛衰，左右倾移，以上调下，以左调右，有余不足，补泻于荥输（荥输：十二经在肘膝关节以下各有五个重要经穴，分别名为井、荥、输、经、合，合称"五俞穴"，共计六十个），余知之矣。此皆荣卫之倾移，虚实之所生，非邪气从外入于经也。余愿闻邪气之在经也，其病人何如？取之奈何？

岐伯对曰：夫圣人之起度数（起度数：起，制定；度数，指治疗方案。意为医生在制定治疗方案），必应于天地。故天有宿度（宿度：天空

【译文】

黄帝问道：我听说九针有九篇文章，而先生又从九篇上加以发挥，演绎成为九九八十一篇，我已经完全领会它的精神了。《针经》上说的气之盛衰，左右偏盛，取上以调下，去左以调右，有余不足，在荥输之间进行补泻，我也懂得了。这些变化，都是由于荣卫的偏盛、气血虚实而形成的，并不是邪气从外侵入经脉而发生的病变。我现在希望知道邪气侵入经脉之时，病人的症状怎样呢？又该如何来治疗？

岐伯回答说：一个有修养的医生，在制定治疗法则时，必定体察于自然的变化。如天有宿度，地有江河，人有经脉，它们之间是互相影响，可以比类而论的。如天地之气

二十八星宿的方位和度数），地有经水，人有经脉。天地温和，则经水安静；天寒地冻，则经水凝泣；天暑地热，则经水沸溢；卒风暴起，则经水波涌而陇起。夫邪之入于脉也，寒则血凝泣，暑则气淖泽，虚邪因而入客，亦如经水之得风也，经之动脉，其至也亦时陇起，其行于脉中循循然，其至寸口中手也，时大时小，大则邪至，小则平，其行无常处，在阴与阳，不可为度，从而察之，三部九候，卒然逢之，早遏其路。吸则内针，无令气忤；静以久留，无令邪布；吸则转针，以得气为故；候呼引针，呼尽乃去。大气皆出，故命曰泻。

帝曰：不足者补之，奈何？

岐伯曰：必先扪而循之（扪而循之：扪，抚摸；循之，循法，针刺辅助手法名），切而散之，推而按之，弹而怒之，抓而下之，通而取之，外引其门，以闭其神。呼尽内针（呼尽内针：泻法和补法的区别，即进针时，前者是吸气时进针，而后者是呼气尽时进针），静以久留，以气至为故。如待所贵，不知日暮，其气以至，适而自护，候吸引针，气不得出；各在其处，推阖其门（推阖其门：阖，按压封闭。针刺时按压所刺穴孔，不使经气外泻的手法），令神气

温和，则江河之水安静平稳；天气寒冷，则水冰地冻，江河之水凝涩不流；天气酷热，则江河之水沸腾洋溢；要是暴风骤起，则使江河之水波涛汹涌。因此病邪侵入了经脉，寒则使血行滞涩，热则使血气滑润流利，虚邪贼风的侵入，就像江河之水遇到暴风一样，经脉的搏动，则出现波涌隆起的现象。虽然血气同样依次在经脉中流动，但在寸口处按脉，指下就感到时大时小，大即表示病邪盛，小即表示病邪退，邪气运行，没有一定的位置，或在阴经或在阳经，就应该进一步用三部九候的方法检查，一旦察知邪气所在，应及早治疗，以阻止它的发展。治疗时应在吸气时进针，进针时勿使气逆，进针后要留针静候其气，不让病邪扩散；当吸气时转捻其针，以得气为目的；然后等病人呼气的时候，慢慢地起针，呼气尽时，将针取出。这样，大邪之气尽随针外泄，所以叫作泻。

黄帝问：不足之虚证怎样用补法？

岐伯说：首先用手抚摸穴位，然后以手按压穴位，再揉按周围肌肤，进而用手指弹，使穴位脉络怒张，左手揞正穴位，右手下针。等到气脉流畅时出针。出针的时候，右手拔针左手按闭孔穴，不让正气外泄。进针方法，是在病人呼气将尽时进针，静候其气，稍久留针，以得气为目的。进针候气，要像等待贵客一样，忘掉时间的早晚，当得气时，要好好保护，等病人吸气的时候，拔出其针，那么气就不至外泄了；出针以后，应在其孔穴上揉按，使针孔关闭，真气存内，大经之气留于荣卫而不泄，这便叫作补。

第二十七节 离合真邪论：能治病，先识病

存，大气留止，故命曰补。

帝曰：候气奈何？

岐伯曰：夫邪去络入于经也，舍于血脉之中，其寒温未相得，如涌波之起也，时来时去，故不常在。故曰方其来也，必按而止之，止而取之，无逢其冲而泻之。真气者，经气也。经气太虚，故曰其来不可逢，此之谓也。故曰候邪不审，大气已过，泻之则真气脱，脱则不复，邪气复至，而病益蓄，故曰其往不可追，此之谓也。不可挂以发者，待邪之至时，而发针泻矣，若先若后者，血气已尽，其病不可下。故曰知其可取如发机，不知其取如扣椎。故曰知机道者不可挂以发，不知机者扣之不发，此之谓也。

帝曰：补泻奈何？

岐伯曰：此攻邪也。疾出以去盛血（盛血：盛，大、多，此处可理解为多余的血，剩余的血，离经的血），而复其真气，此邪新客，溶溶未有定处也，推之则前，引之则止，逆而刺之，温血也，刺出其血，其病立已。

黄帝问：对邪气怎样诊候呢？

岐伯说：当邪气从络脉而进入经脉，留舍于血脉之中，这是邪正相争，或寒或温，真邪尚未相合，所以脉气波动，忽起忽伏，时来时去，无有定处。所以说诊得邪气方来，必须按而止之，阻止它的发展，用针泻之，但不要在邪气冲盛时用针泻之。真气，也就是经脉之气，正邪冲突，真气大虚，这时用泻法，反使经气大虚，所以说气虚的时候不可用泻，就是指此而言。因此，诊候邪气而不能审慎，当大邪之气已经过去，而用泻法，则反使真气虚脱，真气虚脱，则不能恢复，而邪气益甚，那病就更重了。所以说，邪气已经随经而去，不可再用泻法，就是指此而言。阻止邪气，使用泻法，是间不容发的事，须待邪气初到的时候，随即下针去泻，在邪至之前，或在邪去之后用泻法，都是不适时的，非但不能去邪，反使血气受损，病就不容易退了。所以说，懂得用针的，像拨动弩机一样，机智灵活；不善于用针的，就像敲击木椎，顽钝不灵。所以说，识得机宜的，一刹那毫不迟疑；不知机宜的，纵然时机已到，也不会下针，就是指这种状况而言。

黄帝问：怎样进行补泻呢？

岐伯说：应以攻邪为主。应该及时刺出盛血，以恢复正气，因为病邪刚刚侵入，流动未有定处，推之则前进，引之则留止，迎其气而泻之，以出其毒血，血出之后，病就立即会好。

帝曰：善！然真邪以合，波陇不起，候之奈何？

岐伯曰：审扪循三部九候之盛虚而调之。察其左右上下相失及相减者，审其病脏以期之。不知三部者，阴阳不别，天地不分，地以候地，天以候天，人以候人，调之中府，以定三部。故曰刺不知三部九候，病脉之处，虽有大过且至，工不能禁也。诛罚无过，命曰大惑（诛罚无过，命曰大惑：诛罚，责罚、惩治；无过，没有限制。意指过度医疗），反乱大经（大经：五脏六腑的大经脉），真不可复，用实为虚，以邪为真，用针无义，反为气贼，夺人正气，以从为逆，荣卫散乱，真气已失，邪独内著，绝人长命，予人夭殃。不知三部九候，故不能久长。因不知合之四时五行，因加相胜，释邪攻正，绝人长命。邪之新客来也，未有定处，推之则前，引之则止，逢而泻之，其病立已。

黄帝道：讲得好！假如到了病邪和真气并合以后，脉气不现波动，那么怎样诊察呢？

岐伯说：仔细审察三部九候的盛衰虚实而调治。检查的方法，在它左右上下各部分，观察有无不相称或特别减弱的地方，就可以知道病在哪一脏腑，待其气至而刺之。假如不懂得三部九候，则阴阳不能辨别，上下也不能分清，更不知道从下部脉以诊察下，从上部脉以诊察上，从中部脉以诊察中，结合胃气多少有无来决定疾病在三部的哪一部。所以说，针刺而不知三部九候以了解病脉之处，则虽然有大邪为害，医者也没有办法来加以事先防止。如果过度医疗，不当泻而泻之，这就叫作"大惑"，反而扰乱脏腑经脉，使真气不能恢复。把实证当作虚证，邪气当作真气，用针毫无道理，反助邪气为害，剥夺病人正气，使顺证变成逆证，使病人荣卫散乱，真气散失，邪气独存于内，就会断送病人的性命，带来莫大的祸殃。这种不知三部九候的医生，是不能够久长的。因为不知配合四时五行因加相胜的道理，会放过了邪气，伤害了正气，以致断绝病人性命。如果病邪刚侵入人体，没有定着一处，推它就向前，引它就停止，迎其气而泻之，病是立刻可以好的。

【解要】

本节在讲述针刺补泻手法的同时，侧重于攻邪泻法，并强调了真邪离合的不同，及其治宜事项。暗含的线索是三部九候取脉法，以与前一节的末尾岐伯强调此法的重要性相呼应。

其一，强调早治，病邪初入人体，真邪未合，未有定处，及早治疗，可以使病尽早痊愈；其二，针刺补泻的宜忌和操作方法；其三，医生运用针刺，一定要懂得三部九候的诊法，结合天地阴阳来分析病情，认识疾病。本节着重说明了"要能治病，必先识病"的道理。

第二十八节 通评虚实论：从则生，逆则死

【题解】

虚实，即运用表、里、寒、热、虚、实、阴、阳八纲对疾病的病位外内、病势浅深、虚实属性，以及致病因素与人体抗病能力的强弱对比状态等进行分析辨别的辨证方法。本节以"邪气盛则实，精气夺则虚"为重点，指出虚实辨证的重要性，虚实以决死生，凡病必辨虚实。讨论病证的虚实、症状，以及重虚重实、经络的虚实、脉的虚实等。

【原文】

黄帝问曰：何谓虚实？

岐伯对曰：邪气盛则实，精气夺则虚（邪气盛则实，精气夺则虚：邪气，指风寒暑湿之邪；精气，指人体的正气；夺，是虚损的意思。即邪气盛，就是实证，正气被伤，就是虚证）。

帝曰：虚实何如？

岐伯曰：气虚者，肺虚也，气逆者，足寒也。非其时则生，当其时则死。余脏皆如此。

帝曰：何谓重实？

岐伯曰：所谓重实者，言大热病，气热脉满，是谓重实。

帝曰：经络俱实何如？何以治人？

岐伯曰：经络皆实，是寸脉

【译文】

黄帝问道：什么叫作虚实呢？

岐伯答说：邪气盛，就是实证，正气被伤，就是虚证。

黄帝问：那么虚实的情况各是什么样的呢？

岐伯说：肺主气，气虚，实质上是肺虚，气上逆，两足必寒。如果不是肺正被克的时令，则病好治，如遇相克的时令，病人就会死亡。其余各脏的虚实，也是同样。

黄帝问：怎样叫作重实？

岐伯说：所谓重实，是说大热病人，邪气甚热，脉象又极盛满，这就叫作重实。

黄帝问：经络俱实情况是怎样的？用什么方法治疗？

岐伯说：所谓经络俱实，是指寸口脉急

急而尺缓也,皆当治之。故曰:滑则从,涩则逆也。夫虚实者,皆从其物类始,故五脏骨肉滑利,可以长久也。

帝曰:络气(络气:与经气相对应,行于络脉之气)不足,经气有余,何如?

岐伯曰:络气不足,经气有余者,脉口热而尺寒(脉口热而尺寒:用热来代表热象的脉,寒代表寒涩的脉。即寸口脉滑而尺脉涩滞)也。秋冬为逆,春夏为从,治主病者。

帝曰:经虚络满,何如?

岐伯曰:经虚络满者,尺热满脉口寒涩也。此春夏死,秋冬生也。

帝曰:治此者奈何?

岐伯曰:络满经虚,灸阴刺阳;经满络虚,刺阴灸阳。

帝曰:何谓重虚?

岐伯曰:脉虚、气虚、尺虚,是谓重虚。

帝曰:何以治之?

岐伯曰:所谓气虚者,言无常也;尺虚者,行步恇然(恇然:行走疲惫不稳)。脉虚者,不象阴也。如此者,滑则生,涩则死也。

而尺脉缓,经与络都应该治疗。所以说脉滑象征着气血畅盛,叫作顺;脉涩象征着气血虚滞,叫作逆。但凡人体虚实的情况和生物是一样的,就是说呈现圆润现象的都为生,呈现枯涩现象的都为死。若一个人五脏骨肉滑利,生命是可以长久的。

黄帝问:络气不足,经气有余的情况怎样?

岐伯说:所谓络气不足,经气有余,是指寸口脉热而尺脉却寒的情况。秋冬之时见到这种现象的,为逆;而在春夏之时见到这种现象,就为顺了。需要治疗的是那种主病的逆象。

黄帝问:经虚络实的情况怎样?

岐伯说:所谓经虚络实,是指尺脉热满而寸口脉寒涩,这种现象,若在春夏则死,若在秋冬则生。

黄帝问:怎样治疗这种病呢?

岐伯说:络实经虚的,灸阴刺阳;经实络虚的,刺阴灸阳。

黄帝问:什么叫作重虚?

岐伯说:脉虚、气虚、尺虚,这就叫作重虚。

黄帝问:如何辨别呢?

岐伯说:所谓气虚,是由于膻中之气不足,表现为语言不能连续;所谓尺虚,是尺脉脆弱,表现为行步怯弱无力;所谓脉虚,是气血都弱,阴阳不能应象。所有表现上面这些现象的病人,脉象滑利的,可以生;如果脉象涩滞,就会死。

帝曰：寒气暴上，脉满而实，何如？

岐伯曰：实而滑则生，实而逆则死。

帝曰：脉实满，手足寒，头热，何如？

岐伯曰：春秋则生，冬夏则死。脉浮而涩，涩而身有热者死。

帝曰：其形尽满（形尽满：指身体虚浮肿胀），何如？

岐伯曰：其形尽满者，脉急大坚，尺涩而不应也。如是者，故从则生，逆则死。

帝曰：何谓从则生，逆则死？

岐伯曰：所谓从者，手足温也；所谓逆者，手足寒也。

帝曰：乳子而病热，脉悬小者，何如？

岐伯曰：手足温则生，寒则死。

帝曰：乳子中风热，喘鸣肩息者，脉何如？

岐伯曰：喘鸣肩息者，脉实大也。缓则生，急则死。

帝曰：肠澼便血，何如？

岐伯曰：身热则死，寒则生。

黄帝问：寒气上攻，脉气盛满而实，情况怎样？

岐伯说：脉实而有滑利之象的，主生；脉实而有逆涩之象的，主死。

黄帝问：脉象实满，手足皆寒，头部热，预后如何？

岐伯说：这种病在春秋时可生，在冬夏时就会死。有一种脉象浮而涩，脉涩而身又发热的，也会死的。

黄帝问：身形虚浮肿胀的，预后怎样？

岐伯说：所谓身形虚浮肿胀，是指寸口脉象急大而坚，尺脉却反涩滞，像这样，顺就可生，逆就会死。

黄帝问：什么叫顺则生、逆则死？

岐伯说：所谓顺，就是手足温和；所谓逆，就是手足寒冷。

黄帝问：妇人新产而患热病，脉象悬小，它的演化怎样？

岐伯说：手足温暖的可生，如手足寒冷，就会死的。

黄帝问：妇人新产，中风热，出现喘息有声，张口抬肩的症状，它的脉象怎样？

岐伯说：喘息有声，张口抬肩的，脉象应实大。如脉象浮缓，尚有胃气的，可生；如果脉实大而弦急，是真脏脉现，就会死。

黄帝问：肠澼中赤痢的，演化怎样？

岐伯说：痢兼发热的，则死；身体寒冷不发热的，则生。

帝曰：肠澼下白沫，何如？

岐伯曰：脉沉则生，脉浮则死。

帝曰：肠澼下脓血，何如？

岐伯曰：脉悬绝则死，滑大则生。

帝曰：肠澼之属，身不热，脉不悬绝，何如？

岐伯曰：滑大者曰生，悬涩者曰死，以脏期之（以脏期之：指以五脏相克之日来定死期）。

帝曰：癫疾何如？

岐伯曰：脉搏大滑，久自已；脉小坚急，死不治。

帝曰：癫疾之脉，虚实何如？

岐伯曰：虚则可治，实则死。

帝曰：消瘅（消瘅：就是消渴病。消，消耗；瘅，内热）虚实，何如？

岐伯曰：脉实大，病久可治；脉悬小坚，病久不可治。

帝曰：形度（形度：诊断学名词。形体盛衰的测度）、骨度、脉度、筋度，何以知其度也？

帝曰：春亟（亟：急）治经络，夏亟治经俞，秋亟治六腑，冬则闭塞。闭塞者，用药而少针石也。所谓少针石者，非痈疽

黄帝问：肠澼而下白沫的，会如何演化？

岐伯说：脉沉则生，浮则死。

黄帝问：肠澼而脓血俱下的，会如何演化呢？

岐伯说：脉象悬绝的会死；滑大的则生。

黄帝问：肠澼，如果身不发热，脉象也不悬绝，结果如何？

岐伯说：脉象滑大的可生；脉象悬涩的，则死。至于死在什么时候，那要根据克胜之日来决定。

黄帝问：癫疾的预后怎样？

岐伯说：脉象搏击，但大而且滑的，经过一段时间可以治好；如果脉象又小，而且坚急的，那是实结不通，就是不治的死证。

黄帝问：癫疾之脉，虚实预后怎样？

岐伯说：脉象虚缓的可治，而坚实的就会死。

黄帝问：消渴病的虚实预后怎样？

岐伯说：脉象实大的，病虽长久，但可以治愈；假如脉象悬小而坚，病的时间又较长，那就不能治了。

黄帝说：形度、骨度、脉度、筋度，怎样才能测量得出来呢？

黄帝说：春季治病取用各经的络穴，夏季治病用各经的俞穴，秋季治病用六腑的合穴。冬季是闭塞的季节，既已闭塞就要多用药品，少用针石。但少用针石，不是指痈疽

之谓也。痈疽不待顷时回。痛不知所,按之不应,乍来乍已,刺手太阴傍三痏与缨脉(缨脉:胃部经脉近缨之处)各二。掖(掖:通"腋")痛大热,刺足少阳五;刺而热不止,刺手心主三,刺手太阴经络者大骨之会各三。暴痈筋緛,随分而痛,魄汗不尽,胞气不足,治在经俞。

腹暴满,按之不下,取手太阳经络者,胃之募也,少阴俞去脊椎三寸傍五,用员利针。霍乱,刺俞傍五,足阳明及上傍三。刺痫惊脉五,针手太阴各五,刺经太阳五,刺于少阴经络傍者一,足阳明一,上踝五寸刺三针。

凡治消瘅仆击,偏枯(偏枯:指中风后遗症,半身不遂)痿厥(痿厥:病证名。痿病兼见气血厥逆,以足痿弱不收为主证),气满发逆,肥贵人,则高梁之疾也。隔塞闭绝,上下不通,则暴忧之病也。暴厥而聋,偏塞闭不通,内气暴薄也。不从内,外中风之病,故瘦留著也。蹠跛(蹠跛:足部病变而致跛行),寒风湿之病也。

黄帝曰:黄疸,暴痛,癫疾

等病说的,痈疽等病,是顷刻也不许迟疑不决的。痈毒初起,不知它发在何处,按之也找不到,痛的地方又不在一个地方,在这种情况下,可在手太阴经穴针刺三次,颈部缨脉左右各刺两次。腋痛的病人,全身大热,应刺足少阳五次,针刺以后,如热仍不退,可刺手厥阴心包经穴三次,刺手太阴经的络穴和大骨之会各三次。急性痈肿,筋肉挛缩,随着痈肿的分肉而痛,痛得汗出不尽,这是由于膀胱经气不足,应该针刺其经的俞穴。

患者腹部突然胀痛,按之胀痛不减的,应该取手太阳经的络穴,就是胃的募穴和少阴肾俞穴各刺五次,用员利针。霍乱,应针肾俞两旁的志室穴五次和足阳明胃俞及肾俞外两胃仓穴各刺三次。惊痫的刺法有五点:针手太阴经的经穴五次;刺手太阳的经穴五次;刺手少阴通里穴旁的手太阳经支正穴一次;刺足阳明经之解溪穴一次;刺足踝上五寸的少阴经筑宾穴三次。

凡诊治消渴病、中风跌倒、半身不遂、气逆、气满等病,如果是肥丰的贵人得了这种病,是吃肉类厚味太多所造成的。噎膈就会气闭不行,上下不通,那是暴怒或忧虑所引起的病。突然厥逆,不知人事,耳聋,大小便不通,那是内气上迫引起的病。有的病,不从内起,外中风寒,因为风邪留滞,久之化热,肌肉消瘦,是极其明显的。有的人行走偏跛,那是因为风寒或是风湿而形成的病。

黄帝说:黄疸、突然发生剧痛、癫疾、厥

厥狂，久逆之所生也。五脏不平，六腑闭塞之所生也。头痛耳鸣，九窍不利，肠胃之所生也。

狂等，是由于经脉之气，久逆于上所造成的。五脏不和，是由于六腑闭塞所造成的。头痛、耳鸣、九窍不利，是由于肠胃病变所造成的。

【解要】

本节主要论述疾病的虚实，先阐释了虚、实、重实、重虚的含义，指出"邪气盛则实，精气夺则虚"是疾病的基本病机；再以脏腑为例加以具体说明；分别对五脏虚实、经络虚实、脉证虚实、重虚、重实进行讨论，还着重对乳子病、肠澼（痢疾）、癫疾（癫痫）、消瘅（消渴）、痈疽等病证做出了虚实辨证，简述了消瘅、仆击、偏枯（偏瘫）、痿厥等病证，无不是强调虚实病机的重要性。

另外，还介绍了判断疾病预后好坏的原则，强调了治疗疾病时需要根据四时阴阳变化选取相应的穴位。

第二十九节 太阴阳明论：经脉和，则四肢荣

【题解】

太阴，即足太阴脾；阳明，指足阳明胃，皆为经名。此互为表里的经脉所发生的疾病不同，其根本原因在于脾胃的作用不同。人体的四肢受胃气的影响，而脾则专司传输布达胃中的水谷精气。本节从二经脉联系、生理功能、受邪及发病特点等方面，广泛地讨论了脾与胃的关系，故名为"太阴阳明论"。

【原文】

黄帝问曰：太阴阳明为表里，脾胃脉也，生病而异者何也？

岐伯对曰：阴阳异位，更虚更实，更逆更从，或从内，或从外，所从不同，故病异名也。

帝曰：愿闻其异状也。

岐伯曰：阳者，天气也，主外；阴者，地气也，主内。故阳道实，阴道虚。故犯贼风虚邪者，阳受之；食饮不节，起居不时者，阴受之。阳受之则入六腑；阴受之则入五脏。入六腑则身热不时卧（不时卧：不能以时卧，即不能按时入睡），上为喘呼；入五

【译文】

黄帝问道：太阴、阳明两经，互为表里，是脾胃所属的经脉，而所生的疾病不同，是什么道理？

岐伯回答说：太阴属阴经，阳明属阳经，两经循行的路线不同，四时的虚实顺逆不同，病或从内生，或从外入，发病原因也有差异，所以病名也就不同。

黄帝说：我想知道它们到底有何不同。

岐伯说：人身的阳气，犹如天气，主卫护于外；阴气，犹如地气，主营养于内。外邪多犯阳经，所以阳气性刚多实；内伤多伤阴经，所以阴气性柔易虚。凡是贼风虚邪伤人，外表阳气先受侵害；饮食起居失调，内在阴气先受损伤。阳气受邪，往往传入六腑；阴气受病，往往累及五脏。邪入六腑，可见发热不得安卧，气上逆而喘促；邪入五脏，

脏则䐜满闭塞，下为飧泄，久为肠澼（肠澼：病名。症见大便滞下，里急后重，大便中有泡沫及脓血）。故喉主天气，咽主地气。故阳受风气，阴受湿气。故阴气从足上行至头，而下地循臂至指端；阳气从手上行至头，而下行至足。故曰：阳病者上行极而下；阴病者下行极而上。故伤于风者，上先受之；伤于湿者，下先受之。

帝曰：脾病而四支不用（脾病而四肢不用：不用，不能受用。脾主四肢，主肌肉，四肢不受用，也就是脾出了问题）何也？

岐伯曰：四支皆禀气于胃，而不得至经，必因于脾，乃得禀也。今脾病不能为胃行其津液，四支不得禀水谷气，气日以衰，脉道不利，筋骨肌肉，皆无气以生，故不用焉。

帝曰：脾不主时（脾不主时：五脏配五行，肝、心、肺、肾，分别主春、夏、秋、冬四季。脾脏属土，旺于每季后十八天，不独主四时之一，故曰脾不主时）何也？

岐伯曰：脾者土也，治中央，常以四时长四脏，各十八日寄治，不得独主于时也。脾脏者常著胃土之精也。土者生万物而法天地，故上下至头足，不得主时也。

则见脘腹胀满，闭塞不通，在下为大便泄泻，病久而产生痢疾。所以喉司呼吸而通天气，咽吞饮食而连地气。因此，阳经易受风邪，阴经易感湿邪。手足三阴经脉之气，从足上行至头，再向下沿臂膊到达指端；手足三阳经脉之气，从手上行至头，再向下行到足。所以说，阳经的病邪，先上行至极点，再向下行；阴经的病邪，先下行至极点，再向上行。故风邪为病，上部首先感受；湿邪成疾，下部首先侵害。

黄帝问：脾病会引起四肢功能丧失，这是什么道理？

岐伯说：因四肢都要承受胃中水谷精气的濡养，而胃中精气不能直接到达四肢经脉，必须依赖脾气的传输，才能营养四肢。如今脾有病，不能为胃输送水谷精气，四肢失去营养，则经气日渐衰减，经脉不能畅通，筋骨肌肉都得不到濡养，因此四肢便丧失正常的功能了。

黄帝问：脾脏不能主旺一个时季，是什么道理？

岐伯说：脾在五行中属土，主管中央之位，分旺于四时以长养四脏，在四季之末各寄旺十八日，故脾不单独主旺于一个时季。由于脾脏经常为胃土传输水谷精气，犹如天地养育万物一样自有其规律。脾脏为人体的土，所以它能从上到下，从头到足，输送水谷之精于全身各部分，而不专主旺于一时季。

第二十九节 太阴阳明论：经脉和，别四肢荣

帝曰：脾与胃以膜相连耳，而能为之行其津液何也？

岐伯曰：足太阴者，三阴也。其脉贯胃属脾络嗌，故太阴为之行气于三阴。阳明者表也，五脏六腑之海也，亦为之行气于三阳。脏腑各因其经而受气于阳明，故为胃行其津液。四支不得禀水谷气，日以益衰，阴道不利，筋骨肌肉无气以生，故不用焉。

黄帝问：脾与胃仅以一膜相连，而脾能为胃传输津液，这是什么道理？

岐伯说：足太阴脾经，属三阴经，它的经脉贯通到胃，连属于脾，环绕咽喉，故脾能把胃中水谷之精气输送到手足三阴经。足阳明胃经，为脾经之表，是供给五脏六腑营养之处，故胃也能将太阴之气输送到手足三阳经。五脏六腑各通过脾经以接受胃中的精气，所以说脾能为胃运行津液。如四肢得不到水谷精气的滋养，精气便日趋衰减，脉道不通，筋骨肌肉都失去营养，因而也就丧失正常的功用了。

【解要】

本节论述了太阴、阳明表里两经在阴阳异位、虚实逆从等方面的不同变化，进而推及三阴三阳六经极其所属脏腑的发病规律，外感六淫之邪则阳受而多病在六腑，饮食起居不谐则阴受而多病在五脏。

在生理上，五脏主藏精，所以大多不足；六腑主传化，所以大多有余。在病理上，外感之邪首先侵犯阳经、阳腑，多见于邪气有余的实证；内伤之因首先侵犯阴经、阴脏，多见于正气不足的虚证。对本论要掌握"脾为胃行其津液"的生理和"脾病而四肢不用"的病理，理解太阴与阳明的生理、病理特点，掌握"阳道实，阴道虚"的理论观点。

第三十节 阳明脉解：一脉定神志

【题解】

阳明脉有手足之分，即足阳明胃经、手阳明大肠经统称"阳明脉"。本节阐述的是足阳明胃经的实热症状和病理变化，提出了足阳明与精神病的关系。

【原文】

黄帝问曰：足阳明之脉病，恶人（恶人：恶，讨厌、憎恨。此指厌烦人）与火，闻木音则惕然（惕然：惶恐的样子）而惊，钟鼓不为动。闻木音而惊，何也？愿闻其故。

岐伯对曰：阳明者，胃脉也。胃者，土也。故闻木音而惊者，土恶木也。

帝曰：善。其恶火何也？

岐伯曰：阳明主肉，其脉血气盛，邪客之则热，热甚则恶火。

帝曰：其恶人，何也？

岐伯曰：阳明厥则喘而惋（惋：心胸郁闷不舒），惋则恶人。

帝曰：或喘而死者，或喘而生者，何也？

岐伯曰：**厥逆**（厥逆：指四肢逆冷，手冷可过肘，足冷可过膝，由阳气内衰，阴寒独盛所致）连脏则死，连轻浅可生。经则生。

【译文】

黄帝问道：足阳明的经脉发生病变，讨厌见人与火，听到木器响动的声音就受惊，但听到钟鼓的声音却不被惊动。为什么听到木音就惊惕？我很想听听其中的道理。

岐伯回答说：足阳明是胃的经脉。胃属土。病人所以听到木音而惊惕，是因为土憎恨木克的缘故。

黄帝说：不错。那么恶火是为什么呢？

岐伯说：足阳明经主肌肉，因经脉多血多气，外邪侵袭则发热，热甚所以恶火。

黄帝问：厌烦见人在病理上怎么讲？

岐伯说：足阳明经气上逆，则呼吸喘促，心中郁闷，所以不喜欢见人。

黄帝问：有的阳明厥逆喘促而死，有的虽喘促而不死，这是为什么呢？

岐伯说：经气厥逆若累及于内脏，则病深重而死；若仅连及外在的经脉，则病轻浅可生。

第三十节 阳明脉解：一脉定神志

帝曰：善！病甚则弃衣而走，登高而歌，或至不食数日，逾垣（逾垣 yuán：翻越墙壁）上屋，所上之处，皆非其素所能也，病反能者，何也？

岐伯曰：四支者，诸阳之本也。阳盛则四支实，实则能登高也。

帝曰：其弃衣而走者，何也？

岐伯曰：热盛于身，故弃衣欲走也。

帝曰：其妄言骂詈（妄言骂詈 lì：胡说八道、骂骂咧咧），不避亲疏而歌者，何也？

岐伯曰：阳盛则使人妄言骂詈，不避亲疏，而不欲食，不欲食，故妄走也。

黄帝说：说得好！有的病人病重之时，把衣服脱掉乱跑乱跳，登上高处狂叫唱歌，或者数日不进饮食，并能够越墙上屋，而所登上之处，都是其平素所不能的，有了病反能够上去，这是什么原因？

岐伯说：四肢是阳气的本源。阳气盛则四肢壮实，四肢壮实，所以能够登高。

黄帝道：病人不穿衣服而到处乱跑，这是为什么？

岐伯说：身体热，所以脱掉衣服，到处乱跑。

黄帝接着又问：病人胡言乱语骂人，不避亲疏而随便唱歌，这是什么道理？

岐伯说：阳热亢盛而扰动心神，故使其神志失常，胡言乱语，斥骂别人，不避亲疏，并且不想吃饭，不想吃饭，所以便到处乱跑。

【解要】

本节讲解的是一种特殊的病理现象，即因足阳明经受外邪侵袭而导致精神失常。病情较轻的人，多表现烦热暴躁，而病重者则会言行举止失控。本篇实际上是讲解精神病的有关机理，因手足阳明脉分别属大肠和胃，尤以胃为腐熟水谷之所，五脏精气皆由此处化生的水谷精微进行充养，因此说，阳明病对外影响四肢，对内危害大肠和胃。

第三十一节 热论：外寒与病毒乃热病之源

【题解】

热病是一切外感发热性疾病的总称。人一般在两种情况下会发烧，一是受了风寒，二是病毒细菌感染。但古人对病毒细菌感染的认识有很大局限性，所以本节所阐述的热病只是外感风寒之类，其中包括病因、症状、变化、预后、禁忌、治疗等一系列问题，因此可以将热病视为伤寒总论。

【原文】

黄帝问曰：今夫热病（热病：指所有外感发热性质的疾病，如温病、暑病、风病等）者，皆伤寒（伤寒：广义的伤寒，是由于感受四时邪气引起的外感性热病；狭义的伤寒是指由于感受邪气引起的外感性热病）之类也。或愈或死，其死皆以六七日之间，其愈皆以十日以上者，何也？不知其解，愿闻其故。

岐伯对曰：巨阳（巨阳：足巨阳脉，早期经脉异名。即足太阳膀胱经）者，诸阳之属也。其脉连于风府，故为诸阳主气也。人之伤于寒也，则为病热，热虽甚不死。其两感（两感：指表里两经同时感受邪气发病，如太阳和少阴两经同时感邪）于寒而病者，必不免于死。

帝曰：愿闻其状。

岐伯曰：伤寒一日，巨阳受

【译文】

黄帝问道：现今人们所说的外感发热的疾病，都属于伤寒一类。其中有的痊愈，有的死亡，死亡的往往在六七日之间，痊愈的都在十日以上，这是什么道理呢？我不知其中的缘故，想听听其中的道理。

岐伯回答说：太阳经为六经之长，统摄阳分，故诸阳皆隶属于太阳。太阳经的经脉连于风府，所以太阳经为诸阳主气，主一身之表。人感受寒邪以后，就要发热，发热虽重，一般不会死亡。但如果阴阳二经表里同时感受寒邪而发病，就难免会死亡了。

黄帝道：我想了解一下伤寒的各种症状。

岐伯说：伤寒第一天，为太阳经感受

第三十一节 热论：外寒与病袭乃热病之源

之，故头项痛，腰脊强。二日，阳明受之，阳明主肉，其脉挟鼻络于目，故身热，目疼而鼻干，不得卧也。三日，少阳受之，少阳主胆，其脉循胁络于耳，故胸胁痛而耳聋。三阳经络皆受其病，而未入于脏（未入于脏：人体的经脉，阳经属腑，阴经连于脏。未入于脏，说明邪气还在肌表，未及于三阴）者，故可汗而已。四日，太阴受之，太阴脉布胃中，络于嗌，故腹满而嗌干。五日，少阴受之，少阴脉贯肾，络于肺，系舌本，故口燥舌干而渴。六日，厥阴受之，厥阴脉循阴器而络于肝，故烦满而囊缩（烦满而囊缩：指烦闷、阴囊紧缩。足厥阴经经脉环绕阴器、络于肝，所以厥阴受病就会感到烦满而囊缩）。三阴三阳，五脏六腑皆受病，荣卫不行，五脏不通，则死矣。

其不两感于寒者，七日，巨阳病衰，头痛少愈。八日，阳明病衰，身热少愈。九日，少阳病衰，耳聋微闻。十日，太阴病衰，腹减如故，则思饮食。十一日，少阴病衰，渴止不满，舌干已而嚏。十二日，厥阴病衰，囊纵，少腹微下，大气皆去，病日已矣。

帝曰：治之奈何？

岐伯曰：治之各通其脏脉，病

寒邪，足太阳经脉从头下项，所以头项痛，腰脊强直不舒。第二天，阳明经受病，阳明主肌肉，足阳明经脉挟鼻络于目，下行入腹，所以身热目痛而鼻干，不能安卧。第三天，少阳经受病，少阳主骨，足少阳经脉，循胁肋而上络于耳，所以胸胁痛而耳聋。若三阳经络皆受病，尚未入脏腑的，都可以发汗而愈。第四天，太阴经受病，足太阴经脉散布于胃中，上络于咽，所以腹中胀满而咽干。第五天，少阴经受病，足少阴经脉贯肾，络肺，上系舌根，所以口燥舌干而渴。第六天，厥阴经受病，足厥阴经脉环阴器而络于肝，所以烦闷而阴囊收缩。如果三阴三阳经脉和五脏六腑均受病，以致营卫不能运行，五脏之气不通，人就要死亡了。

如果病不是阴阳表里两感于寒邪的，则到第七天，太阳病就会稍轻，头痛稍愈；第八天，阳明病会减弱，身热稍退；第九天，少阳病会减弱，耳聋的将逐渐能听到声音；第十天，太阴病会减弱，腹满已消，恢复正常，而欲饮食；第十一天，少阴病会减弱，口不渴，不胀满，舌不干，能打喷嚏；第十二天，厥阴病会减轻，阴囊松弛，渐从少腹下垂。至此，大邪之气已去，病也逐渐痊愈。

黄帝问：怎么治疗呢？

岐伯说：治疗时，应根据病在何脏何

日衰已矣。其未满三日者，可汗而已；其满三日者，可泄而已。

帝曰：热病已愈，时有所遗(时有所遗：遗，是指残余的邪毒。通常我们受寒感冒之后会发烧，烧退之后，往往会转为咳嗽、痰盛，这些都是遗者)者，何也？

岐伯曰：诸遗者，热甚而强食之，故有所遗也。若此者，皆病已衰而热有所藏，因其谷气相薄(谷气相薄：意为已衰而未竭的热邪与饮食的水谷阳气相聚合，(因得到水谷之气的支持,)故黏滞而难以彻底清除)，两热相合，故有所遗也。

帝曰：善。治遗奈何？

岐伯曰：视其虚实，调其逆从，可使必已矣。

帝曰：病热当何禁之？

岐伯曰：病热少愈，食肉则复，多食则遗，此其禁也。

帝曰：其病两感于寒者，其脉应与其病形何如？

岐伯曰：两感于寒者，病一日，则巨阳与少阴俱病，则头痛，口干而烦满；二日，则阳明与太阴俱病，则腹满，身热，不欲食，谵言(谵zhān言：神志不清，语无伦次)；

经，分别予以施治，病将日渐衰退而愈。对这类病的治疗原则，一般病未满三日，而邪犹在表的，可发汗而愈；病已满三日，邪已入里的，可以泄下而愈。

黄帝问：热病已经痊愈，常有余邪不尽，是什么原因呢？

岐伯说：凡是余邪不尽的，都是因为在发热较重的时候强进饮食，所以有余热遗留。像这样的病，都是病势虽然已经衰退，但尚有余热蕴藏于内，如勉强病人进食，则必因饮食不化而生热，与残存的余热相搏，则两热相合，又重新发热，所以有余热不尽的现象出现。

黄帝说：说得好，那么怎样治疗余热不尽呢？

岐伯说：应诊察病的虚实，或补或泄，予以适当的治疗，可使其病痊愈。

黄帝问：发热的病人有什么禁忌呢？

岐伯说：当病人热势稍衰的时候，吃了肉食，病即复发；如果饮食过多，则出现余热不尽，这都是热病所应当禁忌的。

黄帝问：表里同伤于寒邪的两感证，其脉和症状是怎样的呢？

岐伯说：阴阳两经表里同时感受寒邪的两感证，第一日为太阳与少阴两经同时受病，其病征既有太阳的头痛，又有少阴的口干和烦闷；第二日，为阳明与太阴两经同时受病，其病征既有阳明的身热谵言妄语，又有太阳的腹满不欲食；第三日，

三日，则少阳与厥阴俱病，则耳聋，囊缩而厥。水浆不入，不知人，六日死。

帝曰：五脏已伤，六腑不通，荣卫不行，如是之后，三日乃死，何也？

岐伯曰：阳明者，十二经脉之长也，其血气盛，故不知人，三日其气乃尽，故死矣。

凡病伤寒而成温者，先夏至日者为病温（病温：即温病，感受温邪所引起的一类外感急性热病的总称，又称温热病，属广义伤寒范畴），后夏至日者为病暑（病暑：指邪伏于内，至夏而发的多种热病）。暑当与汗皆出，勿止。

为少阳与厥阴两经同时受病，其病征既有少阳之耳聋，又有厥阴的阴囊收缩和四肢发冷。如果病势发展至水浆不入，神昏不知人事的程度，到第六日便死亡了。

黄帝问：病已发展至五脏已伤，六腑不通，营卫不行，像这样的病，要三天以后死亡，是何道理呢？

岐伯说：阳明为十二经之长，此经脉的气血最盛，所以病人容易神志昏迷。三天以后，阳明的气血已经衰竭，所以就要死亡。

一般来说，伤于寒邪而成为温热病的，病发于夏至日以前的就称之为温病，病发于夏至日以后的就称之为暑病。暑病汗出，可使暑热从汗散泄，所以暑病出汗，不要随意制止。

【解要】
　　本节阐述了热病的概念及其病因病机，指出一切外感热病，都属于伤寒一类的疾病，但由于发病季节的不同，又有伤寒、温病、暑病等区别，要掌握伤寒在六经的转变、表现、禁忌及伤寒的治疗，并指出决定预后好坏的关键在于"胃气"的存亡。因此，还要了解食复、遗热的病机和治疗方法。

第三十二节 刺热：五脏热病与刺法

【题解】

热，这里是指五脏热病；"刺"则指针刺的选穴原则和方法。本节以五脏为纲，提出了脏腑热病辨证分型法，不仅论述了每一脏和与其相表里的各腑之热证临床表现，还阐明了五脏热病"先""热争""气逆"三个病理发展阶段，以多种脏腑热病为例，对五脏热病的症状、演变、预后及其针刺疗法进行了详细的阐述，介绍了在此基础上的针刺取穴的原则。

【原文】

肝热病者，小便先黄，腹痛多卧，身热。热争，（热争：争，盛大。属五脏热病的第二阶段）则狂言及惊，胁满痛，手足躁，不得安卧；庚辛（庚辛：古人以甲乙丙丁戊己庚辛壬癸十天干，来表示天数第次，庚辛日应该是第七八日，后文甲乙日应该是第一二日，丙丁日应该是第三四日）甚，甲乙大汗，气逆则庚辛死。刺足厥阴少阳。其逆则头痛员员（头痛员员：形容头痛眩晕的样子），脉引冲头也。

心热病者，先不乐，数日乃热。热争，则卒（卒：同"猝"，突然）心痛，烦闷善呕，头痛面赤无汗；壬癸甚，丙丁大汗，气

【译文】

肝脏发生热病，一般先出现小便黄，腹痛，喜卧，身发热等症状。继而当热邪入脏，与正气相争时，则狂言惊骇，胁部满痛，手足躁扰不得安卧；逢到庚辛日，则因木受金克而病重，若逢甲乙日木旺时，便大汗出而热退，若邪气上逆则将在庚辛日死亡。治疗时，应刺足厥阴和足少阴两经。若肝气上逆，则见头痛眩晕，这是因热邪循肝脉上冲于头所致。

心脏发热病，病人先觉得心中不愉快，数天以后才开始发热，当热邪入脏与正气相争时，则突然心痛，烦闷，时时作呕，头痛，面赤，无汗；逢到壬癸日，则因火受水克而病重，若逢丙丁日火旺时，便会大汗出而热

逆则壬癸死。刺手少阴太阳。

脾热病者,先头重,颊痛,烦心颜青,欲呕,身热。热争,则腰痛不可用俯仰,腹满泄,两颌痛;甲乙甚,戊己大汗,气逆则甲乙死。刺足太阴阳明。

肺热病者,先淅然厥,起毫毛,恶风寒,舌上黄,身热。热争,则喘咳,痛走胸膺背,不得太息,头痛不堪,汗出而寒;丙丁甚,庚辛大汗,气逆则丙丁死。刺手太阴阳明,出血如大豆,立已。

肾热病者,先腰痛胻痠(suān),苦渴数饮,身热。热争,则项痛而强,胻寒且痠,足下热,不欲言,其逆则项痛员员澹澹然(澹澹然:指神情忐忑不安的样子),戊己甚,壬癸大汗,气逆则戊己死。刺足少阴太阳。诸汗者,至其所胜日,汗出也。

肝热病者,左颊先赤;心热病者,颜先赤;脾热病者,鼻先

退,若邪气上逆,病更严重,将在壬癸日死亡。治疗时,应刺手少阴和手太阳两经。

脾脏发生热病,病人先感觉头重,面颊痛,心烦,额部发青,欲呕,身热。当热邪入脏,与正气相争时,则会腰痛不可以俯仰,腹部胀满而泄泻,两颌部疼痛;逢到甲乙日木旺时,则因土受木克而病重,若逢戊己日土旺时,便大汗出而热退,若邪气上逆,病更严重,就会在甲乙日死亡。治疗时,刺足太阴和足阳明两经。

肺脏发生热病,病人先感到体表寒冷,毫毛竖立,畏恶风寒,舌上发黄,全身发热。当热邪入脏,与正气相争时,则气喘咳嗽,疼痛走窜于胸膺背部,不能长呼吸,头痛得很厉害,汗出而恶寒;逢丙丁日火旺时,则因金受火克而病重,若逢庚辛日金旺时,便大汗出而热退,若邪气上逆,病更严重,就会在丙丁日死亡。治疗时,刺手太阴和手阳明两经,刺出其血如大豆般大,则热邪去而经脉和,病可立愈。

肾脏发生热病,病人先觉腰痛和小腿发酸,口渴得很厉害,频频饮水,全身发热。当邪热入脏,与正气相争时,则会颈项痛而强直,小腿寒冷痠痛,足心发热,不想说话。如果肾气上逆,则颈项疼痛,头眩晕而摇动不定,逢到戊己日土旺时,则因水受土克而病重,若逢壬癸日水旺时,便会大汗出而热退,若邪气上逆,病更严重,就会在戊己日死亡。治疗时,刺足少阴和足太阳两经。以上所说的诸脏之大汗出,都是到了各脏器当旺之日,正胜邪败,即大汗出而热退病愈。

肝脏发生热病,病人左颊部先见红色;心脏发生热病,额部先见红色;脾脏发生热

赤；肺热病者，右颊先赤；肾热病者，颐先赤。病虽未发，见赤色者刺之，名曰治未病。热病从部所起者，至期而已（热病从部所起者，至期而已：部，指病只在相应的面部显现（属于"先"阶段）；期，指脏器当旺之时；已，停止，指病愈）；其刺之反者，三周而已（三周：三遇所胜之日，并不是现今的概念）；重逆（重逆：治疗被一再耽误）则死。诸当汗者，至其所胜日，汗大出也。

诸治热病，以饮之寒水，乃刺之；必寒衣之，居止寒处，身寒而止也。

热病先胸胁痛，手足躁，刺足少阳，补足太阴，病甚者为五十九刺。热病始手臂痛者，刺手阳明太阴而汗出止。热病始于头首者，刺项太阳而汗出止。热病始于足胫者，刺足阳明而汗出止。热病先身重骨痛，耳聋好瞑，刺足少阴，病甚为五十九刺。热病先眩冒而热，胸胁满，刺足少阴少阳。

太阳之脉，色荣颧骨，热病也，荣未夭（荣未夭：荣，指面色荣华，夭，夭折。这里是指色泽尚未暗

病，鼻部先见红色；肺脏发生热病，右颊部先见红色，肾脏发生热病，颐部先见红色。病虽然还没有发作，但面部已有红色出现，就应及时刺治，这叫作"治未病"。热病只在五脏色部所在出现红色，并未见到其他症状的，为病尚轻浅，若予以及时治疗，则至其所胜之日，病即可愈；如果刺治反了，就会延长病程，以至于过"三周"，才能病愈；若一再误治，势必使病情恶化而造成死亡。诸脏热病应当汗出的，都是至其当旺之日，大汗出而病愈。

一般而言，治疗热病应让病人喝些清凉的饮料，以解里热，之后再进行针刺，并且要患者衣服穿得单薄些，居住于凉爽的地方，以解除表热，如此使表里热退身凉而病愈。

热病先出现胸胁痛，手足躁动不安的，是邪在足少阳经，应刺足少阳经以泻阳分之邪，补足太阴经以培补脾土，病重的就用"五十九刺"的方法。热病先出现手臂痛的，应刺手阳明、太阴二经之穴，汗出则热止。热病开始发于头部的，应刺足太阳经，汗出则热止。热病始于足胫的，应刺足阳明经，汗出而热止。热病先出现身体重，骨节痛，耳聋，昏倦嗜睡的，应刺足少阴经，病重的用"五十九刺"的方法。热病先出现头眩晕昏冒而后发热，胸胁胀满的，应刺足少阴和足少阳两经。

太阳经脉之病，红色出现在颧骨部的，这是热病，若色泽尚未暗晦，病尚轻浅，至其当旺之时，则可汗出而病愈。若同时又见厥阴经

晦），日今且得汗，待时而已。与厥阴脉争见者（与厥阴脉争见者：与，与此同时；见，显现。意为，（太阳之脉）同厥阴脉都呈现盛大状态），死期不过三日，其热病内连肾，少阳之脉色也。少阳之脉，色荣颊前，热病也，荣未交，日今且得汗，待时而已，与少阴脉争见者，死期不过三日。

热病气穴：三椎下间主胸中热，四椎下间主鬲中热；五椎下间主肝热；六椎下间主脾热；七椎下间主肾热。荣在骶（骶：指脊椎末端的尾骶骨，有长强穴）也。项上三椎陷者中也。颊下逆颧为大瘕，下牙车为腹满，颧后为胁痛。颊上者，鬲上也。

的脉证，则死期不过三日，这是因为热病已侵入肾部，兼见少阳脉色。少阳经脉之病，红色出现在面颊前方的，这是少阳经脉热病，若色泽尚未暗晦，是病邪尚浅，至其当旺之时，则可汗出而病愈。若同时又见少阴经的脉证，死期不过三日，这是因为热病已侵入肾部。少阳经脉之病，赤色出现于面颊的前方，这是少阳经脉热病，若色泽尚未黯晦，是病邪尚浅，至其当旺之时，则可汗出而病愈。

治疗热病的气穴：第三脊椎下方主治胸中的热病；第四脊椎下方主治膈中的热病；第五脊椎下方主治肝热病；第六脊椎下方主治脾热病；第七脊椎下方主治肾热病。治疗热病，即取穴于上，以泻阳邪，当再取穴于下髋，以补阴气，在下取尾骶骨处的长强穴。项部第三椎以下凹陷处的中央部位是大椎穴，由此向下便是脊椎的开始。诊察面部之色，可以推知腹部疾病，如颊部红色由下向上到颧骨部，为大瘕泄；见红色自颊下行至颊车部，为腹部胀满；红色见于颧骨后侧，为胁痛；红色见于颊上，病在膈上。

【解要】

本节详细论述了人体五脏出现热证后的种种表现，对病变的几个阶段分析得很详细，并说明预后及其针刺疗法。

治疗热病，色诊可以察外知内，善为运用，确能做到早期诊断和早期治疗，有预防的积极意义。另外，还要熟悉刺热病的穴位以及护理方法，如"五十九刺"、脊椎诸穴和饮之寒水、寒衣、寒处等。

第三十三节 评热病论：风、气影响四大热证

【题解】

已有几篇论述过热病了，本篇论述的是热病中的危重证候，即重点讨论阴阳交、风厥、劳风、肾风（风水）四种较严重热病的病因、症状、治法、预后等。"评"表示是论者的独到看法，或者说是探讨论者认为很关键的几个问题。

【原文】

黄帝问曰：有病温者，汗出辄复热，而脉躁疾（脉躁疾：躁，躁动；疾，快。指脉象躁动急速）不为汗衰，狂言不能食，病名为何？

岐伯对曰：病名阴阳交（阴阳交：阳，指阳热邪气；阴，指阴精正气；交，交锋），交者死也。

帝曰：愿闻其说。

岐伯曰：人所以汗出者，皆生于谷，谷生于精，今邪气交争于骨肉而得汗者，是邪却而精胜也。精胜，则当能食而不复热。复热者，邪气也；汗者，精气也。今汗出而辄复热者，是邪胜也，不能食者，精无俾（精无俾：俾，补助、补充。指精气无法持续补益）也，病而留者，其寿可立而倾也。且夫《热论》曰：

【译文】

黄帝问道：染上温病的人，出汗以后身体发热，脉躁动疾速，病情也不因汗出而稍减，并且言语狂乱，不能吃东西，这是什么病呢？

岐伯答道：这种病名叫阴阳交，是一种死证。

黄帝说：希望能听一听其中的道理。

岐伯说：人之所以出汗，是由于水谷入胃，化生精微。现在邪气在骨肉之间交争而出汗，这是由于邪气退而精气胜的原因，精气胜就应该能吃东西，而不再发热。再发热就是邪气还在，汗是精气所化。现在出汗而又发热，说明邪气已经胜于正气了。不吃东西，是精气缺乏，而精气缺乏，会使热邪更盛。汗出而热留不退，病人的生命就危在旦夕了。而且《热论》说过：

汗出而脉尚躁盛者死。今脉不与汗相应，此不胜其病也，其死明矣。狂言者，是失志，失志者死。今见三死（三死：指汗出复热而不能食、脉躁盛、狂言三证），不见一生，虽愈必死也。

帝曰：有病身热，汗出烦满，烦满不为汗解，此为何病？

岐伯曰：汗出而身热者，风也；汗出而烦满不解者，厥也。病名曰风厥（风厥：指太阳受风，精亏不足，少阴虚火上逆而发热汗出，烦闷不除的病症）。

帝曰：愿卒闻之。

岐伯曰：巨阳主气，故先受邪；少阴与其为表里也，得热则上从之（上从之：指少阴虚热随太阳之气上逆），从之则厥也。

帝曰：治之奈何？

岐伯曰：表里刺之，饮之服汤。

帝曰：劳风（劳风：指因劳成虚，因虚受风引起的以恶风阵寒、颈项僵硬、咳嗽吐浓痰的一种病症）为病，何如？

岐伯曰：劳风法在肺下，其为病也，使人强（jiàng）上冥视（冥míng视：视野模糊，昏暗），唾出若涕，恶风而振寒，此为劳风之病。

帝曰：治之奈何？

岐伯曰：以救俯仰，巨阳引（巨阳引：指在太阳经上取穴，进行针刺以引

汗出而脉依然躁动旺盛的，则死。现在脉象与出汗不相应，这是精气不能胜于病邪，死的征象已经明显了。至于言语狂乱，是神志失常的缘故，而神志失常的也会死亡。现在有了三种死候，而不见一点生机，那么即使有好转的现象，也是必定要死的。

黄帝问：有的人身体发热，出汗，烦闷，就是说烦闷不因汗出而解，这又是什么病？

岐伯说：汗出而身体发热，是由风邪引起的；汗出而烦闷难解的，是由于下气上逆，这个病名叫作风厥。

黄帝说：我想听听其中的道理。

岐伯说：太阳经主宰诸阳之气，是一身之表，所以容易先受病邪，而少阴和太阳互为表里，如果少阴受太阳经热邪的影响，从而随之上逆，便成为厥。

黄帝问：怎样治疗呢？

岐伯说：刺太阳和少阴两经的穴位，同时内服汤药。

黄帝问：劳风这种病是怎样的？

岐伯说：劳风发病是在肺下，它的症状是头项僵直，目视不明，吐黏痰，恶风易发寒战，这就是劳风病。

黄帝问：怎样治疗呢？

岐伯说：首先要引导太阳经的阳气，以解郁闭之邪，通肺气，使其呼吸调畅，

动经气的一种治疗方法)。精者三日，中年者五日，不精者七日。咳出青黄涕，其状如脓，大如弹丸，从口中若鼻中出，不出则伤肺，伤肺则死也。

帝曰：有病肾风(肾风：风热伤肾，肾不能主水，水邪泛滥而出现水肿的一种病症)者，面胕痝然壅(胕痝 fú máng 然壅：面目浮肿的样子)害于言，可刺不？

岐伯曰：虚不当刺。不当刺而刺，后五日，其气必至。

帝曰：其至何如？

岐伯曰：至必少气时热，时热从胸背上至头，汗出手热，口干苦渴，小便黄，目下肿，腹中鸣，身重难以行，月事不来，烦而不能食，不能正偃(正偃 yǎn：仰卧姿势)，正偃则咳，病名曰风水，论在《刺法》中。

帝曰：愿闻其说。

岐伯曰：邪之所凑(凑：聚合)，其气必虚。阴虚者，阳必凑之，故少气时热而汗出也。小便黄者，少腹中有热也。不能正偃者，胃中不和也。正偃则咳甚，上迫肺也。诸有水气者，微肿先见于目下也。

帝曰：何以言？

岐伯曰：水者，阴也；目下，

俯仰自如，通过这样的治疗，青壮年三日可以愈，中年人精气稍衰的，五日可愈，老年或精气不足的，七日可愈。这种病人，会咳出青黄的痰，样子像稠脓，大小像弹丸。这种稠痰应当从口中或鼻中排除才好，如果不能咳出，就要伤肺，伤了肺就会死亡。

黄帝问：有患肾风的病人，面部浮肿、目下壅起像卧蚕一般，言语也感到不便，像这样的病人，可以针刺吗？

岐伯说：肾已重虚，不应当用刺法，如已用了刺法，五天后邪气必然传导，甚而加重病情。

黄帝问：邪气来了会怎样？

岐伯说：如邪气来了，一定会感到气短，时时发热，热从胸背上至头部，汗出、手热、多渴、小便色黄、眼睑浮肿、腹中鸣响，身体沉重，行动困难。若病在妇女，月经就会停止，胸闷，不能吃东西，不能仰卧，仰卧就咳嗽得非常厉害，这病叫作风水。在《刺法》里有详细的论述。

黄帝问：我想听你讲讲这其中的缘由。

岐伯说：邪气侵袭，因为正气的不足。肾阴不足时，阳邪就乘虚侵入，所以气短，时时发热、汗出、小便色黄，这是因为有了内热；不能仰卧，是胃中不和。仰卧就咳嗽加重，是水气向上迫肺。凡是有水气的病人，微肿的预兆可在目下看出。

黄帝问：为什么这样说？

岐伯说：水属于阴，目下也属阴，腹

第三十三节 评热病论：风、气影响四大热证

亦阴也，腹者，至阴之所居，故水在腹者，必使目下肿也。真气上逆，故口苦舌干，卧不得正偃，正偃则咳出清水也。诸水病者，故不得卧，卧则惊，惊则咳甚也。腹中鸣者，病本于胃也。薄脾则烦不能食。食不下者，胃脘隔也。身重难以行者，胃脉在足也。月事不来者，胞脉（胞脉：胞，子宫。胞脉，即子宫的络脉）闭也，胞脉者，属心而络于胞中。今气上迫肺，心气不得下通，故月事不来也。

帝曰：善。

部为至阴之处，所以腹中有水，目下必然出现微肿。心气上逆，所以口苦舌干，不能仰卧。仰卧就会咳出清水。凡是水气重的病人，都不能仰卧，因为卧后会感到惊悸不安，而惊悸就会使咳嗽加重。腹中鸣响，是由于胃水随经下泄。水气迫脾就会烦闷而不想吃东西。食物不能下咽，是胃中有阻隔。身体沉重，难以行动，是胃的经脉下行于足的缘故。妇女月经不来，是因为胞脉闭塞。胞脉属于心脏，而下络于胞中，现在水气上逆迫肺，心气不能下通，所以月经就不来了。

黄帝说：讲得很好。

【解要】

本节重点在于两个字：风和气，首先在论证阴阳交的病候、病机及预后的基础上，指出正气盛衰存亡对热病预后的影响，强调正气的重要性；再论述热病过程中邪正关系及其对病情的影响，阴阳交的病候、病机及预后；最后讨论了风厥、劳风、肾水（风水）的病机、病候及治疗之法。

第三十四节 逆调论：气血不顺则需调

【题解】

逆，即逆气，是由于经气上下不调而气逆。有在上为肺络之逆，在中有胃气上逆，在下有肾水上迫于肺之逆。本节举例论述寒热、水火、营卫、脏气失调所发生的病变，故名为"逆调论"。

【原文】

黄帝问曰：人身非常（常：通"裳"）温也，非常热也，为之热而烦满（烦满：病证名。心烦胸中闷满之证）者，何也？

岐伯对曰：阴气少而阳气胜，故热而烦满也。

帝曰：人身非衣寒也，中非有寒气也，寒从中生者，何？

岐伯曰：是人多痹气（痹气：指阳气虚，内寒盛，使营卫之气失调，血行不畅，而致气血闭阻不通的病理）也，阳气少，阴气多，故身寒如从水中出。

帝曰：人有四支热，逢风寒如炙如火者，何也？

岐伯曰：是人者，阴气虚，阳气盛。四支者阳也。两阳相得而阴

【译文】

黄帝问道：有的病人，并不是因为衣服穿得多而温热，然而出现发热，胸中闷满，这是什么原因呢？

岐伯回答说：这种人是由于阴气少而阳气胜，所以发热而烦闷。

黄帝问：有的人穿的衣服并不单薄，体内也没有被寒邪所侵，却总觉得寒气从内而生，这是什么原因呢？

岐伯说：是由于这种人多痹气，阳气少而阴气多，所以经常感觉身体发冷，像从冷水中出来一样。

黄帝问：有的人四肢发热，一遇到风寒，便觉得身如热火熏炙一样，这是怎么回事呢？

岐伯说：这种人多因体内阴气虚而阳气胜。四肢属阳，风邪也属阳，属阳的四

第三十四节 逆调论：气血不顺则需调

气虚少，少水不能灭盛火，而阳独治。独治者，不能生长也，独胜而止耳。逢风而如炙如火者，是人当肉烁（肉烁：证名。阳热亢盛，煎熬津液，久而肌肉瘦削之证）也。

帝曰：人有身寒，汤火不能热，厚衣不能温，然不冻栗，是为何病？

岐伯曰：是人者，素肾气胜，以水为事，太阳气衰，肾脂（肾脂：生理学名词，指肾精中与骨髓生长有关的物质）枯不长，一水不能胜两火。肾者水也，而生于骨，肾不生则髓不能满，故寒甚至骨也。所以不能冻栗者，肝一阳也，心二阳也，肾孤脏也，一水不能胜二火，故不能冻栗，病名曰骨痹，是人当挛节（挛节：证名。骨节拘挛之证，为骨痹之外证）也。

帝曰：人之肉苛（肉苛：病名，主要临床表现为局部或全身麻木）者，虽近衣絮，犹尚苛也，是谓何疾？

岐伯曰：荣气（荣气：即营气）虚，卫气（卫气：由饮食水谷所化生的悍气，具有保卫肌表、抗御外邪的作用）实也，荣气虚则不仁（不仁：指肌肤肢体麻木，不灵便），卫气虚则不用，荣卫俱虚，则不仁且不用（不用：中医术语。肢体失去活动能力谓之不用），肉如故也。人身与志不相有，曰死。

肢感受属阳的风邪，是两阳相并，则阳气更加亢盛，阳气益盛则阴气日益虚少，衰少的阴气不能熄灭旺盛的阳火，形成了阳气独旺的局面。阳气独旺，便不能生长，因阳气独胜而生机停止。所以这种四肢热又逢风热而热得如炙火的，其人必然肌肉逐渐消瘦干枯。

黄帝问：有的人身体寒凉，汤火不能使之热，多穿衣服也不能使之温，但却不恶寒战栗，这是什么病呢？

岐伯说：这种人平素肾水之气盛，又经常接近水湿，致水寒之气偏盛，而太阳之阳气偏衰，太阳之阳气衰则肾脂枯竭不长。肾属水脏，主生长骨髓，肾脂不生则骨髓不能充满，所以寒冷至骨。之所以不战栗，是因为肝是一阳，心是二阳，一个独阴的肾水，胜不过心肝二阳之火，因此虽寒冷，但不战栗，这种病叫"骨痹"，病人必骨节拘挛。

黄帝问：有的人皮肉麻木沉重，虽穿上棉衣，仍然如故，这是什么病呢？

岐伯说：这种人是由于营气虚而卫气实所致。营气虚弱则皮肉麻木不仁，卫气虚弱则肢体不能举动，营卫都虚弱，就既麻木又不灵便，所以皮肉更加麻木沉重。若人的形体与神志不能相互为用，就会死亡。

帝曰：人有逆气不得卧而息有音（息有音：息，指呼吸，下同。指呼吸沉重而有声）者；有不得卧而息无音者，有起居如故而息有音者；有得卧，行而喘者；有不得卧，不能行而喘者；有不得卧，卧而喘者。皆何脏使然？愿闻其故。

岐伯曰：不得卧而息有音者，是阳明之逆也。足三阳者下行，今逆而上行，故息有音也。阳明者胃脉也，胃者六腑之海，其气亦下行。阳明逆，不得从其道，故不得卧也。《下经》曰："胃不和，则卧不安。"此之谓也。

夫起居如故而息有音者，此肺之络脉逆也，络脉不得随经上下，故留经而不行。络脉之病人也微，故起居如故而息有音也。夫不得卧，卧则喘者，是水气之客也。夫水者，循津液而流也，肾者水脏，主津液，主卧与喘也。

帝曰：善。

黄帝说：人有病气逆，有的不能安卧而呼吸有响声；有的不能安卧而呼吸无声；有的起居如常而呼吸有响声；有的能够安卧，行动则气喘；有的不能安卧，也不能行动，却气喘；有的不能安卧，卧则气喘。是哪些脏腑发病，才造成这样的呢？我想知道是什么缘故。

岐伯说：不能安卧而呼吸有声的，是阳明经脉之气上逆。足三阳的经脉，从头到足，都是下行的，现在足阳明经脉之气上逆而行，所以呼吸不利而有声。阳明是胃脉，胃是六腑之海，胃气亦以下行为顺，若阳明经脉之气上逆，胃气便不得循常道而下行，所以不能平卧。《下经》曾说："胃不和，则卧不安。"就是这个意思。

若起居如常而呼吸有响声的，这是由于肺之脉络不顺，络脉不能随着经脉之气上下，故其气留滞于经脉而不行于络脉。但络脉生病是比较轻微的，所以虽呼吸不利有声，但起居如常。若不能安卧，卧则气喘的，是由于水气侵犯所致。水气是循着津液流行的线路而流动的。肾是水脏，主持津液，如肾病不能主水，水气上逆而犯肺，人就不能平卧且气喘。

黄帝说：讲得太好了。

第三十四节　逆调论：气血不顺则需调

【解要】

　　本节重点讲解两个方面的问题：一是阴阳虚实的问题，一是经络不通的问题。这两个方面不顺都会造成"逆"，说明人体的阴阳、内脏的虚实都必须保持平衡。讨论了阴阳失调而引起的肺络之逆、胃气之逆、肾水之逆三种不同的病理变化，以及寒热、骨痹、肉苛、逆气等疾病的成因及症状。

第三十五节 疟论：预测预防四季时令疾病

【题解】

本节讨论了风霜雨露等气象变化对人体生理、病理所产生的影响，主论疟疾（俗称打摆子），即以周期性冷热发作为最主要特征，脾肿大、贫血，以及脑、肝、肾、心、肠、胃等受损引起的各种综合征。

【原文】

黄帝问曰：夫痎疟皆生于风，其蓄作有时者，何也？

岐伯对曰：疟之始发也，先起于毫毛，伸欠乃作（伸欠乃作：伸欠，病状名。又称欠伸、呵欠。乃，就；作，发作。意为呵欠连天的状况），寒栗鼓颔，腰脊俱痛，寒去则内外皆热，头痛如破，渴欲冷饮。

帝曰：何气使然？愿闻其道。

岐伯曰：阴阳上下交争，虚实更作，阴阳相移也。阳并于阴，则阴实而阳虚，阳明虚，则寒栗鼓颔也；巨阳虚，则腰背头项痛；三阳俱虚，则阴气胜，阴气胜则骨寒而痛，寒生于内，故中外皆寒；阳盛

【译文】

黄帝问道：一般说来疟疾都由于感受了风邪而引起，它的平息与发作有一定时间，这是什么道理？

岐伯回答说：疟疾开始发作的时候，先起于毫毛竖立，继而四体不舒，呵欠连连，乃至寒冷发抖，下颌鼓动，腰脊疼痛；等到寒冷过去，便是全身内外发热，头痛犹如破裂，口渴喜欢冷饮。

黄帝问：这是什么原因引起的？请讲讲其中的道理。

岐伯说：这是由于阴阳上下相争，虚实交替而作，阴阳虚实相互移易转化的关系。阳气并入于阴分，就使阴气实而阳气虚，阳明经气虚，则寒冷发抖乃至两颔鼓动；太阳经气虚，则腰背头项疼痛；三阳经气都虚，则阴气更胜，阴气胜则骨节寒冷而

第三十五节 疟论：预测预防四季时令疾病

则外热，阴虚则内热，外内皆热则喘而渴，故欲冷饮也。此皆得之夏伤于暑，热气盛，藏于皮肤之内，肠胃之外，此荣气之所舍（舍：居留之所）也。此令人汗空疏，腠理开，因得秋气，汗出遇风，及得之以浴，水气舍于皮肤之内，与卫气并居。卫气者，昼日行于阳，夜行于阴，此气得阳而外出，得阴而内薄（得阴而内薄：薄，通"搏"。此有阴阳相搏之意），内外相薄，是以日作。

帝曰：其间日而作者，何也？

岐伯曰：其气之舍深，内薄于阴，阳气独发，阴邪内著，阴与阳争不得出，是以间日而作也。

帝曰：善。其作日晏与其日早者（其作日晏与其日早者：晏，天色已晚，日暮，但此处则是指逐日推迟；日早，逐日提前），何气使然？

岐伯曰：邪气客于风府，循膂（膂 lǚ：脊椎骨）而下，卫气一日一夜大会于风府，其明日日下一节，故其作也晏，此先客于脊背也。每至于风府，则腠理开，腠理开则邪气入，邪气入则病作，以此日作稍益晏也。其出于风府，日下一节，二十五日下至骶骨；二十六日入于脊内，注于伏膂之脉

疼痛，寒从内生，所以内外都觉寒冷。阳主外，阳盛就发生外热；阴主内，阴虚就发生内热。外内都发热，内热太甚的时候就气喘口渴，所以喜欢冷饮。这都是由于夏天伤于暑气，热气过盛，并留藏于皮肤之内，肠胃之外，也就是营气居留的所在。由于暑热内伏，使人汗孔疏松，腠理开泄，一遇秋凉，汗出而感受风邪，或者由于洗澡时感受水气，风邪水气停留于皮肤之内，与卫气相合并居于卫气流行的处所。而卫气白天行于阳分，夜里行于阴分，邪气也随之循行于阳分时则外出，循行于阴分时则内搏，阴阳内外相搏，所以每日发作。

黄帝问：疟疾有隔日发作的，为什么？

岐伯说：因为邪气舍留之处较深，向内迫近于阴分，致使阳气独行于外，而阴分之邪留滞于里，阴与阳相争而不能即出，所以隔一天才发作一次。

黄帝说：讲得好。疟疾发作的时间，有逐日推迟的，有逐日提前的，是什么缘故？

岐伯说：邪气从风府穴侵入后，循脊骨逐日逐节下移，卫气是一昼夜大会于风府，而邪气却每日向下移行一节，所以其发作时间也就一天迟一天，这是由于邪气先侵袭于脊骨的关系。每当卫气会于风府时，则腠理开放，腠理开放则邪气侵入，邪气侵入与卫气交争，病就发作，因邪气日下一节，所以发病时间就日益推迟了。这种邪气侵袭风府，逐日下移一节而发病

(伏膂之脉：即冲脉，也叫"伏冲脉"）；其气上行，九日出于缺盆之中，其气日高，故作日益早也。其间日发者，由邪气内薄于五藏，横连募原也。其道远，其气深，其行迟，不能与卫气俱行，不得皆出，故间日乃作也。

帝曰：夫子言卫气每至于风府，腠理乃发，发则邪气入，入则病作。今卫气日下一节，其气之发也，不当风府，其日作者，奈何？

岐伯曰：此邪气客于头项，循膂而下者也，故虚实不同，邪中异所，则不得当其风府也。故邪中于头项者，气至头项而病；中于背者，气至背而病；中于腰脊者，气至腰脊而病；中于手足者，气至手足而病。卫气之所在，与邪气相合，则病作。故风无常府，卫气之所应，必开其腠理，邪气之所合，则其府也。

帝曰：善！夫风之与疟也，相似同类，而风独常在，疟得有时而休者，何也？

岐伯曰：风气留其处，故常在；疟气随经络，沉以内薄，故卫气应乃作。

的，约经二十五日，邪气下行至骶骨；二十六日，又入于脊内，而流注于伏冲脉；再沿冲脉上行，九日上至于缺盆之中。因为邪气日渐上升，所以发病的时间也就一天早一天。至于隔一天发病一次的，是因为邪气内迫于五脏，横连于膜原，它所行走的道路较远，邪气深藏，循行迟缓，不能和卫气并行，邪气与卫气不得同时皆出，所以隔一天才能发作一次。

黄帝问：您说卫气每至于风府时，腠理开放，邪气乘机袭入，邪气入则病发作。现在又说卫气与邪气相会的部位每日下行一节，那么发病时，邪气不一定恰好在于风府，而能每日发作一次，这是什么道理？

岐伯说：以上是指邪气侵入于头项，循着脊骨而下者说的，但人体各部分的虚实不同，而邪气侵犯的部位也不一样，所以邪气所侵，不一定都在风府穴处。例如：邪中于头项的，卫气行至头项而病发；邪中于背部的，卫气行至背部而病发；邪中于腰脊的，卫气行至腰脊而病发；邪中于手足的，卫气行至手足而病发。凡卫气所行之处，和邪气相合，那病就要发作。所以说风邪侵袭人体没有一定的部位，只要卫气行至这个部位，腠理开放，邪气乘隙凑合，这就是邪气侵入的地方，也就是发病的所在。

黄帝说：讲得好！风病和疟疾相似而同属一类，那么为什么风病的症状持续常在，而疟疾却发作有休止呢？

岐伯说：因风邪为病是稽留于所中之处，所以症状持续常在；疟邪则是随着经络循行，深入体内，必须与卫气相遇，病才发作。

第三十五节 疟论：预测预防四季时令疾病

帝曰：疟先寒而后热者，何也？

岐伯曰：夏伤于大暑，其汗大出，腠理开发，因遇夏气凄沧之水寒，藏于腠理皮肤之中，秋伤于风，则病成矣。夫寒者，阴气也；风者，阳气也。先伤于寒而后伤于风，故先寒而后热也，病以时作，名曰寒疟（寒疟：又称牝疟，证候为寒热定时而发，寒多热少，头痛，肢体疼痛，口不渴或喜热饮，胸胁痞闷，欲吐不吐，精神困倦，舌淡红，苔白腻，脉弦紧等）。

帝曰：先热而后寒者，何也？

岐伯曰：此先伤于风，而后伤于寒，故先热而后寒也，亦以时作，名曰温疟。其但热而不寒者，阴气先绝，阳气独发，则少气烦冤，手足热而欲呕，名曰瘅疟（瘅疟：瘅，热气盛。疟疾由于感邪后里热炽盛而发。其证候为发作时只发热不寒战、烦躁气粗、胸闷欲呕等。瘅疟，病名，疟疾之一。临床以但热不寒为主症。又名温疟、暑疟、瘅热、阳明瘅热）。

黄帝问：疟疾发作有先寒而后热的，这是为什么？

岐伯说：夏天感受了严重的暑气，因而汗大出，腠理开泄，再遇到寒凉水湿之气，便留藏在腠理皮肤之中，到秋天又伤了风邪，就成为疟疾了。水寒是一种阴气，风邪是一种阳气。先伤于水寒之气，后伤于风邪，所以先寒而后热，病的发作有一定的时间，这名叫寒疟。

黄帝问：有一种先热而后寒的，为什么？

岐伯说：这是先伤于风邪，后伤于水寒之气，所以先热而后寒，发作也有一定的时间，这名叫温疟。还有一种只发热而不恶寒的，这是由于病人的阴气先亏损于内，因此阳气独旺于外，病发作时，出现少气烦闷，手足发热，要想呕吐，这就称瘅疟。

【解要】

以上几段讨论了疟疾发作时间有早有迟的机理，指出疟疾的发作是卫气与邪气相搏结的表现，阐释风病与疟疾的症状各不相同的病理原因，从而指出疟邪是一种独具特点的致病因素，强调了人体内因在发病中的决定性作用。

《黄帝内经》认为，疟疾的发作是因疟气与卫气相迫所致，由于卫气昼行于阳，夜行于阴，出入有时，与疟邪之相搏也有时，所以发作有迟早、一日或间日发作的区别，其关键在于邪气深浅、病情轻重，即感邪浅，病情轻，当日发作；感邪深，病情重，则发作推迟或间日发作，为疟疾辨别病证轻重、施法用药提供依据。

【原文】

帝曰：夫经言有余者泻之，不足者补之。今热为有余，寒为不足。夫疟者之寒，汤火不能温也，及其热，冰不能寒也。此皆有余不足之类。当此之时，良工不能止，必须其自衰乃刺之，其故何也？愿闻其说。

岐伯曰：经言无刺熇熇（熇hè熇：热炽盛的样子）之热，无刺浑浑之脉，无刺漉漉（漉lù漉：汗出不止的样子）之汗，故为其病逆，未可治也。夫疟之始发也，阳气并于阴，当是之时，阳虚而阴盛，外无气，故先寒栗也；阴气逆极，则复出之阳，阳与阴复并于外，则阴虚而阳实，故先热而渴。夫疟气者，并于阳则阳胜，并于阴则阴胜；阴胜则寒，阳胜则热。疟者，风寒之气不常也，病极则复。至病之发也，如火之热，如风雨不可当也。故经言曰：方其盛时必毁，因其衰也，事必大昌，此之谓也。夫疟之未发也，阴未并阳，阳未并阴，因而调之，真气得安，邪气乃亡。故工不能治其已发，为其气逆也。

【译文】

黄帝说：医经上说有余的应当泻，不足的应当补。依现在的说法，发热是有余，发冷是不足。而疟疾的寒冷，虽然用热水或向火，亦不能使之温暖，及至发热，即使用冰水，也不能使之凉爽。这些寒热都是有余不足之类。但当其发冷、发热的时候，良医也无法制止，必须等到病势自行衰退之后，才可以施用刺法治疗，这是什么缘故？请你告诉我其中的道理。

岐伯说：医经上说过，有高热时不能刺，脉象纷乱时不能刺，汗出不止时不能刺，因为这正当邪盛气逆的时候，所以不可立即治疗。疟疾刚开始发作，阳气并于阴分，此时阳虚而阴盛，外表阳气虚，所以先寒冷发抖；至阴气逆乱已极，势必复出于阳分，于是阳气与阴气相并于外，此时阴分虚而阳分实，所以先热而口渴。因为疟疾并于阳分，则阳气胜，并于阴分，则阴气胜；阴气胜则发寒，阳气胜则发热。由于疟疾感受的风寒之气变化无常，热到极点，则阴寒之气至；寒到极点，则阳热之气至。当其病发作的时候，像火一样猛烈，如狂风暴雨一样迅不可当。所以医经上说：当邪气盛极的时候，不可攻邪，攻之则正气也必然受伤，应该乘邪气衰退的时候而攻之，必然获得成功，便是这个意思。因此治疗疟疾，应在未发的时候，阴气尚未并于阳分，阳气尚未并于阴分，便进行适当的治疗，则正气不至于受伤，而邪气可以消灭。所以医生不能在疟疾发病的时候进行治疗，就是因为此时正当正气和邪气交争逆乱的缘故。

帝曰：善。攻之奈何？早晏何如？

岐伯曰：疟之且发也，阴阳之且移也，必从四末（四末：即四肢）始也。阳已伤，阴从之，故先其时，坚束其处，令邪气不得入，阴气不得出，审候见之，在孙络（孙络：人体中络脉的分支，即络脉中的细小部分）盛坚而血者皆取之，此真往而未得并者也。

帝曰：疟不发，其应何如？

岐伯曰：疟气者，必更盛更虚（更：意为更替），当气之所在也，病在阳，则热而脉躁；在阴，则寒而脉静；极则阴阳俱衰，卫气相离，故病得休，卫气集，则复病也。

帝曰：时有间二日或至数日发，或渴或不渴，其故何也？

岐伯曰：其间日者，邪气与卫气客于六府，而有时相失，不能相得，故休数日乃作也。疟者，阴阳更胜也，或甚或不甚，故或渴或不渴。

帝曰：论言，"夏伤于暑，秋必病疟"今疟不必应者，何也？

岐伯曰：此应四时者也。其病异形者，反四时也。其以秋病

黄帝说：讲得好！疟疾究竟怎样治疗？时间的早晚应如何掌握？

岐伯说：疟疾将发，正是阴阳将要相移之时，它必从四肢开始。若阳气已被邪伤，则阴分也必将受到邪气的影响，所以只有在未发病之前，就用绳索牢缚其四肢末端，使邪气不得入，阴气不得出，两者不能相移。牢缚以后，再审察络脉的情况，见其孙络充实而瘀血的部分，都要刺出其血，这是当真气尚未与邪气相并之前的一种"迎而夺之"的治法。

黄帝问：疟疾在不发作的时候，它的情况应该怎样？

岐伯说：疟气留舍于人体，必然使阴阳虚实，更替而作。当邪气所在的地方是阳分时，则发热而脉搏躁急；病在阴分，则发冷而脉搏较静；病到极期，则阴阳二气都已衰急，卫气和邪气互相分离，病就暂时休止；若卫气和邪气再相遇合，则病又发作了。

黄帝问：有些疟疾隔二日，或甚至隔数日发作一次，发作时有的口渴，有的不渴，是什么缘故？

岐伯说：疟疾之所以隔几天再发作，是因为邪气与卫气相会于风府的时间不一致，有时不能相遇，不得皆出，所以停几天才发作。疟疾发病，是由于阴阳更替相胜，但其中程度上也有轻重不同，所以有的口渴，有的不渴。

黄帝问：医经上说，"夏伤于暑，秋必病疟"，而有些疟疾，并不是这样，是什么道理？

岐伯说："夏伤于暑，秋必病疟"，这是指和四时发病规律相应而言。有些疟疾形症

者寒甚，以冬病者寒不甚，以春病者恶风，以夏病者多汗。

帝曰：夫病温疟与寒疟而皆安舍，舍于何脏？

岐伯曰：温疟者，得之冬中于风，寒气藏于骨髓之中，至春则阳气大发，邪气不能自出，因遇大暑，脑髓烁，肌肉消，腠理发泄，或有所用力，邪气与汗皆出。此病藏于肾，其气先从内出之于外也。如是者，阴虚而阳盛，阳盛则热矣，衰则气复反入，入则阳虚，阳虚则寒矣，故先热而后寒，名曰温疟。

帝曰：瘅疟何如？

岐伯曰：瘅疟者，肺素有热，气盛于身，厥逆上冲，中气实而不外泄，因有所用力，腠理开，风寒舍于皮肤之内、分肉之间而发 (分肉之间而发：分肉，即肌肉。指肉内近骨之肉与骨相分者)，发则阳气盛，阳气盛而不衰则病矣。其气不及于阴，故但热而不寒，气内藏于心，而外舍于分肉之间，令人消烁脱肉，故命曰瘅疟。

帝曰：善。

不同，与四时发病规律相反。如发于秋天的，寒冷较重；发于冬天的，寒冷较轻；发于春天的，多恶风；发于夏天的，汗出得很多。

黄帝问：患温疟和寒疟的，邪气如何侵入？逗留在哪一脏？

岐伯说：温疟是因为冬天感受风寒，邪气留藏在骨髓之中，虽到春天阳气生发活泼的时候，邪气仍不能自行外出，乃至夏天，因夏热炽盛，使人精神倦怠，脑髓消烁，肌肉消瘦，腠理发泄，皮肤空疏，或由于劳力过甚，邪气才乘机与汗一齐外出。这种病邪原是伏藏于肾，故其发作时，是邪气从内而出于外。这样的病，阴气先虚，而阳气偏盛，阳盛就发热，热极之时，则邪气又回入于阴，邪入于阴则阳气又虚，阳气虚便出现寒冷，所以这种病是先热而后寒，名叫温疟。

黄帝问：瘅疟的病因是怎样的？

岐伯说：瘅疟是由于肺脏素来有热，肺气壅盛，气逆而上冲，以致胸中气实，不能发泄，或由于劳力过甚，腠理开泄，风寒之邪便乘机侵袭于皮肤之内、肌肉之间而发病，发病则阳气偏盛，阳气盛而不见衰减，所以就发病了，由于邪气没有进入阴分，所以只热而不寒。这种病邪内伏于心脏，而外出则流连于肌肉之间，能使人肌肉瘦削，所以名叫瘅疟。

黄帝说：讲得好。

第三十五节 疟论：预测预防四季时令疾病

【解要】

古人以"九宫八风"的理论，预测四时风雨的变化，以分析疾病流行的情况，其意义在于指导人们在"太一"过宫之际密切观测风向，判断天时虚实逆顺，作为预防时令疾病和辨证论治的参考。

以上几段主要讨论了三虚、三实的问题，指出不符合时令季节的反常气候对人体的危害极大。其中说道，疟病的形成，大多由于感受风寒、水气、暑热等病因所致。因受邪先后不同，则寒热情况有差异。文中同时指出，疟邪在人体内，必和卫气相逢才能发病；及至阴阳气衰，邪气和卫气相离，病才休止。又因邪气侵害人体有浅有深，和卫气相逢的时间就有差别，因而有日发、间日发、数日一发以及渐迟、渐早的不同。

文中还指出，人们的劳逸起居状况也是影响发病的重要因素。

第三十六节　刺疟：六经六脏腑刺血疗法

【题解】

　　本节对疟疾的分型，用的是六经和六脏腑的分类方法，六六之积，至阴之数。通篇讲的是疟病的各种症状及表现形式的针刺治疗法，也就是放血。这种疗法虽然现今已很少用到，疟病本身已经不是现代人的关注点，但是处理疟病的思路和方法能给人们重要启示。

【原文】

　　足太阳之疟，令人腰痛头重，寒从背起，先寒后热，熇熇暍暍（熇熇暍暍：熇熇，火热炽盛；暍暍，形容热气极盛）然，热止汗出，难已，刺郄中（郄中：即委中穴，在膝盖中央横纹中）出血。足少阳之疟，令人身体解㑊，寒不甚，热不甚，恶见人，见人心惕惕然（惕惕然：惊恐不安心绪不宁的样子），热多汗出甚，刺足少阳。足阳明之疟，令人先寒，洒淅（洒淅：即寒栗）洒淅，寒甚久乃热，热去汗出，喜见日月光火气，乃快然，刺足阳明跗上。足太阴之疟，令人不乐，好太息，不嗜食，多寒热汗出，病至则善呕，呕已乃衰，即取之。足少阴之

【译文】

　　足太阳经的疟疾，会使人腰痛头重，寒冷从脊背处起，先寒后热，热势很盛，热止汗出，这种疟疾，不易痊愈，治疗方法，宜刺委中穴出血。足少阳经的疟疾，会使人身倦无力，恶寒发热都不甚厉害，怕见人，看见人就感到恐惧，发热的时间比较长，汗出也很多，治疗方法，宜刺足少阳经。足阳明经的疟疾，常使人先觉怕冷，逐渐恶寒加剧，很久才发热，退热时便汗出，这种病人，喜欢亮光，喜欢向火取暖，见到亮光以及火气，就感到爽快，治疗方法，宜刺足阳明经足背上的冲阳穴。足太阴经的疟疾，常使人闷闷不乐，不时要叹息，不想吃东西，多发寒热，汗出亦多，病发作时容易呕吐，吐后病势减轻，治疗方法，取足太阴经的孔穴。足少阴经的疟疾，会使人发生剧烈呕吐，多发寒热，

第三十六节 刺疟:六经六脏腑刺血疗法

疟,令人呕吐甚,多寒热,热多寒少,欲闭户牖而处,其病难已。足厥阴之疟,令人腰痛,少腹满,小便不利,如癃状,非癃也,数便,意恐惧,气不足,腹中悒悒,刺足厥阴。

肺疟者,令人心寒,寒甚热,热间善惊,如有所见者,刺手太阴阳明。心疟者,令人烦心甚,欲得清水,反寒多,不甚热,刺手少阴。肝疟者,令人色苍苍然,太息,其状若死者,刺足厥阴见血。脾疟者,令人寒,腹中痛,热则肠中鸣,鸣已汗出,刺足太阴。肾疟者,令人洒洒然,腰脊痛,不能宛转,大便难,目眴眴然,手足寒,刺足太阳少阴。胃疟者,令人且病也,善饥而不能食,食而支满腹大,刺足阳明太阴横脉出血。

疟发,身方热,刺跗上动脉,开其空,出其血,立寒;疟方欲寒,刺手阳明太阴,足阳明太阴。疟脉满大急,刺背俞,用中针,傍五胠俞(五胠俞:经穴别名。位于背部神堂膈关二穴之中间)各一,适肥瘦,出其血也。疟脉小实急,灸胫少阴,刺指井(井:井

热多寒少,常常喜欢紧闭门窗而居,这种病不易痊愈。足厥阴经的疟疾,使人腰痛,少腹胀满,小便不利,似乎是癃病,而实际不是癃病,只是小便频数不爽,病人心中恐惧,内气不足,腹中郁滞不畅,治疗方法,宜刺足厥阴经。

肺疟,会使人心里感到发冷,冷极则发热,热时容易受惊,好像见到了可怕的事物,治疗方法,刺手太阴、手阳明两经。心疟,使人心中烦热得很厉害,想喝冷水,但身上反觉寒多而不太热,治疗方法,刺手少阴经。肝疟,使人面色苍青,时欲叹息,厉害的时候,形状如同死人,治疗方法,刺足厥阴经出血。脾疟,使人发冷,腹中痛,待到发热时,则脾气行而肠中鸣响,肠鸣后阳气外达而汗出,治疗方法,刺足太阴经。肾疟,使人洒渐寒冷,腰脊疼痛,难以转侧,大便困难,目视眩动不明,手足冷,治疗方法,刺足太阳、足少阴两经。胃疟,发病时使人易觉饥饿,但又不能进食,进食就感到脘腹胀满膨大,治疗方法,取足阳明、足太阴两经横行的络脉,刺出其血。

疟疾发作,通常要在刚发热的时候,刺足背上的动脉,开其孔穴,刺出其血,可立即热退身凉;在疟疾刚要发冷的时候可刺手阳明、太阴和足阳明、太阴的俞穴。如疟疾病人的脉象满大而急,刺背部的俞穴,用中等针按五胠俞各取一穴,并根据病人形体的胖瘦,确定针刺出血的多少。如疟疾病人的脉象小实而急,灸足胫部的少阴经穴,并刺

穴，人体四肢最远端的孔穴）。疟脉满大急，刺背俞，用五胠俞、背俞各一，适行至于血也。疟脉缓大虚，便宜用药，不宜用针。凡治疟，先发如食顷(食顷：吃一顿饭的时间。多形容时间很短)乃可以治，过之则失时也。诸疟而脉不见，刺十指间出血，血去必已；先视身之赤如小豆者，尽取之。

十二疟者，其发各不同时，察其病形，以知其何脉之病也。先其发时如食顷而刺之，一刺则衰，二刺则知，三刺则已；不已，刺舌下两脉出血；不已，刺郄中盛经出血，又刺项已下侠脊者，必已。舌下两脉者，廉泉也。

刺疟者，必先问其病之所先发者，先刺之。先头痛及重者，先刺头上及两额两眉间出血。先项背痛者，先刺之。先腰脊痛者，先刺郄中出血。先手臂痛者，先刺手少阴阳明十指间。先足胫痠痛者，先刺足阳明十指间出血。

风疟，疟发则汗出恶风，刺三阳经背俞之血者。胻痠痛甚，按之不可，名曰胕髓病，以镵针(镵针：古代九针的一种。针的头部膨大而末端锐利。用于浅刺，治疗热病、皮肤病)针绝骨出血，立已。身体小痛，

足趾端的井穴。如疟疾病人的脉象满大而急，刺背部俞穴，取五胠俞、背俞各一穴，并根据病人体质，刺之出血。如疟疾病人的脉象缓大而虚的，就应该用药治疗，不宜用针刺。一般来说，治疗疟疾应在病没有发作之前约一顿饭的时候，予以治疗，过了这个时间，就会失去时机。凡疟疾病人脉沉伏不见的，急刺十指间出血，血出病必愈；若先见皮肤上发出像赤小豆的红点，应都用针刺去。

上述十二种疟疾，其发作各有不同的时间，应观察病人的症状，从而了解病属于哪一经脉。如在没有发作以前约一顿饭的时候就给以针刺，刺一次病势衰减，刺二次病就显著好转，刺三次病即痊愈；如不愈，可刺舌下两脉出血；如仍不愈，可取委中血盛的经络，刺出其血，并刺项部以下侠脊两旁的经穴，这样，病一定会痊愈。上面所说的舌下两脉，指的就是廉泉穴。

凡刺疟疾，必先问明病人最先感觉症状的始发部位，给以先刺。如先发头痛头重的，就先刺头上及两额、两眉间出血。先发颈项脊背痛的，就先刺颈项和背部。先发腰脊痛的，就先刺委中出血。先发手臂痛的，就先刺手少阴、手阳明的十指间的孔穴。先发足胫痠痛的，就先刺足阳明十趾间出血。

风疟，发作时是汗出怕风，可刺三阳经背部的俞穴出血。小腿疼痛剧烈而按摩无效的，名叫胕髓病，可用镵针刺绝骨穴出血，其痛可以立止。如身体稍感疼痛，刺至阴穴。应注意，凡刺诸阴经的井穴，皆不可出血，

刺至阴。诸阴之井（井：井穴，五俞穴的一种，穴位均位于手指或足趾的末端处）无出血，间日一刺。疟不渴，间日而作，刺足太阳；渴而间日作，刺足少阳；温疟汗不出，为五十九刺。

并应隔日刺一次。疟疾口不渴而间日发作的，刺足太阳经；如口渴而间日发作的，刺足少阳经；温疟而汗不出的，用"五十九刺"的方法。

【解要】
　　本节逐一地对各类疟病症状进行了描述和分析，详细介绍以针刺方法治疗各种疾病，虽着重讲解用针，但也提示对于正气虚弱的病人，有时不宜用针。另外，本节还讨论了六经疟、五脏疟、胃疟等十二种病证，并说明根据经络脏腑的体质而加以鉴别，临床上要掌握这些症证的发病规律，便于做出恰当的治疗。另外，本节还提出了一些值得借鉴的诊病及治疗思路。

第三十七节　气厥论：病都是气出来的

【题解】

气厥，气逆之一，由于气病所引起。本节是讨论寒热之气在脏腑之间互相移传而发生的各种病变。它一方面说明寒热之气厥逆，可以为患多端；另一方面也说明了脏腑之间有密切的联系，脏腑有病，可以相互影响、互相传变。

【原文】

黄帝问曰：五脏六腑，寒热相移（相移：互相转移、转变）者，何？

岐伯曰：肾移寒于脾，痈肿少气。脾移寒于肝，痈肿筋挛。肝移寒于心，狂隔中。心移寒于肺，肺消。肺消者，饮一溲二，死不治。肺移寒于肾，为涌水。涌水者，按腹不坚，水气客于大肠，疾行则鸣濯濯（濯濯：水流动的声音），如囊裹浆，水之病也。脾移热于肝，则为惊衄（惊衄：证名。脾移热于肝所致惊而鼻中出血之证）。肝移热于心，则死。心移热于肺，传为鬲消（鬲消：指热消膈间，久为消渴病变）。肺移热于肾，传为柔痓（柔痓：主要症状是牙关紧闭，角弓反张）。肾移热于脾，传为肠澼，死不可治。胞移热于膀胱，则癃溺

【译文】

黄帝问道：五脏六腑的寒热互相转移会引起怎样的病变？

岐伯说：肾移寒于脾，则病痈肿和少气。脾移寒于肝，则病痈肿和痉挛。肝移寒于心，则发狂和胸中隔塞。心移寒于肺，则为肺消；肺消病的症状是饮水一分，小便要排二分，属无法治疗的死证。肺移寒于肾，则为涌水；涌水病的症状是腹部按之不甚坚硬，但因水气留居于大肠，故快走时肠中濯濯鸣响，如皮囊装水一样，这是水气之病。脾移热于肝，则病惊骇和鼻衄。肝移热于心，则引起死亡。心移热于肺，日久则为鬲消。肺移热于肾，日久则为柔痓。肾移热于脾，日久变痢疾，是死证。胞移热于膀胱，则病小便不利和尿血。膀胱移热于小肠，使肠道隔塞，大便不通，热气上行，以至于口舌糜烂。小肠移热于

· 176 ·

血。膀胱移热于小肠，鬲肠不便，上为口糜。小肠移热于大肠，为虙瘕，为沉。大肠移热于胃，善食而瘦，谓之食㑊（食㑊：症状为多食，但无力、消瘦）。胃移热于胆，亦曰食㑊。胆移热于脑，则辛頞鼻渊，鼻渊者，浊涕不下止也，传为衄衊（衄衊：指鼻中出血）瞑目，故得之气厥也。

大肠，则热结不散，成为伏瘕，或为痔疮。大肠移热于胃，则使人饮食增加而体瘦无力，病称为食㑊。胃移热于胆，也叫作食㑊。胆移热于脑，则鼻梁内感觉辛辣而成为鼻渊，鼻渊症状，是鼻常流浊涕不止，日久可致鼻中流血，两目不明。以上各种病证，皆由于寒热之气厥逆，在脏腑中互相移传而引起。

【解要】

本节重点论述气的虚实，气逆的传递模式。气虚而厥，症见于眩晕昏仆、面色淡白、汗出肢冷、气息微弱、脉沉微等；气实而厥，每因暴怒气逆所致，与"薄厥"同义。气厥，主要是因人生气而引起的，文中告诉读者要弄清楚以下三方面：五脏寒邪的相移，五脏热邪的相移，六腑热邪的相移，是最有代表性的传递模式，同时说明为什么五脏移寒始于肾，移热始于脾；胞移热于膀胱，为何始于胞；胆移热于脑，通过什么途径。

第三十八节 咳论：形寒饮冷关肺胃，五脏六腑令人咳

【题解】

咳嗽是一种自然的应激反应，是人体的一种防御机制，也是最常见的病证。本节讨论了咳嗽的病因、病机、五脏六腑咳的症状和治疗原则等内容。因通篇专论咳嗽，故名为"咳论"。

【原文】

黄帝问曰：肺之令人咳，何也？

岐伯对曰：五脏六腑皆令人咳，非独肺也。

帝曰：愿闻其状。

岐伯曰：皮毛者，肺之合也（皮毛者，肺之合也：合，合作、配合。皮肤和汗毛与肺配合主管呼吸），皮毛先受邪气，邪气以从其合也（邪气以从其合也：以，因此；从，跟从，此作影响；其合，它的合作者，这里指肺）。其寒饮食入胃，从肺脉上至于肺则肺寒，肺寒则外内合邪，因而客之，则为肺咳。五脏各以其时受病（五脏各以其时受病：以，因为；其时，当值的季节），非其时，各传以与之。人与天地相参，故五脏各以治时感于寒则受病，微则为咳，甚者为泄为痛。乘秋则肺先

【译文】

黄帝问道：肺脏染病，都能使人咳嗽，这是什么道理？

岐伯回答说：五脏六腑染病，都能使人咳嗽，不单是肺病如此。

黄帝说：希望听听各种咳嗽的症状。

岐伯说：皮毛与肺是相配合的，皮毛先感受了外邪，邪气就会影响到肺脏。再由于吃了寒冷的饮食，寒气在胃循着肺脉上于肺，引起肺寒，这样就使内外寒邪相合，停留于肺脏，从而成为肺咳。这是肺咳的病因。而五脏六腑之咳，是五脏各在其所主的时令受病，并非在肺的主时受病，而是各脏之病传给肺的。人和自然界是相应的，故五脏在其所主的时令受了寒邪便会得病，若轻微的，则发生咳嗽，较严重的，寒气入里就成为腹泻、腹痛。一般是在秋天，肺先受邪；在春天，肝先受邪；在夏天，心先受

第三十八节 咳论：形寒饮冷则肺胃，五脏六腑令人咳

受邪，乘春则肝先受之，乘夏则心先受之，乘至阴则脾先受之，乘冬则肾先受之。

帝曰：何以异之？

岐伯曰：肺咳之状，咳而喘，息有音，甚则唾血。心咳之状，咳则心痛，喉中介介如梗状，甚则咽肿喉痹。肝咳之状，咳则两胁下痛，甚则不可以转，转则两胠下满。脾咳之状，咳则右胁下痛，阴阴引肩背，甚则不可以动，动则咳剧。肾咳之状，咳则腰背相引而痛，甚则咳涎。

帝曰：六腑之咳奈何？安所受病？

岐伯曰：五脏之久咳，乃移于六腑。脾咳不已，则胃受之；胃咳之状，咳而呕，呕甚则长虫出。肝咳不已，则胆受之；胆咳之状，咳呕胆汁。肺咳不已，则大肠受之；大肠咳状，咳而遗矢。心咳不已，则小肠受之；小肠咳状，咳而失气，气与咳俱失。肾咳不已，则膀胱受之；膀胱咳状，咳而遗溺（遗溺：指小便失禁）。

久咳不已，则三焦受之，三焦咳状，咳而腹满，不欲食饮。此皆聚于胃，关于肺，使人多

邪；长夏太阴主时，脾先受邪；在冬天，肾先受邪。

黄帝问：各种咳嗽怎样鉴别呢？

岐伯说：肺咳的症状，咳而气喘，呼吸有声，甚至唾血。心咳的症状，咳则心痛，喉中好像有东西梗塞一样，严重的，甚至咽喉肿痛闭塞。肝咳的症状，咳则两侧胁肋下疼痛，严重的，甚至痛得不能行走，如果行走，两脚就会浮肿。脾咳的症状，咳则右胁下疼痛，并隐隐然疼痛牵引肩背，严重的，甚至不可以动，一动就会使咳嗽加剧。肾咳的症状，咳则腰背互相牵引作痛，严重的，甚至咳吐痰涎。

黄帝问：六腑咳嗽的症状又如何？是怎样受病的？

岐伯说：五脏咳嗽日久不愈，就要转移于六腑。脾咳不愈，则胃就受病；胃咳的症状，咳而呕吐，甚至呕出蛔虫。肝咳不愈，则胆就受病；胆咳的症状是咳而呕吐，甚至吐出胆汁。肺咳不愈，则大肠受病；大肠咳的症状，甚至大便失禁。心咳不愈，则小肠受病；小肠咳的症状是咳而放屁，而且往往是咳嗽与放屁同时出现。肾咳不愈，则膀胱受病；膀胱咳的症状，是咳而遗尿。

以上各种咳嗽，如经久不愈，则使三焦受病，三焦咳的症状，是咳而腹满，不想饮食。凡此咳嗽，不论由于哪一脏腑的病变，

涕唾（涕唾：稠痰）而面浮肿气逆也。

帝曰：治之奈何？

岐伯曰：治脏者，治其俞；治腑者，治其合；浮肿者，治其经。

帝曰：善。

其邪必聚于胃，并循着肺的经脉而影响到肺，便会使人多痰涕，面部浮肿，咳嗽气逆。

黄帝问：五脏六腑咳的治疗方法怎样？

岐伯说：治五脏的咳，取其俞穴；治六腑的咳，取其合穴；凡咳而浮肿的，可取有关脏腑的经穴而分治之。

黄帝说：好。

【解要】

　　本节论述咳嗽的病变，固属于肺，而五脏六腑的病变，又都能影响于肺，使之功能失常，发为咳嗽。另外还讨论了五脏六腑咳的兼症和相互传变关系，指出四时变化对咳嗽发病的影响，并提出了咳嗽的治疗原则。

　　人体为什么会咳嗽呢？本节认为，是因为皮毛、脾胃受到寒邪所致。文中虽然强调了咳嗽不仅跟肺相关，还跟四时五脏都有关联，但因古人对细菌、病毒感染认识的局限性，所以没有论述这方面的病因，对这一点我们需要有清醒的认识。

第三十九节 举痛论：气血不通则痛，看得见，摸得着

【题解】

本节讨论了由于寒邪侵入脏腑经脉所引起的多种疼痛，论述痛症的病因、症状，介绍"问而可知""视而可见""扪而可得"三种诊断方法。此外，还对"九气"致病的病症和病理进行了讨论。因原文首论疼痛，故名"举痛"。

【原文】

黄帝问曰：余闻善言天者，必有验（验：检验、验证的意思）于人；善言古者，必有合于今；善言人者，必有厌于己。如此，则道不惑而要数极（要数极：是说重要道理的本源），所谓明也。今余问于夫子，令言而可知，视而可见，扪而可得（言而可知，视而可见，扪而可得：言，问诊；视，望诊；扪，切诊），令验于己，而发蒙解惑，可得而闻乎？

岐伯再拜稽首对曰：何道之问也？

帝曰：愿闻人之五脏卒痛（卒痛：卒，突然之意。指突然疼痛），何气使然？

岐伯对曰：经脉流行不止，环周不休，寒气入经而稽迟（稽

【译文】

黄帝问道：我听说善于谈论天道的，必能把它放到人身上来验证；善于谈论古今的，必能把古事与现在联系起来；善于谈论别人的，必能与自己相结合。如此对于医学道理，才可无所疑惑，而得其至理，也才算是透彻地明白了。现在我要问你的是那言而可知、视而可见、扪而可得的诊法，使我有所体验，启发蒙昧，解除疑惑，能够听听你的见解吗？

岐伯行跪拜大礼，问道：你要问哪些道理？

黄帝说：我先想听听五脏突然作痛，是什么邪气所致。

岐伯回答说：人身经脉中的气血，周流全身，循环不息，寒气侵入经脉，经血就会

迟：指血脉运行阻塞无力），泣而不行。客于脉外则血少，客于脉中则气不通，故卒然而痛。

帝曰：其痛或卒然而止者，或痛甚不休者，或痛甚不可按者，或按之而痛止者，或按之无益者，或喘动应手（喘动应手：指血脉搏动急促）者，或心与背相引而痛者，或胁肋与少腹相引而痛者，或腹痛引阴股者，或痛宿（宿昔：宿，止的意思；昔，久远的意思；宿昔，指羁留日久）而成积者，或卒然痛死不知人，有少间复生者，或痛而呕者，或腹痛而后泄者，或痛而闭不通者。凡此诸痛，各不同形，别之奈何？

岐伯曰：寒气客于脉外则脉寒，脉寒则缩踡，缩踡则脉绌急（绌chǔ急：屈曲拘急），绌急则外引小络，故卒然而痛，得炅（炅jiǒng：热）则痛立止；因重中于寒，则痛久矣。

寒气客于经脉之中，与炅气相薄则脉满，满则痛而不可按也。寒气稽留，炅气从上，则脉充大而血气乱，故痛甚不可按也。

寒气客于肠胃之间，膜原之下，而不得散，小络急引故痛，按之则血气散，故按之痛止。

留滞，凝涩而不畅通。如果寒邪侵袭在经脉之外，血液必然会减少；若侵入脉中，则脉气不通，就会突然作痛。

黄帝道：有的痛忽然自止；有的剧痛却不能止；有的痛得很厉害，甚至不能揉按；有的揉按后痛就可止住；有的虽加揉按，亦无效果；有的痛处跳动应手；有的在痛时心与背相牵引作痛；有的胁肋和少腹牵引作痛；有的腹痛牵引大腿内侧，有的疼痛日久不愈而成小肠气积；有的突然剧痛，就像死人一样，不省人事，稍停片刻，才能苏醒；有的又痛又呕吐；有的腹痛而又泄泻；有的痛而胸闷不顺畅。所有这些疼痛，表现各不相同，如何加以区别呢？

岐伯说：寒气侵犯到脉外，则脉便会受寒，脉受寒则会收缩，收缩则脉像缝连一样屈曲着，因而牵引在外的细小脉络，就会突然间发生疼痛，但只要受热，疼痛就会停止；假如再受寒气侵袭，则痛就会很久不愈。

寒气侵犯到经脉之中，与经脉里的热气相互交迫，经脉就会满盛，满盛则实，所以就会痛得不能按。寒气一旦停留，热气便会跟随而来，冷热相遇，则经脉充溢满大，气血混乱于中，就会痛得厉害不能触按。

寒气侵入肠胃之间，膜原之下，血便不能散行，细小的脉络因之绷急牵引而痛，以手揉按，则血气可以散行，所以按摩后痛就可停止。

第三十九节 举痛论：气血不通则痛，看得见，摸得着

寒气客于侠脊之脉（侠脊之脉：指脊柱两旁深部的经脉）则深，按之不能及，故按之无益也。

寒气客于冲脉，冲脉起于关元，随腹直上。寒气客则脉不通，脉不通则气因之，故喘动应手矣。

寒气客于背俞之脉（背俞之脉：指足太阳膀胱经）则脉泣，脉泣则血虚，血虚则痛。其俞注于心，故相引而痛，按之则热气至，热气至则痛止矣。

寒气客于厥阴之脉，厥阴之脉者，络阴器系于肝。寒气客于脉中，则血泣脉急，故胁肋与少腹相引痛矣。

厥气客于阴股，寒气上及少腹，血泣在下相引，故腹痛引阴股。

寒气客于小肠膜原之间，络血之中，血泣不得注于大经，血气稽留不得行，故宿昔而成积矣。

寒气客于五脏，厥逆上泄（泄：向上泄逆），阴气竭，阳气未入，故卒然痛死不知人，气复反则生矣。

寒气客于肠胃，厥逆上出，故痛而呕也。寒气客于小肠，小肠不得成聚，故后泄腹痛矣。

寒气侵入了督脉，因部位较深即使重按，也不能达到病所处的地方，所以即使按了也没效果。

寒气侵入冲脉，冲脉是从关元穴起，沿着腹部上行的，所以冲脉不能流通，那么气也就因而不通畅，所以触诊腹部就会应手而痛。

寒气侵入背俞脉，则血脉流行凝涩，血脉凝涩则血虚，血虚则疼痛。因为背俞与心相连，所以互相牵引作痛，如用手按痛处则手热，热气到达病所，痛就可止。

寒气侵入厥阴脉，厥阴脉环络阴器，并系于肝。寒气侵入脉中，血液不得流畅，脉道迫急，所以胁肋与少腹互相牵引而作痛。

逆行寒气侵入阴股，气血不和累及少腹，阴股之血凝涩，在下相牵，所以腹痛连于阴股。

寒气侵入小肠膜原之间，络血之中，血脉凝涩，不能贯注到小肠经脉里去，因而血气滞留，不得畅通，这样日久就成小肠气了。

寒气侵入五脏，则厥逆之气向上散发，阴气衰竭，阳气郁竭不通，所以会忽然痛得昏死，不省人事；如果阳气恢复，仍然是能够苏醒的。

寒气侵入肠胃，厥逆之气上行，因此发生腹痛并且呕吐。寒气侵入到小肠，小肠失其受盛作用，水谷不得停留，所以就后泄而腹痛了。

热气留于小肠，肠中痛，瘅热焦渴，则坚干不得出，故痛而闭不通矣。

帝曰：所谓言而可知者也，视而可见奈何？

岐伯曰：五脏六腑固尽有部，视其五色，黄赤为热，白为寒，青黑为痛，此所谓视而可见者也。

帝曰：扪而可得，奈何？

岐伯曰：视其主病之脉，坚而血及陷下者（坚而血及陷下者：这里指局部触诊。坚，坚实的，是邪盛；陷，陷下的，是不足），皆可扪而得也。

帝曰：善。余知百病生于气也。怒则气上，喜则气缓（气缓：指气涣散不收），悲则气消（气消：悲伤则心系急，营卫之气阻遏于上焦化热，热邪耗伤胸中气血，所以叫气消），恐则气下，寒则气收，炅则气泄，惊则气乱，劳则气耗，思则气结，九气（九气：指怒、喜、悲、恐、寒、炅、惊、劳、思九种）不同，何病之生？

岐伯曰：怒则气逆，甚则呕血及飧泄，故气上矣。喜则气和志达，荣卫通利，故气缓矣。悲则心系急，肺布叶举而上焦不通，荣卫不散，热气在中，故气消矣。恐则精却，却则上焦闭，闭则气还，还则下焦胀，故气

热气滞留于小肠，肠中要发生疼痛，并且发热干渴，大便坚硬不能排出，所以就会疼痛而大便闭结不通。

黄帝问：这些病情，是通过问可以明了的，那么通过目视可以了解病情是怎样？

岐伯说：五脏六腑，在面部各有所属的部位，观察面部的五色，黄色和赤色为热，白色为寒，青色和黑色为痛，这就是视而能见的道理。

黄帝问：通过触诊就可了解的病情怎样？

岐伯说：这要看主病的脉象。坚实的，是邪盛；陷下的，是不足。这些是可用手扪切而得知的。

黄帝说：讲得非常有道理。我听说许多疾病都是由于气的影响而发生的。如暴怒则气上逆，大喜则气涣散，悲哀则气消散，恐惧则气下陷，遇寒则气收聚，受热则气外泄，过惊则气混乱，过劳则气耗损，思虑则气郁结，这九种气的变化，各不相同，都能导致什么疾病呢？

岐伯说：大怒则气上逆，严重的，可以引起呕血和飧泄，所以说是"气上逆"。高兴气就和顺，营卫之气通利，所以说是"气缓"。悲哀过甚则心系急，肺叶胀起，上焦不通，营卫之气不散，热气郁结在内，所以说是"气消"。恐惧就会使精气衰弱，精气衰弱就要使上焦闭塞，上焦不通畅，气回返至下

第三十九节 举痛论：气血不通则痛，看得见，摸得着

行矣。寒则腠理闭，气不行，故气收矣。炅则腠理开，荣卫通，汗大泄，故气泄。惊则心无所倚，神无所归，虑无所定，故气乱矣。劳则喘息汗出，外内皆越（越：散发），故气耗矣。思则心有所存，神有所归，正气留而不行，故气结矣。

焦，气郁下焦，就会胀满，所以说是"气下"。寒冷之气，能使腠理闭塞，营卫之气不得流行，所以说是"气收"。热则腠理开发，营卫之气过于疏泄，汗大出，所以说是"气泄"。过惊则心悸如无依靠，神气无所归宿，心中疑虑不定，所以说是"气乱"。过劳则喘息汗出，里外都越发消耗，因此说是"气耗"。思虑太多心就要受伤，精神呆滞，气就会凝滞而不能运行，因此说是"气结"。

【解要】

本节列举了各类疼痛产生的病因，以及表现的形式，阐释疼痛是由于寒邪侵犯人体经脉，引起气血不畅所致，说明寒邪侵犯人体的不同部位、不同经脉，会产生不同的疼痛症状，这些都是可以通过问诊、望诊、触诊来判断的，临症应用应当灵活掌握。另外指出，九气对疼痛病变有直接影响，避寒、调情志，是使经络畅通的重要手段。

第四十节　腹中论：别装一肚子病

【题解】

本节从病理的角度，介绍寒气客于腹中，因未得到及时的治疗而引起的一系列病变，提到了六种情况：鼓胀、血枯、伏梁、热中、消中、厥逆。然而"腹中病"绝不仅仅是这些，所以说本节只是举例说明而已。但此节将腹中疾病集中而论，故名为"腹中论"。

【原文】

黄帝问曰：有病心腹满，旦食则不能暮食，此为何病？

岐伯对曰：名为鼓胀（鼓胀：是一种以腹部胀大如鼓，皮色萎黄，脉络显露为特征的疾病。此处特指吃饱了撑的，医学称之为消化不良）。

帝曰：治之奈何？

岐伯曰：治之以鸡矢醴（鸡矢醴：矢，即鸡屎白，气味微寒，无毒。鸡矢醴是古人用来治疗鼓胀的一种药酒名），一剂知，二剂已。

帝曰：其时有复发者，何也？

岐伯曰：此饮食不节，故时有病也。虽然其病且已，时故当病，气聚于腹也。

【译文】

黄帝问道：有一种心腹胀满的病，患者早晨吃了饭晚上就不能再吃，这是什么病呢？

岐伯回答说：这叫鼓胀病。

黄帝问：怎样治疗呢？

岐伯说：可用鸡矢醴来治疗，一剂就能见效，两剂病就好了。

黄帝问：这种病有时还会复发，是什么原因呢？

岐伯说：这主要是因为饮食不规律，所以病会时常复发。这种情况多是正当疾病将要痊愈时，而又饮食不节，使邪气再聚于腹中，因此鼓胀就会复发。

第四十节 腹中论：别菜一肚子病

帝曰：有病胸胁支满者，妨于食，病至则先闻腥臊臭，出清液，先唾血，四支清，目眩，时时前后血，病名为何？何以得之？

岐伯曰：病名血枯，此得之年少时，有所大脱血；若醉入房中，气竭肝伤，故月事衰少不来也。

帝曰：治之奈何？复以何术？

岐伯曰：以四乌鲗骨（乌鲗zé骨：即乌贼骨，又叫海螵蛸，有止血的作用）一藘茹（藘lǘ茹：即茜草。气味甘寒，能止血治崩，又能和血通经），二物并合之，丸以雀卵，大如小豆。以五丸为后饭（后饭：先服药后吃饭，即饭前服药），饮以鲍鱼汁，利胁中及伤肝也。

帝曰：病有少腹盛，上下左右皆有根，此为何病？可治不？

岐伯曰：病名曰伏梁（伏梁：指脘腹长满肿块的一类疾病）。

帝曰：伏梁何因而得之？

岐伯曰：裹大脓血，居肠胃之外，不可治；治之，每切按之，致死。

帝曰：何以然？

岐伯曰：此下则因（因：依靠）阴，必下脓血，上则迫胃

黄帝道：有一种胸胁胀满的病，妨碍饮食，发病时先闻到腥臊的气味，口泛清水，先见吐血，四肢清冷，头目眩晕，时常大小便出血，这是什么病？又是什么原因引起的呢？

岐伯说：这种病的名字叫血枯，得病的原因是在少年的时候患过大的失血病，使内脏有所损伤，或者是醉后肆行房事，会使肾气竭，肝血伤，所以月经量少，甚至停止不来。

黄帝问：怎样治疗呢？要用什么方法使之恢复？

岐伯说：用四份乌贼骨，一份藘茹，二药混合，以雀卵为丸，制成如小豆大的丸药。每次服五丸，饭前服药，饮以鲍鱼汁。这个方法可以有益于胁肋，补益损伤的肝脏。

黄帝说：有一种病，少腹坚硬盛满，上下左右按之都有明显的根蒂，这是什么病呢？可以治疗吗？

岐伯说：病名叫伏梁。

黄帝问：伏梁病是什么原因引起的？

岐伯说：小腹部里藏着大量脓血，居于肠胃之外，不可能治愈。在诊治时，不宜重按，重按就会致死。

黄帝问：为什么会这样呢？

岐伯说：这种病如果生在下腹部，就靠近阴部，按摩则使脓血下部穿溃排出；向上则靠近胃脘部，按摩则使脓血穿出横膈，能

·187·

脘，生鬲，侠胃脘内痛。此久病也，难治。居齐上为逆，居齐下为从，勿动亟夺，论在《刺法》中。

帝曰：人有身体髀股䯒皆肿，环齐而痛，是为何病？

岐伯曰：病名伏梁，此风根也。其气溢于大肠而著于肓，肓之原（原：即原穴，这里指任脉的气海穴）在齐下，故环齐而痛也。不可动之，动之为水溺涩之病。

帝曰：夫子数言热中、消中（热中、消中：即后世所谓的三消病），不可服高梁芳草石药。石药发瘨，芳草发狂。夫热中、消中者，皆富贵人也，今禁高梁，是不合其心，禁芳草石药，是病不愈，愿闻其说。

岐伯曰：夫芳草之气美，石药之气悍，二者其气急疾坚劲，故非缓心和人，不可以服此二者。

帝曰：不可以服此二者，何以然？

岐伯曰：夫热气慓悍，药气亦然，二者相遇，恐内伤脾，脾者土也而恶木，服此药者，至甲乙日更论。

帝曰：善。有病膺肿、颈

使横膈与胃脘之间发生内痛，此为根深蒂固的慢性病，故难治疗。一般而言，这种病生在脐上的为逆症，生在脐下的为顺症，切不可急切按摩，以求疾病立刻消除。关于本病的治法，在《刺法》中有所论述。

黄帝问：有人身体髀、股、胫骨等部位都发肿，且环绕脐部疼痛，这是什么病呢？

岐伯说：病的名字叫伏梁，这是由于感受风寒所致。风寒之气充溢于大肠而留着于肓，肓的根源在脐下气海，所以绕脐而痛。这种病不可用攻下的方法治疗，如果误用攻下法，就会发生小便涩滞不利的病。

黄帝说：先生屡次说患热中、消中病的，不能吃肥甘厚味，也不能吃芳香药草和金石类药物，因为金石药物能使人发癫，芳草药物能使人发狂。患热中、消中病的，都是富贵之人，现在如禁止他们吃肥甘厚味，则不适合他们的心理，不使用芳草石药，又治不好他们的病，这种情况如何处理呢？我希望听听你的看法。

岐伯说：芳草之气多香窜，石药之气多猛悍，这两类药物的性能都是急疾坚劲的，若非性情和缓的人，不可以服用这两类药物。

黄帝问：不可以服用这两类药物，其中的道理是什么呢？

岐伯说：因为这种人平素嗜食肥甘而生内热，热气本身是剽悍的，药物的性能也是这样，两者遇在一起，恐怕会损伤人的脾气，脾属土而恶木乘，所以服用这类药物，在甲日和乙日肝木主令时，病情就会更加严重。

黄帝说：讲得不错。有人患膺肿、颈痛、

痛、胸满、腹胀，此为何病？何以得之？

岐伯曰：名厥逆。

帝曰：治之奈何？

岐伯曰：灸之则瘖（瘖：通"喑"），石之则狂，须其气并，乃可治也。

帝曰：何以然？

岐伯曰：阳气重上，有余于上，灸之则阳气入阴，入则瘖；石之则阳气虚，虚则狂。须其气并而治之，可使全也。

帝曰：善。何以知怀子之且生也？

岐伯曰：身有病而无邪脉也。

帝曰：病热而有所痛者，何也？

岐伯曰：病热者，阳脉也，以三阳之动（三阳之动：三阳，即少阳、阳明、太阳，意思是三阳之脉盛大）也。人迎一盛少阳，二盛太阳，三盛阳明，入阴也。夫阳入于阴，故病在头与腹，乃䐜胀而头痛也。

帝曰：善。

胸满、腹胀，这是什么病呢？是什么原因引起的？

岐伯说：病名叫厥逆。

黄帝问：怎样治疗呢？

岐伯说：这种病如果用灸法便会使病人失语，用针刺就会发狂，必须等到阴阳之气上下相合，才能进行治疗。

黄帝问：为什么呢？

岐伯说：上本为阳，阳气又逆于上，则上部阳有余，若再用灸法，是以火济火，阳极乘阴，阴不能上承，故发生失音；若用砭石针刺，阳气随刺外泄则虚，神失其守，故发生神志失常的狂症。必须在阴阳二气交并以后再进行治疗，才能痊愈。

黄帝说：讲得对。那妇女怀孕且要生产是如何知道的呢？

岐伯说：其身体似有某些病的证候，但不见有病脉，就可以诊为妊娠。

黄帝问：有一种病发热而兼有疼痛的是什么原因呢？

岐伯说：阳脉是主热症的，外感发热是三阳受邪，故三阳脉搏动较甚。若人迎大一倍于寸口是病在少阳，大两倍于寸口是病在太阳，大三倍于寸口是病在阳明。三阳既毕，则传入三阴。病在三阳，则发热头痛，今传入三阴，故又出现腹部胀满，所以病人有腹胀和头痛的症状。

黄帝说：讲得太好了。

【解要】

　　腹部是人的能量补充最前沿的加工厂，也是最容易染病的脏器所在。本节专门讲腹部的病证，重点对鼓胀、血枯、伏梁、热中、消中、厥逆等腹中疾患的病因、症状、治法、禁忌等进行了讨论和分析。

　　当然，腹中病证远远不止这些，现代人的很多病都是由中焦阻塞造成的，人若不注意保养胃，就会装一肚子的病。本节特别介绍了两个药方——鸡矢醴和四乌鲗骨一藘茹丸，这在《黄帝内经》中是少见的，也说明医者对胃的重视，这是研究古代方剂学中很有价值的资料。

第四十一节　刺腰痛：挺直腰杆有方法

【题解】

　　医学上，很难对"腰"做出明确的定义，解剖学没有腰这个概念。腰，有词典解释为身体在肋和胯之间的那一部分。本节是按照六经辨证治疗腰痛的最早典范，不仅详尽论述了腰痛在各条经脉有病变时的外在表现，而且提供了治疗的穴位（以刺为主）或部位及主要治疗方法，故名为"刺腰痛"。

【原文】

　　足太阳脉，令人腰痛，引项脊尻背（尻背：尻，尾股；尻背，脊骨的末端（坐骨））如重状，刺其郄中（郄中：指委中穴），太阳正经出血，春无见血。

　　少阳，令人腰痛，如以针刺其皮中，循循然不可以俯仰，不可以顾，刺少阳成骨之端出血，成骨在膝外廉之骨独起者，夏无见血。

　　阳明，令人腰痛，不可以顾，顾如有见者，善悲，刺阳明于䯒前三痏，上下和之出血，秋无见血。

　　足少阴，令人腰痛，痛引

【译文】

　　足太阳经脉发病会使人腰痛，痛时牵引着脊骨尾端，好像担负着沉重的东西一样，治疗时应刺太阳正经上的委中穴，出其恶血。若在春季不要刺出血。

　　足少阳经脉发病而使人腰痛，痛如用针刺于皮肤中，会逐渐加重不能前后俯仰，并且不能左右回顾。治疗时应刺足少阳经成骨的上端，刺出血，成骨即膝外侧高骨突起处，若在夏季则不要刺出血。

　　足阳明经脉发病而使人腰痛，颈项不能转动回顾，如果回顾则神乱目花犹如妄见怪异，并且容易悲伤，治疗时应刺足阳明经在胫骨前的足三里穴三次，并配合上、下巨虚穴刺出其血，若在秋季则不要刺出血。

　　足少阴脉发病会使人腰痛，痛时牵引到

脊内廉，刺少阴于内踝上二痏，春无见血，出血太多，不可复也。

厥阴之脉，令人腰痛，腰中如张弓弩弦，刺厥阴之脉，在腨踵鱼腹之外，循之累累然（累累然：连续不断的样子，此指连接成串），乃刺之，其病令人善言默默然不慧，刺之三痏（痏wěi：泛指殴打伤）。

解脉，令人腰痛，痛引肩，目䀮䀮（䀮䀮：视物模糊）然，时遗溲，刺解脉，在膝筋肉分间郄外廉之横脉，出血，血变而止。

解脉，令人腰痛如引带，常如折腰状，善恐，刺解脉，在郄中结络如黍米，刺之血射以黑，见赤血而已。

同阴之脉，令人腰痛，痛如小锤居其中，怫然肿（怫然肿：怫，郁怫，这里指胀痛状），刺同阴之脉，在外踝上绝骨之端，为三痏。

阳维之脉，令人腰痛，痛上怫然肿，刺阳维之脉，脉与太阳合腨下间，去地一尺所。

衡络之脉（衡络之脉：指带脉。张志聪："衡，横也。带脉横络于腰间，故曰横络之脉。"），令人腰痛，不可

脊骨的内侧，治疗时应刺足少阴经在内踝上的复溜穴两次，若在春季则不要刺出血。如果出血太多，就会导致肾气损伤而不易恢复。

足厥阴经脉发病会使人腰痛，腰部强急如新张的弓弩弦一样，治疗时应刺足厥阴的经脉，其部位在腿肚和足根之间鱼腹之外的蠡沟穴处，摸上去有串珠般的硬结，就用针刺之，这种病常使人寡言而精神沉默抑郁不爽，可以针刺三次。

解脉发病会使人腰痛，痛时会牵引到肩部，眼睛视物不清，时常遗尿，治疗时应取解脉在膝后大筋分肉间（委中穴）外侧的委阳穴处，有血络横见，紫黑盛满，要刺出血直到血色由紫变红才停止。

解脉发病使人腰痛，好像有带子牵引一样，常有腰部被折断的感觉，并且时常有恐惧的感觉，治疗时应刺解脉，在委中穴寻找络脉结滞如黍米者，刺之则有黑色血液射出，等到血色变红时即停止。

同阴之脉发病使人腰痛，痛时胀闷沉重，好像有小锤在里面敲击，病处突然肿胀，治疗时应刺同阴之脉，在外踝上绝骨之端的阳辅穴处，刺三次。

阳维脉发病使人腰痛，痛的地方经脉肿胀。治疗时应刺阳维脉，取阳维脉与太阳经在腿肚下交会处距离地面大约一尺处的承山穴。

横络之脉发病使人腰痛，不可以前俯和后仰，后仰则恐怕跌倒，这种病大多因为用力举过重之物伤及腰部，使横络阻绝不通，

以俯仰，仰则恐仆，得之举重伤腰，衡络绝，恶血归之，刺之在郄阳筋之间，上郄数寸，衡居为二痏出血。

会阴之脉，令人腰痛，痛上漯漯然汗出，汗干令人欲饮，饮已欲走(饮已欲走：喝完水马上就想小便)，刺直阳之脉(直阳之脉：解剖结构名，即足太阳膀胱经)上三痏，在跻上郄下五寸横居，视其盛者出血。

飞阳之脉，令人腰痛，痛上怫怫然，甚则悲以恐，刺飞阳之脉，在内踝上五寸，少阴之前，与阴维之会。

昌阳之脉(昌阳之脉：指足少阴经在小腿部的支脉)令人腰痛，痛引膺，目䀮䀮然，甚则反折，舌卷不能言，刺内筋为二痏，在内踝上大筋前，太阴后，上踝二寸所。

散脉，令人腰痛而热，热甚生烦，腰下如横木居其中，甚则遗溲(甚则遗溲：严重时会产生尿遗)，刺散脉，在膝前骨肉分间，络外廉束脉，为三痏。

肉里之脉，令人腰痛，不可以咳，咳则筋缩急，刺肉里之脉为二痏，在太阳之外，少阳绝骨之后。

腰痛侠脊而痛至头，几几

瘀血滞在其中。治疗时应刺委阳大筋间上行数寸处的殷门穴，视其血络横居盛满者针刺两次，令其出血。

会阴之脉发病使人腰痛，痛则汗出，汗止则欲饮水，饮完水后马上就想小便，治疗时应刺直阳之脉上三次，其部位在阳跻申脉穴上，足太阳郄中穴下五寸的承筋穴处，视其左右有络脉横居、血络盛满的，刺出其血。（本条经文，注家说法大多不一致，此取王冰之说以释之。脱阴为腰痛之文，待考）

飞阳之脉发病使人腰痛，疼痛的地方经脉突然肿胀，甚至会痛得悲伤恐惧。治疗时刺飞阳之脉，在内踝上五寸，足少阴经之前与阴维脉交会处。

昌阳之脉发病使人腰痛，疼痛牵引胸膺部，眼睛视物昏花，严重时腰背向后反折，不能前屈，舌头卷缩不能言语，治疗时应取筋内侧的复溜穴刺两次，其穴在内踝上大筋的前面，足太阴经的后面，内踝上两寸处。

散脉发病使人腰痛而发热，热甚则生心烦，腰下好像有一块横木梗阻其中，甚至会发生遗尿，治疗时应刺散脉下俞之巨虚上廉和巨虚下廉，其穴在膝前外侧骨肉分间，见到有青筋缠束的脉络，即用针刺三次。

肉里之脉发病使人腰痛，痛得不能咳嗽，咳嗽则筋脉拘急挛缩，治疗时应刺肉里之脉两次，其穴在足太阳的外前方，足少阳绝骨之端的后面。

腰痛挟脊背而痛，上连头部，颈项拘强

然，目䀮䀮欲僵仆，刺足太阳郄中出血。腰痛上寒，刺足太阳阳明；上热，刺足厥阴；不可以俯仰，刺足少阳；中热而喘，刺足少阴，刺郄中出血。

腰痛上寒，不可顾，刺足阳明；上热，刺足太阴；中热而喘，刺足少阴。

大便难，刺足少阴。少腹满，刺足厥阴。如折，不可以俛仰。不可举，刺足太阳；引脊内廉，刺足少阴。

腰痛引少腹控䏚，不可仰，刺腰尻交者，两髁胂上，以月生死（月生死：指月盈月亏）为痏数，发针立已。左取右，右取左。

不舒，眼睛昏花，好像要跌倒，治疗时应刺足太阳经的委中穴出血。腰痛时有寒冷感觉的，应刺足太阳经和足阳明经，以散阳分之阴邪；有热感觉的，应刺足厥阴经，以去阴中之风热；腰痛不能俯仰的，应刺足少阳经，以转枢机关；若内热而急喘的，应刺足少阴经，以壮水制火，并刺委中的血络出血。

腰痛时，感觉上部寒冷，头项强急不能回顾的，应刺足阳明经；感觉上部火热的，应刺足太阴经；感觉内里发热兼有气喘的，应刺足少阴经。

大便困难的，应刺足少阴经。少腹胀满的，应刺足厥阴经。腰痛犹如折断一样不可前后俯仰，不能举动的，应刺足太阳经。腰痛牵引脊骨内侧的，应刺足少阴经。

腰痛时牵引少腹，引动季胁之下，不能后仰，治疗时应刺腰尻交界处的下髎穴，其部位在两髁骨下侠脊两旁的坚肉处，针刺时以月亮的盈亏计算针刺的次数，拔针后会立即见效，并采用左痛刺右侧、右痛刺左侧的方法。

【解要】

　　本节论述了正经、奇经、别络等经络发生病变所致腰痛病的临床表现和针刺治疗方法。本节主要采用的是针刺放血的办法。但实际上，针刺放血，主要应对的还是实证，而如果是虚证，针刺放血则有可能导致病情加重。

　　同时，文中对针刺出血与否，缪刺取穴以及根据月亮盈亏决定针刺次数等法则，也有所论及。对腰痛兼有上寒、上热、中热而喘等复杂病证的取穴方法，也做了一些介绍。

第四十二节　风论：风邪善行而数变，百病之长

【题解】

　　风，即风邪，是中医学里的风寒暑湿燥火的外感"六淫"之首。本节详述风邪引起的疾病，对风的含义（本节指外风），及其特性、病证、诊断等方面均做了概括，故名"风论"。

【原文】

　　黄帝问曰：风之伤人也，或为寒热（寒热：病状名。主要证见发冷发热，或战栗不欲食），或为热中（热中：风邪入胃而见目黄的病证），或为寒中（寒中：指阳气素虚，风邪外袭，邪从寒化之证，以汗出、恶风、流泪为主证），或为疠风，或为偏枯（偏枯：即偏瘫），或为风也。其病各异，其名不同。或内至五脏六腑。不知其解，愿闻其说。

　　岐伯对曰：风气藏在皮肤之间，内不得通，外不得泄。风者善行而数变。腠理开则洒然（洒然：寒冷的样子）寒，闭则热而闷。其寒也则衰食饮，其热也则消肌肉。故使人佚慄（佚tū慄：振寒的样子）而不能食，名曰寒热。

　　风气与阳明入胃，循脉而上至

【译文】

　　黄帝问道：风邪侵入人体，或引起寒热病，或成为热中病，或成为寒中病，或引起疠风病，或引起偏枯病，或成为其他风病。由于病变表现不同，所以病名也不一样，甚至侵入五脏六腑，我不知如何解释，愿听你谈谈其中的道理。

　　岐伯说：风邪侵入人体常常留滞于皮肤之中，使腠理开合失常，经脉不能通调于内，卫气不能发泄于外。然而风邪来去迅速，变化多端，若使腠理开张则阳气外泄而使人觉得寒冷，若使腠理闭塞则阳气内郁而使人觉得身热烦闷，恶寒则引起饮食减少，发热则会使肌肉消瘦。所以使人振寒而不能饮食，这种病称为寒热病。

　　风邪由阳明经入胃，循经脉上行到目

目内眦（眦zì：眼角）。其人肥，则风气不得外泄，则为热中而目黄；人瘦则外泄而寒，则为寒中而泣出。

风气与太阳俱入，行诸脉俞，散于分肉之间，与卫气相干。其道不利，故使肌肉愤䐜而有疡，卫气有所凝而不行，故其肉有不仁也。疠者，有荣气热胕，其气不清，故使其鼻柱坏而色败，皮肤疡溃。风寒客于脉而不去，名曰疠风，或名曰寒热。

以春甲乙伤于风者为肝风，以夏丙丁伤于风者为心风，以季夏戊己伤于邪者为脾风，以秋庚辛中于邪者为肺风，以冬壬癸中于邪者为肾风。风中五脏六腑之俞，亦为脏腑之风，各入其门户，所中则为偏风（偏风：半身不遂）。风气循风府而上，则为脑风；风入系头，则为目风（目风：风邪侵入目系，成为目风）；眼寒，饮酒中风，则为漏风；入房汗出中风，则为内风（内风：房事后汗出，为风邪所伤，㴱而目赤）；新沐（新沐：刚刚洗过头）中风，则为首风；久风入中，则为肠风、飧泄；外在腠理，则为泄风。故

内眦。如果病人身体肥胖，腠理致密，则风邪不能向外发散，稽留体内，郁而化热，形成热中病，出现眼珠发黄的症状；如果病人身体瘦弱，腠理疏松，则阳气外泄而感到畏寒，形成寒中病，出现不时流泪的症状。

风邪由太阳经侵入，偏行太阳经脉及其俞穴，散布在分肉之间，与卫气相搏结，使卫气运行的道路不通利，所以肌肉肿胀高起而产生疮疡；若卫气凝涩而不能运行，则肌肤麻木不知痛痒。疠风病是营气因热而腐坏，血气污浊不清所致，所以使鼻柱蚀坏而皮色衰败，皮肤生疡。病因是风寒侵入经脉稽留不去，这种病叫疠风，也有的叫寒热。

在春季甲乙日感受风邪的，形成肝风；在夏季丙丁日感受风邪的，形成心风；在长夏戊己日感受风邪的，形成脾风；在秋季庚辛日感受风邪的，形成肺风；在冬季壬癸日感受风邪的，形成肾风。风邪侵入五脏六腑的俞穴，沿经内传，也可成为五脏六腑的风病。俞穴是机体与外界相通的门户，若风邪从其所入侵，则导致偏风病。风邪由风府穴上行入脑，就成为脑风病；风邪侵入头部系及目，就成为目风病；两眼畏惧风寒；饮酒之后感受风邪，成为漏风病；行房汗出时感受风邪，成为内风病；刚洗过头时感受风邪成为首风病；风邪久留不去，内犯肠胃，则形成肠风或飧泄病；风邪停留于腠理，则成为泄风病。所以，风

风者，百病之长也。至其变化，乃为他病也，无常方，然致有风气也。

帝曰：五脏风之形状不同者何？愿闻其诊及其病能(病能：能，同"态"；病能，即病态)。

岐伯曰：肺风之状，多汗恶风，色皏(色皏：皏，浅白色)然白，时咳短气，昼日则差，暮则甚，诊在眉上(眉上：指两眉之间，又叫阙中，是肺在面部望诊的部位)，其色白。

心风之状，多汗恶风，焦绝(焦绝：因津液消耗而唇舌焦躁的意思)，善怒吓，赤色，病甚则言不可快。诊在口，其色赤。

肝风之状，多汗恶风，善悲。色微苍，嗌干善怒，时憎女子。诊在目下，其色青。

脾风之状，多汗恶风，身体怠惰，四肢不欲动，色薄微黄，不嗜食，诊在鼻上，其色黄。

肾风之状，多汗恶风，面庞然(庞máng然：浮肿貌)浮肿，脊痛不能正立。其色炲，隐曲不利。诊在肌上(肌上：怀疑为颐上之误)，其色黑。

胃风之状，颈多汗，恶风，食饮不下，鬲塞不通，腹善满。失衣则䐜胀，食寒则泄，诊形瘦而腹大。

首风之状，头面多汗恶风，当

邪是引起多种疾病的首要因素。它侵入人体后产生变化，能引起其他各种疾病，就没有一定常规了，但其病因都是风邪入侵。

黄帝问道：五脏风证的临床表现有什么不同？希望你讲讲诊断要点和病态表现。

岐伯说：肺风的症状，是多汗怕风，面色淡白，不时咳嗽气短，白天较轻，傍晚加重，诊察时要注意眉上部位，往往眉间可出现白色。

心风的症状，是多汗恶风，唇舌焦躁，容易发怒，面色发红，病重则言语塞涩，诊察时要注意舌部，往往舌质可呈现红色。

肝风的症状，是多汗恶风，常悲伤，面色微青，喉干燥易发怒，有时厌恶女性，诊察时要注意目下，往往眼圈可现青色。

脾风的症状，是多汗恶风，身体疲倦，四肢懒于活动，面色微微发黄，食欲不振，诊察时要注意鼻尖部，一般鼻尖可现黄色。

肾风的症状，是多汗恶风，面部浮肿，腰脊痛不能直立，面色黑如煤烟灰，小便不利，诊察时要注意面颊，往往面颊可现黑色。

胃风的症状，是颈部多汗，怕风，吞咽饮食困难，隔塞不通，腹部易胀满，如少穿衣，腹脘胀，如吃了寒凉的食物，就发生泄泻，诊察时可见形体瘦削而腹部胀大。

首风的症状，是头痛，面部多汗，怕

先风一日则病甚，头痛不可以出内。至其风日，则病少愈。

漏风之状，或多汗，常不可单衣。食则汗出，甚则身汗，喘息恶风。衣常濡，口干善渴，不能劳事。

泄风之状，多汗，汗出泄衣上。口中干，不能劳事，身体尽痛则寒。

帝曰：善！

风，每当起风的前一日病情就加重，以至于头痛得不敢离开室内，待到起风的当日，则痛势稍轻。

漏风的症状，是汗多，不能少穿衣服，进食即汗出，甚至全身出汗，喘息怕风，衣服常被汗浸湿，口干易渴，不耐劳动。

泄风的症状，是多汗，汗出湿衣，口中干燥，不耐劳动，周身疼痛发冷。

黄帝说：讲得好！

【解要】

　　本节论述了风邪的性质和致病特点，也就是最常见的"伤风"感冒，风性主动，变化最快，具有"善行而数变"的特点，故风邪致病，具有病症变化多端的特点。风邪还是引起多种疾病的首要因素，有"百病之长"之称。作者列举了五脏风、胃风、首风、漏风、泄风多种风病，阐明风病的病因、症状、诊断要点，并介绍了五脏风病的面诊部位和相应色泽。最后讲解各种风证，虽然临床症状千差万别，但均有汗出怕风的共同症状，这对于临床辨证具有重要意义。

第四十三节　痹论：风寒湿三邪之害

【题解】

　　痹，即气滞血瘀而不通。痹症是指人体机表、经络因感受风、寒、湿、热等引起的以肢体关节及肌肉酸痛、麻木、重着、屈伸不利，甚或关节肿大灼热等为主证的一类病症。在外感"六淫"中，风寒湿三邪对人的侵害最易导致痹证。故"痹论"实际上是论述风寒湿三邪杂合对人体的危害。

【原文】

　　黄帝问曰：痹之安生？

　　岐伯对曰：风寒湿三气杂至合而为痹也。其风气胜者为行痹，寒气胜者为痛痹，湿气胜者为著痹也。

　　帝曰：其有五者何也？

　　岐伯曰：以冬遇此者为骨痹，以春遇此者为筋痹；以夏遇此者为脉痹；以至阴遇此者为肌痹；以秋遇此者为皮痹。

　　帝曰：内舍（舍：羁留之意。此处指疾病侵袭之后，驻留皮肤腠理之间的意思）五脏六腑，何气使然？

　　岐伯曰：五脏皆有合（合：结合，此处是指五脏和肌肉等组织器官之间的相连接的部位），病久而不去者，内舍

【译文】

　　黄帝问道：痹病是如何形成的？

　　岐伯回答说：由风、寒、湿三种邪气混杂伤人而形成痹病。其中风邪偏胜的叫行痹，寒邪偏胜的叫痛痹，湿邪偏胜的叫著痹。

　　黄帝问：我知道痹病分为五种，到底是哪五种呢？

　　岐伯说：在冬天得病的称为骨痹，在春天得病的称为筋痹，在夏天得病的称为脉痹，在季夏得病的称为肌痹，在秋天得病的称为皮痹。

　　黄帝问：痹病的病邪又有内侵而累及五脏六腑的，是什么气使它这样的？

　　岐伯说：五脏都有与其相合的组织器官，若病邪久留不除，就会内犯于相合的内脏。所以，骨痹不愈，再感受邪气，

其合也。故骨痹不已，复感于邪，内舍于肾；筋痹不已，复感于邪，内舍于肝；脉痹不已，复感于邪，内舍于心；肌痹不已，复感于邪，内舍于脾；皮痹不已，复感于邪，内舍于肺。所谓痹者，各以其时重感于风寒湿之气也。

凡痹之客五脏者，肺痹者，烦满喘而呕。心痹者，脉不通，烦则心下鼓（心下鼓：鼓动，敲鼓，即医学上称的心悸），暴上气而喘，嗌干善噫（善噫：因心痹，气机不畅，发出叹气），厥气上则恐。肝痹者，夜卧则惊，多饮数小便，上为引如怀（上为引如怀：引，牵引；怀，怀孕）。肾痹者，善胀，尻以代踵（尻以代踵：尻，骶尾部；踵，脚跟；尻以代踵，指只能坐不能站，更不能行走的意思），脊以代头。脾痹者，四支解堕，发咳呕汁，上为大塞。肠痹者，数饮而出不得，中气喘争，时发飧泄。胞痹者，少腹膀胱按之内痛，若沃以汤（若沃以汤：汤，热水；若沃以汤，形容热甚，如热水灌之），涩于小便，上为清涕。

阴气（阴气：指五脏的精气）者，静则神藏，躁则消亡。饮食自倍，肠胃乃伤。淫气（淫气：指五脏内逆乱失和的气）喘息，痹聚在肺；淫气忧思，痹聚在心；淫气遗溺，痹聚在肾；淫气乏竭（乏竭：疲乏口渴的意思），痹聚在肝；淫气肌绝，痹聚在

就会内藏于肾；筋痹不愈，再感受邪气，就会内藏于肝；脉痹不愈，再感受邪气，就会内藏于心；肌痹不愈，再感受邪气，就会内藏于脾；皮痹不愈，再感受邪气，就会内藏于肺。总之，这些痹症是各脏在所主季节里重复感受了风、寒、湿三气所造成的。

一般来讲，痹病侵入五脏，症状各有不同：肺痹的症状是烦闷胀满，喘逆呕吐。心痹的症状是血脉不通畅，烦躁则心悸，突然气逆上壅而喘息，咽干，易嗳气，厥逆气上则引起恐惧。肝痹的症状是夜眠多惊，饮水多而小便频数，疼痛循肝经由上而下牵引少腹如怀孕之状。肾痹的症状是腹部易作胀，胀得能坐而不能行，行步时像用尾骨着地，脊柱曲屈畸形，高耸过头。脾痹的症状是四肢倦怠无力，咳嗽，呕吐清水，上腹部阻塞不通。肠痹的症状是频频饮水而小便困难，腹中肠鸣，时而发生完谷不化的泄泻。膀胱痹的症状是少腹膀胱部位按之疼痛，如同灌了热水似的，小便涩滞不爽，上部鼻流清涕。

五脏精气，安静则精神内守，躁动则易于耗散。若饮食过量，肠胃就要受损。致痹之邪引起呼吸喘促，是痹气凝聚在肺；致痹之邪引起忧伤思虑，是痹气凝聚在心；致痹之邪引起遗尿，是痹气凝聚在肾；致痹之邪引起疲乏衰竭，是痹气凝聚在肝；致痹之邪引起肌肉瘦削，是痹

脾。诸痹不已，亦益内（益内：益，通"溢"，蔓延的意思；益内，指病重向内发展）也。其风气胜者，其人易已也。

帝曰：痹，其时有死者，或疼久者，或易已者，其何故也？

岐伯曰：其入脏者死，其留连筋骨间者疼久，其留皮肤间者易已。

帝曰：其客于六腑者，何也？

岐伯曰：此亦其食饮居处，为其病本也。六腑亦各有俞，风寒湿气中其俞，而食饮应之，循俞而入，各舍其府也。

帝曰：以针治之奈何？

岐伯曰：五脏有俞，六腑有合，循脉之分，各有所发（各有所发：各经受邪，均在经脉循行的部位发生病变而出现症状），各随其过，则病瘳（各随其过，则病瘳：各随病变部位而治疗则病能痊愈。瘳，病痊愈的意思）也。

帝曰：荣卫之气，亦令人痹乎？

岐伯曰：荣者（荣者：即荣气，或称营气，也就是指水谷所生的营养之气）水谷之精气也。和调于五脏，洒陈于六腑，乃能入于脉也，故循脉上下，贯五脏络六腑也。卫者，水谷之悍气也。其气慓疾滑利，不能入于脉也，故循皮肤之中，分肉之间，熏于肓膜，散于胸腹。逆其气

气凝聚在脾。总之，各种痹病日久不愈，病变就会进一步向内深入。其中风邪偏盛的容易痊愈。

黄帝问：患了痹病后，有的人死亡，有的疼痛经久不愈，有的容易痊愈，这是什么缘故？

岐伯说：痹邪内犯到五脏则死，痹邪稽留在筋骨间的则疼久难愈，痹邪停留在皮肤间的容易痊愈。

黄帝问：痹邪侵犯六腑，是何原因？

岐伯说：这也是因为饮食不节、起居失度而导致的。六腑也各有俞穴，风寒湿邪在外侵及它的俞穴，而内有饮食所伤的病理基础与之相应，于是病邪就循着俞穴入里，留滞在相应的腑内。

黄帝问：怎样用针刺治疗呢？

岐伯说：五脏各有俞穴可取，六腑各有合穴可取，循着经脉所行的部位，各有发病的征兆可察，根据病邪所在的部位，取相应的俞穴或合穴进行针刺，病就可以痊愈了。

黄帝问：营卫之气也能使人发生痹病吗？

岐伯说：营气是水谷所化生的精气，它平和协调地运行于五脏，散布于六腑，然后汇入脉中，所以营气循着经脉上下运行，起到连贯五脏、联络六腑的作用。卫气是水谷所化生的悍气，它流动迅疾而滑利，不能进入脉中，所以循行于皮肤肌肉之间，熏蒸于肓膜之间，敷布于胸腹之内。若营卫之气的循行逆乱，就会生病，只要营卫之气顺从

则病，从其气则愈。不与风寒湿气合，故不为痹。

帝曰：善。痹，或痛，或不仁，或寒，或热，或燥，或湿，其故何也？

岐伯曰：痛者，寒气多也，有寒故痛也。其不痛不仁者，病久入深，荣卫之行涩，经络时疏，故不痛；皮肤不营，故为不仁。其寒者，阳气少，阴气多，与病相益，故寒也。其热者，阳气多，阴气少，病气胜，阳遭阴，故为痹热。

其多汗而濡者，此其逢湿甚也。阳气少，阴气盛，两气相感（两气相感：指人体偏盛的阴气与以湿邪为主的风寒相互作用），故汗出而濡也。

帝曰：夫痹之为病，不痛何也？

岐伯曰：痹在于骨则重，在于脉则血凝而不流，在于筋则屈不伸，在于肉则不仁，在于皮则寒。故具此五者，则不痛也。凡痹之类，逢寒则急，逢热则纵。

帝曰：善。

调和了，病就会痊愈。总的来说，营卫之气若不与风寒湿邪相合，则不会引起痹病。

黄帝说：讲得不错。痹病，有的疼痛，有的不痛，有的麻木不仁，有的表现为寒，有的表现为热，有的皮肤干燥，有的皮肤湿润，这是什么缘故？

岐伯说：痛是寒气偏多，有寒所以才痛。不痛而麻木不仁的，系患病日久，病邪深入，营卫之气运行涩滞，致使经络中气血空虚，所以不痛；皮肤得不到滋养，所以麻木不仁。表现为寒象的，是由于机体阳气不足，阴气偏盛，阴气助长寒邪之势，所以表现为寒象。表现为热象的，是由于机体阳气偏盛，阴气不足，偏胜的阳气与偏胜的风邪相合而乘阴分，所以出现热象。

多汗而皮肤湿润的，是由于感受湿邪太甚，加之机体阳气不足，阴气偏盛，湿邪与偏盛的阴气相合，所以汗出而皮肤湿润。

黄帝问：痹病有不痛的，是什么缘故？

岐伯说：痹发生在骨则身重，发生在脉则血凝涩而不畅，发生在筋则屈曲不能伸，发生在肌肉则麻木不仁，发生在皮肤则寒冷。如果有这五种情况，就不甚疼痛。凡痹病一类疾患，遇寒则筋脉拘急，遇热则筋脉弛缓。

黄帝道：讲得好！

第四十三节 痹论：风寒湿三邪之害

【解要】

本节接着"风论"继续讲解外感"六淫"中的风寒湿三邪，论述了风寒湿三邪杂合伤人是痹病的主要成因，人的正气不足就容易中邪。由于感受风寒湿三邪的轻重有别，以及邪气侵犯的部位和病人体质的不同，因此就产生了不同的病症。本节从成病原因和部位两个方面，分析了痹病类型，论述了风寒湿邪侵入脏腑为痹的路径，强调痹病的发生还和机体内部的失调有关，并指出了病邪性质、发病部位和痹病的预后关系。

第四十四节　痿论：形体枯荣之根

【题解】

痿，包括（肢体）痿弱不用、（肌肉）枯萎两意。痿证，指肌肉萎缩、筋骨关节弛缓无用、手足软弱无力的病症，也是一种很特殊的病证。病由是气血无法濡养脏腑，故而出现痿证。本篇全面论述痿的病因病机、证候表现、治疗原则等，是论述痿证的专篇，故名"痿论"。

【原文】

黄帝问曰：五脏使人痿（痿：四肢疲软无力，进而肌肉萎缩的一种病证），何也？

岐伯对曰：肺主身之皮毛，心主身之血脉，肝主身之筋膜，脾主身之肌肉，肾主身之骨髓。故肺热叶焦（肺热叶焦：形容肺叶受热灼伤，津液损伤的一种病理状态），则皮毛虚弱急薄，著则生痿躄（痿躄 bì：指四肢萎废，不能行走，包括下文的各种痿病）也。心气热，则下脉厥而上，上则下脉虚，虚则生脉痿（脉痿：属痿证之一。证见下肢肌肉萎缩无力，胫部软弱不能站立，膝踝关节不能提屈等），枢折挈（枢折挈 qiè：形容关节迟缓，不能做提举活动，像是枢轴折断不能活动的样子），胫纵而不任地也。肝气热，则胆泄，口苦，筋膜干，筋膜干则筋急而挛，发为筋

【译文】

黄帝问道：五脏都能使人发生痿病，这是什么道理呢？

岐伯回答说：肺主全身皮毛，心主全身血脉，肝主全身筋膜，脾主全身肌肉，肾主全身骨髓。所以肺脏有热，灼伤津液，则枯焦，皮毛也呈虚弱、干枯不润的状态，热邪不去，则传变为痿躄。心脏有热，可使气血上逆，气血上逆就会引起在下的血脉空虚，血脉空虚就会变生脉痿，使关节如折而不能提举，足胫弛缓而不能着地行路。肝脏有热，可使胆汁外溢而口苦，筋膜失养而干枯，以至筋脉挛缩拘急，传变为筋痿。脾有邪热，则灼耗胃津而口渴，肌肉失养而麻木不仁，传变为不知痛痒的

痿（筋痿：属痿证之一。证见口苦，筋急而痉挛，阴茎弛缓不收，滑精等）。脾气热，则胃干而渴，肌肉不仁，发为肉痿。肾气热，则腰脊不举，骨枯而髓减，发为骨痿。

帝曰：何以得之？

岐伯曰：肺者，脏之长也，为心之盖也。有所失亡（失亡：失意），所求不得，则发肺鸣，鸣则肺热叶焦。故曰：五脏因肺热叶焦，发为痿躄，此之谓也。

悲哀太甚，则胞络绝，胞络绝则阳气内动，发则心下崩数溲血也。故《本病》曰：大经空虚，发为肌痹，传为脉痿。思想无穷，所愿不得，意淫于外，入房太甚，宗筋弛纵，发为筋痿，及为白淫（白淫：指男子滑精，女子带下的一类疾病）。故《下经》曰：筋痿者，生于肝，使内也。有渐于湿，以水为事，若有所留，居处相湿，肌肉濡渍，痹而不仁，发为肉痿（肉痿：病证名，肌肉萎弱麻痹之症，亦称脾痿。由脾气热而致肌肉失养，或湿邪困脾，伤及肌肉所致。症见肌肉麻痹不仁，口渴，甚则四肢不能举动等）。故《下经》曰：肉痿者，得之湿地也。有所远行劳倦，逢大热而渴，渴则阳气内伐，内伐则热舍于肾。肾者水脏也，今水不胜火，

肉痿。肾有邪热，热灼精枯，致使髓减骨枯，腰脊不能举动，传变为骨痿。

黄帝问：痿证是怎样引起的？

岐伯说：肺是诸脏之长，又是心脏的华盖。遇有失意的事情，或个人要求得不到满足，则使肺气郁而不畅，于是出现喘息有声，进而则气郁化热，使肺叶枯焦，精气因此而不能敷布于周身。所以说：五脏都是因肺热叶焦得不到营养而发生痿躄的，说的就是这个道理。

如果悲哀过度，就会因气机郁结而使心包络隔绝不通，心包络隔绝不通则导致阳气在内妄动，逼迫心血下崩，于是屡次小便出血。所以《本病》中说："大经脉空虚，发生脉痹，进一步传变为脉痿。"如果无穷尽地胡思乱想而欲望又不能满足，或意念受外界影响而惑乱，房事不加节制，这些都可致使众筋弛缓，形成筋痿或白浊、白带之类疾患。所以《下经》中说：筋痿之病发生于肝，是由于房事太过内伤精气所致。有的人日渐感受湿邪，如从事于水湿环境中的工作，水湿滞留体内，或居处潮湿，肌肉受湿邪浸渍，导致了湿邪痹阻而肌肉麻木不仁，最终则发展为肉痿。所以《下经》中说："肉痿是久居湿地引起的。"如果长途跋涉，劳累太甚，又逢炎热

则骨枯而髓虚。故足不任身，发为骨痿（骨痿：属痿证之一，症见腰背酸软，难于直立，下肢痿弱无力，面色暗黑，牙齿干枯等）。故《下经》曰：骨痿者，生于大热也。

帝曰：何以别之？

岐伯曰：肺热者，色白而毛败；心热者，色赤而络脉溢（络脉溢：指表浅部位的脉络出血）；肝热者，色苍而爪枯；脾热者，色黄而肉蠕动（肉蠕动：肌肉萎软无力的意思）；肾热者，色黑而齿槁。

帝曰：如夫子言可矣。论言治痿者，独取阳明，何也？

岐伯曰：阳明者，五脏六腑之海，主润宗筋（宗筋：指全身众多筋会聚地。泛指全身的筋膜），宗筋主束骨而利机关也。冲脉者，经脉之海也，主渗灌豀谷，与阳明合于宗筋，阴阳摠宗筋之会，会于气街，而阳明为之长，皆属于带脉，而络于督脉。故阳明虚，则宗筋纵，带脉不引，故足痿不用也。

帝曰：治之奈何？

岐伯曰：各补其荥而通其俞，调其虚实，和其逆顺。筋脉骨肉，各以其时受月（各以其时受月：指各以脏腑所主的季节进行针刺治疗），则病已矣。

帝曰：善。

天气而口渴，于是阳气化热内扰，内扰的邪热侵入肾脏，肾为水脏，如水不胜火，灼耗阴精，就会骨枯髓空，致使两足不能支持身体，形成骨痿。故《下经》中说："骨痿是由于大热所致。"

黄帝问：用什么办法鉴别这五种痿症呢？

岐伯说：肺有热的，面色白而毛发衰败；心有热的，面色红而浅表血络充盈显现；肝有热的，面色青而爪甲枯槁；脾有热的，面色黄而肌肉蠕动；肾有热的，面色黑而牙齿枯槁。

黄帝说：先生以上所说是合宜的。医书中说：治痿应独取阳明，这是什么道理呢？

岐伯说：阳明是五脏六腑营养的源泉，能濡养众筋，众筋主管约束骨节，使关节运动灵活。冲脉为十二经气血会聚之处，输送气血以渗透灌溉分肉肌腠，与足阳明经会合于众筋，阴经阳经都总会于众筋，再会合于足阳明经的气街穴，故阳明经是它们的统领，诸经又都连属于带脉，系络于督脉。所以阳明经气血不足则宗筋失养而弛缓，带脉也不能收引诸脉，就使两足痿弱不堪运用了。

黄帝问：怎样治疗呢？

岐伯说：调补各经的荥穴，疏通各经的俞穴，以调机体之虚实和气血之逆顺。无论筋脉骨肉的病变，只要在其所合之脏当旺的月份进行治疗，病就会痊愈。

黄帝说：讲得很对。

第四十四节 痿论：形体枯荣之极

【解要】

  本节专论痿证，以五脏与五体相合理论为立论基础，论述了痿躄、脉痿、筋痿、肉痿、骨痿的病因、病机，论证了"五脏使人痿"的基本观点，提出了五种痿证的鉴别方法，强调了痿证的传变规律，症状特点，以及"治痿独取阳明"的机理。

第四十五节　厥论：血气逆乱、阴阳颠倒则厥

【题解】

厥，是血气逆乱，阴阳不能顺接，而致使四肢或热或寒，以及突然昏倒不省人事的一类病证。本节介绍寒厥和热厥的病因、分类、病机，以及六经的厥和厥逆的症状。在众多涉及"厥"的篇章中，本节是系统论述厥证的，故名"厥论"。

【原文】

黄帝问曰：厥之寒热者，何也？

岐伯对曰：阳气衰于下，则为寒厥（阳气衰于下，则为寒厥：足部阳气虚弱，阴寒之气乘机侵入，足冷，称为寒厥）；阴气衰于下，则为热厥。

帝曰：热厥之为热也，必起于足下者，何也？

岐伯曰：阳气起于足五指之表（阳气起于足五指之表：足三阳经下行，沿下肢外侧止于足趾外端，所以说五指之表），阴脉者，集于足下，而聚于足心；故阳气胜则足下热也。

帝曰：寒厥之为寒也，必从五指而上于膝者，何也？

岐伯曰：阴气起于五指之里（阴气起于五指之里：里，里侧。足太阴脾，足厥阴肝，足少阴肾，均在人体的里侧），集于

【译文】

黄帝问道：厥病有寒有热，这是为什么呢？

岐伯回答说：阳气从足部渐衰，就是寒厥；阴气从足部渐衰，就是热厥。

黄帝问：热厥必定先从足下发生，这是什么道理？

岐伯说：阳气行于脚小拇趾的外侧，集中在脚下，而聚集在脚心，所以阳气胜了，脚下就会发热。

黄帝问：寒厥必定先从足的五趾发生，然后上行到膝下，这又是什么道理？

岐伯说：阴气起于足五趾的内侧，集中在膝下，而聚集在膝上。所以阴气胜，

第四十五节 厥论：血气逆乱、阴阳颠倒则厥

膝下而聚于膝上，故阴气胜，则从五指至膝上寒。其寒也，不从外，皆从内（其寒也，不从外，皆从内：不从外，指不是受外邪所导致；皆从内，指寒从中生，阳虚不制阴则寒）也。

帝曰：寒厥何失而然也？

岐伯曰：前阴者，宗筋之所聚，太阴阳明之所合（太阴阳明之所合：脾胃二经行于腹部，都近前阴。前阴周围有九脉循行，这里独指脾胃两脉，是因为脾胃为气血生化之源，五脏六腑之海，主润宗筋）也。春夏则阳气多而阴气少，秋冬则阴气盛而阳气衰。此人者质壮（此人者质壮：指患寒厥的人自恃形体壮实而不知道修养身心），以秋冬夺于所用（秋冬夺于所用：指在秋冬阳气已衰的季节，房事不节制，损伤在下的阳气，损及肾阳），下气上争不能复，精气溢下（精气溢下：指因为下元虚寒不能内藏，精气漏泄而滑精），邪气因从之而上（邪气因从之而上：阴寒之气得以上逆）也。气因于中，阳气衰，不能渗营（渗营：这里是温煦的意思）其经络。阳气日损，阴气独在，故手足为之寒也。

帝曰：热厥何如而然也？

岐伯曰：酒入于胃，则络脉满而经脉虚。脾主为胃行其津液者也。阴气虚则阳气入，阳气入则胃不和，胃不和则精气竭（精气竭：指水谷精气无以化生而衰竭），精气竭则不营其四肢也。此人必数醉，若饱以入房，气聚于脾中不得散，酒气与

逆冷就先起于足五趾，上行到膝上。这种逆冷，不是从外面侵入人体的寒气，而是由于内部阳虚所致的寒冷。

黄帝问：寒厥是怎样形成的？

岐伯答道：前阴是众筋聚集的地方，也是太阴脾经和足阳明胃经的会合场所。一般来说，春夏季阳气多而阴气少，秋冬季阴气盛而阳气衰。患寒厥的人，往往是自恃形体壮实，在秋冬阳气已衰的季节，房事不节制，使在下的阴气，向上浮越，与阳气相争，而阳气不能内藏，精气漏泄，阴寒之气得以从而上逆，成为寒厥。寒邪之气，潜居在体内，阳气就逐渐衰退，不能渗透营运于经络之中。这样，阳气天天受损害，只有阴气存在，所以手足就会发冷。

黄帝问：热厥是怎样形成的？

岐伯答道：酒进入胃里，能使络脉中血液盈满，而经脉反见空虚。而脾的功能，则是帮助胃来输送津液的。如饮酒过度，脾就无所输而致阴气虚，阴气虚则阳气实，阳气实则胃气不和，胃气不和则水谷化生的精气衰减，精气一旦衰减，就难以营养四肢了。这种病人，一定是由于经常酒醉，饱食后行房，肾气太虚，命门无气以资脾

· 209 ·

谷气相薄，热盛于中，故热遍于身，内热而溺赤也。夫酒气盛而慓悍，肾气有衰，阳气独胜，故手足为之热也。

帝曰：厥或令人腹满，或令人暴不知人（暴不知人：指突然昏厥，不省人事），或至半日远至一日乃知人者，何也？

岐伯曰：阴气盛于上则下虚，下虚则腹胀满；阳气盛于上，则下气重上，而邪气逆（下气重上，而邪气逆：重，并、聚的意思；邪气，指气机失常，即逆乱之气。这句话是说在下的肾气虚衰，阴不能制阳，失于制约的肾中阳气上扰），逆则阳气乱，阳气乱则不知人也。

帝曰：善。愿闻六经脉之厥状病能也。

岐伯曰：巨阳之厥，则肿首头重，足不能行，发为眴仆（眴仆：眴，通"眩"，下虚上实，气机上逆，所以见眩晕或晕倒的症状）；阳明之厥，则癫疾欲走呼，腹满不得卧（不得卧：脾气失运，胃气不降，"胃不和则卧不安"），面赤而热，妄见而妄言。少阳之厥，则暴聋颊肿而热，胁痛，骱不可以运。太阴之厥，则腹满䐜胀，后不利，不欲食，食则呕，不得卧。少阴之厥，则口干溺赤，腹满心痛。厥阴之厥，则少腹肿痛，腹

造成的，所以气聚而不宣散，酒气与谷气两相搏结，酝酿成热，热从里面起来，所以全身发热。因为有内热，所以小便色赤。酒气盛而性烈，肾气日益衰减，而阳气独胜于内，所以手足就发热。

黄帝问：厥病有的使人腹满，有的使人突然不知人事，或者半天，甚至一天才能认识人，这是什么道理？

岐伯说：阴气偏盛于上，那么下部就虚，下部虚，则腹部就容易胀满。阳气偏盛于上，阴气也会并行于上，而邪气是逆行的，邪气上逆则阳气就会紊乱，阳气一旦紊乱，就会使人突然不省人事了。

黄帝说：讲得好。我还想听听六经厥病的病证。

岐伯说：太阳经患厥病，令人感觉面肿头痛沉重，足不能行，眼花昏乱。阳明经患厥病，就会发为癫疾，令人狂走叫呼，腹满，不能卧下，卧下就面红而发热，似乎看到稀奇古怪的东西，胡言乱语。少阳经患厥病，令人突然耳聋，颊部肿而发热，两胁疼痛，大腿不能行动。太阴经患厥病，令人肚腹胀满，大便不爽，不思饮食，吃了就呕吐，不能安卧。少阴经患厥病，令人舌干，小便赤，腹满，心痛。厥阴经患厥病，令人小腹肿痛，腹胀，小便不利，睡眠喜欢蜷腿，前阴萎缩，小腿内侧发热。

胀，泾溲不利，好卧屈膝，阴缩，腨内热。盛则泻之，虚则补之，不盛不虚，以经取之。

太阴厥逆（太阴厥逆：《黄帝内经·太素》经脉厥作"足太阴脉厥逆"。下面的少阴、厥阴、太阳、少阳、阳明也均加足字），腨急挛，心痛引腹，治主病者（治主病者：取受病的经脉的俞穴治疗）。少阴厥逆，虚满、呕变、下泄清，治主病者。厥阴厥逆，挛、腰痛，虚满，前闭，谵（zhān）言，治主病者。三阴俱逆，不得前后，使人手足寒，三日死。太阳厥逆，僵仆，呕血善衄，治主病者。少阳厥逆，机关不利（机关不利：指关节活动不灵便）。机关不利者，腰不可以行，项不可以顾，发肠痈不可治，惊者死。阳明厥逆，喘咳身热，善惊，衄（nǜ）呕血。

手太阴厥逆，虚满而咳，善呕沫，治主病者。手心主、少阴厥逆，心痛引喉，身热，死，不可治。手太阳厥逆，耳聋泣出，项不可以顾，腰不可以俯仰，治主病者。手阳明、少阳厥逆，发喉痹、嗌肿，痓（zhì），治主病者。

治疗以上厥病，实证的就用泻法，虚证的就用补法，如果虚实不明显的，就刺所患病的本经主穴。

足太阴经厥逆，则小腿拘挛，心痛连及腹部，要治主病的俞穴。足少阴经厥逆，则腹部虚满、呕逆、下泄清水，要治主病的俞穴。足厥阴经厥逆，则筋挛、腰痛，小便不通，胡言乱语，要治主病的俞穴。如太阴、少阴、厥阴同时厥逆，人会大小便不通，且手足逆冷，三天后人就会死亡。足太阳经厥逆，则身体僵硬、昏倒，经常鼻出血，要治它主病的俞穴。足少阳经厥逆，则筋骨关节不灵活，腰部难以动弹，脖颈拘禁，如若兼发肠痈，就难以治疗，如再受惊，人就会死亡。足阳明经厥逆，则喘促咳嗽，身体发热，容易惊恐，鼻出血、呕血。

手太阴经厥逆，则胸腹虚满，咳嗽，常常呕出痰水，要治它主病的俞穴。手心包络和手少阴心经厥逆，则心痛连及咽喉，如果身体发热，人就会死，不能治。手太阳经厥逆，则耳聋，眼睛流泪，头颈不能回顾，腰不能俯仰，要治它主病之经。手阳明经和少阳经厥逆，则发为喉痹，咽肿，颈项强直，要治它主病之经。

【解要】

　　本节论述了寒厥、热厥的病因、病机和证候特点。详细地阐释了厥证腹满和暴不知人的病机，六经厥逆和十二经脉厥逆的症状及其治疗原则，以及厥证的急救处理和常见气、血、痰三类厥证的证候特点及治疗方法。如，因经气上逆所引起的头痛、心痛等的诊治，还有肠寄生虫病证，以及风痹、耳鸣、耳聋等症的刺法及预后。

　　另外，还要明白"厥"和"脱"的区别。厥多因邪所致，病性偏实，以昏厥为主症；脱之病因病性为脏气衰绝，精血亡脱，以面白、气微、脉绝等为主要表现；厥病与脱病可以兼并存在，厥、脱且为辨证基本内容之一。

第四十六节　病能论：胃不和，则卧不安

【题解】

　　能，同"态"，病能，即疾病的表现。本节论述了多种疾病的临床表现，所以名为"病能论"。本节所论述的病态大都跟"卧"和"食"有关，也就是说有些病会影响人的睡眠、饮食，而睡眠、饮食不正常又会导致其他的病证。文中详细地说明了这些病证的表现和脉象。

【原文】

　　黄帝问曰：人病胃脘痈（胃脘痈：指胃体生痈，症见上腹部中下脘疼痛为主的疾病）者，诊当何如？

　　岐伯对曰：诊此者，当候胃脉（胃脉：指人迎脉和趺阳脉），其脉当沉细，沉细者气逆，逆者人迎甚盛，甚盛则热，人迎（人迎：即为颈动脉的跳动处。它和位于足背胫前动脉搏动处的趺阳脉同属足阳明胃经的经脉）者胃脉也，逆而盛，则热聚于胃口而不行，故胃脘为痈也。

　　帝曰：善。人有卧而有所不安者，何也？

　　岐伯曰：脏有所伤，及精有所之寄则安，故人不能悬其病（悬其病：悬，凭空设想、揣测）也。

　　帝曰：人之不得偃卧者，何也？

【译文】

　　黄帝问道：如果人患了胃脘痈这种病，应当如何诊断呢？

　　岐伯回答说：诊断这个病，应当切诊胃脉，胃脉应当沉而细，沉而细表明胃气上逆，胃气上逆时人迎脉尤其旺盛，人迎脉盛表明有热邪，人迎脉是胃经之脉。气机上逆，人迎脉盛，为邪热聚集于胃口而不散，所以出现胃脘痈这个病。

　　黄帝问：说得好。有的人睡卧不安宁，这是为什么呢？

　　岐伯说：这是由于人体五脏有所损伤，或是人挂念着某一件事情。如果不消除这两方面的因素，是睡不安宁的。

　　黄帝问：有的人不能仰卧，这是为什么呢？

岐伯曰：肺者，脏之盖也，肺气盛则脉大，脉大则不得偃卧也。论在《奇恒阴阳》中。

帝曰：有病厥者，诊右脉沉而紧，左脉浮而迟，不然病主安在？

岐伯曰：冬诊之，右脉固当沉紧，此应四时，左脉浮而迟，此逆四时；在左当主病在肾，颇关在肺，当腰痛也。

帝曰：何以言之？

岐伯曰：少阴脉贯肾络肺，今得肺脉，肾为之病，故肾为腰痛之病也。

帝曰：善！有病颈痈者，或石治之，或针灸治之，而皆已，其真安在？

岐伯曰：此同名异等者也。夫痈气之息者，宜以针开除去之，夫气盛血聚者，宜石而写之。此所谓同病异治也。

帝曰：有病怒狂者，此病安生？

岐伯曰：生于阳也。

帝曰：阳何以使人狂？

岐伯曰：阳气者，因暴折而

岐伯说：肺位最高，就如同脏腑的盖，肺气壅盛，那么络脉就胀大，络脉胀大，于是便不能仰卧。在《奇恒阴阳》这本古医书中，论述得比较清楚。

黄帝问：有的人患气逆，诊察右手脉象沉而紧，左手脉浮而迟，不知病在哪里？

岐伯说：冬天诊脉时，右手脉象本来应当沉而紧，这表明脉象的变化与四时阴阳变化相应合；如果左手的脉象浮而迟，这表明脉象的变化与四时阴阳变化相违背。浮而迟的脉象出现在左手，因此病变的部位应当在肾，如果出现了肺脉，腰部就会出现疼痛。

黄帝问道：为什么这样说呢？

岐伯说：足少阴经脉下贯肾脏，上络于肺中，现在诊得肺脉，说明肾脏发生了病变，腰为肾腑，因而就出现腰痛病了。

黄帝说：讲得好。有患颈痈病的，有的医生用砭石治疗，有的医生用针灸治疗，却都能治愈，其中的道理在哪里呢？

岐伯回答说：这些虽然病名相同，但类型却不一样。如果颈痈以气滞为主，适宜于用针灸治疗清除病邪；如果颈痈以气滞血瘀为主，适宜于用砭石治疗，以泻除邪气。这就是平常人们所说的同病异治。

黄帝问：有一种狂怒病，这个病是怎样产生的呢？

岐伯说：这是阳气过盛所造成的。

黄帝问：阳气过盛为什么会使人狂怒？

岐伯说：阳气突然受到抑制而不能宣

难决（暴折难决：精神突然受到挫折。难决，难以疏通），故善怒也，病名曰阳厥。

帝曰：何以知之？

岐伯曰：阳明者常动，巨阳少阳不动，不动而动大疾，此其候也。

帝曰：治之奈何？

岐伯曰：夺其食即已。夫食入于阴，长气于阳（食入于阴，长气于阳：张介宾注："五味入口而化于脾，食入于阴也；食入于胃以养五脏气，长气于阳也。"），故夺其食即已。使之服以生铁洛为饮，夫生铁洛者，下气疾也。

帝曰：善！有病身热懈惰，汗出如浴，恶风少气。此为何病？

岐伯曰：病名曰酒风。

帝曰：治之奈何？

岐伯曰：以泽泻、术各十分，麋衔五分，合，以三指撮，为后饭。

所谓深之细者，其中手如针也；摩之切之，聚者坚也，博者大也。《上经》者，言气之通天也；《下经》者，言病之变化也；《金匮》者，决死生也；《揆度》者，切度之也；《奇

泄，所以容易发怒，病名叫阳厥。

黄帝问：怎么样才能知道要发怒呢？

岐伯说：在平时，阳明经上某些部位是经常跳动的，而太阳、少阳经上很少有跳动的地方，如果平时不跳动的地方，突然跳动得猛而快速，这就是阳厥病即将暴发的征兆。

黄帝问：这种病如何治疗呢？

岐伯说：减少病人的饮食，狂怒就会停止发作，因为饮食进入胃以后，就会助长人身阳气，所以减少病人的饮食，狂怒就会停止发作。另外令病人服用生铁落饮，因为生铁落具有降气逆的作用。

黄帝说：很好。那么，还有一种患身体发热的病人，表现为四肢怠惰，汗出如用水浴洗一样，怕风，少气，这是一种什么病？

岐伯回答说：病名叫酒风。

黄帝问：如何治疗呢？

岐伯：用泽泻、白术各十分，麋衔五分，共研细末，每次服三指撮，饭前服下。

所说的沉细而小的脉象，脉搏应手如针细，推它、按它，脉气聚集不散，这叫坚脉；阴阳相搏结的为大脉。《上经》这部书是论述人与自然界关系的；《下经》这部书是论述病理变化的；《金匮》这部书则是论述疾病诊断、判断死生的；《揆度》这部书是论

· 215 ·

恒》者，言奇病也。所谓奇者，使奇病不得以四时死也；恒者，得以四时死也。所谓揆者，方切求之也，言切求其脉理也；度者，得其病处，以四时度之也。

述脉诊、推断病情的；《奇恒》这部书是论述特殊疾病的。所说的奇病，是指不依照四时变化决定死生；恒病，是指依照四时变化决定死生；所说的"揆"，是指切按脉搏，来推求病变；所说的"度"，是从脉象，来推测病位，结合四时气候来判断病情。

【解要】
  本节阐述了胃脘痈的症状、病机、诊法；卧不安的机理，不能仰卧的机理、脉象；腰痛症状、诊法；怒狂的病因、病机、症状、治则、治法；酒风的症状、治疗；最后介绍了几种脉象的特点及几种古医书的基本内容，指出要理解这些病症与饮食、睡眠的相互关联。

第四十七节 奇病论：无损不足、益有余

【题解】

奇，奇异，不同于一般的病证，即所谓"奇病"。本节所讲的子喑、息积、伏梁、疹筋、厥逆、脾瘅、胆瘅、厥、胎病（癫疾）、肾风十种病，都是比较奇特的，故名"奇病论"。

【原文】

黄帝问曰：人有重身，九月而喑（人有重身，九月而喑：重身，即身中有身，怀孕之意。喑，指声音哑而不能说话），此为何也？

岐伯对曰：胞之络脉绝也。

帝曰：何以言之？

岐伯曰：胞络者系于肾，少阴之脉，贯肾系舌本，故不能言。

帝曰：治之奈何？

岐伯曰：无治也，当十月复。《刺法》曰：无损不足，益有余，以成其疹。所谓无损不足者，身羸瘦，无用镵石（镵石：镵，指镵针，古代使用的九种针具之一；石，指砭石，经磨制而成的尖石或石片）

【译文】

黄帝问道：有些妇女怀孕九个月而不能说话的，这是什么缘故呢？

岐伯回答说：这是因为胞中的络脉被胎儿压迫，阻绝不通所致。

黄帝问：这是什么道理呢？

岐伯说：胞宫的络脉系于肾脏，而足少阴肾脉贯串肾而上系于舌根，而现在胞宫的络脉受阻，肾脉亦不能上通于舌，舌根失去营养，所以孕妇不能言语。

黄帝问：如何治疗呢？

岐伯说：像这种情况不需要治疗，待至十月分娩之后，胞络通，声音就会自然恢复。《刺法》上说：正气不足的不可用泻法，邪气有余的不可用补法，以免因误治而造成新的疾病。所谓"无损不足"，就是怀孕九月而身体瘦弱的孕妇，不可再用针石治疗以伤其正

是我国最古老的医疗工具)也；无益其有余者，腹中有形而泄之，泄之则精出而病独擅中。故曰疹(疹：指久病)成也。

帝曰：病胁下满、气逆，二三岁不已，是为何病？

岐伯曰：病名曰息积，此不妨于食，不可灸刺，积为导引服药，药不能独治也。

帝曰：人有身体髀股胻皆肿，环脐而痛，是为何病？

岐伯曰：病名曰伏梁(伏梁：古病名，是因秽浊之邪结伏肠道，阻滞气血运行，秽浊与气血搏结日久而成)，此风根也。其气溢于大肠而著于肓，肓之原在脐下，故环脐而痛也。不可动之，动之为水溺涩之病也。

帝曰：人有尺脉数甚，筋急而见，此为何病？

岐伯曰：此所谓疹筋，是人腹必急，白色黑色见则病甚。

帝曰：人有病头痛，以数岁不已，此安得之？名为何病？

岐伯曰：当有所犯大寒，内至骨髓，髓者以脑为主，脑逆

气。所谓"无益有余"，就是说腹中已经怀孕而又妄用泻法，用泻法则精气耗伤，使病邪独据于中。所以说错误的治疗会造成新的疾病。

黄帝问：有病胁下胀满，气逆喘促，两三年不好的，是什么疾病呢？

岐伯说：病名叫息积，这种病在胁下而不在胃，所以不妨碍饮食，治疗时切不可用艾灸和针刺，必须逐步地用导引法疏通气血，并结合药物慢慢调治，若单靠药物也是不能治愈的。

黄帝问：有些人身体髀部、大腿、小腿都肿胀，并且环绕肚脐周围疼痛，这是什么疾病呢？

岐伯说：病名叫伏梁，这是由于风邪久留于体内所致。邪气流溢于大肠而留着于肓膜，因为肓膜的起源在肚脐下部，所以环绕脐部作痛。这种病不可用按摩方法治疗，否则就会造成小便涩滞不利的疾病。

黄帝问：有些人尺部脉搏跳动数疾，筋脉拘急外现的，这是什么病呢？

岐伯说：这就是所谓的疹筋病，人患有此病，腹部必然拘急，如果面部见到或白或黑的颜色，病情则更加严重。

黄帝问：有些人患头痛已经多年不愈，这是怎么得的？叫作什么病呢？

岐伯说：此人应当受过严重的寒邪侵犯，寒气向内侵入骨髓，脑为髓海，寒气由骨髓

故令头痛，齿亦痛，病名曰厥逆（厥逆：由于寒邪上逆于脑引起的一种顽固性头痛）。

帝曰：善。

帝曰：有病口甘者，病名为何？何以得之？

岐伯曰：此五气之溢也，名曰脾瘅（脾瘅：指脾热而谷气上蒸所导致的口中甜腻的疾病）。夫五味入口，藏于胃，脾为之行其精气，津液在脾，故令人口甘也。此肥美之所发也，此人必数食甘美而多肥也。肥者令人内热，甘者令人中满，故其气上溢，转为消渴。治之以兰，除陈气也。

帝曰：有病口苦，取阳陵泉，口苦者病名为何？何以得之？

岐伯曰：病名曰胆瘅（胆瘅：即胆热病。因谋虑不决，失于疏泄，胆有郁热，其气上溢，以口苦为主要症状特点的疾病）。夫肝者，中之将也，取决于胆，咽为之使。此人者，数谋而不决，故胆虚气上溢，而口为之苦。治之以胆募、俞（募、俞：针灸分类穴位名，指脏腑之气积聚于胸腹部的募穴和输注于背部的背俞穴。它们是治疗脏腑的重要穴位），治在《阴阳十二官相使》中。

帝曰：有癃（癃：小便不利）

上逆于脑，所以使人头痛，齿为骨之余，故牙齿也痛，病由寒邪上逆所致，所以病名叫作厥逆。

黄帝说：不错。

黄帝说：那么，有患口中发甜的，病名叫什么？是怎样得的呢？

岐伯说：这是由于五味的精气向上泛溢所致，病名叫脾瘅。五味入于口，藏于胃，其精气上输于脾，脾为胃输送食物的精华，因病人津液停留在脾，致使脾气向上泛滥，就会使人口中发甜，这是由于肥甘美味所引起的疾病。患这种病的人，必然经常吃甘美而肥腻的食物，肥腻能使人生内热，甘味能使人中满，所以脾运失常，脾热上溢，就会转成消渴病。本病可用兰草治疗，以排除蓄积郁热之气。

黄帝问：有患口中发苦的人，取足少阳胆经的阳陵泉治疗仍然不愈，这是什么病？病因是怎样的呢？

岐伯说：病名叫胆瘅。肝为将军之官，主谋虑，胆为中正之官，主决断，诸谋虑取决于胆，咽部为之外使。患者因屡次谋略而不能决断，情绪苦闷，使胆失却正常的功能，胆汁循经上泛，所以口中发苦。治疗时应取胆募穴和背部的胆俞穴，这种治法，记载于《阴阳十二官相使》中。

黄帝说：有患癃病的人，一天要解数十

者，一日数十溲，此不足也。身热如炭，颈膺如格，人迎躁盛，喘息，气逆，此有余也。太阴脉微细如发者，此不足也。其病安在？名为何病？

岐伯曰：病在太阴，其盛在胃，颇在肺，病名曰厥，死不治。此所谓得五有余、二不足也。

帝曰：何谓五有余、二不足？

岐伯曰：所谓五有余者，五病之气有余也；二不足者，亦病气之不足也。今外得五有余，内得二不足，此其身不表不里，亦正死明矣。

帝曰：人生而有病巅疾（巅疾：这里指癫痫）者，病名曰何？安所得之？

岐伯曰：病名为胎病。此得之在母腹中时，其母有所大惊，气上而不下，精气并居，故令子发为巅疾也。

帝曰：有病痝（máng）然，如有水状，切其脉大紧，身无痛者，形不瘦，不能食，食少，名为何病？

岐伯曰：病生在肾，名为肾风。肾风而不能食，善惊不已，

次小便，这是正气不足的现象，同时又有身热如炭火，咽喉与胸膺之间有隔塞不通的感觉，人迎脉躁动急数，呼吸喘促，肺气上逆，这又是邪气有余的现象。寸口脉微细如头发，这也是正气不足的表现。这种病的病因究竟在哪里？叫作什么病呢？

岐伯说：此病是太阴脾脏不足，热邪炽盛在胃，症状却偏重在肺，病的名字叫作厥，属于不能治的死症。这就是所谓"五有余、二不足"的证候。

黄帝问：什么叫"五有余、二不足"呢？

岐伯说：所谓"五有余"，就是身热如炭，喘息，气逆等五种病气有余的证候。所谓"二不足"，就是癃一日数十溲，脉微细如发两种正气不足的证候。现在患者外见五有余，内见二不足，这种病既不能依有余而攻其表，又不能从不足而补其里，所以说是必死无疑了。

黄帝问：人出生时就患有癫痫病的，病的名字叫什么？是怎样得的呢？

岐伯说：病的名字叫胎病，这种病是胎儿在母腹中得的，由于其母曾受到很大的惊恐，气逆于上而不下，精也随而上逆，精气并聚不散，影响及胎儿，故其子生下来就患癫痫病。

黄帝问：面目浮肿，像有水状，切按脉搏大而且紧，身体没有痛处，形体也不消瘦，但不能吃饭，或者吃得很少，这种病叫什么呢？

岐伯说：这种病发生在肾脏，名叫肾风。肾风病人到了不能吃饭、常常惊恐的阶段，

心气痿者，死。　　　　　　若惊后心气不能恢复，心肾俱败，神气消亡，则为死证。

帝曰：善。　　　　　　　　黄帝说：讲得好。

【解要】
　　本节重点阐述了十种罕见病的传变，包括其病因、病机、症状、预后及其注意要点。其中如胞络阻绝，少阴肾气不能上通之子喑；症见胁下胁满而喘逆，不能灸刺之息积；病机为邪气伏藏于大肠肓膜之伏梁；以头痛、齿痛为主症，大寒之邪入侵于脑的厥逆；由多食厚味而口作甘味的脾瘅；以"五有余，二不足"为特征，预后不良的"厥"；由孕时母体受惊，致使其子发为癫疾的胎病等病变。

　　另外提出了"无损不足、无益有余"的治疗原则，这是刺法和药物等疗法必须遵循的原则。

第四十八节　大奇论：按其脉，知奇疾、断死期

【题解】

大，是对"奇病"的扩而大之。本节介绍了几种比奇病更为少见的疾病，所以名为"大奇论"。而实际上，本论的内容涉及得比较多，包括疝、瘕、肠澼、偏枯、暴厥等多种疾病的病机、脉象及其预后；同时还阐述了心、肝、肾以及胆、胃、大肠、小肠等脏腑精气不足的死期等。

【原文】

肝满、肾满、肺满皆实，即为肿。肺之雍（雍：通"壅"），喘而两胠满（喘而两胠满：胠，肋下；满，此处指脉气满实）；肝雍，两胠满，卧则惊，不得小便。肾雍，脚下至少腹满，胫有大小（胫有大小：两小腿大、小不一样），髀胻大跛，易偏枯。

心脉满大，痫瘛（chì）筋挛；肝脉小急，痫瘛筋挛；肝脉骛暴（骛暴：比喻脉搏急疾而紊乱。骛，乱驰，交驰），有所惊骇，脉不至若瘖（瘖：同"喑"，指嗓子哑），不治自已。肾脉小急，肝脉小急；心脉小急，不鼓皆为瘕。

【译文】

肝经、肾经、肺经胀满者，其脉搏必实，当即发为浮肿。肺脉壅滞，则喘息而两胠胀满。肝脉壅滞，则两胠胀满，睡卧时惊惕不安，小便不利。肾脉壅滞，则胫下至少腹部胀满，两胫肿胀不同，髀部和胫部肿大，跛行，日久且易发生半身不遂。

心脉满大，是心经热盛，故发生癫痫、抽搐及筋脉拘挛等症；肝脉小急，是肝血虚而寒滞肝脉，也能出现癫痫、抽搐和筋脉拘挛；肝脉的搏动急疾而乱，是由于受了惊吓，如果按不到脉搏或突然出现失音的，这是因惊吓一时气逆而致脉气不通，不需治疗，待其气通即可恢复。肾、肝、心三脉细小而急疾，指下浮取鼓击不明显，是气血积聚在腹中，皆当发为瘕病。

第四十八节 大奇论：搐其脉，知奇疾、断死期

肾肝并沉，为石水；并浮，为风水（浮为风水：指水肿类疾病中一个独立的疾病）；并虚，为死；并小弦，欲惊。

肾脉大急沉，肝脉大急沉，皆为疝。心脉搏滑急，为心疝；肺脉沉搏，为肺疝。三阳（三阳：指太阳经）急，为瘕，三阴（三阴：指太阴经）急，为疝；二阴（二阴：指少阴经）急，为痫厥；二阳（二阳：指阳明经）急，为惊。

脾脉外鼓，沉为肠澼（肠澼：中医古病证名，大便脓血之病证，可见于痢疾、溃疡性结肠炎、痔漏等肠道疾病），久自已。肝脉小缓为肠澼，易治。肾脉小搏沉，为肠澼下血，血温（温：当作"溢"字解）身热者死。心肝澼亦下血，二脏同病者可治。其脉小沉涩为肠澼，其身热者死，热见七日死。

胃脉沉鼓涩，胃外鼓大，心脉小坚急，皆鬲偏枯。男子发左，女子发右，不瘖舌转，可治，三十日起。其从者，瘖，三岁起；年不满二十者，三岁死。脉至而搏，血衄身热者死，脉来悬钩浮为常脉。脉至如喘（脉至如喘：形容脉来像水流一样湍急。喘，通"湍"）,

肾脉和肝脉均见沉脉，为石水证；并见浮脉，为风水证；均见虚脉，为死证；并见小弦之脉，将要发生惊病。

肾脉沉大急疾，肝脉沉大急疾，均为疝病。心脉搏动急疾流利，为心疝；肺脉沉而搏击于指下，为肺疝；太阳之脉急疾，是受寒血凝为瘕；太阴之脉急疾，是受寒气聚为疝；少阴之脉急疾，是邪乘心肾，发为痫厥；阳明之脉急疾，是木邪乘胃，发为惊骇。

脾脉见沉而又有向外鼓动之象，是痢疾，为里邪出表的脉象，日久必然自愈。肝脉小而缓慢的，为痢疾邪气较轻，容易治愈。肾脉沉小而动，是痢疾便血，若血热身热，是邪热有余，真阴伤败，为预后不良的死症。心肝二脏所发生的痢疾，亦见下血，如果是两脏同病的，可以治疗，若其脉都出现小沉而涩滞的痢疾，兼有身热的，预后多不良，如连续身热七天以上，多属死证。

胃脉沉而应指涩滞，或者浮而应指甚大，以及心脉细小坚硬急疾的，都属气血隔塞不通，当病偏枯半身不遂。若男子发病在左侧，女子发病在右侧，说话正常，舌体转动灵活，可以治疗，经过三十天可以痊愈；如果男病在右，女病在左，说话发不出声音的，则需要三年才能痊愈；如果患者年龄不满二十岁，此为禀赋不足，不出三年就要死亡。脉来搏指有力，病见衄血而身发热，为真阴脱败的死证。若是脉来浮钩如悬的，则是衄血的常见

名曰暴厥。暴厥者，不知与人言。脉至如数，使人暴惊，三四日自已。

脉至浮合，浮合如数，一息十至以上，是经气予不足也，微见九十日死。脉至如火薪然，是心精之予夺也，草干而死。脉至如散叶，是肝气予虚也，木叶落而死。脉至如省客（脉至如省客：省客，脉学名词。指初来脉搏充盈，旋即鼓动而去，时有时无），省客者，脉塞而鼓，是肾气予不足也，悬去枣华而死（悬去枣华而死：悬，华之开。去，华之落。张介宾注："言于枣花开落之时，火旺而水败"）。脉至如丸泥，是胃精予不足也，榆荚落而死；脉至如横格，是胆气予不足也，禾熟而死。脉至如弦缕，是胞精予不足也，病善言，下霜而死，不言，可治；脉至如交漆，交漆者，左右傍至也，微见三十日死；脉至如涌泉，浮鼓肌中，太阳气予不足也，少气，味韭英而死。

脉至如颓土之状，按之不得，是肌气予不足也，五色先见黑，白墨（墨，即藤，植物名）发死。

之脉。脉来如流水般湍急，突然昏厥，不能言语的，名叫暴厥。脉来如热盛之数，是突然受到惊吓导致的，经过三四天就会自行恢复。

脉来如浮波之合，像热盛时的数脉一样急疾，一呼一吸跳动十次以上，这是经脉之气均已不足的现象，从开始见到这种脉象起，经过九十天，病人就会死亡。脉来如燃薪之火，临势很盛，这是心脏的精气已经虚失，至秋末冬初野草干枯的时候，病人就会死亡。脉来如散落的树叶，漂浮无根，这是肝脏精气虚极，至深秋树木落叶时，病人就会死亡。脉来如访问之客，或来或去，或停止不动，或搏动鼓指，这是肾脏的精气不足，在初夏枣花开落的时候，病人就会死亡。脉来如泥丸，坚强短涩，这是胃腑精气不足，在春末夏初榆荚枯落的时候，病人就会死亡。脉来如有横木在指下，长而坚硬，这是胆的精气不足，到秋后谷类成熟的时候，病人就会死亡。脉来紧急如弦，细小如缕，这是胞脉的精气不足，若患者反多言语，在下霜时，病人就会死亡；若患者静而不言，则可以治疗。脉来如交漆，缠绵不清，左右旁至，为阴阳偏败，从开始见到这种脉象起三十日，病人就会死亡。脉来如泉水上涌，浮而有力，鼓动于肌肉中，这是足太阳膀胱的精气不足，症状是呼吸气短，到春天尝到新韭菜的时候，病人就会死亡。

脉来如倾颓的腐土，虚大无力，重按则无，这是肌肉的精气不足之象，若面部先见到五色中的黑色，到春天白藤发芽的时候，

第四十八节 大奇论：揆其脉，知奇疾、断死期

脉至如悬雍，悬雍者，浮揣切之益大，是十二俞之气予不足也，水凝而死。脉至如偃刀，偃刀者，浮之小急，按之坚大急，五藏菀熟，寒热独并于肾也，如此其人不得坐，立春而死。脉至如丸，滑不著手，不著手者，按之不可得也，是大肠气予不足也，枣叶生而死。脉至如华者，令人善恐，不欲坐卧，行立常听，是小肠气予不足也，季秋而死。

病人就会死亡。脉来如悬重雍一样上大下小，浮取揣摩则愈觉其大，按之感觉虚大，这是十二俞穴的精气不足，故在冬季结冰的时候，病人就会死亡。脉来如仰卧的刀口，浮取小而急疾，重按坚大而急疾，这是五脏郁热形成的寒热交并于肾脏，这样的病人只能睡卧，不能坐起，至立春阳盛阴衰时，病人就会死亡。脉来如弹丸，短小而滑，按之无根，这是大肠的精气不足，在初夏枣树生叶的时候，病人就会死亡。脉来如草木之花，轻浮柔弱，这类病人易发惊恐，坐卧不宁，不论行走或站立时，经常能听到异常的声音，这是小肠的精气不足，到秋末阴盛阳衰的季节，病人就会死亡。

【解要】

本节可以分为两部分：第一部分为开头到"脉至如数，使人暴惊，三四日自已"，论奇病之脉证；余为第二部分，论奇脉主病及预测死期。从论述内容上看，本论以论脉为主，在第一部分论脉以诊别病证，在第二部分论脉以决死期。

本节阐述的脉诊理论基础依然是五行。文中提到的心脉如火薪、肝脉如散叶、胃脉如泥丸、太阳如涌泉以及肌脉如颓土等，都是以五行之气为象来形容的。最后谈到了十几种奇怪脉象，并通过这些脉象预测死亡之期，其实也是利用了五行的相生相克原理。

第四十九节　脉解论：经脉盛衰解病变

【题解】

本节讨论经脉偏盛偏衰时所发生的病变，分别论述了足三阳三阴的经脉在不同的节气和时段发病的情况，即三阳三阴经脉之病。本节将足六经分到了一年的六个月中：太阳主春，正月（寅）为春之首，太阳为阳之首；阳明主夏，五月（午）为夏之中；少阳主秋，九月（戌）为秋之终；太阴十一月（子），少阴七月（申），厥阴三月（辰），此三阴经脉外合三阳。最后，根据自然界四时的变化，来解释六经病症出现的原因。

【原文】

太阳所谓肿腰脽（腰脽 shuí：脽，义同"臀"。即腰痛连及臀）痛者，正月太阳寅（正月太阳寅：正月称寅月，是干支历中的第一个月份，节气从立春到惊蛰之间），寅太阳也。正月阳气出在上，而阴气盛，阳未得自次也，故肿腰脽痛也。病偏虚为跛者，正月阳气冻解，地气而出也。所谓偏虚者，冬寒颇有不足者，故偏虚为跛也。所谓强上（强上：证名。指颈项肌肉拘急而呈上仰状）引背者，阳气大上而争，故强上也。所谓耳鸣者，阳气万物盛上而跃，故耳鸣也。所谓甚则狂巅疾者，阳尽在上，而阴气从下，下

【译文】

太阳经会有腰肿和臀部疼痛的症状，因为正月属于太阳，而月建在寅，所以正月是太阳寅。正月是阳气升发的季节，但阴寒之气尚盛，阳气未能依正常规律，逐渐旺盛，当旺不旺，病及于经，所以发生腰肿和臀部疼痛。病有阳气不足而发为偏枯跛足的，是因为正月里阳气促使冰冻解散，地气从下升出，由于寒冬的影响，人体内阳气颇感不足，若阳气偏虚于足太阳经一侧，则发生偏枯跛足。所谓颈项强急而牵引背部的，是因为阳气剧烈地上升而争引，影响足太阳经脉，所以发生颈项强急。所谓出现耳鸣，是因为阳气过盛，万物生长旺盛，盛阳循经上逆，故出现耳鸣。所谓阳邪亢盛发生狂病癫痫，是因为阳气尽在

虚上实，故狂巅疾也。所谓浮为聋者，皆在气也。所谓入中为瘖者，阳盛已衰，故为瘖也。内夺而厥，则为瘖俳（瘖俳：指喑哑不能说话，四肢瘫痪不能活动的病变。多由肾精亏虚，导致肾气厥逆所致），此肾虚也，少阴不至者，厥也。

少阳所谓心胁痛者，言少阳戌也，戌者，心之所表也，九月阳气尽而阴气盛，故心胁痛也。所谓不可反侧者，阴气藏物也，物藏则不动，故不可反侧也。所谓甚则跃者，九月万物尽衰，草木毕落而堕，则气去阳而之阴，气盛而阳之下长，故谓跃。

阳明所谓洒洒振寒者，阳明者午也，五月盛阳之阴也，阳盛而阴气加之，故洒洒振寒也。所谓胫肿而股不收者，是五月盛阳之阴也，阳者衰于五月，而一阴气上，与阳始争，故胫肿而股不收也。所谓上喘而为水者，阴气下而复上，上则邪客于脏腑间，故为水也。所谓胸痛少气者，水气在脏腑也；水者阴气也，阴气在中，故胸痛少气也。所谓甚则厥，恶人与火，闻木音则惕然而惊者，阳气与阴气相薄，水火相恶，故惕然而惊也。所谓欲独闭

上部，阴气却在下面，下虚而上实，所以发生狂病和癫痫病。所谓逆气上浮而致耳聋的，是因为气分失调。阳气进入内部不能言语的，是因为阳气盛极而衰，所以不能言语。若房事不节内夺肾精，精气耗散而厥逆，就会发生瘖俳病，这是因为肾虚，少阴经的精气不至而发生厥逆。

少阳经所以发生心胁痛，是因少阳旺于九月，月建在戌，少阳脉散络心包，为心之表，九月阳气将尽，阴气方盛，邪气循经而病，所以心胁部发生疼痛。所谓不能侧身转动，是因为九月阴气盛，万物皆潜藏而不动，少阳经气应之，所以不能转侧。所谓甚则跳跃的，是因为九月万物衰败，草木尽落而坠地，人身的阳气也由表入里，阴气旺盛在上部，阳气向下而生长，活动于两足，所以病人容易跌倒。

阳明经有所谓的恶寒战栗，是因为阳明旺于五月，月建在午，五月是阳极而阴生的时候，人体也是一样，阴气加于盛阳之上，故令人恶寒战栗。所谓足胫浮肿而腿弛缓不收，是因为五月阳盛极而阴始生，阳气始衰，阴气向上与阳气相争，致使阳明经脉不和，故发生足胫浮肿而两腿弛缓不收的症状。所谓因气逆喘息而为水肿，是由于阴气自下而上，阴气上则水邪随之上行，停聚脏腑之间，水气不化，故为水肿之病。所谓胸部疼痛呼吸少气的，也是由于水气停留于脏腑之间，水属于阴气，阴气在内，所以出现胸痛少气的症状。所谓病甚则厥逆，厌恶见人与火光，听到木击的声音则惊惧不已，这是由于阳气

户牖而处者，阴阳相薄也，阳尽而阴盛，故欲独闭户牖而居。所谓病至则欲乘高而歌，弃衣而走者，阴阳复争，而外并于阳，故使之弃衣而走也。所谓客孙脉（客孙脉：客，客居；孙脉，络脉），则头痛鼻鼽腹肿者，阳明并于上，上者则其孙络太阴也，故头痛鼻鼽腹肿也。

太阴所谓病胀者，太阴者子也，十一月万物气皆藏于中，故曰病胀。所谓上走心为噫（噫ài：指嗳气）者，阴盛而上走于阳明，阳明络属（属zhǔ：连接）心，故曰上走心为噫也。所谓食则呕者，物盛满而上溢，故呕也。所谓得后与气，则快然如衰者，十一月阴气下衰，而阳气且出，故曰得后与气则快然如衰也。

少阴所谓腰痛者，少阴者申也，七月万物阳气皆伤，故腰痛也。

所谓呕咳上气喘者，阴气在下，阳气在上，诸阳气浮，无所依从，故呕咳上气喘也。

与阴气相争，水火不相协调，所以发生惊惧一类的症状。所谓想关闭门窗而独居的，是由于阴气与阳气相争，阳气衰而阴气盛，阴主静，所以病人喜欢关闭门窗而独居。所谓发病则登高处而歌唱，抛弃衣服而乱跑的，是由于阴阳之气反复相争，向外并于阳经使阳气盛，所以病人喜欢登高而歌，热盛于外，弃衣而走。所谓客孙脉则头痛、鼻塞和腹部肿胀，是因为阳明经的邪气上逆，邪气逆于本经的细小络脉，就出现头痛、鼻塞的症状，若逆于太阴脾经，就出现腹部肿胀的症状。

太阴经脉所谓的病腹胀，是因为太阴为阴中之至阴，旺于十一月，月建在子，十一月为万物闭藏之季，若阴邪循经侵入腹，所以发生腹胀的症状。所谓上走于心而为嗳气的，是因为阴邪盛，阴邪循脾经上走于阳明胃经，足阳明经之正上通于心，阴气上犯心脏，所以说上走于心就会发生嗳气。所谓食入则呕吐，是因为进食过多，食物不能运化，胃中盛满而上溢，所以发生呕吐的症状。所谓大便后就觉得爽快而病减的，是因为十一月阴气盛极而下衰，阳气初生，腹中阴邪得以下行，所以腹胀嗳气的病人大便后，就觉得爽快，就像病减轻了似的。

少阴经所谓的腰痛，是因为足少阴经旺于七月，月建在申，七月阴气初生，万物阳气开始下降，阳气被抑制，腰为肾之府，所以出现腰痛的症状。

所谓呕吐、咳嗽、上气喘息，是因为阴气盛于下，阳气浮越于上而无所依附，所以出现呕吐、咳嗽、上气喘息的症状。

所谓邑邑不能久立久坐,起则目䀮䀮无所见者,万物阴阳不定未有主也,秋气始至,微霜始下,而方杀万物,阴阳内夺,故目䀮䀮无所见也。

所谓少气善怒者,阳气不治,阳气不治,则阳气不得出,肝气当治而未得,故善怒,善怒者,名曰煎厥(煎厥:指肝气盛,煎熬津液,使阴精耗竭而导致的气逆昏厥的病证)。

所谓恐如人将捕之者,秋气万物未有毕去,阴气少,阳气入,阴阳相薄,故恐也。所谓恶闻食臭者,胃无气,故恶闻食臭也。

所谓面黑如地色者,秋气内夺,故变于色也。所谓咳则有血者,阳脉伤也,阳气未盛于上而脉满,满则咳,故血见于鼻也。

厥阴所谓㿗(tuí)疝、妇人少腹肿者,厥阴者辰也,三月阳中之阴,邪在中,故曰㿗疝少腹肿也。所谓腰脊痛不可以俯仰者,三月一振荣华,万物一俯而不仰也。

所谓身体衰弱不能久立,久坐起则眼花缭乱、视物不清,是因为阴阳交替尚无定局,万物因受肃杀之气而衰退,人体阴阳之气衰夺,故不能久立,久坐乍起则两目视物不清。

所谓少气善怒,是因为秋天阳气下降,少阳经阳气不得外泄,阳气郁滞在内,肝气郁结不得疏泄,所以容易发怒,怒则气逆而厥,这种病叫作煎厥。

所谓恐惧不安好像被人捉捕一样,是因为秋天阴气始生,万物尚未尽衰,人体应之,阴气少,阳气入,阴阳交争,所以人恐惧不安,好像被人捉捕一样。所谓厌恶食物气味的,是因为胃气虚弱,消化功能衰减,所以不欲进食而厌恶食物的气味。

所谓面色发黑如土色,是因为秋天肃杀之气耗散内脏精华,精气内夺而肾虚,所以面色变黑。所谓咳嗽则出血的,是上焦阳脉损伤,阳气未盛于上,血液充斥于脉管,脉满则肺气不利,所以咳嗽,血见于鼻。

厥阴经所谓的癫疝,及妇女少腹肿,是因为厥阴经旺于三月,月建在辰,三月阳气方长,阴气尚存,阴邪积聚于中,循厥阴肝经发病,所以发生癫疝及妇女少腹肿的症状。所谓腰脊痛不能俯仰的,是因为三月阳气振发,万物荣华繁茂,但阴气未尽,阳气被阴气压抑不能温养,所以出现腰脊疼痛而不能俯仰的症状。

所谓㿉癃疝（㿉癃疝：病名，指因感受阴寒之气而症见少腹胀痛、阴器肿、小便不通者）肤胀者，曰阴亦盛而脉胀不通，故曰㿉癃疝也。所谓甚则嗌干热中者，阴阳相薄而热，故嗌干也。

所谓有㿉癃疝、肤皮肿胀，也是因为阴邪旺盛，以致厥阴经脉胀闭不通，所以发生前阴肿痛、小便不利以及肤胀等病。所谓嗌干热中，是因为三月阴阳相争而阳气胜，阳胜产生内热，所以出现咽喉干燥的症状。

【解要】
　　本节主要论述了人体十二经脉所出现的病变与病变的成因，从自然界阴阳变化和人体阴阳变化一致的角度，介绍了六经与月份的配合以及相应的月建，分析了四时阴阳盛衰与六经病变的关系，详细解释了六经病变的原因。

第五十节 刺要论：针刺深浅有要领

【题解】

要，指要点、原则。本节根据病情判断针刺深浅的原则，以及违反原则引起的病证，故名"刺要论"。人体的疾病有表有里，针刺时也要有深有浅，针刺太深会伤及五脏，针刺太浅又达不到治病效果，这是必须掌握的要领。

【原文】

黄帝问曰：愿闻刺要。

岐伯对曰：病有浮沉（浮沉：这里指病位的深浅），刺有浅深，各至其理，无过其道（道：指针刺的法则）。过之则内伤，不及则生外壅，壅则邪从之。浅深不得，反为大贼，内动五脏，后生大病。

故曰：病有在毫毛腠理者，有在皮肤者，有在肌肉者，有在脉者，有在筋者，有在骨者，有在髓者。是故刺毫毛腠理无伤皮，皮伤则内动肺，肺动则秋病温疟，泝泝然（泝sù泝然：逆流而上，

【译文】

黄帝问道：我想听听针刺方面的要领。

岐伯回答说：疾病有在表在里的区别，刺法有浅刺深刺的不同，病在表应当浅刺，病在里应当深刺，各应到达一定的部位（疾病所在），而不能违背这一法度。刺得太深，就会损伤内脏；刺得太浅，不仅达不到病处，反使在表的气血壅滞，给病邪可乘之机。因此，针刺深浅不当，反会给人体带来很大的危害，使五脏功能紊乱，继而发生严重的疾病。

所以说，疾病的部位有在毫毛腠理的，有在皮肤的，有在肌肉的，有在脉的，有在筋的，有在骨的，有在髓的。因此，该刺毫毛腠理的，不要伤及皮肤，若皮肤受伤，就会影响肺脏的正常功能，肺脏功能被扰乱，以致到秋天时，易患温疟病，发生恶寒战栗

这里形容怕冷的样子）寒栗。刺皮无伤肉，肉伤则内动脾，脾动则七十二日四季之月，病腹胀烦，不嗜食。刺肉无伤脉，脉伤则内动心，心动则夏病心痛。刺脉无伤筋，筋伤则内动肝，肝动则春病热而筋弛。刺筋无伤骨，骨伤则内动肾，肾动则冬病胀，腰痛。刺骨无伤髓，髓伤则销铄（销铄：指人体病久枯瘦）骭（骭：脚胫）酸，体解㑊然不去矣。

的症状。该刺皮肤的，不要伤及肌肉，若肌肉受伤，就会影响脾脏的正常功能，以致在每一季节的最后十八天中，发生腹胀烦满、不思饮食的病证。该刺肌肉的，不要伤及血脉，若血脉受伤，就会影响心脏的正常功能，以致到夏天时，易患心痛的病证。该刺血脉的，不要伤及筋脉，若筋脉受伤，就会影响肝脏的正常功能，以致到秋天时，易患热性病，发生筋脉弛缓的症状。该刺筋的，不要伤及骨，若骨受伤，就会影响肾脏的正常功能，以致到冬天时，易患腹胀、腰痛的病症。该刺骨的，不要伤及骨髓，若骨髓被损伤，髓便日渐消减，不能充养骨骼，就会导致身体枯瘦，足胫发酸，肢体懈怠，无力举动的病证。

【解要】
　　中医传统的六大治疗手段，砭、针、灸、药、按摩、气功当中，针刺之所以能独树一帜，是因为针刺可以表里兼治，但针刺必须掌握其要领。本节阐述了依据疾病所在部位确定适宜的进针深度的针刺原则，指出如果针刺不当，不但不会把病治好，还会给人体造成不良的后果；还分析了人体各部位因针刺深浅不当导致五脏在相应季节产生的种种病变。

第五十一节　刺齐论：掌握分寸，恰到好处

【题解】

齐，意为仔细辨别，让针刺法刺得不深不浅、不偏不倚，恰到好处，因此，本节的"齐"可理解为"规范"之意，也就是说，本节讲述的是针刺的规范。依据各种不同的病位，施以不同的针刺深浅程度。如果违反了针刺的原则，就会损伤其他部位，给病人造成痛苦。要点是仔细辨别不同部位，然后决定针刺深浅，故名"刺齐论"。

【原文】

黄帝问曰：愿闻刺浅深之分。

岐伯对曰：刺骨者，无伤筋；刺筋者，无伤肉；刺肉者，无伤脉；刺脉者，无伤皮；刺皮者，无伤肉；刺肉者，无伤筋，刺筋者，无伤骨。

帝曰：余未知其所谓，愿闻其解。

岐伯曰：刺骨无伤筋者，针至筋而去（去：离开之意。这里指停针或拔针），不及骨也；刺筋无伤肉者，至肉而去，不及筋也；刺肉无伤脉者，至脉而去，不及肉也；刺脉无伤皮者，至皮而去，

【译文】

黄帝问：我想听您讲一讲针刺的浅深程度。

岐伯回答说：针刺骨的，不要伤害了筋；针刺筋的，不要伤害了肌肉；针刺肌肉的，不要伤害了脉；针刺脉的，不要伤害了皮肤；针刺皮肤的，不要伤害了肌肉；针刺肌肉的，不要伤害了筋；针刺筋的，不要伤害了骨。

黄帝说：我还是不理解其中的道理，希望听您详细地解说一下。

岐伯说：所谓针刺骨不要伤筋，是说病在骨应当针刺到骨，不要只针刺到筋，就停针或出针；所谓刺筋不要伤肉，是说病在筋应当针刺到筋，不要只针刺到肉，就停针或出针；所谓针刺肉不要伤脉，是说病在肉应当针刺到肉，不要只针刺到脉，就停针或出

不及脉也。所谓刺皮无伤肉者，病在皮中，针入皮中，无伤肉也；刺肉无伤筋者，过肉中筋也；刺筋无伤骨者，过筋中骨也。此之谓反（此之谓反：这些就称之为违反正常针刺原则）也。

针。所谓针刺脉不要伤皮，是说病在脉应针刺到脉，不要只针刺到皮就停针或出针。所谓针刺皮肤不要伤肉，是说病在皮肤之中，针就刺到皮肤，不要再深刺伤肉；针刺肉不要伤筋，是说针只刺到肌肉，太过就会伤损及筋；针刺筋不要伤骨，是说针只能刺到筋，太过就会伤损及骨。这些都称之为违反正常的针刺原则。

【解要】
　　本节重点讨论了皮、肉、筋、脉、骨等不同病位的针刺方法。刺之浅深，有限有分；欲知其分，必先知其非分，如刺骨者，刺入骨分，无伤其筋；刺筋者，刺入筋分，无伤其肉；刺肉者，刺入肉分，无伤其脉。也就是掌握分寸，不可不及，也不可过之。

第五十二节 刺禁论:针刺的禁地

【题解】

禁,禁忌,禁区,此指针不能碰触的部位。针刺可以治病,但若操作不当,也可引起种种意外,甚至危害病人的生命。本节说明人体禁刺的部位,以及误刺的后果。这就是刺禁论阐述的精髓。

【原文】

黄帝问曰:愿闻禁数(禁数:禁,禁忌;数,几,多少。禁数,指禁止针刺的地方有多少)。

岐伯对曰:脏有要害,不可不察,肝生于左,肺藏于右(肝生于左,肺藏于右:肝主春生之气,应于东方,东方为左,所以肝生于左;同理,肺主秋收之气,应于西方,西方为右,所以肺藏于右),心部于表(心部于表:指心调节在表的阳气),肾治于里(肾治于里:肾在五行中属水,调节在里的阴气),脾为之使(脾为之使:使,指脾的传输功能。脾主运化,输送水谷精微营养至全身,所以脾为之使),胃为之市(胃为之市:形容胃受纳水谷犹如货物集中于市场),膈肓之上,中有父母(父母:指心肺两脏),七节之傍,中有小心(小心:这里指心包络)。从之有福,逆之有咎。

刺中心,一日死,其动为噫。刺中肝,五日死,其动为语。刺中肾,

【译文】

黄帝问道:希望听你讲讲人体禁刺的地方有哪些?

岐伯回答说:五脏都有其要害的地方,不可不注意。肝长在左边;肺长在右边;心脏主管着外表;肾脏治理着体内;脾脏输送水谷精华给各脏器,像个差役;胃腑容纳水谷,像个集市;膈肓的上面,有维持生命的心肺两脏,第七椎旁里有心包络。这些都是重要部位,在针刺时,遵循法则而刺就有疗效,违反了法则,就有误刺的过失。

如误刺心脏,大约一日就会死,其变化是表现出嗳气的症状。如误刺肝

六日死，其动为嚏。刺中肺，三日死，其动为咳。刺中脾，十日死，其动为吞。刺中胆，一日半死，其动为呕。

刺跗上（跗上：足背），中大脉，血出不止死。刺面，中溜脉（溜脉：指与眼睛相流通的经脉），不幸为盲。刺头，中脑户（脑户：穴位名，位于枕骨上，强间穴后一寸五分处），入脑立死。刺舌下（舌下：即廉泉穴）中脉太过，血出不止为瘖。刺足下布络中脉，血不出为肿。刺郄中，中大脉，令人仆，脱色。刺气街，中脉，血不出，为肿、鼠仆（鼠仆：指腹股沟）。刺脊间，中髓，为伛。刺乳上（乳上：即乳中穴，位于乳头中央），中乳房，为肿，根蚀（根蚀：根，乳根，指乳房内部；蚀，腐蚀的意思）。刺缺盆中，内陷，气泄，令人喘咳逆。刺手鱼腹，内陷，为肿。

无刺大醉，令人气乱。无刺大怒，令人气逆。无刺大劳人，无刺新饱人，无刺大饥人，无刺大渴人，无刺大惊人。

刺阴股，中大脉，血出不止，

脏，大约五日就死，其变化是出现多言多语。如误刺肾脏，大约六日就死，其变化是出现打喷嚏的症状。如误刺肺脏，大约三日就死，其变化是出现咳嗽的症状。如误刺脾脏，大约十日就死，其变化是出现经常吞咽的症状。如果误刺胆，大约一日半死，其变化是出现呕吐的症状。

误刺足面上，如误伤关节处的动脉，流血不止，就会死。刺面部，如误中溜脉，会使人遭受眼睛的不幸。刺头部，如误伤脑户穴，刺至脑髓，不久就会死亡。刺舌下廉泉穴，如中经脉太深，血流不止，以致失音不能说话。误刺伤了足下散布的络脉，血流不出来，就会发肿。刺委中穴太深，误伤大经脉，会使人晕倒，面色变白。刺气街穴，误伤血脉，血流不出来，就淤结而发肿，牵扯得鼠蹊作痛。刺脊骨间隙，误伤脊髓，会发生背曲的病变。刺乳中穴，伤及乳房，乳房就会肿起来，生成蚀疮。刺缺盆穴太深，气外泄，会使人喘逆。刺手鱼际穴太深，会使人体局部发肿。

不可针刺大醉的病人，如刺了，会使人脉气乱。不可针刺正在大怒时的病人，如刺了，会使人气逆。不可针刺过于疲劳的人，不可针刺吃得过饱的人，不可针刺过于饥饿的人，不可针刺极度口渴的人，不可针刺受了极大惊吓的人。

针刺大腿内侧的穴位时，如果误伤大

死。刺客主人（客主人：穴位名。属足少阳胆经，又叫上关），内陷中脉，为内漏（内漏：指耳内化脓流出）、为聋。刺膝髌，出液，为跛。刺臂太阴脉，出血多，立死。刺足少阴脉，重虚（重虚：指肾气原本已经很虚弱，误刺后使肾气更虚）出血，为舌难以言。刺膺，中陷，中肺，为喘逆仰息。刺肘中，内陷，气归之（气归之：气归聚于局部。这里是指因为针刺不当，使气血凝聚不散），为不屈伸。刺阴股下三寸，内陷，令人遗溺。刺掖下胁间，内陷，令人咳。刺少腹，中膀胱，溺出，令人少腹满。刺腨肠，内陷，为肿。刺匡上，陷骨中脉，为漏、为盲。刺关节，中液出，不得屈伸。

动脉，病人就会流血不停而死。刺上关穴，如误伤络脉，会使耳底生脓，使人耳聋。刺膝盖骨，如流出液体，会使人跛足。刺手太阴经脉，如出血过多，人就会很快死亡。刺足少阴经脉，如出血，会使肾气更虚，出现舌不灵活，难以说话的疾病。刺胸膺太深，伤了肺脉，会发生气喘上咳、仰面呼吸的疾病。刺肘弯处太深，气便结聚于局部，会使臂部不能屈伸。刺大腿内侧下三寸的部位太深，会使人小便失控。刺胁肋之间太深，会使人咳嗽。刺少腹部太深，伤了膀胱，小便就流入腹腔，使人少腹胀满。刺小腿肚太深，会导致局部发肿。刺眼眶骨上，伤了络脉，人就会流泪不止，甚至失明。刺腰脊或四肢的关节时，如体液流出，会使人关节失掉伸屈活动的可能。

【解要】

本节阐述了人体禁刺的部位，从头到脚都有禁区，刺中任何一个要害部位，都会有危险。本篇重点讲解禁刺部位和禁刺病情：部位包括脏器要害部位禁刺，皮、脉、筋、节禁刺，形体诸窍禁刺等；病情包括五逆不可刺，邪正俱衰不可刺，热病不可刺等。同时，文中还介绍了误刺禁地后可能出现的病变。

第五十三节　刺志论：辨虚实，针刺补泻有诀窍

【题解】

志，记载，铭记。本节着重阐述了辨别虚实的正逆现象、逆常原因，针刺补泻的方法。这些都是针刺中的重要内容，应当牢记不忘，所以名为"刺志论"。

【原文】

黄帝问曰：愿闻虚实之要。

岐伯对曰：气实形实，气虚形虚（气实形实，气虚形虚：马莳注，"气者，人身之气也；形者，人之形体也。气实则形实，气虚则形虚，此其相称者为正，而相反则为病"）。此其常也，反此者病（反此者病：者，这里是指这人或事，即，违反此现象的人就是病态）。谷盛气盛，谷虚气虚，此其常也，反此者病。脉实血实，脉虚血虚，此其常也，反此者病。

帝曰：如何而反？

岐伯曰：气盛身寒，此谓反也；气虚身热，此谓反也；谷入多而气少，此谓反也；谷入少而气多，此谓反也；脉盛血少，此谓反也；脉少血多，此谓反也。

【译文】

黄帝问道：我希望听您谈一谈虚实的的要点。

岐伯回答说：气充实的，形体也壮实。气虚弱的，形体也虚弱，这是一种正常现象，与此相反的，就是一种病态。饮食丰盛的，血气旺盛，饮食不足的，血气衰弱，这是一种正常现象，与此相反的，就是一种病态。脉充实的，血也充实，脉虚弱的，血也衰虚，这是一种正常的现象，与此相反的，就是一种病态。

黄帝问：什么样的证候是反常的呢？

岐伯说：中气十足而身体反觉寒冷的，是反常现象；正气虚弱的，但身体发热，属于反常；吃得多，但血气不足，属于反常；吃得少，但是血气多，这叫作反常；脉搏盛实，但血少，为反常；脉搏衰弱，但血多，为反常。

第五十三节 刺志论：辨虚实，针刺补泻有诀窍

气盛身寒，得之伤寒。气虚身热，身之伤暑。谷入多而气少者，得之有所脱血，湿居下也。谷入少而气多者，邪在胃及与肺也。脉小血多者，饮中热（饮中热：饮酒过多，中焦郁热）也。脉大血少者，脉有风气（脉有风气：张介宾注，"风为阳邪，居于脉中，故脉大；水浆不入，则中焦无以生化，故血少"），水浆不入。夫实者（实者：指邪气盛实），气入也。虚者（虚者：指正气虚弱），气出也。气实者，热也。气虚者，寒也。入实者，左手开针空也。入虚者，左手闭针空也。

气旺盛，但身上怕冷，这是感受了风寒邪气。气虚弱，但身上发热，这是受了暑热的邪气。吃的食物多，但血气不足，这是由于失血过多，或湿邪停留于下部。吃的食物少，但血气充盛，这是因为邪气稽留于胃并上及于肺。脉小而血多，是饮酒过多，中焦郁热。脉大而血少，是风邪入于脉中，水汤不进所造成的。实证是邪气的入侵，虚证是正气的外泄。邪气实，身体发热，正气虚，身体寒冷。针刺实证时，应左手开大针孔以泻邪，针刺虚证时，应左手闭合针孔以存正气。

【解要】
本节主要讲的是得了虚实证之人要用不同的针刺法进行治疗。其内容包括两个方面：虚实要点；举例说明正常与反常的情况。另外，还介绍了针刺补泻的一般方法，强调因人因地因时制宜才是最重要的。

第五十四节　针解：虚实之道，九针刺法之解

【题解】

针，即指针刺法；解，解说，解要。本节主要论述了"九针之解，虚实之道"，即针刺手法及九针与天地、四时、阴阳和人身的相互关系，所以名为"针解"。

【原文】

黄帝问曰：愿闻九针（九针：为九种针具的总称。即镵针、员针、鍉针、锋针、铍针、员利针、毫针、长针和大针）之解，虚实之道。

岐伯对曰：刺虚则实之者（刺虚则实之者：虚，指虚证的病人；实，充实。即对于虚证的人要用补法），针下热也，气实乃热也。满而泄之者，针下寒也，气虚乃寒也。菀陈则除之者，出恶血也。邪胜则虚之者，出针勿按。徐而疾则实者，徐出针而疾按之；疾而徐则虚者，疾出针而徐按之。言实与虚者，寒温气多少也。若无若有者，疾不可知也。察后与先者，知病先后也。为虚与实者，工勿失其法（先后：病的

【译文】

黄帝问道：希望听你讲讲对九针的解释，以及虚实补泻的道理。

岐伯回答说：针治虚证用补法，针下应有热感，因为正气充实了，针下才会发热；邪气盛满用泻法，针下应有凉感，因为邪气衰退了，针下才会发凉。血液淤积日久，要用放出恶血的方法来消除。邪胜用泻法治疗，就是出针后不要按闭针孔（使邪气得以外泄）。所谓徐而疾则实，就是说慢慢出针，并在出针后迅速按闭针孔（使正气充实不泄）；所谓疾而徐则虚，就是说快速出针，而在出针后不要立即按闭针孔（使邪气得以外泄），判辨实与虚的根据，是指气至之时针下凉感与热感的多少。若有若无，是说下针后经气到来迅速而不易察觉。审察先后，是指辨别疾病变化的标与本。辨别疾病的虚实，虚证

第五十四节　针解：虚实之道，九针刺法之解

标与本）。若得若失者，离其法也。虚实之要，九针最妙者，为其各有所宜也。补泻之时者，与气开阖相合也。九针之名，各不同形者，针穷（穷：穷尽，包括）其所当补泻也。

刺实须其虚者，留针，阴气隆至，针下寒，乃去针也；刺虚须其实者，阳气隆至，针下热，乃去针也。经气已至，慎守勿失者，勿变更也。深浅在志者，知病之内外也。近远如一（近远如一：近远，指针刺的深浅；如一，指候气的法则一样）者，深浅其候等也。如临深渊者，不敢堕也。手如握虎者，欲其壮也。神无营于众物者，静志观病人，无左右视也。义无邪下者，欲端以正也。必正其神者（正其神：正，端正，引申为控制，即控制病人的精神活动），欲瞻病人目，制其神，令气易行也。

所谓三里者，下膝三寸也。所谓跗之者，举膝分易见也。巨虚者，跻足骺独陷者。下廉者，陷下者也。

帝曰：余闻九针，上应天地，四时阴阳，愿闻其方，令可传于后世，以为常也。

岐伯曰：夫一天、二地、三

用补法，实证用泻法，医生应该恪守针法，不发生错误。如果若得若失没有定论，那就是背离正确的治疗法则。虚实补泻的关键，在于巧妙地运用九针，因为九针各有不同的特点，适宜于不同的病证。针刺补泻的时间，应该与气的来去开阖相配合：气来时为开可以泻之，气去时为阖可以补之。九针的名称不同，形状也各有所异，根据治疗需要，充分发挥各自的补泻作用。

针刺实证须用泻法，下针后应稍留针，待针下出现明显的寒凉之感时，即可出针；针刺虚证要达到补气的目的，待针下出现明显的温热之感时，即可出针。经气已经到来，应谨慎守候不要失去，不要变更手法。决定针刺的深浅，就要先查明疾病部位在内在外，针刺虽有深浅之分，但候气之法都是相同的。行针时，应像面临深渊、不敢跌落那样谨慎小心。持针时，就像握虎之势那样坚定有力。思想不要分散，应该专心致志地观察病人，不可左顾右盼。针刺手法要正确，端正直下，不可歪斜。下针后，务必注视病人的双目来控制其精神活动，使经气运行通畅。

三里穴，在膝下外侧三寸之处。跗上穴，在足背上，举膝易见之处。巨虚穴，在跷足时小腿外侧肌肉凹陷之处。下廉穴，在小腿外侧肌肉凹陷处的下方。

黄帝说：我听说九针与天地四时阴阳相应合，希望你讲讲其中的道理，以使它能流传后世，作为治病的准则。

岐伯说：一天、二地、三人、四时、五

· 241 ·

人、四时、五音（五音：也称为"五声"，是古代中国五音声中的宫、商、角、徵、羽）、六律、七星、八风（八风：指八方之风）、九野，身形亦应之，针各有所宜，故曰九针。人皮应天，人肉应地，人脉应人，人筋应时，人声应音，人阴阳合气应律，人齿面目应星，人出入气应风，人九窍三百六十五络应野。故一针皮，二针肉，三针脉，四针筋，五针骨，六针调阴阳，七针益精，八针除风，九针通九窍，除三百六十五节气。此之谓各有所主也。人心意应八风，人气应天，人发齿耳目五声应五音六律，人阴阳脉血气应地，人肝目应之九。

音、六律、七星、八风、九野，人的形体也与自然界相应，而针各有与其相适应的疾病，所以有九针之名。人的皮肤在外，庇护全身，与天相应，肌肉柔软安静，如土地厚载万物一样，与地相应，脉与人体本身相应，筋与时相应，约束周身、各部功能不同，犹如一年四季气候各异，人的声音与五音相应。人的脏腑阴阳之气与六律相应，它们的配合犹如六律的高低有节；人的牙齿和面目与星相应，它们的排列犹如天上的星辰一样；人的呼吸之气与风相应，犹如自然界的风一样往复流动；人的九窍三百六十五络与野相应，它们分布全身，犹如地上的百川万水，纵横灌注于九野一样。所以，九针之中，一（镵）针刺皮，二（员）针刺肉，三（鍉）针刺脉，四（锋）针刺筋，五（铍）针刺骨，六（员利）针调和阴阳，七（毫）针补益精气，八（长）针驱除风邪，九（大）针通利九窍，祛除周身三百六十五关节部位的邪气。这就叫作不同的针有不同的功用和适应证。人的心愿意向与八风相应，人体之气运行与天气运行相应，人的发齿耳目五声与五音六律相应，人体阴阳经脉运行气血与大地江河百川相应，肝脏精气通于两目，目又属于九窍，所以肝目与九野相应。

【解要】

　　针下寒热感觉与针刺疗效有很大关系。在本论中，九针的刺法很神奇，针刺竟然有补泻的作用，还强调针刺时医者应做到思想集中、态度严谨、明确病位、端正手法，并注意调节病人的精神活动，以利于治疗。本论再次强调了治病的一贯性原则：天地阴阳与人体相应，任何时候都不要忘了这一点。

第五十五节　长刺节论：触类而广之

【题解】

　　长，补充、扩而广之的意思；节，法度。本节内容为补充说明《灵枢·官针》"刺有十二节"和《灵枢·刺节真邪》"刺有五节"医理，广泛地论述了各种疾病的针刺法度，这些都是比较通用的针刺技法，因此名为"长刺节论"。

【原文】

　　刺家不诊，听病者言，在头，头疾痛，为针之，刺至骨，病已，止。无伤骨肉及皮，皮者道（道：通道。皮肤为针刺出入的道路）也。

　　阴刺（阴刺：新校正云，"……此阴刺疑是阳刺也"），入一傍四处，治寒热。深专（专：通"传"）者，刺大脏（大藏：马莳注，"五脏为大脏，而刺五俞即所以刺大脏也"），迫脏刺背，背俞也。刺之迫脏，脏会（脏会：背部俞穴，是脏气聚会之处）。腹中寒热去而止。与刺之要，发针而浅出血。

　　治痈肿者刺痈上，视痈小大深浅刺。刺大者多血，小者深之，必端内针为故止（必端内针为故止：必，一定；端，端正，这里是指直刺；内，纳。意指针刺以达病灶为止）。

【译文】

　　高明的针灸医生，在诊断疾病时，听病人讲述病在头部，头痛得非常厉害，便（在头部取穴）进行针刺，当针刺到骨时，头痛就停止了，而且没有伤损骨肉皮肤，皮肤是针刺出入的通道。

　　阳刺之法，是中间直刺一针，左右斜刺四针，以治疗寒热的疾患。若病邪深入侵扰内脏，当刺五脏的募穴；邪气继而进迫五脏，当刺背部的五脏俞穴，邪气迫脏而针刺背俞，因为背俞是脏器聚会的地方。待腹中寒热消除之后，针刺就可以停止。针刺的要领，是出针使其稍微出一点血。

　　治疗痈肿，应刺痈肿的部位，并根据其大小，决定针刺的深浅。刺大的痈肿，宜多出血，对小的深部痈肿要深刺，一定要端直进针，以达到病灶为止。

病在少腹有积，刺皮髓（皮髓tú：《太素》作"腹齐"，杨上善注，"故小肠有积，刺于齐腹，下至少腹。"是腹齐当作"齐腹"）以下，至少腹而止；刺侠脊两傍四椎间，刺两髂髎（qià liáo）季胁肋间，导腹中气热下已。

病在少腹，腹痛不得大小便，病名曰疝，得之寒。刺少腹两股间，刺腰髁（kē）骨间，刺而多之，尽炅病已（尽炅病已：炅，热。指针刺到身热，病就好了）。

病在筋，筋挛节痛，不可以行，名曰筋痹。刺筋上为故，刺分肉间，不可中骨也，病起筋炅，病已止。

病在肌肤，肌肤尽痛，名曰肌痹，伤于寒湿。刺大分、小分，多发针而深之，以热为故。无伤筋骨，伤筋骨，痈发若变。诸分尽热，病已止。

病在骨，骨重不可举，骨髓酸痛，寒气至，名曰骨痹。深者刺，无伤脉肉为故。其道大分小分，骨热，病已止。

病在诸阳脉，且寒且热，诸分且寒且热，名曰狂。刺之虚

病在少腹而有积聚，应刺腹部皮肉丰厚之处以下的部位，向下直到少腹为止；再针第四椎间两旁的穴位和髂骨两侧的居髎穴，以及季胁肋间的穴位，以引导腹中热气下行，则病可以痊愈。

病在少腹，腹痛且大小便不通，病名叫作疝，是受寒所致。应针刺少腹到两大腿内侧间以及腰部和髁骨间穴位，针刺穴位要多，到少腹部都出现热感，病就痊愈了。

病在筋，筋脉拘挛，关节疼痛，不能行动，病名为筋痹。应针刺在患病的筋上，由于筋脉在分肉之间，与骨相连，所以针从分肉间刺入，应注意不能刺伤骨。待有病的筋脉出现热感，说明病已痊愈，可以停止针刺。

病在肌肤，周身肌肤疼痛，病名为肌痹，这是被寒湿之邪侵犯所致。应针刺大小肌肉会合之处，取穴要多，进针要深，以局部产生热感为度。不要伤及筋骨，若损伤了筋骨，就会引起痈肿或其他病变。待各肌肉会合之处都出现热感，说明病已痊愈，可以停止针刺。

病在骨，肢体沉重不能抬举，骨髓深处感到酸痛，局部寒冷，病名为骨痹。治疗时应深刺，以不伤血脉肌肉为度。针刺的道路在大小分肉之间，待骨部感到发热，说明病已痊愈，可以停止针刺。

病在手足三阳经脉，出现或寒或热的症状，同时各分肉之间也有或寒或热的感觉，

脉，视分尽热，病已止。病初发，岁一发；不治，月一发；不治，月四五发，名曰癫病。刺诸分诸脉，其无寒者，以针调之，病已止。

病风，且寒且热，炅汗出，一日数过，先刺诸分理络脉；汗出且寒且热，三日一刺，百日而已。

病大风，骨节重，须眉堕，名曰大风。刺肌肉为故，汗出百日，刺骨髓，汗出百日，凡二百日，须眉生而止针。

这叫狂病。针刺用泻法，使阳脉的邪气外泄，观察各处分肉，若全部出现热感，说明病已痊愈，应该停止针刺。有一种病，初起每年发作一次，若不治疗，则变为每月发作一次；若仍不治疗，则每月发作三四次，这叫作癫病。治疗时应针刺各大小分肉以及各部经脉，若没有寒冷的症状，可用针刺调治，直到病愈为止。

风邪侵袭人体，出现或寒或热的症状，热则汗出，一日发作数次，应首先针刺各分肉腠理及络脉；若依然汗出且或寒或热，可以三天针刺一次，治疗一百天，疾病就痊愈了。

病因大风侵袭，出现骨节沉重，胡须眉毛脱落，病名为大风。应针刺肌肉，使之出汗，连续治疗一百天后，再针刺骨髓，仍使之出汗，也治疗一百天，总计治疗二百天，直到胡须眉毛重新生长，才可停止针刺。

【解要】

本节重点论述了头痛、寒热、痈腐、少腹有积、寒疝、筋痹、肌痹、骨痹、狂病、大风的针刺手法、取穴以及针刺后反应。说起来很简单，但要做好却不易。针刺是一种成本最少、与药疗相比副作用更小的治病方式。本节告诉我们，这些病证都是可以针刺治愈的，但必须掌握好度。

第五十六节　皮部论：皮肤之三阴、三阳

【题解】

人全身的体表皮肤，可按十二经脉分布划分为十二个部区，即为十二皮部。这是经络功能活动反映于体表的部位，也是皮肤→络脉→经脉→脏腑各层次的最外部位。本节主要论述十二经脉在皮肤的分属部位、名称，判断疾病的方法，以及如何从皮部络脉颜色的变化诊断疾病和病邪通过经络侵袭人体的途径，所以名为"皮部论"。

【原文】

黄帝问曰：余闻皮有分部，脉有经纪（经纪：法度，秩序），筋有结络（结络：结，聚结；络，络属），骨有度量。其所生病各异，别其分部，左右上下，阴阳所在，病之始终，愿闻其道。

岐伯对曰：欲知皮部，以经脉为纪（纪：头绪。此指纲领、依据）者，诸经皆然。

阳明之阳，名曰害蜚（害蜚：阳明经阳络之名称。害，杀害。蜚，生化之义。害蜚即杀害生化），上下（上下，指六经中的手经和足经，上为手，下为足）同法。视其部中，有浮络者，皆阳明之络也。其色，多青则痛，多黑则痹，

【译文】

黄帝问道：我听说人的皮肤上有十二经脉分属的部位，脉有经脉与络脉，筋有聚结与络属，骨有长短大小。它们所产生的疾病各不相同，这就要从皮肤的分部上来判断疾病上下左右病位、阴阳属性以及疾病起始与终结的各种情况。我希望听您谈一谈其中的道理。

岐伯回答说：想要知道皮肤的分属部位，应当以经脉为纲领，其他的经脉也是这样。

阳明经的阳络叫害蜚，手足阳明经诊视方法相同，即观察它们所属的分部有浮络浮现，都属阳明经的络脉。如果这些络脉的颜色青色居多，为痛证；黑色居多，为痹证；多见黄红色，为热证；白色居多，为寒证；假若五色并现，为寒热兼挟的病

第五十六节 皮部论：皮肤之三阴、三阳

黄赤则热，多白则寒，五色皆见，则寒热也，络盛，则入客于经，阳主外，阴主内。

少阳之阳，名曰枢持（枢持：生理学名词。指少阳经脉络具有主持转枢出入之机的作用），上下同法。视其部中，有浮络者，皆少阳之络也。络盛，则入客于经。故在阳者主内，在阴者主出，以渗于内，诸经皆然。

太阳之阳，名曰关枢（关枢：六经皮部之一，太阳皮部名。说明手足太阳经循行部位上所见的浮络都属于太阳络，而浮络之外的皮肤，即为太阳之皮部），上下同法，视其部中有浮络者，皆太阳之络也，络盛，则入客于经。

少阴之阴，名曰枢儒（枢儒：生理学名词。指少阴经脉络具有柔顺转枢之机的作用），上下同法。视其部中，有浮络者，皆少阴之络也。络盛，则入客于经，其入经也，从阳部注于经，其出者，从阴内注于骨。

心主（心主：指心包，又作心包络，指手厥阴心包经或指其原穴太陵）之阴，名曰害肩（害肩：厥阴是三阴之阖，两阴交尽谓之厥阴，即太阴少阴病发展到尽头即成厥阴病，是六经病证传变的最后阶段。其所属的皮部称"害肩"，肩是经受的意思），上下同法。视其部中，有浮络者，皆心主之络也，络盛，则入客于经。

太阴之阴，名曰关蛰，上下同法，视其部中，有浮络者，皆太阴之

证，络脉中的邪气盛满了就进入经脉，因为络脉在外属阳，经脉在里属阴。

少阳经的阳络叫枢持，手足少阳经的诊视方法相同，即观察它们所属的分部有浮络浮现，都属少阳经的络脉，络脉中的邪气盛满了，就进入经脉，所以说"在阳者主内"，经脉属阴，邪气由经脉出而传入内脏，所以说"在阴者主出，以渗于内"，各经都是如此。

太阳经的阳络叫关枢，手足太阳经的诊视方法相同，即观察它们所属的分部有浮络浮现，都属太阳经的络脉，络脉中的邪气盛满了，就进入经脉。

少阴经的阴络叫枢儒，手足少阴经的诊视方法相同，即观察它们所属的分部有浮络浮现，都属少阴经的络脉，络脉中的邪气盛满了，就进入经脉。邪气进入经脉则是从阳部的经络传到经脉的，然后从阴部的经脉出去向内传入骨。

厥阴经的阴络叫害肩，手足厥阴经的诊视方法相同，即观察它们所属的分部有浮络浮现，都属厥阴经的络脉，络脉中的邪气盛满了，就进入经脉。

太阴经的阴络叫关蛰，手足太阴经的诊视方法相同，即观察它们所属的分部有浮络浮现，都属太阴经的络脉。络

络也。络盛，则入客于经。凡十二经络脉者，皮之部也。

是故百病之始生也，必先于皮毛。邪中之则腠理开，开则入客于络脉，留而不去，传入于经；留而不去，传入于腑，廪（廪：王冰注，"积也，聚也"）于肠胃。邪之始入于皮也，泝然（泝然：王冰注，"恶寒也"）起毫毛，开腠理；其入于络也，则络脉盛、色变；其入客于经也，则感虚乃陷下。其留于筋骨之间，寒多则筋挛骨痛，热多则筋弛骨消，肉烁䐃破，毛直而败。

帝曰：夫子言皮之十二部，其生病，皆何如？

岐伯曰：皮者，脉之部也。邪客于皮，则腠理开；开，则邪入客于络脉，络脉满，则注于经脉；经脉满，则入舍于腑脏。故皮者有分部，不与（不与：《甲乙经》作"不愈"）而生大病也。

帝曰：善。

脉中的邪气盛满了，就进入经脉。大凡十二经的脉络在皮肤上的分布部位，就是十二皮部。十二经脉都分属于皮肤的各个部分。

所以说，许多疾病的产生，必然是先从皮毛开始的。外邪伤了皮毛，肌肤腠理张开，肌肤腠理一张开，邪气就会进入络脉；邪气内留而不除，继而进入经脉；邪气内留而不除，于是便内传于腑，积留于肠胃。邪气刚伤及皮肤时，寒冷战栗，毫毛竖起，腠理开泄；邪气进入络脉的时候，络脉盛满，颜色生变；邪气进入经脉的时候，经脉气虚，经气内陷；邪气稽留于筋骨之间的时候，如果寒盛便出现筋脉挛急，骨骼疼痛；如果热盛，便出现筋脉弛缓骨软无力，肌肉破裂败坏，皮毛枯槁。

黄帝问：先生所说的皮肤上的十二分部，它们发生病变后各是什么样子呢？

岐伯说：皮肤是络脉分属的部位，邪气侵袭皮肤时，肌肤腠理开泄，肌肤腠理开泄，邪气侵入络脉，络脉邪气盛满了，就内注于经脉；经脉邪气盛满了，就内藏于脏腑。所以说，皮肤分属于十二经脉，若见到病变而不予以治疗，邪气将内传于腑脏而生大病。

黄帝说：讲得好。

【解要】

一般而言，经脉呈线状分布，络脉呈网状分布，皮部是面的划分，每一块皮肤腠理都包含着络脉。体内的疾病，通过经络可反映到皮部；外部的病邪或治疗方法，则可从皮部影响经络及脏腑，因而外部诊察法（外诊法）和外部治疗法（外治法）与皮部关系最大。

本节论述十二经脉在皮部分属的部位、名称，如何从皮部络脉颜色的变化诊断疾病，以及外邪侵袭人体，由表向里传变的次序。皮部论的实质，就是"由此及彼和由表及里"的过程。

第五十七节 经络论：经络与五色之变无常

【题解】

经络，如果细论起来，本该是长篇大论的，但本节以五色对应五脏，络脉的颜色随四时寒暖而变化，以五色各异一句就概括了。本节讲的其实是经络之色，不如说是"色帝论"。

【原文】

黄帝问曰：夫络脉之见（见：同"现"，现出、显现）也，其五色各异，青黄赤白黑不同，其故何也？

岐伯对曰：经有常色，而络无常变也。

帝曰：经之常色，何如？

岐伯曰：心赤、肺白、肝青、脾黄、肾黑，皆亦应其经脉之色也。

帝曰：络之阴阳，亦应其经乎？

岐伯曰：阴络之色应其经，阳络之色变无常，随四时而行也。寒多，则凝泣（凝泣：凝固）；凝泣，则青黑；热多，则淖泽（淖泽：湿润）；淖泽，则黄赤。此

【译文】

黄帝问道：络脉显露在表面，五色各不相同，有青、黄、赤、白、黑的不同，这是什么缘故呢？

岐伯回答说：经脉的颜色常保持不变，而络脉则没有常色（，往往会随四时之气变而变）。

黄帝问：经脉的常色是怎样的呢？

岐伯说：心主赤，肺主白，肝主青，脾主黄，肾主黑，这些都是与其所属经脉的常色相应的。

黄帝问：阴络与阳络，也与其经脉的主色相应吗？

岐伯说：阴络的颜色与其经脉相应，而阳络的颜色则变化无常，它是随着四时的变化而变化的。寒气多时则气血运行迟滞，因而多出现青黑之色；热气多时则气血运行滑利，因而多出现黄赤的颜色。这都是正常的，

皆常色,谓之无病。五色具见者,谓之寒热。

帝曰:善。

是无病的表现。如果是五色全部显露,那就是过寒或过热所引起的变化,是疾病的表现。

黄帝说:讲得好。

【解要】

《内经》中涉及经脉方面的内容,非常广泛而复杂,而本节以寥寥数句来说明十二经脉是可以以色见之的:以手足、阴阳为名,把六脏、六腑与经脉合为一体,构成了脏腑经脉血气的循环系统。其循行径路为:肺手太阴→大肠手阳明→胃足阳明→脾足太阴→心手少阴→小肠手太阳→膀胱足太阳→肾足少阴→心主手厥阴→三焦手少阳→胆足少阳→肝足厥阴→肺手太阴。这是一个完整的十二脉循行体系。气血在十二脉中的循环而行,都可以通过色来辨别,这是很重要的经络理论。

第五十八节 气穴论：脉气滞居之处

【题解】

气是抽象的非直观的概念，人身上的孔穴，皆气所居；而穴在人体中是固定的，通常是指"穴位"或"穴道"。本篇讲的气穴，就是脉气的孔穴，是动态的穴位。一个气字，生动体现了这一点。本节重点阐述了疾病传导的过程，即从孙络→络脉→经脉→五脏六腑，而这一过程的主导，均离不开"气"和"穴"，故此名为"气穴论"。

【原文】

黄帝问曰：余闻气穴三百六十五，以应一岁，未知其所，愿卒闻之。

岐伯稽首，再拜对曰：窘乎哉问也！其非圣帝，孰能穷其道焉！因请溢意尽言其处（溢意尽言其处：其处，穴位所在。即酣畅淋漓地全部阐发气穴位置）。

帝捧手逡巡而却，曰：夫子之开余道也，目未见其处，耳未闻其数，而目以明，耳以聪矣。

岐伯曰：此所谓圣人易语（易语：容易沟通），良马易御（易御：容易驾驭）也。

帝曰：余非圣人之易语也。

【译文】

黄帝问道：我听说人体上的气穴有三百六十五个，以对应一年之天数，但不知其所在的部位，你能详尽地给我讲讲吗？

岐伯一边行跪拜大礼，一边回答说：你所提出的这个问题太重要了！若不是圣帝，谁能穷究这些深奥的道理呢？因此请允许我将气穴的部位都一一讲出来。

黄帝拱手谦逊退让说：先生对我讲的道理，使我很受启发，虽然我尚未看到其具体部位，未听到其具体的数字，已经使我耳聪目明地心领神会了。

岐伯说：你领会得如此深刻，这真是所谓"圣人易语，良马易御"啊！

黄帝说道：我并不是易语的圣人。世人

世言真数（真数：真正的术数）开人意。今余所访问者真数，发蒙解惑，未足以论也。然余愿闻夫子溢志，尽言其处，令解其意，请藏之金匮，不敢复出。

岐伯再拜而起，曰：臣请言之。背与心相控而痛，所治天突与十椎（十椎：张介宾注曰，"十椎，督脉之中枢也。"此穴诸书不载，只有气府论督脉气所发条下，王冰注曰："中枢在第十椎节下间"）及上纪。上纪者，胃脘也；下纪者，关元也。背胸邪系阴阳左右，如此其病，前后痛涩，胸胁痛，而不得息，不得卧，上气、短气、偏痛，脉满起，斜出尻脉，络胸胁、支心、贯鬲，上肩，加天突，斜下肩，交十椎下。

脏俞，五十穴；腑俞，七十二穴，热俞（热俞：疗热病之俞穴）五十九穴；水俞，五十七穴；头上五行行五，五五二十五穴；中䏚两傍各五，凡十穴，大椎上两傍各一，凡二穴；目瞳子浮白，二穴；两髀厌（髀厌：即髀骨厌部。此穴即环跳穴）分中，二穴；犊鼻，二穴；耳中多所闻，二穴；眉本，二穴；完骨，二穴；项中央，一穴；枕骨，二穴；上关，二穴；大迎，二穴；下关，

说气穴之数理可以开阔人的意识，现在我向你询问的正是气穴的数理，主要是开发蒙昧和解除疑惑，还谈不上什么深奥的理论。但我希望听先生将气穴的部位尽情地全都讲出来，使我能了解它的意义，并藏于金匮之中，不敢轻易传授于人。

岐伯再行大礼后，站起来说：我现在就谈谈吧！背部与心胸互相牵引而痛，其治疗方法应取任脉的天突穴和督脉的中枢穴，以及上纪穴；上纪就是胃脘部的中脘穴，下纪就是关元穴。背在后为阳，胸在前为阴，经脉斜系于阴阳左右，因此这种病表现为前胸和背相引而痹涩，胸胁痛得不敢呼吸，不能仰卧，上气喘息，呼吸短促，或一侧偏痛，经脉满起，这是因为此络从尻脉开始斜出，络胸胁部，支心贯穿横膈，上肩而至天突，再斜下肩交于背部第十椎节之下，所以取此处穴位治疗。

五脏各有井荥俞经和五俞，五五二十五，左右共五十穴；六腑各有井荥俞原经和六俞，六六三十六，左右共七十二穴；治热病的有五十九穴，治诸水病的有五十七穴；在头部有五行，每行五穴，五五二十五穴；五脏在背部脊椎两旁各有五穴，二五共十穴；大椎之上两侧各有大杼穴一个，共二穴，瞳子髎、浮白二穴，左右共四穴；环跳二穴；犊鼻二穴；听宫二穴；眉本二穴；完骨二穴；风府一穴；枕骨二穴；上关二穴；大迎二穴；下关二穴；天柱二穴；上巨虚；下巨虚左右共四穴；颊车二穴；天突一穴；天府二穴；天

二穴；天柱，二穴；巨虚上下廉，四穴；曲牙，二穴；天突，一穴；天府，二穴；天牖，二穴；扶突，二穴；天窗，二穴；肩解，二穴；关元，一穴；委阳，二穴；肩贞，二穴；瘖门，一穴；齐，一穴；胸俞，十二穴；背俞，二穴；膺俞，十二穴；分肉，二穴；踝上横，二穴；阴阳跻，四穴；水俞，在诸分；热俞，在气穴；寒热俞，在两骸厌中，二穴；大禁，二十五，在天府下五寸。凡三百六十五穴，针之所由行也。

帝曰：余已知气穴之处，游针之居，愿闻孙络豁谷（豁谷：指肢体肌肉之间相互接触的缝隙或凹陷部位，大的缝处称谷或大谷，小的凹陷处称豁或小豁），亦有所应乎？

岐伯曰：孙络三百六十五穴会，亦以应一岁。以溢奇邪（溢：除去），以通荣卫。荣卫稽留，卫散荣溢，气竭血著，外为发热，内为少气。疾泻无怠（怠：耽搁），以通荣卫，见而泻之，无问所会。

帝曰：善！愿闻豁谷之会也。

岐伯曰：肉之大会为谷，肉之小会为豁。肉分之间，豁谷之会，以行荣卫，以会大气。邪溢气壅，脉热肉败，荣卫不行，必

膊二穴；扶突二穴；天窗二穴；肩井二穴；关元一穴；委阳二穴；肩贞二穴；窖门一穴；神阙一穴；胸俞左右共十二穴；背俞二穴；膺俞左右共十二穴；分肉二穴；解溪二穴，照海，申脉左右共四穴。治诸水病的五十七穴，皆在诸经的分肉之间；治热病的五十九穴，皆在精气聚会之处；治寒热之俞穴，在两膝关节的外侧，为足少阳胆经的阳关左右共二穴。大禁之穴是天府下五寸处的五里穴。以上共计三百六十五穴，都是针刺的部位。

黄帝问：我已经知道气穴的部位，也就是行针刺的处所，还想听听孙络与豁谷是否也各有相应呢？

岐伯说：孙络与三百六十五穴相会以应一岁。若邪气客于孙络，溢注于络脉而不入于经就会产生奇病，孙络是外通于皮毛，内通于经脉以通行营卫，若邪气入侵，使营卫稽留，卫气外散，营血满溢，若卫气散尽，营血留滞，外则发热，内则少气，因此治疗时应迅速针刺以泻去邪气，不可耽搁，以使营卫通畅，凡是见到有营卫稽留之处，即泻之，不必问其是否是穴会之处。

黄帝说：好。我想听听豁谷之会合是怎样的。

岐伯说：较大的两块肌肉会合的部位叫谷，较小的肌肉与肌肉会合的部位叫豁。分肉之间，豁谷会合的部位，能通行营卫，会合宗气。若邪气溢满，正气壅滞，则脉发

将为脓,内销骨髓,外破大䐃,留于节凑,必将为败。积寒留舍,荣卫不居,卷肉缩筋,肋肘不得伸,内为骨痹,外为不仁,命曰不足,大寒留于谿谷也。谿谷三百六十五穴会,亦应一岁,其小痹淫溢（淫溢:浸淫泛溢）,循脉往来,微针所及,与法相同。

帝乃辟左右而起,再拜曰:今日发蒙解惑,藏之金匮,不敢复出,乃藏之金兰之室,署曰《气穴所在》。

岐伯曰:孙络之脉别经者,其血盛而当泻者,亦三百六十五脉,并注于络,传注十二络脉,非独十四络脉也,内解泻于中者十脉。

热,肌肉败坏,营卫不能畅行,必将郁热腐肉化成脓,内则消烁骨髓,外则可溃大肉,若邪气连于关节肌腠,必使髓液都溃为脓,而使筋骨败坏。若寒邪入侵,稽留而不去,则营卫不能正常运行,以致筋脉肌肉卷缩,肋肘不得伸展,内则发生骨痹,外则肌肤麻木不仁。这是正气不足的证候,乃由寒邪流连谿谷所致。谿谷与三百六十五穴相会合,以对应一年的日数。若是邪在皮毛孙络的小痹,则邪气随脉往来无定,用微针即可治疗,方法与刺孙络是一样的。

黄帝于是屏退左右侍者,躬身拜了两拜说道:今天承你启发,解除了我的疑惑,应把它藏于金匮之中,不敢轻易拿出传人,将它藏于金兰之室,题名叫作"气穴所在"。

岐伯说:孙络之脉是属于经脉支别的,其血盛而当泻的,也是与三百六十五脉相同,若邪气侵入孙络,同样是传注于络脉,复注于十二脉络,那就不是单独十四络脉的范围了,如果要从内驱散病邪,可取五脏之脉泻之。

【解要】
本节重点论述了人体三百六十五个气穴（未全举）在躯体的分布情况,以及这些穴位对应主治的病证和针刺原理,说明孙络与三百六十五穴位相会合,可以排邪气,从而使人体营卫之气畅行无阻；谿谷是人体营卫之气的通道,也是邪气易滞留的地方,因此需特别注意。

由于孙络、谿谷遍布人身,只有将身体每一寸的皮肤下的经络都疏通,才会不留下死角。这便是"气穴论"的精髓所在。

第五十九节　气府论：脉气生发之所

【题解】

气府，各经脉之气交会处为府。上篇是脉气所居为穴，而此论脉气所发为府，主要阐述足太阳、足少阳、足阳明、手太阳、手阳明、手少阳，以及任督诸脉所气穴，另外还提到了足少阴、厥阴、手少阴、阴阳跻和手足诸鱼际脉气所发的穴位。

【原文】

足太阳脉气所发者，七十八穴：两眉头各一（两眉头各一：指的是左右两边的攒竹穴），入发至顶三寸半，傍五，相去三寸，其浮气（浮气：浮在头部的经脉之气）在皮中者，凡五行，行五，五五二十五，项中大筋两傍各一，风府两傍各一，侠背以下至尻尾二十一节，十五间各一，五脏之俞各五，六腑之俞各六，委中以下，至足小指傍，各六俞。

足少阳脉气所发者六十二穴：两角上各二，直目上发际内

【译文】

足太阳经脉之气所发的有七十八个俞穴：在眉头的陷中左右各有一穴，自眉头直上入发际，当发际正中至前顶穴，有神庭、上星、卤会三穴，共长三寸半，前顶居中央一行，两旁各分两行，共五行，中行与外行相距三寸，其浮于头部的脉气，运行在头皮中的有五行，即中行、次两行和外两行，每行五穴，五五二十五穴；下行至项中的大筋两旁左右各有一穴；两侧风府穴旁边各有一穴；侠脊自上而下至骶尾骨有二十一节，其中十五个椎间左右各有一穴；五脏肺、心、肝、脾、肾的俞穴，左右各有一穴；六腑的俞穴左右各有六穴，自委中以下至足小趾旁左右各有井、荥、俞、原、经、合六个俞穴。

足少阳脉之气所发的有六十二穴：头两角上各有二穴；两目瞳孔直上的发际内各有

各五，耳前角上各一，耳前角下各一，锐发（锐发：指耳前曲周部下的头发，禾髎穴在此发尖处）下各一，客主人（客主人：穴位名，又叫上关穴）各一，耳后陷中各一，下关各一，耳下牙车之后各一，缺盆各一，掖下三寸，胁下至胠，八间各一，髀枢中傍各一，膝以下，至足小指次指，各六俞。

足阳明脉气所发者六十八穴：额颅发际傍各三，面鼽骨空（鼽骨空：鼽，人体解剖部位名称，系指面颊、颧骨处；骨空，人体部位名，指两骨间的空隙部位，亦指骨髓腔，也指关节腔）各一，大迎之骨空各一，人迎各一，缺盆外骨空各一，膺中骨间各一，侠鸠尾（鸠尾：位于脐上七寸，剑突下半寸。此穴的主治疾病为：消除疲劳、治疗晕车晕船、可以缓解焦躁性格等。此穴位也是人体任脉上的主要穴道之一）之外，当乳下三寸，侠胃脘各五，侠脐广三寸各三，下脐二寸侠之各三，气街动脉各一，伏菟上各一，三里以下至足中指各八俞，分之所在穴空。

手太阳脉气所发者三十六穴：目内眦各一，目外各一，鼽骨下各一，耳郭上各一，耳中各一，巨骨穴各一，曲掖上骨穴各一，柱骨上陷者各一，上天窗四寸各一，肩解各一，肩解下三寸各一，肘以下至手小指本各六俞。

五穴；两耳前角上各有一穴；两耳前角下各有一穴；鬓发下左右各有一穴；上关左右各一穴；两耳后的陷凹中各有一穴；下关左右各有一穴；两耳下牙车之后各有一穴；缺盆左右各有一穴；腋下三寸，从胁下至胠，八肋之间左右各有一穴；髀枢中左右各一穴；膝以下至足小趾侧的次趾，左右各有井、荥、俞、原、经、合六个俞穴。

足阳明经脉之气所发的有六十八穴：额颅发际旁各有三穴；颧骨骨空中间各有一穴；大迎穴在颌角前至骨空陷中，左右各有一穴；在结喉之旁的人迎，左右各有一穴；缺盆外的骨空陷中左右各有一穴；膺中的骨空间陷中左右各有一穴；侠鸠尾之外，乳下三寸，侠胃脘左右各有五穴；侠脐横开三寸左右各有三穴；侠脉，下二寸，左右各有三穴；气冲在动脉跳动处左右各有一穴；在伏菟上左右各有一穴；足三里以下到足中趾内间，左右各有八个俞穴。以上每个穴都有它一定的空穴。

手太阳经脉之气所发的有三十六穴：目内眦左右各有一穴；目外侧左右各有一穴；颧骨下各有一穴；耳廓上各有一穴；耳中珠子旁各有一穴；巨骨穴左右各有一穴；曲腋上各有一穴；柱骨上陷中各有一穴；两天窗穴之上四寸各有一穴；肩解部各有一穴；肩解部之下三寸处各有一穴；肘部以下至小指端的爪甲根部各有井、荥、俞、原、经、合六穴。

手阳明脉气所发者二十二穴：鼻空外廉、项上各二，大迎骨空各一，柱骨之会各一，髃(yú)骨之会各一，肘以下至手大指、次指本各六俞。

手少阳脉气所发者三十二穴：鼽骨下各一，眉后各一，角上各一，下完骨后各一，项中足太阳之前各一，侠扶突各一，肩贞各一，肩贞下三寸分间各一，肘以下至手小指次指本各六俞。

督脉气所发者二十八穴：项中央二，发际后中八，面中三，大椎以下至尻尾及傍十五穴，至骶下凡二十一节，脊椎法也。

任脉之气所发者二十八穴：喉中央二，膺中骨陷中各一，鸠尾下三寸，胃脘五寸，胃脘以下至横骨六寸半一，腹脉法也。下阴别一，目下各一，下唇一，龂
(龂yín：同"龈")交一。

冲脉气所发者二十二穴：侠鸠尾外各半寸至脐寸一，侠脐下傍各五分至横骨寸一，腹脉法也。

足少阴舌下，厥阴毛中急脉

手阳明经脉之气所发的有二十二穴：鼻孔的外侧各有一穴；项部左右各有一穴；大迎穴在下颌骨空间左右各有一穴；主骨之会左右各有一穴；髃骨之会左右各有一穴；肘部以下至手大拇指侧的次指端爪甲根部左右手各有井、荥、俞、原、经、合六穴。

手少阳经脉之气所发的有三十二穴：颧骨下各有一穴；眉后各有一穴；耳前角上各有一穴；耳后完骨后下各有一穴；项中足太阳经之前各有一穴；侠扶突之外侧各有一穴；肩贞穴左右各有一穴；在肩贞穴之下三寸分肉之间各有一穴；肘部以下至手无名指之端爪甲根部各有井、荥、俞、原、经、合六穴。

督脉之经气所发的有二十八穴：项中央有二穴；前发际向后中行有八穴；面部的中央从鼻至唇有三穴；自大椎以下至尻尾旁有十五穴；自大椎至尾骨共二十一节，这是脊椎穴位的计算方法。

任脉之经气所发的有二十八穴：喉部中行有二穴；胸膺中行之骨陷中有六穴；自鸠骨至上脘是三寸，上脘至脐中是五寸，脐中至横骨是六寸半，计十四寸半，每寸一穴，共十四穴，这是腹部取穴的方法。自曲骨向下至前后阴之间有会阴穴；两目之下各有一穴；下唇下有一穴；上齿缝有一穴。

冲脉之经气所发的有二十二穴：侠鸠尾两旁开五分向下至脐一寸一穴，左右共十二穴；自脐旁开五分向下至横骨一寸一穴，左右共十穴。这是腹脉取穴的方法。

足少阴经脉之气所发的舌下有二穴；厥

各一，手少阴各一，阴阳跷各一。手足诸鱼际脉气所发者。凡三百六十五穴也。

阴经脉在毛际中左右各有一穴；手少阴经脉左右各有一穴，阴跷、阳跷左右有一穴；四肢手足赤白肉分，鱼际之处，是脉气所发的部位。以上共计三百六十五穴。

【解要】
　　本节着重介绍了人体经脉穴位的分布情况，包括足三阳经、手三阳经、督脉、任脉、冲脉各条经脉的穴位数目、大体的分布位置，并列举了一些重点穴位。每一个医者都必须对这些气府烂熟于心。

第六十节 骨空论：风邪对骨骼无孔不入

【题解】

骨就是骨骼，空就是穴位，就是孔，"空"同"孔"。人之骨必有空，风从外入，就会伤太阳通体之皮肤，所以令人寒战；从皮肤而入于肌腠，所以汗出；随太阳经脉上行，所以头痛；周身肌表不和，所以身重。这就是风邪与人体穴位的联系。

【原文】

黄帝问曰：余闻风者百病之始也，以针治之，奈何？

岐伯对曰：风从外入，令人振寒，汗出头痛，身重恶寒，治在风府，调其阴阳。不足则补，有余则泻。

大风颈项痛，刺风府，风府在上椎（风府在上椎：指在项骨第一节）。大风汗出，灸譩譆（yī xī），譩譆在背下侠脊傍三寸所，厌（yā）之，令病者呼譩譆，譩譆应手。

从风憎风（从风憎风：这里指感风恶风者），刺眉头。失枕，在肩上横骨间。折，使揄臂（折，使揄臂：揄，是垂的意思，下垂。取穴之法是手臂下垂，然后屈肘，找准穴位），齐肘

【译文】

黄帝问道：我听说风邪是许多疾病的起因，怎样用针法来治疗？

岐伯回答说：风邪从体外侵入，使人寒战、出汗、头痛、身体发重、怕冷，治疗用风府穴，以调和其阴阳。正气不足就用补法，邪气有余就用泻法。

若感受风邪较重而颈项疼痛，刺风府穴。风府穴在椎骨第一节的上面。若感受风邪较重而汗出，灸一譩譆穴。譩譆穴在背部第六椎下两旁距脊各三寸之处，用手指按压，使病人感觉疼痛而呼出"譩譆"之声，譩譆穴应在手指下疼处。

怕见风的病人，刺眉头攒竹穴。失枕的，取肩上和横骨之间的穴位治疗。肩痛得如断了一般的，应当使病人曲臂，取两肘尖相合在一处的姿势，然后在肩胛骨上端引一直线，正当脊部中央的部位，给予灸治。从络

正，灸脊中。眇络季胁引少腹而痛胀，刺譩譆。腰痛不可以转摇，急引阴卵（急引阴卵：引，拘急牵引。意即阴囊睾丸抽缩，拘急疼痛），刺八髎与痛上。八髎在腰尻分间。

鼠瘘寒热（鼠瘘寒热：鼠，寒气陷脉为鼠。其形如鼠，为病令人寒热，即寒热瘰疬）还，刺寒府，寒府在附膝外解营。取膝上外者，使之拜，取足心者，使之跪。

任脉者，起于中极之下，以上毛际，循腹里，上关元，至咽喉，上颐循面入目。冲脉者，起于气街，并少阴之经，侠脐上行，至胸中而散。任脉为病，男子内结七疝，女子带下瘕聚（带下瘕聚：带下，即白赤带下；瘕聚，气痛不常）。冲脉为病，逆气里急。

督脉为病，脊强反折（督脉为病，脊强反折：督脉病证的特点是脊强反折）。督脉者，起于少腹，以下骨中央，女子入系廷孔（廷孔：尿道口），其孔，溺孔之端也。其络循阴器，合篡间，绕篡后，别绕臀，至少阴与巨阳中络者合。少阴上股内后廉，贯脊属肾，与太阳起于目内眦，上额交巅，上入络脑，还出别下项，循肩髆内，侠脊抵腰中，入循膂络肾。其男子循茎下至篡，与女子等。其少

季胁牵引到少腹而痛胀的，刺譩譆穴。腰痛而不可以转侧动摇，痛而筋脉挛急，下引睾丸，刺八髎穴与疼痛的地方。八髎穴在腰尻骨间空隙中。

瘰疬发寒热，刺寒府穴。寒府在膝上外侧骨与主骨之间的孔穴中。凡取膝上外侧的孔穴，使患者弯腰，成一种拜的体位；取足心涌泉穴时，使患者成坐跪的体位。

任脉经起源于中极穴的下面，上行经过毛际再到腹部，再上行通过关元穴到咽喉，又上行至颐，循行于面部而入于目中。冲脉经起源于气街穴，与足少阴经相并，侠脐左右上行，到胸中而散。任脉经发生病变，在男子则腹内结为七疝，在女子则有带下和瘕聚之类疾病。冲脉经发生病变，则气逆上冲，腹中拘急疼痛。

督脉发生病变，会引起脊柱强硬反折的症状。督脉起于小腹之下的横骨中央，在女子则入内系于廷孔。廷孔就是尿道的外端。从这分出的络脉，循着阴户会合于阴部，再分绕于肛门的后面，再分别行绕臀部，到足少阴经与足太阳经中的络脉，与足少阴经相结合上行经骨内后面，贯穿脊柱，连属于肾脏与足太阳经共起于目内眦，上行至额部，左右交会于巅顶，内入络于脑，复返还出脑，分别左右颈项下行，循行与脊髓内，侠脊抵达腰中，入内循膂络于肾。其在男子则循阴茎，下至会阴，与女子相同。其从少腹直上，

腹直上者，贯脐中央，上贯心，入喉，上颐环唇，上系两目之下中央。此生病，从少腹上冲心而痛，不得前后，为冲疝；其女子怀孕，癃痔、遗溺、嗌干。督脉生病治督脉，治在骨上，甚者在脐下营。

其上气有音者，治其喉中央，在缺盆中者。其病上冲喉者治其渐，渐者，上侠颐也。蹇(蹇 jiǎn：跛足)，膝伸不屈，治其楗。坐而膝痛，治其机。立而骨解，治其骸关。膝痛，痛及拇指，治其腘。坐而膝痛，如物隐者，治其关。膝痛不可屈伸，治其背内。连骭若折，治阳明中俞髎，若别，治巨阳少阴荥。淫泺胫痠(淫泺胫痠：膝胫部酸痛无力)，不能久立，治少阳之维，在外踝上五寸。

辅骨上，横骨下为楗，侠髋为机，膝解为骸关(骸关：膝关节)，侠膝之骨为连骸，骸下为辅，辅上为腘。腘上为关，头横骨为枕。

水俞五十七穴者；尻上五行，行五；伏菟上(伏菟上：指腹部的两侧)两行，行五；左右各一

穿过脐中央，再上贯心脏，入于喉，上行到颐并环绕口唇，再上行系于两目中央之下。督脉发生病变，症状是气从少腹上冲心而痛，大小便不通，称为冲疝；其在女子则不能怀孕，或为小便不利、痔疾、遗尿、咽喉干燥等症。总之，督脉生病治督脉，轻者治横骨上的曲骨穴，重者则治在脐下的阴交穴。

病人气逆上而呼吸有声响的，治疗取其喉部中央的天突穴，此穴在两缺盆的中间。病人气逆上充于咽喉的，治疗取其大迎穴，大迎穴在面部两旁夹颐之处。膝关节能伸不能屈，治疗取其股部的经穴。坐下而膝痛，治疗取其环跳穴。站立时骨痛如解，治疗取其膝关节处经穴。膝痛，疼痛牵引到拇指，治疗取其膝弯处的委中穴。坐而膝痛如有东西隐伏其中的，治疗取其承扶穴。膝痛而不能屈伸活动，治疗取其背部足太阳经的俞穴。如疼痛连及尻骨像折断似的，治疗取其阳明经中的俞髎三里穴；或者别取太阳经的荥穴通谷、少阴经的荥穴然谷。湿渍水湿之邪日久而胫骨酸痛无力，不能久立，治取少阳经的别络光明穴，穴在外踝上五寸。

辅骨之上，腰横骨之下叫"楗"。髋骨两侧环跳穴处叫"机"。膝部的关节叫"骸关"。侠膝两旁的高骨叫"连骸"。连骸下面叫"辅骨"。辅骨上面的膝弯叫"腘"。腘之上就是"骸关"。头后项部的横骨叫"枕骨"。

治疗水病的俞穴有五十七个；尻骨上有五行，每行各五穴；伏菟上方有两行，每行各有五穴；其左右又各有一行，每行各五穴；

行，行五；踝上各一行，行六穴。髓空在脑后三分，在颅际锐骨之下，一在龂基下（龂基下：下颌骨下方），一在项后中复骨下，一在脊骨上空在风府上。脊骨下空，在尻骨下，数髓空在面侠鼻，或骨空在口下当两肩；两髆骨空，在髆中之阳。臂骨空在臂阳，去踝四寸两骨空之间；股骨上空在股阳，出上膝四寸；骱骨空在辅骨之上端，股际骨空在毛中动脉下。尻骨空在髀骨之后相去四寸。扁骨有渗理凑，无髓孔，易髓无空。

灸寒热之法，先灸项大椎，以年为壮数，次灸橛骨，以年为壮数。视背俞陷者灸之，举臂肩上陷者灸之，两季胁之间灸之，外踝上绝骨之端灸之，足小指次指间灸之，腨下陷脉（腨下陷脉：足太阳经的承山穴，位于小腿后面正中）灸之，外踝后灸之，缺盆骨上切之坚痛如筋者灸之，膺中陷骨间灸之，掌束骨下灸之，脐下关元三寸灸之，毛际动脉灸之，膝下三寸分间灸之，足阳明跗上动脉灸之，巅上一灸之。犬所啮（犬所啮：犬伤人表现为寒热）之处，灸之三

足内踝上各一行，每行各六穴。髓穴在脑后分为三处，都在颅骨边际锐骨的下面，一处在龂基的下面，一处在项后正中的复骨下面，一处在脊骨上空的风府穴的上面。脊骨下空在尻骨下面孔穴中，又有几个髓空在面部侠鼻两旁，或有骨空在口唇下方与两肩相平的部位。两肩髆骨空在肩髆中的外侧。臂骨的骨空在臂骨的外侧，距离手腕四寸，在尺、桡两骨的空隙之间。股骨上面的骨空在股骨外侧膝上四寸的地方。骱骨的骨空在辅骨的上端。股际的骨空在阴毛中的动脉下面。尻骨的骨空在髀骨的后面距离四寸的地方。扁骨有血脉渗灌的纹理聚合，没有直通骨髓的孔穴，骨髓通过灌的纹理内外交流，所以没有骨空。

针灸治寒热证的方法，首先针灸项后的大椎穴，根据病人年龄决定艾灸的壮数；其次灸尾骶骨的尾闾穴，也是以年龄决定艾灸的壮数。观察背部有凹陷的地方用灸法，上举手臂在肩上有凹陷的地方（肩髃）用灸法，两侧的季胁之间（京门）用灸法，足外踝上正取绝骨穴处用灸法，足小趾与次趾之间（侠谿）用灸法，凹陷处的经脉（承山）用灸法，外踝后方（昆仑）用灸法，缺盆骨上方按之坚硬如筋而疼痛的地方用灸法，胸膺中的骨间凹陷处（天突）用灸法，手腕部的横骨之下（大陵）用灸法，脐下三寸的关元穴用灸法，阴毛边缘的动脉跳处（气冲）用灸法，膝下三寸的两筋间（三里）用灸法，足阳明经所行足跗上的动脉（冲阳）处用灸法，头巅顶上（百会）亦用灸法。被犬类咬伤的，

壮，即以犬伤病法灸之。凡当灸二十九处。伤食灸之，不已者，必视其经之过于阳者，数刺其俞而药之。

先在被咬处灸三壮，再按常规的治伤病法灸治。以上针灸治寒热证的部位共二十九处。因为伤食而使用灸法，病仍不愈的，必须仔细观察其由于阳邪过盛，经脉移行到络脉的地方，多刺其俞穴，同时再用药物调治。

【解要】

本节从"风从外入"引发的证候以及针刺取穴法谈起，包括风邪引起的证候、治疗方法、针刺穴位，以及取穴时病人的姿势，重点介绍了人体主要经脉的循行路径，以及病变的主要表现、治疗取穴方法，文中对膝关节病辨治的论述颇为精详，包括治疗水病的俞穴和灸治寒热证的方法。

第六十一节 水热穴论：治疗热病、水病之穴

【题解】

水热穴，水，即因肾肺功能失调引起的水代谢异常，也可称之为水病；热，则是因脏腑失调引起的热病，包括胸中、脾胃、四肢等热病；穴，就是治疗水病和热病的具体穴位。即所谓"热俞五十九穴，水俞五十七穴"。前面几节都有提到，本节是其详细的展开论述，即水热穴专论。

【原文】

黄帝问曰：少阴何以主肾？肾何以主水？

岐伯对曰：肾者至阴也，至阴者盛水也。肺者太阴也，少阴者冬脉也。故其本在肾，其末在肺，皆积水也。

帝曰：肾何以能聚水而生病？

岐伯曰：肾者胃之关也，关门不利，故聚水而从其类也。上下溢于皮肤，故为胕肿。胕肿者，聚水而生病也。

帝曰：诸水皆生于肾乎？

岐伯曰：肾者牝藏也

（肾者牝藏也：牝，雌性，与牡（雄

【译文】

黄帝问道：少阴为什么主肾？肾又为什么主水？

岐伯回答说：肾属于至阴之脏，至阴属水，所以肾是主水的脏器。肺属于太阴，肾脉属于少阴，是旺于冬令的经脉。所以，水之根本在肾，水之标末则在肺，肺肾两脏都能积聚水液而为病。

黄帝又问道：肾为什么能积聚水液而生病？

岐伯说：肾是胃的关门，关门不通畅，所以水液就要相聚而生病了。其水液在人体上下泛溢于皮肤，所以形成浮肿。浮肿的成因，就是水液积聚而生的病。

黄帝又问道：那么各种水病都是由于肾而生成的吗？

岐伯说：肾脏在下属阴。凡是由下而上蒸腾的地方都属于肾，因气化而生成的水液，所

性）相对，泛指阴性，此指肾为阴脏）。地气上者属于肾，而生水液也，故曰至阴。勇而劳甚则肾汗出，肾汗出逢于风，内不得入于脏腑，外不得越于皮肤，客于玄府（客于玄府：玄府，即汗毛孔。体表出汗的孔窍，因其细微不可见，故称玄府），行于皮里，传为胕肿。本之于肾，名曰风水。所谓玄府者，汗空也。

帝曰：水俞五十七处者，是何主也？

岐伯曰：肾俞五十七穴，积阴之所聚也，水所从出也。尻上五行行五者，此肾俞。故水病下为胕肿、大腹，上为喘呼、不得卧者，标本俱病。故肺为喘呼，肾为水肿，肺为逆不得卧，分为相输。俱受者，水气之所留也。伏兔上各二行行五者，此肾之街（此肾之街：肾之街：人体部位名。指足少阴肾经经行的道路，位于伏兔穴上方）也。三阴之所交结于脚也。踝上各一行行六者，此肾脉之下行也，名曰太冲。凡五十七穴者，皆藏之阴络（藏之阴络：隐藏于下部或者较隐蔽的深部经脉中），水之所客也。

帝曰：春取络脉分肉，何也？

以叫作"至阴"。逞勇力而劳动（或房事）太过，则汗出于肾；出汗时遇到风邪，风邪从开泄之腠理侵入，汗孔骤闭，汗出不尽，向内不能入于脏腑，向外也不得排泄于皮肤，于是逗留在玄府之中，皮肤之内，最后形成浮肿病。此病之本在于肾，病名叫"风水"。所谓玄府，就是汗孔。

黄帝问道：治疗水病的俞穴有五十七个，它们属哪些脏器所主？

岐伯说：肾腧五十七个穴位，是阴气所积聚的地方，也是水液从此出入的地方。尻骨之上有五行，每行五个穴位，这些是肾的俞穴。所以水病表现在下部则为浮肿、腹部胀大，表现在上部为呼吸喘急、不能平卧，这是肺与肾标本同病。所以肺病表现为呼吸喘急，肾病表现为水肿，肺病还表现为气逆，不得平卧；肺病与肾病的表现各不相同，但二者之间相互传应、相互影响着。之所以肺肾都发生了病变，是由于水气停留于两脏的缘故。伏菟上方各有两行，每行五个穴位，这里是肾气循行的重要道路。肾和肝、脾三条阴经交结在脚上。足内踝上方各有一行，每行六个穴位，这是肾的经脉下行于脚的部分，名叫太冲。以上共五十七个穴位，都隐藏在人体下部或深部的脉络之中，也是水液容易停聚的地方。

黄帝问道：春天针刺，取络脉分肉之间，是什么道理？

岐伯曰：春者木始治，肝气始生；肝气急，其风疾，经脉常深，其气少，不能深入，故取络脉分肉间。

帝曰：夏取盛经分腠，何也？

岐伯曰：夏者火始治，心气始长，脉瘦气弱，阳气留溢，热熏分腠，内至于经，故取盛经分腠。绝肤而病去者，邪居浅也。所谓盛经者，阳脉也。

帝曰：秋取经、俞，何也？

岐伯曰：秋者金始治，肺将收杀，金将胜火，阳气在合，阴气初胜，湿气及体，阴气未盛，未能深入，故取俞以泻阴邪，取合以虚阳邪。阳气始衰，故取于合。

帝曰：冬取井荥，何也？

岐伯曰：冬者水始治，肾方闭，阳气衰少，阴气坚盛，巨阳伏沉，阳脉乃去，故取井以下阴逆，取荥以实阳气。故曰："冬取井荥，

岐伯说：春天木气开始当令，在人体，肝气开始发生；肝气的特性是急躁，如变动的风一样很迅疾，但是肝的经脉往往藏于深部，而春天风刚刚发生，尚不太剧烈，不能深入经脉，所以只要浅刺络脉分肉之间就行了。

黄帝问道：夏天针刺，取盛经分腠之间，又是什么道理？

岐伯说：夏天火气开始当令，心气开始生长壮大；如果脉形瘦小而搏动气势较弱，是阳气充裕流溢于体表，热气熏蒸于分肉腠理，向内影响于经脉，所以针刺应当取盛经分腠。针刺不要过深，只要透过皮肤而病就可痊愈，这是因为邪气居于浅表部位的缘故。所谓盛经，是指丰满充足的阳脉。

黄帝问道：秋天针刺，要取经穴和俞穴，是什么道理？

岐伯说：秋天金开始当令，肺气开始收敛肃杀，金气渐旺逐步盛过衰退的火气，阳气在经脉的合穴，阴气初生，遇湿邪侵犯人体，但由于阴气未至太盛，不能助湿邪深入，所以针刺取"俞"穴以泻阴湿之邪，取"合"穴以泻阳热之邪。由于阳气开始衰退而阴气未至太盛，所以不取经穴而取合穴。

黄帝问：冬天针刺，要取井穴和荥穴，是什么道理？

岐伯说：冬天水气开始当令，肾气开始闭藏，阳气已经衰少，阴气更加坚盛，太阳之气浮沉于下，阳脉也相随沉伏，所以针刺要取阳经的"井"穴以抑降其阴逆之气，取阴经的"荥"穴以充实不足之阳气。因此

春不鼽衄（冬取井荥，春不鼽衄：鼽衄，病名，指鼻流清涕或鼻腔出血的病证）。"此之谓也。

帝曰：夫子言治热病五十九俞，余论其意，未能领别其处，愿闻其处，因闻其意。

岐伯曰：头上五行行五者，以越诸阳之热逆也。大杼、膺俞、缺盆、背俞，此八者，以泻胸中之热也。气街、三里、巨虚上下廉，此八者，以泻胃中之热也。云门、髃骨、委中、髓空，此八者，以泻四肢之热也。五脏俞傍五，此十者，以泻五脏之热也。凡此五十九穴，皆热之左右也。

帝曰：人伤于寒而传为热，何也？

岐伯曰：夫寒盛则生热也。

说："冬取井荥，春不鼽衄"，就是这个道理。

黄帝说：先生说过治疗热病的五十九个俞穴，我已经知道其大概，但还不知道这些俞穴的部位，请告诉我它们的部位，并说明这些俞穴在治疗上的作用。

岐伯说：头上有五行，每行五个穴位，能泻越诸阳经上逆的热邪。大杼、膺俞、缺盆、背俞这八个穴位，可以泻除胸中的热邪。气街、三里、上巨虚和下巨虚这八个穴位，可以泻出胃中的热邪。云门、肩髃、委中、髓空这八个穴位，可以泻出四肢的热邪。五脏的输穴两傍各有五穴，这五十个穴位，可以泻除五脏的热邪。以上共五十九个穴位，都在治疗热病的俞穴。

黄帝问：人感受了寒邪反而会转变为热病，这是什么原因？

岐伯说：寒气盛极，就会郁而发热。

【解要】

本节十问十答，着重论述了肾与水病的关系，依序解释了少阴脉→肾脏→水病三者之间的关系，水俞五十七穴和四时取刺部位；热病五十九俞，以及伤寒病发热的病因。

第六十二节　调经论：调理经脉治百病

【题解】

调，调理、调治；经，经脉。经脉是人体气血运行的交通地图，向内连贯人的五脏六腑，向外络通四肢百骸，还与四时变化密切关联。凡外邪侵害，可通过经脉影响脏腑肢节；脏腑肢节的虚实病变，又可以波及经脉。故调治经脉是百病不生的关键。

【原文】

黄帝问曰：余闻《刺法》言，有余泻之，不足补之。何谓有余，何谓不足？

岐伯对曰：有余有五，不足亦有五，帝欲何问？

帝曰：愿尽闻之。

岐伯曰：神有余有不足，气有余有不足，血有余有不足，形有余有不足，志有余有不足。凡此十者，其气不等也。

帝曰：人有精气津液，四支九窍，五脏十六部，三百六十五节，乃生百病，百病之生，皆有虚实。今夫子乃言有余有五，不足亦有五，何以生之乎？

岐伯曰：皆生于五脏也。

【译文】

黄帝问道：我听《刺法》中讲，病属有余的用泻法，不足的用补法。但什么样的属有余，什么样的属不足呢？

岐伯回答说：病属有余的有五种，不足的也有五种，你要问的是哪一种呢？

黄帝说：想请你全部讲给我听。

岐伯说：神有有余，有不足；气有有余，有不足；血有有余，有不足；形有有余，有不足；志有有余，有不足。这些共计十种，它们的气各不相同。

黄帝说：人有精气、津液、四肢、九窍、五脏、十六部、三百六十五节，而发生百病。但百病的发生，都有虚实的不同。现在先生说病属有余的有五种，病属不足的也有五种，是怎样发生的呢？

岐伯说：五种有余和不足，都是生于五

第六十二节 调经论：调理经脉治百病

夫心藏神，肺藏气，肝藏血，脾藏肉，肾藏志，而此成形。志意通，内连骨髓，而成身形五脏。五脏之道，皆出于经隧，以行血气。血气不和，百病乃变化而生。是故守经隧焉（是故守经隧焉：是故，所以；守，守候；经隧，经络；焉，那里，指经络。此处指诊治都离不开经络之意）。

帝曰：神有余不足何如？

岐伯曰：神有余则笑不休，神不足则悲。血气未并，五脏安定，邪客于形，洒淅起于毫毛（洒淅起于毫毛：洒淅，指打寒战，寒颤貌），未入于经络也，故命曰神之微。

帝曰：补泻奈何？

岐伯曰：神有余，则泻其小络之血，出血勿之深斥，无中其大经，神气乃平；神不足者，视其虚络，按而致之，刺而利之，无出其血，无泄其气，以通其经，神气乃平。

帝曰：刺微奈何？

岐伯曰：按摩勿释，著针勿斥，移气于不足，神气乃得复。

帝曰：善。气有余不足奈何？

岐伯曰：气有余则喘咳

脏。心藏神，肺藏气，肝藏血，脾藏肉，肾藏志，由五脏所藏之神、气、血、肉、志，组成了人的形体。但必须保持志意通达，内与骨髓联系，始能使身形与五脏成为一个整体。五脏相互联系的道路都是经脉，通过经脉以运行血气，人若血气不和，就会变化而发生各种疾病。所以，诊断和治疗均以经脉为依据。

黄帝问：神有余和神不足会是什么症状呢？

岐伯说：神有余的则喜笑不止，神不足的则悲哀。若病邪尚未与气血相并，五脏安定之时，还未见或笑或悲的现象，此时邪气仅客于形体之肤表，病人觉得寒栗起于毫毛，尚未侵入经络，乃属神病微邪，所以叫作"神之微"。

黄帝问：如何进行补泻呢？

岐伯说：神有余的应刺其小络使之出血，但不要向里深推其针，不要刺中大经，神气自会平复。神不足的其络必虚，应在其虚络处，先用手按摩，使气血实于虚络，再以针刺之，以疏利其气血，但不要使之出血，也不要使气外泄，只疏通其经，神气就可以平复。

黄帝问：如何刺微邪呢？

岐伯说：按摩的时间要久一些，针刺时不要向里深推，使气移于不足之处，神气就可以平复。

黄帝说：很好。气有余和气不足会出现什么症状呢？

岐伯说：气有余的则喘咳气上逆，气不足

上气，不足则息不利少气。血气未并，五脏安定，皮肤微病，命曰白气微泄。

帝曰：补泻奈何？

岐伯曰：气有余，则泻其经隧（经隧：指经脉流行的道路，也是经脉的一种代称），无伤其经，无出其血，无泄其气；不足，则补其经隧，无出其气。

帝曰：刺微奈何？

岐伯曰：按摩勿释，出针视之，曰故将深之。适入必革（适入必革：指针刺之时，要根据病人的病情，刺到适合的位置。革，革除、停止），精气自伏，邪气散乱，无所休息，气泄腠理，真气乃相得。

帝曰：善。血有余不足奈何？

岐伯曰：血有余则怒，不足则恐。血气未并，五脏安定，孙络外溢，则络有留血（络有留血：指经脉血液不畅通达，有滞血现象）。

帝曰：补泻奈何？

岐伯曰：血有余，则泻其盛经出其血；不足，则视其虚经，内针其脉中，久留而视，脉大，疾出其针，无令血泄。

就呼吸不利、气短。若邪气尚未与气血相并，五脏安定之时，有邪气侵袭，则邪气仅客于皮肤，而发生皮肤微病，使肺气微泄，病情尚轻，所以叫作"白气微泄"。

黄帝问：应怎样进行补泻呢？

岐伯说：气有余的应当泻其经隧，但不要伤其经脉，不要使之出血，不要使其气泄。气不足的则应补其经隧，不要使其出气。

黄帝问：怎样刺其微邪呢？

岐伯说：先用按摩，时间要久一些，然后拿出针来给病人看，并说，我准备深刺，但在刺时还是刺中病处即止，这样可使其精气深注于内，邪气散乱于外而无所留，邪气从腠理外泻，则真气通达，恢复正常。

黄帝说：讲得好。血有余和不足会出现什么症状呢？

岐伯说：血有余的则发怒，血不足的则恐惧。若邪气尚未与气血相并，五脏安定之时，有邪气侵袭，则邪气仅客于孙络，孙络盛满外溢，则流于经脉，经脉就会有血液留滞。

黄帝问：怎样进行补泻呢？

岐伯说：血有余的应泻其充盛的经脉，以出其血；血不足的应察其经脉之虚者补之，刺中其经脉后，久留其针而观察之，待气至而脉转大时，即迅速出针，但不要使其出血。

帝曰：刺留血奈何？

岐伯曰：视其血络，刺出其血，无令恶血得入于经，以成其疾。

帝曰：善。形有余不足奈何？

岐伯曰：形有余则腹胀，径溲不利（径溲不利：径通"泾"，指小便（一说泾指月经），此被用来形容大小便不通利）；不足则四支不用。血气未并，五脏安定，肌肉蠕动，命曰微风。

帝曰：补泻奈何？

岐伯曰：形有余则泻其阳经，不足则补其阳络。

帝曰：刺微奈何？

岐伯曰：取分肉间，无中其经，无伤其络，卫气得复，邪气乃索（邪气乃索：索，应为索叠用，空荡、空乏的样子。此指邪气消失）。

帝曰：善。志有余不足奈何？

岐伯曰：志有余则腹胀飧泄（飧泄：本病是肝郁脾虚，清气不升所致），不足则厥。血气未并，五脏安定，骨节有动。

帝曰：补泻奈何？

黄帝问：刺留血时应当怎样呢？

岐伯说：诊察血络有留血的，刺出其血，但注意不要使恶血回流入于经脉而形成其他疾病。

黄帝说：好。形有余和形不足会出现什么症状呢？

岐伯说：形有余的则腹胀满，大小便不利；形不足的则四肢不能运动。若邪气尚未与气血相并，五脏安定之时，有邪气侵袭，则邪气仅客于肌肉，使肌肉有蠕动的感觉，这叫作"微风"。

黄帝说：怎样进行补泻呢？

岐伯说：形有余应当泻足阳明的经脉，使邪气从内外泻，形不足的应当补足阳明的络脉，使气血得以内聚。

黄帝问：怎样刺微风呢？

岐伯说：应当刺其分肉之间，不要刺中经脉，也不要伤其络脉，使卫气得以恢复，则邪气就可以消散。

黄帝说：讲得好。志有余和志不足会出现什么症状呢？

岐伯说：志有余的则腹胀飧泄，志不足的则手足厥冷。若邪气尚未与气血相并，五脏安定之时，有邪气侵袭，则邪气仅客于骨，使骨节间如有物震动的感觉。

黄帝问：怎样进行补泻呢？

岐伯曰：志有余则泻然筋血者；不足则补其复溜（复溜：别名伏白、昌阳。伏白是指肾气变为经水）。

帝曰：刺未并奈何？

岐伯曰：即取之，无中其经，邪所乃能立虚。

帝曰：善。余已闻虚实之形，不知其何以生。

岐伯曰：气血以并，阴阳相倾（阴阳相倾：阴阳失去平衡），气乱于卫，血逆于经，血气离居，一实一虚。血并于阴，气并于阳，故为惊狂。血并于阳，气并于阴，乃为炅中（炅中：病证名。系一种内热证）。血并于上，气并于下，心烦悗善怒；血并于下，气并于上，乱而喜忘。

帝曰：血并于阴，气并于阳，如是血气离居，何者为实，何者为虚？

岐伯曰：血气者，喜温而恶寒，寒则泣不能流，温则消而去之。是故气之所并为血虚，血之所并为气虚。

帝曰：人之所有者，血与气耳。今夫子乃言血并为虚，气并为虚，是无实乎？

岐伯说：志有余的应泻然谷以出其血，志不足的则应补复溜穴。

黄帝问：当邪气尚未与气血相并，邪气仅客于骨时，应当怎样刺呢？

岐伯说：应当在骨节有鼓动处立即刺治，但不要刺中经脉，邪气便会自然去了。

黄帝说：好。关于虚实的症状我已经知道了，但还不了解它是怎样发生的。

岐伯说：虚实的发生，是由于邪气与气血相并，阴阳间失去协调而有所偏倾，致气乱于卫，血逆于经，血气各离其所，便形成一虚一实的现象。如血并于阴，气并于阳，则发生惊狂。血并于阳，气并于阴，则发生热中。血并于上，气并于下，则发生心中烦闷而易怒。血并于下，气并于上，则发生精神散乱而善忘。

黄帝问：血并于阴，气并于阳，像这样血气各离其所的病证，怎样是实，怎样是虚呢？

岐伯说：血和气都是喜温暖而恶寒冷的，因为寒冷则气血滞涩而流行不畅，温暖则可使滞涩的气血消散流行。所以，气所并之处则血少而为血虚，血所并之处则气少而为气虚。

黄帝问：人身的重要物质是血和气。现在先生说血并的是虚，气并的也是虚，难道没有实吗？

岐伯曰：有者为实，无者为虚；故气并则无血，血并则无气，今血与气相失，故为虚焉。络之与孙脉俱输于经，血与气并，则为实焉。血之与气并走于上，则为大厥，厥则暴死；气复反则生，不反则死。

帝曰：实者何道从来？虚者何道从去？虚实之要，愿闻其故。

岐伯曰：夫阴与阳皆有俞会。阳注于阴，阴满之外，阴阳匀平，以充其形，九候若一，命曰平人。夫邪之生也，或生于阴，或生于阳。其生于阳者，得之风雨寒暑；其生于阴者，得之饮食居处，阴阳喜怒。

帝曰：风雨之伤人奈何？

岐伯曰：风雨之伤人也，先客于皮肤，传入于孙脉，孙脉满则传入于络脉，络脉满则输于大经脉。血气与邪并客于分腠之间，其脉坚大，故曰实。实者外坚充满，不可按之，按之则痛。

岐伯说：多余的就是实，缺乏的就是虚。所以气并之处则血少，为气实血虚，血并之处则气少，血和气各离其所不能相济而为虚。人身络脉和孙脉的气血均输注于经脉，如果血与气相并，就成为实了。譬如血与气并，循经上逆，就会发生"大厥"病，使人突然昏厥而暴死；这种病如果气血能得以及时下行，则可以生，如果气血壅于上而不能下行，就要死亡。

黄帝问：实是通过什么渠道来的？虚又是通过什么渠道去的？形成虚和实的道理，希望能听你讲一讲。

岐伯说：阴经和阳经都有俞有会，以互相沟通。如阳经的气血灌注于阴经，阴经的气血盛满则充溢于外，能这样运行不已，保持阴阳平调，形体得到充足的气血滋养，九候的脉象也表现一致，这就是正常的人。凡邪气伤人而发生病变，有发生于阴的内脏，或发生于阳的体表。病生于阳经在表的，都是感受了风雨寒暑邪气的侵袭；病生于阴经在里的，都是由于饮食不节、起居失常、房事过度、喜怒无常所致。

黄帝问：风雨之邪伤人是怎么回事呢？

岐伯说：风雨之邪伤人，是先侵入皮肤，由皮肤而入于孙脉，孙脉满则入于络脉，络脉满则输注于大经脉。血气与邪气并聚于分肉腠理之间，其脉必坚实而大，所以叫作实证。实证受邪部的表面多坚实充满，不可触按，按之则痛。

帝曰：寒湿之伤人奈何？

岐伯曰：寒湿之中人也，皮肤收，肌肉坚紧，荣血泣，卫气去，故曰虚。虚者，聂辟（聂辟：同"摺襞"。指肌肤皱褶）气不足，按之则气足以温之，故快然而不痛。

帝曰：善。阴之生实奈何？

岐伯曰：喜怒不节则阴气上逆，上逆则下虚，下虚则阳气走之，故曰实矣。

帝曰：阴之生虚奈何？

岐伯曰：喜则气下，悲则气消，消则脉虚空；因寒饮食，寒气熏满，则血泣气去，故曰虚矣。

帝曰：经言阳虚则外寒，阴虚则内热，阳盛则外热，阴盛则内寒。余已闻之矣，不知其所由然也。

岐伯曰：阳受气于上焦（上焦：人体部位名，三焦之一。三焦的上部，从咽喉至胸膈部分。以膈作为上、中两焦的分界处，以胃下口作为中、下两焦的分界处），以温皮肤分肉之间。今寒气在外，则上焦不通，上焦不通，则寒气独留于外，故寒栗。

帝曰：阴虚生内热奈何？

岐伯曰：有所劳倦，形气衰少，谷气不盛，上焦不行，下脘

黄帝问：寒湿之邪伤人又是怎么回事呢？

岐伯说：寒湿之邪气伤人，使人皮肤收缩拘急，肌肉坚紧，营血滞涩，卫气离去，所以叫作虚证。虚证多见皮肤松弛而有皱纹，卫气不足，营血滞涩等，按摩可以致气，使气足能温煦营血，故按摩则卫气充实，营血畅行，便觉得爽快而不疼痛了。

黄帝说：讲得好。阴分所发生的实证是怎样的呢？

岐伯说：人若喜怒不加节制，则使阴气上逆，阴气上逆则必虚于下，阴虚者阳气必来凑合，所以叫作实证。

黄帝问：阴分所发生的虚证是怎样的呢？

岐伯说：人若过度喜乐则气易下陷，过度悲哀则气易消散，气消散则血行迟缓，脉道空虚；若再寒凉饮食，寒气充满于内，血气滞涩而气耗，所以叫作虚证。

黄帝说：医书上所说的阳虚则生外寒，阴虚则生内热，阳盛则生外热，阴盛则生内寒。我已听说过了，但不知是什么原因产生的？

岐伯说：诸阳之气，均承受于上焦，以温煦皮肤分肉之间，现寒气侵袭于外，使上焦不能宣通，阳气不能充分外达以温煦皮肤分肉，如此寒气独留于肌表，因而发生恶寒战栗。

黄帝问：阴虚则生内热是怎样的呢？

岐伯说：过度劳倦则伤脾，脾虚不能运化，必形气衰少，也不能转输水谷的精微，

第六十二节 调经论：调理经脉治百病

不通，胃气热，热气熏胸中，故内热。

帝曰：阳盛生外热奈何？

岐伯曰：上焦不通利，则皮肤致密，腠理闭塞，玄府（玄府：解剖结构名。又名元府，即汗孔，以其细微幽玄不可见，或汗液色玄，从孔而出，故名）不通，卫气不得泄越，故外热。

帝曰：阴盛生内寒奈何？

岐伯曰：厥气上逆，寒气积于胸中而不泻，不泻则温气去，寒独留，则血凝泣，凝则脉不通，其脉盛大以涩，故中寒。

帝曰：阴与阳并，血气以并，病形以成，刺之奈何？

岐伯曰：刺此者取之经隧，取血于营，取气于卫，用形哉，因四时多少高下。

帝曰：血气以并，病形以成，阴阳相倾，补泻奈何？

岐伯曰：泻实者气盛乃内针，针与气俱内，以开其门，如利其户。针与气俱出，精气不伤，邪气乃下，外门不闭，以出其疾，摇大其道，如利其

这样上焦既不能宣发五谷气味，下脘也不能化水谷之精，胃气郁而生热，热气上熏于胸中，因而发生内热。

黄帝问：阳盛则生外热是怎样的呢？

岐伯说：若上焦不通利，可使皮肤致密，腠理闭塞，汗孔不通，如此卫气不得发泻散越，郁而发热，所以发生外热。

黄帝问：阴盛则生内寒是怎样的呢？

岐伯说：如果寒厥之气上逆，寒气积于胸中而不下泄，寒气不泻，则阳气必受耗伤，阳气耗伤，则寒气独留，寒性凝敛，营血滞涩，脉行不畅，其脉搏必见盛大而涩，因此成为内寒。

黄帝问：阴与阳相并，气与血相并，疾病已经形成时，怎样进行刺治呢？

岐伯说：刺治这类疾病，应取其经脉，病在营分的，刺治其血，病在卫分的，刺治其气，同时还要根据病人形体的肥瘦高矮，四时气候的寒热温凉，决定针刺次数的多少，取穴部位的高下。

黄帝问：血气和邪气已并，病已形成，阴阳失去平衡的，刺治应怎样用补法和泻法呢？

岐伯说：泻实证时，应在气盛的时候进针，即在病人吸气时进针，使针与气同时入内，刺其俞穴以开邪出之门户，并在病人呼气时出针，使针与气同时外出，这样可使精气不伤，邪气得以外泄；在针刺时还要使针孔不要闭塞，以泻邪气，应摇大其针孔，而

路,是谓大泻。必切而出,大气乃屈。

帝曰:补虚奈何?

岐伯曰:持针勿置,以定其意,候呼内针,气出针入,针空四塞,精无从去。方实而疾出针,气入针出,热不得还,闭塞其门,邪气布散,精气乃得存。动气候时,近气不失,远气乃来,是谓追之。

帝曰:夫子言虚实者有十,生于五脏,五脏五脉耳。夫十二经脉皆生其病,今夫子独言五脏。夫十二经脉者,皆络三百六十五节,节有病必被经脉,经脉之病,皆有虚实,何以合之?

岐伯曰:五脏者,故得六腑与为表里,经络支节,各生虚实。其病所居,随而调之。病在脉,调之血;病在血,调之络;病在气,调之卫;病在肉,调之分肉;病在筋,调之筋;病在骨,调之骨。燔针(燔fán针:一种特殊的针刺法。其方法是将金属针的尖端烧红后,迅速刺至人体一定部位的皮下组织,并迅速拔出)劫刺其下及与急

通利邪出之道路,这叫作"大泻",出针时先以左手轻轻切按针孔周围,然后迅速出针,这样亢盛的邪气就可穷尽。

黄帝问:怎样补虚呢?

岐伯说:以手持针,不要立即刺入,先安定其神气,待病人呼气时进针,即气出针入,针刺入后不要摇动,使针孔周围紧密与针体连接,使精气无隙外泄,当气至而针下时,迅速出针,但要在病人吸气时出针,气入针出,使针下所至的热气不能内还,出针后立即按闭针孔使精气得以保存。针刺候气时,要耐心等待,必等到气至而充实,才可出针,这样可使已至之气不致散失,远处未至之气可以导来,这叫作补法。

黄帝说:先生说虚证和实证共有十种,都是发生于五脏,但五脏只有五条经脉,而人身有十二经脉,每经都能发生疾病,先生为什么只单独谈了五脏?况且十二经脉又都联络三百六十五节,节有病也必然波及经脉,经脉所发生的疾病,又都有虚有实,这些虚证和实证,又怎样和五脏的虚证和实证相结合呢?

岐伯说:五脏和六腑,本有其表里关系,经络和肢节,各有其所发生的虚证和实证,应根据其病变所在,随其病情的虚实变化,给予适当的调治。如病在脉,可以调治其血;病在血,可以调治其络脉;病在气分,可以调治其卫气;病在肌肉,可以调治其分肉间;病在筋,可以调治其筋;病在骨,可以调治其骨。病在筋,也可用燔针劫刺其病处,与其筋脉挛急之处;病在骨,也可用燔针和药熨病处;病不知疼痛,可以刺阳跷阴

者。病在骨，焠针药熨；病不知所痛，两跷（两跷：即阳跷与阴跷）为上；身形有痛，九候莫病，则缪刺之；痛在于左而右脉病者，巨刺之。必谨察其九候（九候：脉诊方法（参考前文）。其中全身遍诊法，以头部、上肢、下肢各分天、地、人三部，合为九候；寸口脉法以寸、关、尺三部各分浮、中、沉、合为九候），针道备矣。

跷二脉；身有疼痛，而九候之脉没有病象，则用缪刺法治之；如果疼痛在左侧，而右脉有病象，则用巨刺法治之。总而言之，必须详细地诊察九候的脉象，根据病情，运用针刺进行调治。只有这样，针刺的技术才算完备。

【解要】

本节主要论述了神（心）、气（肺）、血（肝）、形（脾）、志（肾）的有余和不足的种种表现，列举了十种病证说明人体五脏气血要靠经络来传输，气血逆乱会对经络造成不利影响，经脉中阴阳之气的变化会使人产生虚实证。文中指出虚实的病理机制是由气血阴阳相并的结果，即："气血以并，阴阳相倾，气乱于卫，血逆于经，血气离居，一虚一实"；阐述了邪侵部位是由于阴阳属性所确定的，要掌握"阳虚则外寒"的古今之别，了解神、气、血、形、志的含义及其与五脏六腑的关系，及对有余和不足病证的治疗方法。

第六十三节　缪刺论：上下左右交互刺法

【题解】

缪，本意为"异"，这里指交叉之意。缪刺，是一种与常规刺法不同的奇异刺法，即"治奇邪之在络者也"。简言之，就是论述上病下治、下病上治、左病右治、右病左治、前病后治、里病外治的辨证施治之法。

【原文】

黄帝问曰：余闻缪刺，未得其意，何谓缪刺？

岐伯对曰：夫邪之客于形也，必先舍（舍：居留，驻留）于皮毛；留而不去，入舍于孙脉，留而不去入舍于络脉；留而不去，入舍于经脉；内连五脏，散于肠胃，阴阳俱感，五脏乃伤。此邪之从皮毛而入，极于五脏之次（极于五脏之次：极，波及；次，再，又。对应前句"此邪之从皮毛而入"，再波及到五脏）也。如此则治其经焉。今邪客于皮毛，入舍于孙络，留而不去，闭塞不通，不得入于经，流溢于大络而生奇病也。夫邪客大络者，左注右，右注左，上下左右，与

【译文】

黄帝问道：我听说有一种"缪刺"之法，但不知道它的意义，究竟什么叫缪刺？

岐伯回答说：一般说来病邪侵袭人体，必须首先侵入皮毛；如果逗留不去，就进入孙脉，再逗留不去，就进入络脉，如还是逗留不去，就进入经脉，并向内延及五脏，流散到肠胃。这时表里都受到邪气侵袭，五脏就要受伤。这是邪气从皮毛而入，最终影响到五脏的次序。像这样，就要治疗其经穴了。如邪气从皮毛侵入，进入孙络后，逗留而不去，由于络脉闭塞不通，邪气不得入于经脉，于是流溢于大络中，从而生成一些异常疾病。邪气侵入大络后，在左边的就流窜到右边，在右边的就流窜到左边，或上或下，或左或右，但只影响到络脉而不能进入经脉之中，从而随大络流布到四肢；邪气流窜无一定地方，也不能进入经脉俞穴，所以

经相干，而布于四末，其气无常处，不入于经俞，命曰缪刺。

帝曰：愿闻缪刺，以左取右，以右取左，奈何？其与巨刺（巨刺：刺法名。九刺之一），何以别之？

岐伯曰：邪客于经，左盛则右病，右盛则左病，亦有移易者，左痛未已而右脉先病，如此者，必巨刺之。必中其经，非络脉也。故络病者，其痛与经脉缪处，故命曰缪刺。

帝曰：愿闻缪刺奈何？取之何如？

岐伯曰：邪客于足少阴之络，令人卒（卒cù：突然，同"猝"）心痛，暴胀，胸胁支满，无积者，刺然骨之前出血，如食顷而已。不已，左取右，右取左。病新发者，取五日，已。

邪客于手少阳之络，令人喉痹舌卷，口干心烦，臂外廉痛，手不及头，刺手中指次指爪甲上，去端如韭叶，各一痏（一痏：针刺的次数）。壮者立已，老者有顷已。左取右，右取左，此新病，数日已。

病气在右而症见于左，病气在左而症见于右，必须右痛刺左，左痛刺右，才能中邪，这种刺法就叫作缪刺。

黄帝问：我想听听缪刺左病右取、右病左取的道理是怎样的？它和巨刺法怎么区别？

岐伯说：邪气侵袭到经脉，如果左边经气较盛则影响到右边经脉，或右边经气较盛则影响到左边经脉；但也有左右相互转移的，如左边疼痛尚未好，而右边经脉已开始有病，像这样，就必须用巨刺法了。但是运用巨刺法一定要刺中其经脉，因为它不是络脉的病变。因为络病的病痛部位与经脉所在部位不同，因此称为"缪刺"。

黄帝问：我想知道缪刺怎样进行，怎样用于治疗病人？

岐伯说：邪气侵入足少阴经的络脉，会使人突然发生心痛，腹胀大，胸胁部胀满但并无积聚，针刺然谷穴出些血，大约过一顿饭的工夫，病情就可以缓解；如尚未好，左病则刺右边，右病则刺左边。新近发生的病，针刺五天就可痊愈。

邪气侵入手少阳经的络脉，会使人发生咽喉疼痛痹塞，舌卷，口干，心中烦闷，手臂外侧疼痛，抬手不能至头，针刺手小指侧的次指指甲上方，距离指甲如韭菜叶宽那样远处的关冲穴，各刺一针。壮年人马上就见缓解，老年人稍待一会儿也就好了。左病刺右边，右病则刺左边。如果是新近发生的病，几天就可痊愈。

邪客于足厥阴之络，令人卒疝暴痛。刺足大指爪甲上与肉交者，各一痏。男子立已，女子有顷已。左取右，右取左。

邪客于足太阳之络，令人头项肩痛。刺足小指爪甲上，与肉交者，各一痏，立已。不已，刺外踝下三痏，左取右，右取左，如食顷已。

邪客于手阳明之络，令人气满胸中，喘息而支胠，胸中热。刺手大指次指爪甲上，去端如韭叶，各一痏，左取右，右取左，如食顷已。

邪客于臂掌之间，不可得屈，刺其踝后。先以指按之，痛，乃刺之。以月死生为数（以月死生为数：死生，在这里指月盈月亏。即以月盈月亏来计算），月生一日一痏，二日二痏，十五日十五痏，十六日十四痏。

邪气客于足阳跷之脉，令人目痛，从内眦始，刺外踝之下半寸所，各二痏。左刺右，右刺左。如行十里顷而已。

人有所堕坠，恶血留内，腹中满胀，不得前后（前后：大小便），先饮利药。此上伤厥阴之脉，下伤少阴之络。刺足

邪气侵袭足厥阴经的络脉，会使人突然发生疝气，剧烈疼痛，针刺足大趾爪甲上与皮肉交接处的大敦穴，左右各刺一针。若男子便会立刻缓解，女子稍待一会儿也会好。左病则刺右边，右病则刺左边。

邪气侵袭足太阳经的络脉，会使人发生头项肩部疼痛，针刺足小趾爪甲上与皮肉交接处的至阴穴，各刺一针，立刻就缓解。如若不缓解，再刺外踝下的金门穴三针，大约一顿饭的工夫也就好了。左病则刺右边，右病则刺左边。

邪气侵袭手阳明经的络脉，使人发生胸中气满，喘息而胁肋部撑胀，胸中发热，针刺手大指侧的次指指甲上方，距离指甲如韭菜叶宽的商阳穴，各刺一针。左病则刺右边，右病则刺左边。大约一顿饭的工夫也就好了。

邪气侵入手厥阴经的络脉，会使人发生臂掌之间疼痛，不能弯曲，针刺手腕后方。先以手指按压，找到痛处，再针刺。根据月亮的圆缺确定针刺的次数，例如月亮开始生光，初一刺一针，初二刺二针，以后逐日加一针，直到十五日加到十五针，十六日又减为十四针，以后逐日减一针。

邪气侵入足部的阳跷脉，会使人发生眼睛疼痛，从内眦开始，针刺外踝下面约半寸后的申脉穴，各刺二针。左病则刺右边，右病则刺左边。大约如人步行十里路的工夫就可以好了。

人由于堕坠跌伤，瘀血停留体内，会使人发生腹部胀满，大小便不通，要先服通便导淤的药物。这是由于坠跌，上面伤了厥阴经脉，下面伤了少阴经的络脉。针刺取其足内踝之下、

第六十三节 缪刺论：上下左右交叉刺法

内踝之下，然骨之前血脉，出血，刺足跗上动脉。不已，刺三毛上，各一痏，见血立已，左刺右，右刺左。善悲惊不乐，刺如右方。

邪客于手阳明之络，令人耳聋，时不闻音，刺手大指次指爪甲上，去端如韭叶，各一痏，立闻。不已，刺中指爪甲上与肉交者，立闻。其不时闻者，不可刺也。耳中生风者，亦刺之如此数。左刺右，右刺左。

凡痹往来，行无常处者，在分肉间，痛而刺之，以月死生为数。用针者随气盛衰，以为痏数，针过其日数，则脱气，不及日数，则气不泻。左刺右，右刺左。病已，止；不已，复刺之如法。月生一日一痏，二日二痏，渐多之，十五日十五痏，十六日十四痏，渐少之。

邪客于足阳明之络，令人鼽衄、上齿寒，刺足中指次指爪甲上与肉交者，各一痏。左刺右，右刺左。

邪客于足少阳之络，令人

然骨之前的血脉，刺出其血，再刺足背上动脉处的冲阳穴；如果病情不缓解，再刺足大趾三毛处的大敦穴各一针，出血后病立即就能缓解。左病则刺右边，右病则刺左边。假如有好悲伤或惊恐不乐的现象，刺法同上。

邪气侵入手阳明经的络脉，会使人耳聋、间断性失去听觉，针刺手大指侧的次指指甲上方，距离指甲如韭菜叶宽的商阳穴各一针，立刻就可以恢复听觉；如不见效，再针刺中指爪甲上与皮肉交接处的中冲穴，马上就可听到声音。如果是完全失去听力的，就不可用针刺治疗了。假如耳中鸣响，如有风声，也采取上述方法进行针刺治疗。左病则刺右边，右病则刺左边。

凡是痹证疼痛走窜，无固定地方的症状，就随疼痛所在而刺其分肉之间，根据月亮盈亏变化来确定针刺的次数。凡用针刺治疗的，都要随着人体在月周期中气血的盛衰情况来确定用针的次数，如果用针次数超过其相应的日数，就会损耗人的正气；如果达不到相应的天数，邪气又不得泻除。左病则刺右边，右病则刺左边，病好了，就不要再刺；若还没有痊愈，按上述方法再刺。月亮新生的初一刺一针，初二刺二针，以后逐日加一针，到十五日加到十五针，十六日又减为十四针，以后逐日减一针。

邪气侵入足阳明经的络脉，会使人发生鼻塞，衄血，上齿寒冷，针刺足中趾侧的次趾爪甲上方与皮肉交接处的历兑穴，各刺一针。左病则刺右边，右病则刺左边。

邪气侵入足少阳经的络脉，会使人胁痛而

胁痛不得息，咳而汗出。刺足小指次指爪甲上与肉交者，各一痏，不得息，立已，汗出立止，咳者温衣，一日已。左刺右，右刺左，病立已；不已，复刺如法。

邪客于足少阴之络，令人嗌痛，不可内食，无故善怒，气上走贲上。刺足下中央之脉，各三痏。凡六刺，立已。嗌中肿，不能内唾，时不能出唾者，缪刺然骨之前，出血立已。左刺右，右刺左。

邪客于足太阴之络，令人腰痛，引少腹控䏚（引少腹控䏚：牵引到胁下。控䏚，指胁下小肋骨空软处），不可以仰息。刺腰尻之解，两胂（胂 shēn：夹脊肉）之上，是腰俞。以月死生为痏数，以针立已。左刺右，右刺左。

邪客于足太阳之络，令人拘挛背急，引胁而痛。刺之从项始数脊椎侠脊，疾按之应手如痛，刺之傍三痏，立已。

邪客于足少阳之络，令人留于枢中痛，髀不可举。刺枢中以毫针，寒则久留针，以月死生为数，立已。

呼吸不畅，咳嗽而汗出，针刺足小趾侧的次趾爪甲上方与皮肉交接处的窍阴穴，各刺一针，呼吸不畅马上就缓解，出汗也就很快停止了；如果有咳嗽的要嘱其注意保暖，这样一天就差不多好了。左病则刺右边，右病则刺左边，疾病很快就可痊愈。如果仍未痊愈，按上述方法再刺。

邪气侵入足少阴经的络脉，会使人咽喉疼痛，不能进饮食，往往无故发怒，气上逆直至门之上，针刺足心的涌泉穴，左右各三针，共六针，可立刻缓解。如果咽喉肿起而疼痛，不能进饮食，想咯痰涎又不能咯出来，针刺然骨穴之前，使之出血，很快就好。左病则刺右边，右病则刺左边。

邪气侵入足太阴经的络脉，会使人腰痛并连及少腹，牵引至胁下，不能挺胸呼吸，针刺腰尻部的骨缝当中及两旁肌肉上的下尻穴，这是腰部的俞穴，根据月亮圆缺确定用针次数，出针后马上就好了。左病则刺右边，右病则刺左边。

邪气侵入足太阳经的络脉，会使人背部拘急，牵引胁肋部疼痛，针刺应从项部开始沿着脊骨两旁向下按压，在病人感到疼痛处周围针刺三针，病立刻就好。

邪气侵入足少阳经的络脉，会使人环跳部疼痛，腿骨不能举动，以毫针刺其环跳穴，有寒的可留针久一些，根据月亮盈亏的情况确定针刺的次数，很快就好。

第六十三节 缪刺论：上下左右交叉刺法

治诸经刺之，所过者不病，则缪刺之。耳聋，刺手阳明；不已，刺其通脉出耳前者。齿龋(qǔ)，刺手阳明；不已，刺其脉入齿中，立已。

邪客于五脏之间，其病也，脉引而痛（脉引而痛：指因经脉牵引而痛），时来时止，视其病，缪刺之于手足爪甲上，视其脉，出其血，间日一刺，一刺不已，五刺已。缪传引上齿，齿唇寒痛，视其手背脉血者去之，足阳明中指爪甲上一痏，手大指次指爪甲上各一痏，立已。左取右，右取左。

邪客于手足少阴太阴足阳明之络，此五络皆会于耳中，上络左角，五络俱竭，令人身脉皆动，而形无知也，其状若尸，或曰尸厥（尸厥：尸厥，各种原因致脑神严重受损，以神志丧失，身体僵直，不能言动，二便失禁，其状若尸为主要表现的疾病）。刺其足大指内侧爪甲上，去端如韭叶，后刺足心，后刺足中指爪甲上，各一痏；后刺手大指内侧，去端如韭叶，后刺手少阴锐骨之端，各一痏，立已。不已，以竹管吹其两耳立已，不已，剃其左角之发，方一寸，燔

治疗各经疾病用针刺的方法，如果经脉所经过的部位未见病变，就应用缪刺法。耳聋针刺手阳明经商阳穴；如果不好，再刺其经脉走向耳前的听宫穴。蛀牙病刺手阳明经的商阳穴；如果不好，再刺其走入齿中的经络，很快就见效。

邪气侵入五脏之间，其病变表现为经脉牵引作痛，时痛时止，根据其病的症状，在其手足爪甲上进行缪刺法，择有血液郁滞的络脉，刺出其血，隔日刺一次，一次不见好，连刺五次就可好了。阳明经脉有病气交错感转而牵引上齿，出现唇齿寒冷疼痛，可视其手背上经脉有淤血的地方针刺出血，再在足阳明中趾爪甲上刺一针，在手大拇指侧的次指爪甲上的商阳穴各刺一针，很快就好了。左病则刺右边，右病则刺左边。

邪气侵入手少阴、手太阴、足少阴、足太阴、和足阳明的络脉，这五经的络脉都聚会于耳中，并上绕左耳上面的额角，假如由于邪气侵袭而使此五络的真气全部衰竭，就会使经脉都振动，而形体失去知觉，就像死尸一样，有人把它叫作"尸厥"。这时应当针刺其足大趾内侧爪甲，距离爪甲有韭菜叶宽那么远处的隐白穴，然后再刺足心的涌泉穴，再刺足中趾爪甲上的历兑穴，各刺一针；然后再刺手大指内侧距离爪甲有韭菜叶之宽处的少商穴，再刺手少阴经在掌后锐骨端的神门穴，各刺一针，当立刻清醒。如仍不好，就用竹管吹病人两耳之中，就立刻见好；如果不好，就把病人左边头角上的头发剃下来，

· 283 ·

治，饮以美酒一杯，不能饮者灌之，立已。

凡刺之数，先视其经脉，切而从之，审其虚实而调之。不调者，经刺之；有痛而经不病者，缪刺之。因视其皮部有血络者，尽取之，此缪刺之数也。

取一方寸左右，烧制为末，用好酒一杯冲服，如因失去知觉而不能饮服，就把药酒灌下去，很快就可恢复过来。

大凡刺治的方法，先要根据所病的经脉，切按推寻，评审虚实而进行调治。如果经络不调，先采用经刺的方法；如果有病痛而经脉没有病变，再采用缪刺的方法，而且要看皮部是否有淤血的络脉，如有，应全部把瘀血刺出。以上就是缪刺的主要方法。

【解要】

本节侧重阐释了适用缪刺法的经络病变，分析了左病右刺、右病左刺的缪刺法的所刺部位、方法、次数等；还介绍了邪气侵入人体不同部位和经脉后的表现、缪刺时的取穴方法与技巧；另外，分析了尸厥病的形成与刺法。

第六十四节 四时刺逆从论：顺应四时经气的变化施针

【题解】

《黄帝内经·素问》中，对时节与人体健康的关系已有很多论述，本节是讲四时与针刺的关系，因时节变化会影响人的三阴三阳有余或不足，使人发生病变；四时经气所在部位不同，针刺之法必须有所不同。归结而言：逆从（违背）四时经气而针刺会有危险，故名为"四时刺逆从论"。

【原文】

厥阴有余，病阴痹（痹：痹证，中医指由风、寒、湿等引起的肢体疼痛或麻木的病）；不足，病生热痹；滑则病狐疝风（狐疝风：古病名。指小肠坠入阴囊，时上时下，平卧或用手推时肿物可缩入腹腔，站立时又坠入於阴囊，如狐之出入无常，故名。类于腹股沟疝）；涩则病少腹积气。少阴有余，病皮痹隐轸（皮痹隐轸：皮痹，指皮肤症状为主要特征之痹证。隐轸，病证名，即隐疹、隐胗，时隐时现之斑丘状皮疹）；不足，病肺痹（肺痹：五脏痹证之一。主要症状为恶寒、发热、咳嗽、喘息、胸满、烦闷不安等）；滑则病肺风疝（风疝：古病名。足厥阴肝经逆气所致的疝证）；涩则病积溲血。太阴有余，病肉痹寒中；不足，病脾痹（病脾痹：病名。五脏痹之一。由肌痹发展而成）；滑则病脾风疝；涩则病积，心腹时满。阳明有余，病脉痹，身

【译文】

厥阴之气过盛，就会发生阴痹；不足则发生热痹；气血运行过于滑浮则患狐疝风；气血运行涩滞则形成少腹中有积气。少阴之气有余，可以发生皮痹和隐疹；不足则发生肺痹；气血过于滑浮则患肺风疝；气血运行涩滞则病积聚和尿血。太阴之气有余，会发生肉痹和寒中；太阳之气不足则发生脾痹；气血过于滑浮则患脾风疝；气血运行涩滞则病积聚和心腹胀满。阳明之气有余，可以发生脉痹，身体有时发热；不足则发生心痹；气血过于滑浮则患心风疝；气血运行涩滞则病积聚和不时惊恐。太阳之气有余，可以发生骨痹、身体沉重；不足则发生肾痹；气血过于滑浮则患肾风

时热；不足，病心痹（心痹：中医学所指心痹为风寒湿热等邪侵及形体，阻痹经气，复感于邪，内舍于心，久之损伤心气脉络，心脉运行失畅）；滑则病心风疝；涩则病积，时善惊。太阳有余，病骨痹身重；不足病肾痹（肾痹：病名。由骨痹日久不愈复感外邪所致）；滑则病肾风疝；涩则病积，善时巅疾。少阳有余，病筋痹胁满；不足，病肝痹（肝痹：五脏痹证之一。主要症状为头痛，夜睡多惊梦，渴饮，多尿，腹胀，腰痛胁痛，足冷等）；滑则病肝风疝；涩则病积，时筋急目痛。是故，春，气在经脉；夏，气在孙络；长夏，气在肌肉；秋，气在皮肤；冬，气在骨髓中。

帝曰：余愿闻其故。

岐伯曰：春者，天气始开，地气始泄，冻解冰释，水行经通，故人气在脉。夏者，经满气溢，入孙络受血，皮肤充实。长夏者，经络皆盛，内溢肌中。秋者，天气始收，腠理闭塞，皮肤引急（皮肤引急：皮肤毛孔收缩）。冬者盖藏，血气在中，内著骨髓，通于五脏。是故邪气者，常随四时之气血而入客也，至其变化，不可为度，然必从其经气，辟除其邪，除其邪，则乱气不生。

疝；气血运行涩滞则病积聚，且不时发生巅顶部疾病。少阳之气有余，可以发生筋痹和胁肋满闷；不足则发生肝痹；气血过于滑浮则患肝风疝；气血运行涩滞则病积聚，有时发生筋脉拘急和眼目疼痛等。所以，春天人的气血在经脉；夏天人的气血在孙络；长夏人的气血在肌肉；秋天人的气血在皮肤；冬天人的气血在骨髓中。

黄帝问：我想听听其中的道理。

岐伯说：春季，天之阳气开始启动，地之阴气也开始发泄，冬天的冰冻逐渐融化，水道通行，所以人的气血也集中在经脉中流行。夏季，经脉中气血充满而流溢于孙络，孙络接受了气血，皮肤也变得充实了。长夏，经脉和络脉中的气血都很旺盛，所以能充分地对肌肉进行灌溉润泽。秋季，天气开始收敛，腠理随之而闭塞，皮肤也收缩紧密起来了。冬季主闭藏，人身的气血收藏在内，聚集于骨髓，并内通于五脏。所以，邪气也往往随着四时气血的变化而侵入人体相应的部位，若待邪气发生了变化，那就难以预测了，但必须顺应四时经气的变化及早进行调治，祛除侵入的邪气，那么气血就不致变化逆乱了。

第六十四节 四时刺逆从论：顺应四时经气的变化施针

帝曰：逆四时而生乱气，奈何？

岐伯曰：春刺络脉，血气外溢，令人少气；春刺肌肉，血气环逆，令人上气；春刺筋骨，血气内著，令人腹胀。夏刺经脉，血气乃竭，令人解㑊；夏刺肌肉，血气内却（内却：内弱），令人善恐；夏刺筋骨，血气上逆，令人善怒。秋刺经脉，血气上逆，令人善忘；秋刺络脉，气不外行，令人卧、不欲动；秋刺筋骨，血气内散，令人寒栗。冬刺经脉，血气皆脱，令人目不明；冬刺络脉，内气外泄，留为大痹（大痹：五脏痹）；冬刺肌肉，阳气竭绝，令人善忘。凡此四时刺者，大逆大病，不可不从也；反之，则生乱气，相淫病焉。故刺不知四时之经，病之所生，以从为逆，正气内乱，与精相薄（相薄：薄，通"迫"。迫近，接近），必审九候，正气不乱，精气不转。

帝曰：善。刺五脏，中心，一日死，其动为噫（动为噫：动，变动，此指临床的症状。噫，噫气，饱食

黄帝问：针刺违反了四时而导致气血逆乱是怎样的？

岐伯说：春天刺络脉，会使血气向外散溢，使人产生少气无力；春天刺肌肉，会使血气循环逆乱，使人发生上气咳喘；春天刺筋骨，会使血气稽留在内，使人发生腹胀。夏天刺经脉，会使血气衰竭，使人疲倦懈惰；夏天刺肌肉，会使血气弱于内，使人易于恐惧；夏天刺筋骨，会使血气上逆，使人易于发怒。秋天刺经脉，会使血气上逆，使人易于忘事；秋天刺络脉，使人体气血正直内敛而不能外行，人们易因阳气不足而嗜卧懒动；秋天刺筋骨，会使血气耗散于内，使人发生寒战。冬天刺经脉，会使血气虚脱，使人目视不明；冬天刺络脉，则收敛在内的真气外泄，体内血行不畅而成"大痹"；冬天刺肌肉，会使阳气竭绝于外，使人易于忘事。以上这些四时的刺法，都严重地违背四时变化而导致疾病发生，所以不能不注意顺应四时变化而施刺；否则就会产生逆乱之气，扰乱人体生理功能而生病。所以说针刺不懂得四时经气的盛衰和疾病之所以产生的道理，不是顺应四时而是违背四时变化，从而导致正气逆乱于内，邪气便与精气相结聚了。一定要仔细审察九候的脉象，这样进行针刺，正气就不会逆乱了，邪气也不会与精气相结聚了。

黄帝说：讲得好。如果针刺误中了五脏都会有危险，刺中心脏一天就会死亡，其变动的症状为噫气；刺中肝脏，五天就

或积食后，胃里的气体从嘴里出来并发出声音）；中肝，五日死，其动为语；中肺，三日死，其动为咳；中肾，六日死，其动为嚏欠；中脾，十日死，其动为吞。刺伤人五脏，必死，其动则依其脏之所变，候知其死也。

要死亡，其变动的症状为多语；刺中肺脏，三天就会死亡，其变动的症状为咳嗽；刺中肾脏，六天就会死亡，其变动的症状为喷嚏和哈欠；刺中脾脏，十天就会死亡，其变动的症状为吞咽之状等。刺伤了人的五脏，必致死亡，其变动的症状也随所伤脏器而又各不相同，因此，可以根据它来测知死亡的日期。

【解要】

本节主要论述人体各经脉之气有余和不足所出现的病证。

人体与自然四时之气对应，脏腑和经脉气血随季节的变化而变化，春在经络，夏在孙络，长夏在肌肉，秋在皮肤，冬在骨髓。季节不同，人体脏腑气血的分布也不一样。文中还介绍了四时针刺部位。针刺时必须以此为依据，刺入的部位、深浅、角度、速度、节气，就显得十分重要。同时，强调了违背四时变化规律施针所产生的严重后果、误刺五脏后的死亡日期。

第六十五节 标本病传论：知标本者，万举万当

【题解】

标本，是中医学的重要范畴，基本含义是：本指病机，标指病状；如果本指久病，那么标指新病；如果本指病人，则标即指医生；等等。病传，是疾病的传变转移。本节论述的重点是标本和病传，即疾病的标本及疾病的传变规律及治法逆从，故名为"标本病传论"。

【原文】

黄帝问曰：病有标本，刺有逆从，奈何？

岐伯对曰：凡刺之方，必别阴阳，前后相应，逆从得施，标本相移（标本相移：标病和本病的治疗，可以根据具体情况而有所调整）。故曰：有其在标而求之于标，有其在本而求之于本，有其在本而求之于标，有其在标而求之于本。故治有取标而得者，有取本而得者，有逆取而得者，有从取而得者。故知逆与从，正行无问；知标本者，万举万当（知标本者，万举万当：举，举措；当，应当。此句意为，知道标本的人，一万个举措一万个正确。即万无一失之意）；不知标本，是谓妄行。

【译文】

黄帝问道：疾病有标和本的分别，刺法有逆和从的不同，是怎么回事？

岐伯回答说：大凡针刺的准则，必须辨别其阴阳属性，联系其前后关系，恰当地运用逆治和从治，灵活地处理治疗中的标本先后关系。所以说，有的病在标就治标，有的病在本就治本，有的病在本却治标，有的病在标却治本。在治疗上，有治标而缓解的，有治本而见效的，有逆治而痊愈的，有从治而成功的。所以，懂得了逆治和从治的医理，便能进行正确的治疗而不必疑虑；知道了标本之间的轻重缓急，治疗时就能万无一失；如果不知标本，那就是盲目行事了。

夫阴阳、逆从、标本之为道也，小而大，言一而知百病之害；少而多，浅而博，可以言一而知百也。以浅而知深，察近而知远。言标与本，易而勿及。治反为逆，治得为从。

先病而后逆者治其本；先逆而后病者治其本，先寒而后生病者治其本，先病而后生寒者治其本，先热而后生病者治其本，先热而后生中满者治其标，先病而后泄者治其本；先泄而后生他病者治其本。必且调之，乃治其他病。先病而后生中满者治其标；先中满而后烦心者治其本。人有客气，有同气（人有客气，有同气：客气，指自然界六淫之气中于人，不与六经之气相合者为客气；同气，则与人体六经之气相合者）。小大不利治其标；小大利治其本。病发而有余，本而标之，先治其本，后治其标；病发而不足，标而本之，先治其标，后治其本。谨

关于阴阳、逆从、标本的道理，看起来很小，而应用的价值却很大，这里说一个阴阳标本逆从的医理，就可以知道许多疾病的利害关系；由少可以推多，执简可以驭繁，所以一句话可以概括许多事物的道理。从浅显入手可以推知深微，观察目前的现象可以了解它的过去和未来。不过，讲标本的道理是容易的，可运用起来就比较难了。迎着病邪而泻的方法就是"逆"治，顺应经气而补的方法就是"从"治。

先患某病而后发生气血逆乱的，先治其本；先气血逆乱而后生病的，先治其本。先有寒而后生病的，先治其本；先有病而后寒的，先治其本；先有热而后生病的，先治其本；先有热而后中满腹胀的，先治其标；先有某病而后发生泄泻的，先治其本；先有泄泻而后发生疾病的，先治其本。必须先把泄泻调治好，然后再治其他的病。先患某病而后发生中满腹胀的，先治其标；先患中满腹胀而后出现烦心的，先治其本。人体疾病过程中有邪气和正气的相互作用，凡是出现了大小便不利的，先通利大小便以治其标；大小便通利则治其本病。疾病发作表现为有余，就用"本而标之"的治法，即先祛邪以治其本，后调理气血、恢复生理功能以治其标；疾病发作表现为正气不足，就用"标而本之"的治法，即先固护正气防止虚脱以治其标，后祛除邪气以治其本。总之，必须谨慎地观察疾病的轻重深浅和缓解期与发作期中标本缓急的不同，用心调理；凡病轻的，缓解期的，可以标本同治；凡病重的，或发作期，

察间甚，以意调之，间者并行，甚者独行。先小大不利而后生病者治其本。

夫病传者，心病，先心痛，一日而咳；三日胁支痛；五日，闭塞不通，身痛体重；三日不已，死。冬夜半，夏日中。

肺病，喘咳，三日而胁支满痛；一日身重体痛；五日而胀；十日不已，死。冬日入，夏日出。

肝病头目眩，胁支满，三日体重身痛；五日而胀；三日腰脊少腹痛，胫酸；三日不已，死。冬日入，夏早食。

脾病，身痛体重，一日而胀；二日少腹腰脊痛，胫酸；三日背䯝（lǚ）筋痛，小便闭；十日不已，死。冬人定，夏晏食。

肾病，少腹腰脊痛，骱酸；三日痛背䯝筋痛，小便闭；三日腹胀；三日两胁支痛；三日不已，死。冬大晨，夏晏晡（晏晡 bū：傍晚，黄昏。用法同上）。

应当采用专一的治本或治标的方法。另外，如果先有大小便不利而后并发其他疾病的，应当先治其本病。

大凡疾病的传变，心病先发心痛，过一日病传于肺而咳嗽；再过三日病传入肝而胁肋胀痛；再过五日病传入脾而大便闭塞不通、身体疼痛沉重；若再过三日不愈，就要死亡。冬天死于半夜，夏天死于中午。

肺病先发喘咳，三日不好则病传于肝，则胁肋胀满疼痛；再过一日病邪传于脾，则身体沉重疼痛；再过五日病邪传于胃，则发生腹胀。再过十日不愈，就要死亡。冬天死于日落之时，夏天死于日出之时。

肝病则先头疼目眩，胁肋胀满，三日后病传于脾而身体沉重疼痛；再过五日病传于胃，产生腹胀；再过三日病传于肾，产生腰脊少腹疼痛，腿胫发酸；再过三日不愈，就要死亡。冬天死于日落之时，夏天死于吃早饭的时候。

脾病则先身体沉重疼痛，一日后病邪传于胃，发生腹胀；再过二日病邪传于肾，发生少腹腰椎疼痛，腿胫发酸；再过三日病邪传入膀胱，发生背脊筋骨疼痛，小便不通；再过十日不愈，就要死亡。冬天死于申时之后，夏天死于寅时之后。

肾病则先少腹腰脊疼痛，腿胫发酸，三日后病邪传入膀胱，发生背脊筋骨疼痛，小便不通；再过三日病邪传入胃，产生腹胀；再过三日病邪传于肝，发生两胁胀痛；再过三日不愈，就要死亡。冬天死于天亮，夏天死于黄昏。

胃病，胀满，五日少腹腰脊痛，胻酸；三日背胂筋痛，小便闭；五日身体重。六日不已，死。冬夜半后，夏日昳（日昳dié：午后）。

膀胱病，小便闭，五日少腹胀，腰脊痛，胻酸；一日腹胀；一日身体痛；二日不已，死。冬鸡鸣（鸡鸣：半夜后），夏下晡（下晡：下午）。

诸病以次相传，如是者皆有死期，不可刺，间一脏止，及至三四脏者，乃可刺也。

胃病则先心腹部胀满，五日后病邪传于肾，发生少腹腰脊疼痛，腿胫发酸；再过三日病邪传入膀胱，发生背脊筋骨疼痛，小便不通；再过五日病邪传于脾，则身体沉重；再过六日不愈就要死亡。冬天死于半夜之后，夏天死于午后。

膀胱发病则先小便不通，五日后病邪传于肾，发生少腹胀满，腰脊疼痛腿胫发酸；再过一日病邪传入于胃，发生腹胀；再过一日病邪传于脾，发生身体疼痛；再过二日不愈，就要死亡。冬天死于半夜后，夏天死于下午。

各种疾病按次序和路径相传，正如上面所说的，都有一定的死期，不可以用针刺治疗，假如是间脏相传就不易再传下去，即使传过三脏、四脏，还是可以用针刺治疗的。

【解要】

本节论述了疾病的标本属性与逆治、从治的选择，要掌握标本缓急的临床运用，标本辨识、概念、治疗原则和方法，掌握疾病在脏腑传变时的一般规律和表现，以及对死生的判断之法。

第六十六节　天元纪大论：自然万物盛衰变化之大法

【题解】

天，即自然界，规律；元，大，起始。天元纪，纪天之大道。纪，纲纪。天有六气，地有五行，千变万化，体现了万物最根本的规律和原则，道理博大深奥，故称"天元"。本节论述五运主岁，六气司天，三阴三阳以六气为本，而皆以天地之阴阳为其本元，故名为"天元纪大论"。正因如此，本节又请出了一位高手鬼臾区来解答黄帝的疑难问题。

【原文】

黄帝问曰：天有五行，御（御：统御的意思）五位，以生寒、暑、燥、湿、风。人有五脏，化五气，以生喜、怒、思、忧、恐。《论》言：五运相袭，而皆治之，终期（jī）之日，周而复始，余已知之矣。愿闻其与三阴三阳之候奈何合之？

鬼臾区（鬼臾区：又作鬼容区，号大鸿。传说上古医家，黄帝臣，曾佐黄帝发明五行，详论脉经，于难经究尽其义，以为经论）稽首再拜对曰：昭乎哉问也！夫五运阴阳者，天地之道也，万物之纲纪，变化之父母，生杀之本始，神明之府也，可不通乎。

【译文】

黄帝问道：天有木、火、土、金、水五行，统御东、西、南、北、中五个方位，从而产生寒、暑、燥、湿、风气候变化，人有五脏生五志之气，从而产生喜、怒、思、忧、恐情志变化。《六节藏象论》说道：五运递相因袭，各有一定的主治季节，到了一年终结之时，又重新开始的规律，我已经知道了。我还想再听听五运和三阴三阳的结合是怎样的。

鬼臾区行跪拜大礼后回答说：您提这个问题高明至极啊！五运和阴阳是自然界变化的一般规律，是自然万物的一个总纲，是事物发展变化的基础和生长毁灭的根本，是宇宙间无穷尽的变化所在，这些道理哪能不通晓呢？

故物生谓之化，物极谓之变；阴阳不测谓之神；神用无方谓之圣。

夫变化之为用也，在天为玄，在人为道，在地为化。化生五味，道生智，玄生神。神在天为风，在地为木；在天为热，在地为火；在天为湿，在地为土；在天为燥，在地为金；在天为寒，在地为水。故在天为气，在地成形，形气相感而化生万物矣。然天地者，万物之上下也；左右者，阴阳之道路也。水火者，阴阳之征兆也；金木者，生成之终始也。气有多少，形有盛衰，上下相召，而损益彰矣。

帝曰：愿闻五运之主时也何如？

鬼臾区曰：五气运行，各终期日，非独主时也。

帝曰：请问其所谓也。

鬼臾区曰：臣积考《太始天元册》，文曰：太虚寥

(太虚寥廓：太虚，即太空。意思是太

所以事物的开始发生叫作"化"，发展到极点叫作"变"，难以探测的阴阳变化叫作"神"，能够掌握和运用这种变化无边的原则的人，叫作"圣"。

阴阳变化的作用，在宇宙空间则表现为深远无穷，在人则表现为认识事物的自然规律，在地则表现为万物的生化。物质的生化而产生五味，认识了自然规律而产生智慧，在深远的宇宙空间，产生无穷尽的变化，就产生了神明。神明的作用，在天为风，在地为木；在天为热，在地为火；在天为湿，在地为土；在天为燥，在地为金；在天为寒，在地为水。所以，在天为无形之气，在地为有形之质，形和气互相感召，就能变化和产生万物。天复于上，地载于下，所以天地是万物的上下；阳升于左，阴降于右，所以左右为阴阳的道路；水属阴，火属阳，所以水火是阴阳的象征；万物发生于春属木，成实于秋属金，所以金木是生成的终始。阴阳之气并不是一成不变的，它有多少的不同，有形物质在发展过程中也有旺盛和衰老的区别，在上之气和在下之质互相感召，事物太过和不及的形态就都显露出来了。

黄帝问：我想听听关于五运分主四时是怎样的呢？

鬼臾区说：五运各能主一年，不是单独只主四时。

黄帝说：请你把其中的道理讲给我听听。

鬼臾区说：臣已查考过《太始天元册》，文中说，广阔无边的天空，是物质生化之本元的基础，万物滋生的开始，五运行于天道，终而

空无穷地广大），肇基化元，万物资始，五运终天，布气真灵，摠(zǒng)统坤元，九星悬朗，七曜(yào)周旋。曰阴曰阳，曰柔曰刚，幽显既位，寒暑弛张，生生化化，品物咸章，臣斯十世，此之谓也。

帝曰：善。何谓气有多少，形有盛衰？

鬼臾区曰：阴阳之气，各有多少，故曰三阴三阳也。形有盛衰，谓五行之治，各有太过不及（太过不及：阳年为太过，阴年为不及）也。故其始也，有余而往，不足随之；不足而往，有余从之。知迎知随，气可与期。应天为天符，承岁为岁直（承岁为岁直：承岁，运气术语；岁直，年当值之星宿。此指年支与岁气同气相承），三合（三合：中运与司天、年支都相符的年份，也叫作"太乙天符"）为治。

帝曰：上下相召，奈何？

鬼臾区曰：寒暑燥湿风火，天之阴阳也，三阴三阳上奉之。木火土金水火（木火土金水火：五行本是五个，而此为六个，是因为火分君火与相火，所以火有二），地之阴阳也，生长化收藏下应之。

复始，布施天地真元之气，囊括大地生化的本元，九星悬照天空，七曜按周天之度旋转，于是万物有阴阳的不断变化，有柔刚的不同性质，幽暗和显明按一定的位次出现，寒冷和暑热，按一定的季节往来，这些生生不息之机，变化无穷之道，宇宙万物的不同形态，都表现出来了。我家研究这些道理已有十世，就是这个意思。

黄帝说：讲得好。什么叫气有多少，形有盛衰呢？

鬼臾区说：阴气和阳气各有多少的不同，厥阴为一阴，少阴为二阴，太阴为三阴，少阳为一阳，阳明为二阳，太阳为三阳，所以叫作三阴三阳。形有盛衰，指天干所主的运气，各有太过、不及的区别。例如，开始是太过的阳年过后，随之而来的是不及的阴年，不及的阴年过后，从之而来的是太过的阳年。只要明白了迎之而至的是属于什么气，随之而至的是属于什么气，对一年中运气的盛衰情况，就可以预先知道。凡一年的中运之气与司天之气相符的，属于"天符"之年，一年的中运之气与岁支的五行相同的，属于"岁直"之年，一年的中运之气与司天之气及年支的五行均相合的，属于"三合"之年。

黄帝问：天气和地气互相感召，是怎样的呢？

鬼臾区说：寒、暑、燥、湿、风、火，是天的阴阳，三阴三阳与之相应。木、火、土、金、水、火，是地的阴阳，生长化收藏与之相应。

天以阳生阴长，地以阳杀阴藏。

天有阴阳，地亦有阴阳。故阳中有阴，阴中有阳。所以欲知天地之阴阳者，应天之气，动而不息，故五岁而右迁；应地之气，静而守位，故六期而环会。动静相召，上下相临，阴阳相错，而变由生也。

帝曰：上下周纪，其有数乎？

鬼臾区曰：天以六为节，地以五为制。周天气者，六期为一备；终地纪者，五岁为一周。君火以明，相火以位。五六相合，而七百二十气为一纪，凡三十岁；千四百四十气，凡六十岁而为一周。不及太过，斯皆见矣。

帝曰：夫子之言，上终天气，下毕地纪，可谓悉矣。余愿闻而藏之，上以治民，下以治身，使百姓昭著，上下和亲，德泽下流，子孙无忧，传之后世，无有终时，可得闻乎？

鬼臾区曰：至数之机（至数之机：交错循环的五运六气，每六十

上半年天气主之，春夏为天之阴阳，主生主长；下半年地气主之，秋冬为地之阴阳，主杀主藏。

天气有阴阳，地气也有阴阳。因此说，阳中有阴，阴中有阳。所以，要想知道天地阴阳的变化情况，就要了解，五行应于天干而为五运，常动而不息，五年之间，自东向西，每运转换一次；六气应于地支，为三阴三阳，其运行较迟，各守其位，六年而环周一次。由于动和静互相感召，天气和地气互相加临，阴气和阳气互相交错，而运气的变化就发生了。

黄帝问：天气和地气，循环周旋，有没有固定常规呢？

鬼臾区说：司天之气，以六为节，司地之气，以五为制。司天之气，六年循环一周，谓之一备；司地之气，五年循环一周，谓之一周。主运之气的火运，君火主宰神明，相火代君宣化火令。六气和五运互相结合，七百二十气，谓之一纪，共三十年；一千四百四十气，共六十年而成为一周。在这六十年中，气和运的太过和不及，都可以出现了。

黄帝说：先生所谈论的常规，上则终尽天气，下则穷究地理，可以说是很详尽了。我想在听后把它保存下来，上以调治百姓的疾苦，下以保养自己的身体，并使百姓也都明白这些道理，上下和睦亲爱，德泽广泛流行，并能传之于子孙后世，使他们不必发生忧虑而没有终了的时候，可以再听你谈谈吗？

鬼臾区说：气运结合的机理，很是切近而深切的，它来的时候，可以看得见，它去的时

第六十六节 天元纪大论：自然万物盛衰变化之大法

年中有一定的规律），迫迮（zé）以微，其来可见，其往可追。敬之者昌，慢之者亡，无道行私，必得天殃。谨奉天道，请言真要。

帝曰：善言始者，必会于终，善言近者，必知其远。是则至数极，而道不惑，所谓明矣。愿夫子推而次之，令有条理，简而不匮，久而不绝，易用难忘，为之纲纪。至数之要，愿尽闻之。

鬼臾区曰：昭乎哉问？明乎哉道！如鼓之应桴，响之应声也。臣闻之，甲己之岁，土运统之；乙庚之岁，金运统之；丙辛之岁，水运统之；丁壬之岁，木运统之；戊癸之岁，火运统之。

帝曰：其于三阴三阳，合之奈何？

鬼臾区曰：子午之岁，上见少阴（子午之岁，上见少阴：逢子年和午年，少阴司天，因三阴三阳为六气之上奉于天，所以称为"上见"）；丑未之岁，上见太阴；寅申之岁，上见少阳；卯酉之岁，上见阳明；辰戌之岁，上见太阳；巳亥之岁，上见厥阴。少阴所

候，是可以追溯的。遵从这些规律，就能繁荣昌盛，违背这些规律，就要损折夭亡；不遵守这些规律，而只按个人的意志去行事，必然要遇到天然的灾殃。现在请让我根据自然规律讲讲其中的至理要道。

黄帝说：凡是善于谈论事理的起始，也必能领会其终结，善于谈论近的，也必然知道远的。这样，气运的至数虽很深远，而其中的道理并不致被迷惑，这就是所谓明了的意思。请先生把这些道理进一步加以推演，使它更有条理，简明而又不贫乏，永远相传而不至于绝亡，容易掌握而不会忘记，使其能成为医道的纲领，五运六气的至理要道，我想听你详细地讲讲。

鬼臾区说：你说的道理很明白，提的问题也很高明啊！好像鼓槌击在鼓上的应声，又像发出声音立即得到回响一样。臣听说过，凡是甲、己年都是土运治理，乙、庚年都是金运治理，丙、辛年都是水运治理，丁、壬年都是木运治理，戊、癸年都是火运治理。

黄帝问：三阴三阳与五运，是怎样相合的呢？

鬼臾区说：子、午年是少阴司天，丑、未年是太阴司天，寅、申年是少阳司天，卯、酉年是阳明司天，辰、戌年是太阳司天，巳、亥年是厥阴司天。地支十二，始于子，终于亥，子是少阴司天，亥是厥阴司天。所以按这个顺序排列，少阴是起首，

谓标也，厥阴所谓终也。厥阴之上，风气主之；少阴之上，热气主之；太阴之上，湿气主之；少阳之上，相火主之；阳明之上，燥气主之；太阳之上，寒气主之。所谓本也，是谓六元。

帝曰：光乎哉道，明乎哉论！请著之玉版，藏之金匮，署曰"天元纪"。

厥阴是终结。厥阴司天，风气主令；少阴司天，热气主令；太阴司天，湿气主令；少阳司天，相火主令；阳明司天，燥气主令；太阳司天，寒气主令。这就是三阴三阳的本元，所以叫作六元。

黄帝说：你的论述很博大，也很高明啊！我将把它刻在玉版上，藏在金匮里，署上名字，叫作"天元纪"。

【解要】
　　本节阐述了五运六气学说的一些基本法则，并指出了五运六气与四时形气的变化、万物生长衰老死亡的关系，说明五运六气对宇宙万物（尤其是人）的作用和影响。同时，阐释了五运六气的太过、不及、平气现象，以及天符、岁会、三合等运气学说中的一些基本概念。

第六十七节　五运行大论：五运六气变化对人的作用

【题解】

　　五，指天之寒暑燥湿风五气，地之金木水火土五行；运行，运动变化。本节是对上一节的进一步分析细说，论述了五运六气的物质基础和运动变化规律，重点介绍司天、在泉、左右间气的循行规律和五运的由来、六气的作用和对人的影响，所以名为"五运行大论"。

【原文】

　　黄帝坐明堂（明堂：指帝王临朝，处理公务和颁布政令的殿堂），始正天纲（天纲：即各种天体运行规律性现象），临观八极，考建五常（临现八极，考建五常：八极，即东、南、西、北、东南、西南、东北、西北八方；五常，五行之气运行常规。全句意为，亲自观测八方的天象地貌，思考建立五行之气运行的基本原理），请天师而问之曰：论言天地之动静，神明（神明：正常的变化规律）为之纪，阴阳之升降，寒暑彰其兆。余闻五运之数于夫子，夫子之所言，正五气之各主岁尔，首甲定运，余因论之。

　　鬼臾区曰：土主甲己，金主乙庚，水主丙辛，木主丁壬，火主戊癸。子午之上，少阴主之；丑未之上，太阴主之；寅申之

【译文】

　　黄帝临朝坐在大殿里，开始厘正天之纲纪，思考建立阴阳五行运行的基础理论，请天师岐伯来，向他问道：在以前的医论中曾经言道，天地的动静，是以自然界中变幻莫测的物象为纲纪，阴阳升降，是以寒暑的更换来显示它的征兆。我也听先生讲解过五运的规律，先生之前所讲的仅是五运之气各主一岁。关于六十甲子，从甲年开始定运的问题，我又与鬼臾区进一步加以讨论。

　　鬼臾区认为，土运主甲、己年，金运主乙、庚年，水运主丙、辛年，木运主丁、壬年，火运主戊、癸年。子、午年是少阴司天，丑、未年是太阴司天，寅、申年是少

上，少阳主之；卯酉之上，阳明主之；辰戌之上，太阳主之；巳亥之上，厥阴主之。不合阴阳，其故何也？

岐伯曰：是明道也，此天地之阴阳也。夫数之可数者（数之可数者：数，这里指预测，判断可数，可以计算的，可以判断其变化的），人中之阴阳也，然所合，数之可得者也。夫阴阳者，数之可十，推之可百，数之可千，推之可万。天地阴阳者，不以数推，以象之谓也。

帝曰：愿闻其所始也。

岐伯曰：昭乎哉问也！臣览《太始天元册》文，丹天之气，经于牛女戊分；黅天之气，经于心尾己分；苍天之气，经于危室柳鬼；素天之气，经于亢氐昴毕；玄天之气，经于张翼娄胃。所谓戊己分者，奎壁角轸，则天地之门户也。夫候之所始，道之所生，不可不通也。

帝曰：善。《论》言天地者，万物之上下；左右者，阴阳之道路，未知其所谓也。

岐伯曰：所谓上下者（所谓上下者：上下，上，指的是主管上半年的运气，也即为司天之气；下，指的是主管

阳司天，卯、酉年是阳明司天，辰、戌年是太阳司天，巳、亥年是厥阴司天，这些与先生所论的阴阳不怎么相符，是什么道理呢？

岐伯回答说：这是明显的道理，他指的是天地运气的阴阳变化。关于阴阳之数，可以数的是人身中的阴阳，因而合乎可以数得出的阴阳之数。至于阳明的变化，若进一步推演之，可以从十而至百，由千而及万，所以天地的变化，不能用数字去类推，只能从自然万象的变化中去推求。

黄帝说：我想听听运气学说是怎样创始的。

岐伯说：你的这个问题问得很高明啊！我曾看到《太始天元册》中记载，赤色的天气，经过牛、女二宿及西北方的戊分；黄色的天气，经过心、尾二宿及东南方的己分；青色的天气，经过危、室二宿与柳、鬼二宿之间；白色的天气，经过亢、氐二宿与昴、毕二宿之间；黑色的天气，经过张、翼二宿与娄、胃二宿之间。所谓戊分，即奎、壁二宿所在处；己分，即角、轸二宿所在处，奎、壁正当秋分时，日渐短，气渐寒，角、轸正当春分时，日渐长，气渐暖，所以是天地阴阳的门户。这是推演气候的开始，自然规律的所在，不可以不通晓。

黄帝说：好。在《天元纪大论》中曾说，天地是万物的上下，左右是阴阳的道路，不知道是什么意思？

岐伯说：这里所说的"上下"指的是从该年的司天在泉，以见阴阳所在的位置。所

下半年的运气,也即为在泉之气),岁上下见阴阳之所在也。左右者,诸上见厥阴,左少阴,右太阳;见少阴,左太阴,右厥阴;见太阴,左少阳,右少阴;见少阳,左阳明,右太阴;见阳明,左太阳,右少阴;见太阳,左厥阴,右阳明。所谓面北而命其位,言其见也。

帝曰:何谓下?

岐伯曰:厥阴在上,则少阳在下,左阳明,右太阳;少阴在上,则阳明在下,左太阳,右少阳;太阴在上,则太阳在下,左厥阴,右阳明;少阳在上,则厥阴在下,左少阴,右太阳;阳明在上,则少阴在下,左太阴,右厥阴;太阳在上,则太阴在下,左少阳,右少阴。所谓面南而命其位,言其见也。上下相遘(上下相遘:上指客气,下指主气。即指同天在泉之客气与主时大步之气相交),寒暑相临,气相得则和,不相得则病。

帝曰:气相得而病者,何也?

岐伯曰:以下临上,不当位也。

帝曰:动静何如?

说的"左右"指的是司天的左右间气,凡是厥阴司天,左间是少阴,右间是太阳;少阴司天,左间是太阴,右间是厥阴;太阴司天,左间是少阳,右间是少阴;少阳司天,左间是阳明,右间是太阴;阳明司天,左间是太阳,右间是少阳;太阳司天,左间是厥阴,右间是阳明。这里说的左右,是面向北方所见的位置。

黄帝问:什么叫作下(在泉)?

岐伯说:厥阴司天,则少阳在泉,在泉的左间是阳明,右间是太阴;少阴司天则阳明在泉,在泉的左间是太阳,右间是少阳;太阴司天则太阳在泉,在泉的左间是厥阴,右间是阳明;少阳司天则厥阴在泉,在泉的左间是少阴,右间是太阳;阳明司天则少阴在泉,在泉的左间是太阳,右间是厥阴;太阳司天则太阴在泉,在泉的左间是少阳,右间是少阴。这里所说的左右是面向南方所见的位置。客气和主气互相交感,寒暑互相加临,若客主之气相得的就属平和,不相得的就要生病。

黄帝问:如果客主之气相得而生病是什么原因呢?

岐伯说:气相得指的气生主气,若主气生客气,是上下颠倒,叫作下临上,仍属不当其位,所以也要生病。

黄帝问:天地的动静是怎样的呢?

岐伯曰：上者右行，下者左行，左右周天，余而复会也。

帝曰：余闻鬼臾区曰：应地者静。今夫子乃言下者左行，不知其所谓也，愿闻何以生之乎。

岐伯曰：天地动静，五行迁复，虽鬼臾区其上候而已，犹不能遍明。夫变化之用，天垂象，地成形，七曜纬虚，五行丽地。地者，所以载生成之形类也。虚者，所以列应天之精气也。形精之动，犹根本之与枝叶也。仰观其象，虽远可知也。

帝曰：地之为下，否乎？

岐伯曰：地为人之下，太虚之中者也。

帝曰：冯（冯 píng：同"凭"。凭借，依靠）乎？

岐伯曰：大气举之也。燥以干之，暑以蒸之，风以动之，湿以润之，寒以坚之，火以温之。故风寒在下，燥热在上，湿气在中，火游行其间，寒暑六入（六入：六气下临大地如同自外而入，故称"六入"），故令虚而生化也。故燥胜则地干，暑胜则地热，风胜则

岐伯说：天在上，自东而西是向右运行；地在下，自东而西是向左运行，左右旋转一周为一年，才回归到原来的位置。

黄帝说：我听到鬼臾区说，应地之气是静止而不动的。现在先生却说，下者左行，不明白你的意思，我想听听是怎么运动的。

岐伯说：天地的运动和静止，五行的递迁和往复，鬼臾区虽然知道了天的运行情况，但是没有全面地了解。关于天地变化的作用，在天显示的是日月二十八宿等星象，在地则形成了有形的物质。日月五星围绕在太空之中，五行附着在大地之上。所以，地载运各类有形的物质。太空布列受天之精气的星象。地之形质与天之精气的运动，就像根本和枝叶的关系。虽然距离很远，但通过对形象的观察，仍然可以晓得它们的情况。

黄帝问：大地是不是在下面呢？

岐伯说：应该说大地是在人的下面，在太空的中间。

黄帝问：它在太空中间靠什么依存呢？

岐伯说：是空间的大气把它举起来的。燥气使它干燥，暑气使它蒸发，风气使它动荡，湿气使它滋润，寒气使它坚实，火气使它温暖。所以，风寒在于下，燥热在于上，湿气在于中，火气游行于中间，一年之内，风寒暑湿燥火六气下加于大地，由于它感受了六气的影响而才化生为万物。所以，燥气太过地就干燥，暑气太过地就炽热，风气太

地动，湿胜则地泥，寒胜则地裂，火胜则地固矣。

帝曰：天地之气（天地之气：指司天，在泉之气），何以候之？

岐伯曰：天地之气，胜复之作，不形于诊也。《脉法》曰：天地之变，无以脉诊。此之谓也。

帝曰：间气（间气：运气术语。间隔于司天和在泉左右的气。六气分治，在上者为司天，在下者为在泉，其余四气分司天和在泉左右，称为间气）何如？

岐伯曰：随气所在，期于左右。

帝曰：期之奈何？

岐伯曰：从其气则和，违其气则病，不当其位（不当其位：位置相反）者病，迭移其位者病。失守其位者危，尺寸反者死，阴阳交者死。先立其年，以知其气，左右应见，然后乃可以言死生之逆顺。

帝曰：寒暑燥湿风火，在人合之奈何？其于万物，何以生化？

岐伯曰：东方生风，风生木，木生酸，酸生肝，肝生筋，筋生心。其在天为玄，在人为道，在地为化。化生五味，道生

过地就动荡，湿气太过地就泥泞，寒气太过地就冻裂，火气太过地就坚固。

黄帝问：司天在泉之气，对人的影响，从脉象上怎样观察呢？

岐伯说：司天在泉之气，胜气和复气的发作，不表现在脉搏上。《脉法》上说：司天在泉之气的变化，不能根据脉象进行诊参，就是这个意思。

黄帝问：间气的反应是怎样的呢？

岐伯说：可以随着每年间气应于左右手的脉搏去测察。

黄帝说：怎样测察呢？

岐伯说：脉气与岁气相应的就平和，脉气与岁气相违的就生病，相应之脉不当其位而见于他位的要生病，左右脉互移其位的要生病，相应之脉位反见于克贼脉象的，病情危重，两手尺脉和寸脉相反的，就要死亡，左右手互相交见的，也要死亡。首先要确立每年的运气，以测知岁气与脉象相应的正常情况，明确左右间气应当出现的位置，然后才可以预测人的生死和病情的逆顺。

黄帝问：寒暑燥湿风火六气，与人体是怎样应和的呢？对于万物的生化，又有什么关系呢？

岐伯说：东方应春而生风，春风能使木类生长，木类产生酸味，酸味滋养肝脏，肝滋养筋膜，肝气输于筋膜，其气又能滋养心脏。六气在天为深远无边，在人为认识事物

智，玄生神，化生气。神在天为风，在地为木，在体为筋，在气为柔，在脏为肝。其性为暄(xuān)，其德为和，其用为动，其色为苍，其化为荣，其虫 (虫：泛指动物) 毛，其政为散，其令宣发，其变摧拉，其眚为陨 (其眚 shěng 为陨，眚，灾难。它的灾难陨落)，其味为酸，其志为怒。怒伤肝，悲胜怒；风伤肝，燥胜风；酸伤筋，辛胜酸。

南方生热，热生火，火生苦，苦生心，心生血，血生脾。其在天为热，在地为火，在体为脉，在气为息，在脏为心。其性为暑，其德为显，其用为躁，其色为赤，其化为茂，其虫羽，其政为明，其令郁蒸，其变炎烁，其眚燔焫 (焫 ruò：燃烧)，其味为苦，其志为喜。喜伤心，恐胜喜；热伤气，寒胜热；苦伤气，咸胜苦。

中央生湿，湿生土，土生甘，甘生脾，脾生肉，肉生肺。其在天为湿，在地为土，在体为肉，在气为充，在脏为脾。其性静兼，其德为濡，其用为化，其

的变化规律，在地为万物的生化。地有生化，然后能生成五味，认识了事物的规律，然后能生成智慧，深远无边的宇宙，生成变幻莫测的神，变化而生成万物之气机。神的变化，具体表现为：在天应在风，在地应在木，在人体应在筋，在气应在柔和，在脏应在肝。其性为温暖，其德为平和，其功用为动，其色为青，其生化为繁荣，其在动物上为有毛的兽类，其政为疏散，其令为宣布舒发，其变动为摧折败坏，其灾为陨落，其味为酸，其情志为怒。怒能伤肝，悲哀能抑制怒气；风气能伤肝，燥气能克制风气；酸味能伤筋，辛味能克制酸味。

南方应夏而生热，热盛则生火，火能生苦味，苦味入心，滋养心脏，心能生血，心气通过血以滋养脾脏。其具体表现为：在天应在热，在地应在火，在人体应在脉，在气应在阳气生长，在脏应在心。其性为暑热，其德为显现物象，其功用为躁动，其色为赤，其生化为茂盛，其在动物上为有羽毛的禽类，其政为明显，其令为热盛，其变动为炎热灼烁，其灾为燔灼焚烧，其味为苦，其情志为喜。喜能伤心，恐惧能抑制喜气；热能伤气，寒能克制热气；苦味能伤气，咸味能克制苦味。

中央应长夏而生湿，湿能生土，土能生甘味，甘味入脾，能滋养脾脏，脾能滋养肌肉，脾气通过肌肉而滋养肺脏。变化莫测的神，其具体表现为：在天应于湿，在地应于土，人体应于肉，在气应于物体充盈，在脏应

色为黄，其化为盈，其虫倮（luǒ），其政为谧，其令云雨，其变动注，其眚淫溃，其味为甘，其志为思。思伤脾，怒胜思；湿伤肉，风胜湿；甘伤脾，酸胜甘。

西方生燥，燥生金，金生辛，辛生肺，肺生皮毛，皮毛生肾。其在天为燥，在地为金，在体为皮毛，在气为成，在脏为肺。其性为凉，其德为清。其用为固，其色为白，其化为敛，其虫介，其政为劲，其令雾露，其变肃杀，其眚苍落，其味为辛，其志为忧。忧伤肺，喜胜忧；热伤皮毛，寒胜热；辛伤皮毛，苦胜辛。

北方生寒，寒生水，水生咸，咸生肾，肾生骨髓，髓生肝，其在天为寒，在地为水，在体为骨，在气为坚，在脏为肾。其性为凛，其德为寒，其用为藏，其色为黑，其化为肃，其虫鳞，其政为静，其令霰（霰xiàn：原脱）雪，其变凝冽，其眚冰雹，其味为咸，其志为恐。恐伤肾，思胜恐；寒伤血，燥胜寒；咸伤

于脾。其性安静能兼化万物，其德为濡润，其功用为生化，其色为黄，其生化为万物盈满，其在动物上为无羽毛的裸体动物，其政为安静，其令为布化云雨，其变化为久雨不止，其灾为湿雨土崩，其味为甘，其情志为思。思能伤脾，怒能抑制思虑；湿能伤肌肉，风能克制湿气；甘味能伤脾，酸味能克制甘味。

西方应秋而生燥，燥能生金，金能生辛味，辛味入肺而能滋养肺脏，肺能滋养皮毛，肺气通过皮毛而又能滋养肾脏。其具体表现为：在天应干燥，在地应于金，在人体应于皮毛，在气应于万物成熟，在脏应于肺。其性为清凉，其德为洁净。其功用为坚固，其色为白，其生化为收敛，其在动物上为甲壳类动物，其政为刚劲有力，其令为雾露，其变动为严酷摧残，其灾为青干而凋落，其味为辛，其情志为忧愁。忧能伤肺，喜能抑制忧愁；热能伤皮毛，寒能克制热气；辛味能伤皮毛，苦味能克制辛味。

北方应冬而生寒，寒能生水，水能生咸味，咸味入肾而能滋养肾脏，肾能滋养骨髓，肾气通过骨髓而能滋养肝脏。其具体表现为：在天应于寒，在地应于水，在人体应于骨，在气应于物体坚实，在脏应于肾。其性为严凛，其德为寒冷，其功用为闭藏，其色为黑，其生化为整肃，其在动物上为有鳞片的动物，其政为平静，其令为霰雪，其变动为水冰气寒，其灾为冰雹，其味为咸，其情志为恐。恐能伤肾，思能抑制恐惧；寒能伤血，燥能克制寒气；咸味能伤血，甘味能克制咸味。

血，甘胜咸。五气更立，各有所先，非其位则邪，当其位则正。

帝曰：病生之变，何如？

岐伯曰：气相得则微，不相得则甚。

帝曰：主岁何如？

岐伯曰：气有余，则制己所胜，而侮所不胜；其不及，则己所不胜侮而乘之，己所胜轻而侮之；侮（侮：欺负，轻慢）反受邪，侮而受邪，寡于畏也。

帝曰：善。

五方之气交替更换时，各有先期到来的气候。如果与时令相反则是邪气，与时令相合就是四时之气。

黄帝问：邪气致病所发生的变化是怎样的呢？

岐伯说：来气与主时之方位相合，则病情轻微；来气与主时之方位不相合，则病情严重。

黄帝问：五气主岁是怎样的呢？

岐伯说：凡气有余，则能克制自己能克制的气，而又能欺侮克制自己的气；气不足，则克制自己的气趁其不足而来欺侮，自己所能克制的气也轻蔑地欺侮自己。由于本气有余而进行欺侮或乘别气不足而进行欺侮的，也往往要受邪，是因为它无所忌惮，而缺少防御的能力。

黄帝称赞说：很好。

【解要】
　　本节重点阐释了五运六气四个方面的问题：其一，天干化五运的规律及由来，地支配六气的规律；其二，司天、在泉、四间气的具体推求之法；其三，天地、上下、动静的运行规律，六气之间及间气应脉；其四，五运六气变化对人体及万物的影响。归结一点，就是人要健康，必须适应宇宙之间的变化，而不能逆行之，所谓顺者生，逆者亡。

第六十八节　六微旨大论：六气之精微要旨

【题解】

六，指风火热湿燥寒六气；微，细致、精微；旨，要旨、精华。六微旨，即六气中最精微的要旨。本节分论六节应天、六节应地、主岁主时及加临之六气要义，为六气大纲，并对六气运动变化规律及其原理做了精微深刻的论述，是宏观医学与微观医术结合的经典，因此名为"六微旨大论"。

【原文】

黄帝问曰：呜呼远哉！天之道也，如迎浮云，若视深渊，视深渊尚可测，迎浮云莫知其极。夫子数言谨奉天道，余闻而藏之，心私异之，不知其所谓也。愿夫子溢志尽言其事，令终不灭，久而不绝，天之道可得闻乎？

岐伯稽首再拜对曰：明乎哉问！天之道也，此因天之序，盛衰之时也。

帝曰：愿闻天道六六之节，盛衰何也？

岐伯曰：上下有位，左右有纪。故少阳之右，阳明治之；阳明之右，太阳治之；太阳之右，

【译文】

黄帝问道：天道的运行规律非常博大精深！如仰望空中的浮云，又仿佛看望深渊一样，渊虽深还可以被测知，仰望浮云则不知它的终极之处。先生多次谈到，要小心谨慎地遵奉气象变化的自然规律，我听到以后，都记下来，但是又有些疑惑，不明白说的是什么意思。请先生热情而详尽地讲讲其中的道理，使天道运行永远地流传下去，久而不致灭绝。你可以把它的规律讲给我听吗？

岐伯行了跪拜大礼后回答说：你提的问题很高明啊！天道运行的规律，就是自然界的变化所显示出来的时序和盛衰。

黄帝说：我想听听关于天道六六之节的盛衰情况是怎样的。

岐伯说：六气司天在泉，有一定的位置，左右升降有一定的次序，所以，少阳的右间，是阳明主治；阳明的右间，是太阳主治；太

厥阴治之；厥阴之右，少阴治之，少阴之右，太阴治之；太阴之右，少阳治之。此所谓气之标，盖南面而待也。故曰，因天之序，盛衰之时，移光定位，正立而待之，此之谓也。

少阳之上，火气治之，中见厥阴；阳明之上，燥气治之，中见太阴；太阳之上，寒气治之，中见少阴；厥阴之上，风气治之，中见少阳；少阴之上，热气治之，中见太阳；太阴之上，湿气治之，中见阳明。所谓本也，本之下，中之见也，见之下，气之标也。本标不同，气应异象。

帝曰：其有至而至，有至而不至，有至而太过，何也？

岐伯曰：至而至者和；至而不至，来气不及也；未至而至，来气有余也。

帝曰：至而不至，未至而至，如何？

岐伯曰：应则顺，否则逆，逆则变生，变则病。

阳的右间，是厥阴主治；厥阴的右间，是少阴主治；少阴的右间，是太阴主治；太阴的右间，是少阳主治。这就是所说的六气之标，是面向南方而定的位置。所以说，要根据自然气象变化的顺序和盛衰的时间，即日影移动的刻度，确定位置，面南正立以进行观察。说的就是这个意思。

少阳司天，火气主治，少阳与厥阴相表里，故厥阴为中见之气；阳明司天，燥气主治，阳明与太阴相表里，故太阴为中见之气；太阳司天，寒气主治，太阳与少阴相表里，故少阴为中见之气；厥阴司天，风气主治，厥阴与少阳相表里，故少阳为中见之气；少阴司天，热气主治，少阴与太阳相表里，故太阳为中见之气；太阴司天，湿气主治，太阴与阳明相表里，故阳明为中见之气。这就是所谓本元之气，本气之下，是中见之气，中见之下，是气之标，由于本和标不同，应之于脉则有差异，而病形也就不一样。

黄帝问：六气有时至而气亦至的，有时至而气不至的，有先时而气至太过的，这是为什么呢？

岐伯说：时至而气亦至的，为和平之年；有时至而气不至的，是应至之气有所不及；时未至而气已至，是应至之气有余。

黄帝问：时至而气不至，时未至而气已至的会怎样呢？

岐伯说：时与气相应的是顺，时与气不相应的是逆，逆就要发生反常的变化，反常的变化就是要生病。

帝曰：善。请言其应。

岐伯曰：物生其应也，气脉其应也。

帝曰：善。愿闻地理之应六节气位，何如？

岐伯曰：显明之右，君火之位也；君火之右，退行一步（步：六步，即六气之位数），相火治之；复行一步，土气治之；复行一步，金气治之；复行一步，水气治之；复行一步，木气治之；复行一步，君火治之。相火之下，水气承之；水位之下，土气承之；土位之下，风气承之；风位之下，金气承之；金位之下，火气承之；君火之下，阴精承之。

帝曰：何也？

岐伯曰：亢则害，承乃制，制则生化，外列盛衰，害则败乱，生化大病。

帝曰：盛衰何如？

岐伯曰：非其位则邪，当其位则正，邪则变甚，正则微。

帝曰：何谓当位？

黄帝说：好。再请你讲讲其相应的情况。

岐伯说：万物对六气的感应，表现其生长的情况。六气对于人体的影响，从脉象上可以反映出来。

黄帝说：讲得好。我想听你讲讲六气之应于地理位置，是怎样的呢？

岐伯说：显明正当春分之时，它的右边，为君火主治之位；君火的右边，再退行一步，为相火主治之位；再退行一步，为土气主治之位；再退行一步，为金气主治之位；再退行一步，为水气主治之位；再退行一步，为木气主治之位；再退行一步，为君火主治之位。六气各有相克之气，承于其下，以制约之。水能制火，相火的下面，水气承之；土能制水，水位的下面，土气承袭制约；木能制土，土位的下面，风气承袭制约；风气主治之位的下面，有金气承袭制约；金气主治之位的下面，有火气承袭制约；阴能制阳，君火的下面，阴精承袭制约。

黄帝问：这是什么原因呢？

岐伯说：六气亢盛时就要为害，相承之气，可以制约它，递相制约才能维持正常的生化，在四时之气中表现为气盛者必衰，衰者必盛，若亢盛为害则生化之机毁败紊乱，必然发生大病。

黄帝问：气的盛衰是怎样的呢？

岐伯说：不当其位的是邪气，恰当其位的是正气，邪气则变化很严重，正气则变化很轻微。

黄帝问：什么叫作恰当其位呢？

岐伯曰：木运临卯，火运临午，土运临四季，金运临酉，水运临子。所谓岁会（岁会：凡是每年值年大运与同年年支之气的五行属性相同，便叫岁会），气之平也。

帝曰：非位何如？

岐伯曰：岁不与会也。

帝曰：土运之岁，上见太阴；火运之岁，上见少阳、少阴；金运之岁，上见阳明；木运之岁，上见厥阴；水运之岁，上见太阳，奈何？

岐伯曰：天之与会也。故《天元册》曰"天符"（天符：天象运气术语。指通主一年的中运之气与司天之气相符合的年份）。

帝曰：天符岁会，何如？

岐伯曰：太一（太一：全名天乙贵人，也成为贵人，属于四柱神煞）天符之会也。

帝曰：其贵贱何如？

岐伯曰：天符为执法，岁会为行令，太一天符为贵人。

帝曰：邪之中也，奈何？

岐伯曰：中执法者，其病速而危；中行令者，其病徐而持；中贵人者，其病暴而死。

帝曰：位之易也，何如？

岐伯说：例如木运遇到卯年，火运遇到午年，土运遇到辰、戌、丑、未年，金运遇到酉年，水运遇到子年，乃是中运之气与年之方位五行之气相同。这就是所说的"岁会"，为运气和平之年。

黄帝问：不当其位又是怎样的呢？

岐伯说：那就不是岁会。

黄帝问：土运之年，遇到太阴司天；火运之年，遇到少阳或少阴司天；金运之年，遇到阳明司天；木运之年，遇到厥阴司天；水运之年，遇到太阳司天，是怎样的呢？

岐伯说：这是中运与司天相会。所以《太始天元册》中叫作"天符"。

黄帝问：既是"天符"，又是"岁会"的是怎样的呢？

岐伯说：这种情形叫作太一天符的会合。

黄帝问：它们有什么贵贱的不同吗？

岐伯说：天符好比执法，岁会好比行令，太一天符好比贵人。

黄帝问：邪气中人发病时，三者有什么区别呢？

岐伯说：中于执法之邪，发病快速而危重；中于行令之邪，发病缓慢而持久；中于贵人之邪，发病急剧而多死。

黄帝问：主气客气位置互易时，是怎样的呢？

岐伯曰：君位臣则顺，臣位君则逆（君位臣则顺，臣位君则逆：君，君火；臣，相火。君在上而臣在下，故为顺，顺则病期远而害亦微；臣在上而君在下，故为逆，逆则病期近而害亦速），逆则其病近，其害速；顺则其病远，其害微。所谓二火也。

帝曰：善。愿闻其步，何如？

岐伯曰：所谓步者，六十度而有奇（六十度而有奇：一日一度，度即日。周岁共三百六十五日二十五刻，以六步分之，则每步得六十日又八十七刻半，所以说有奇），故二十四步，积盈百刻而成日也。

帝曰：六气应五行之变，何如？

岐伯曰：位有终始，气有初中（初中：指一步之气，又有初气与中气之分），上下不同，求之亦异也。

帝曰：求之奈何？

岐伯曰：天气始于甲，地气始于子，子甲相合，命曰岁立，谨候其时，气可与期。

帝曰：愿闻其岁，六气始终，早晏何如？

岐伯曰：明乎哉问也！甲子之岁，初之气，天数始于水下一刻，终于八十七刻半；二之气，始于八十七刻六分，终于七十五刻；三之气，始于七十六刻，终

岐伯说：君位客气居于臣位主气之上的为顺，臣位客气居于君位主气之上的为逆。逆者发病快而急，危害大；顺者发病慢而轻，危害小。这里主要是指君火与相火说的。

黄帝说：很好。我希望再听听六步的情况是怎样的。

岐伯说：所谓"步"，就是指六十步有零的时间，每年是六步，所以在二十四步中，也就是四年内，积每年刻度的余数共为一百刻，就成为一日。

黄帝问：六气应五行的变化是怎样的呢？

岐伯说：每一气所占的位置，是有始有终的，一气中又分为初气和中气，由于天气和地气的不同，所以推求起来，也就有了差异。

黄帝问：怎样推求呢？

岐伯说：天气始于天干之甲，地气始于地支之子，子和甲交和起来，就叫"岁立"，谨慎地注意交气的时间，六气变化的情况，就可以推求出来。

黄帝说：我希望听听关于每年六气的始终早晚是怎样的？

岐伯说：你问的这个问题是很高明的啊！甲子之年，初之气，天时的刻数，开始于漏水下一刻，终止于八十七刻五分；二之气，开始于八十七刻六分，终止于七十五刻；三之气，开始于七十六刻，终止于六十二刻五

于六十二刻半；四之气，始于六十二刻六分，终于五十刻；五之气，始于五十一刻，终于三十七刻半；六之气，始于三十七刻六分，终于二十五刻。所谓初六，天之数也。

乙丑岁，初之气，天数始于二十六刻，终于一十二刻半；二之气，始于一十二刻六分，终于水下百刻；三之气，始于一刻，终于八十七刻半；四之气，始于八十七刻六分，终于七十五刻；五之气，始于七十六刻，终于六十二刻半；六之气，始于六十二刻六分，终于五十刻。所谓六二，天之数也。

丙寅岁，初之气，天数始于五十一刻，终于三十七刻半；二之气，始于三十七刻六分，终于二十五刻；三之气，始于二十六刻，终于一十二刻半；四之气，始于一十二刻六分，终于水下百刻；五之气，始于一刻，终于八十七刻半；六之气，始于八十七刻六分，终于七十五刻。所谓六三，天之数也。

丁卯岁，初之气，天数始于七十六刻，终于六十二刻半；二之气，始于六十二刻六分，终于五十刻；三之气，始于五十一刻，终于三十七刻半；四之气，始于三十七刻六分，终于二十五刻；五之气，始于二十六刻，终于一十二刻半；

分；四之气，开始于六十二刻六分，终止于五十刻；五之气，开始于五十一刻，终止于三十七刻五分；六之气，开始于三十七刻六分，终止于二十五刻。这就是所说的第一个六步，天时终始的刻数。

乙丑之年，初之气，天时的刻数，开始于二十六刻，终止于十二刻五分；二之气，开始于十二刻六分，终止于漏水下至一百刻；三之气，开始于一刻，终止于八十七刻五分；四之气，开始于八十七刻六分，终止于七十五刻；五之气，开始于七十六刻，终止于六十二刻五分；六之气，开始于六十二刻六分，终止于五十刻。这就是所说的第二个六步，天时终始的刻数。

丙寅之年，初之气，天时的刻数开始于五十一刻，终止于三十七刻五分；二之气，开始于三十七刻六分，终止于二十五刻；三之气，开始于二十六刻，终止于十二刻五分；四之气，开始于十二刻六分，终止于漏水下至一百刻；五之气，开始于一刻，终止于八十七刻五分；六之气，开始于八十七刻六分，终止于七十五刻。这就是所说的第三个六步，天时终始的刻数。

丁卯之年，初之气，天时的刻数开始于七十六刻，终止于六十二刻五分；二之气，开始于六十二刻六分，终止于五十刻；三之气，开始于五十一刻，终止于三十七刻五分，四之气，开始于三十七刻六分，终止于二十五刻；五之气，开始于二十六刻，终止于十二刻五分；六之气，开始于

第六十八节 六微旨大论：六气之精微要旨

六之气，始于一十二刻六分，终于水下百刻。所谓六四，天之数也。

次戊辰岁，初之气复始于一刻，常如是无已，周而复始。

帝曰：愿闻其岁候何如。

岐伯曰：悉乎哉问也！日行一周，天气始于一刻；日行再周，天气始于二十六刻；日行三周，天气始于五十一刻；日行四周，天气始于七十六刻；日行五周，天气复始于一刻；所谓一纪也。是故寅午戌岁气会同，卯未亥岁气会同，辰申子岁气会同，巳酉丑岁气会同，终而复始。

帝曰：愿闻其用也。
岐伯曰：言天者求之本，言地者求之位（言天者求之本，言地者求之位：本，天之六气，即风寒暑湿火燥；位，地之六步，即木火土金水火。求之本，就是求六气之盛衰，上（天）可知；求之位，即求六步之终始，而下（地）可知），言人者求之气交（气交：天气与地气二气相交）。

帝曰：何谓气交？
岐伯曰：上下之位，气交之中，人之居也。故曰：天枢（天枢之上：枢，即枢机，居阴阳升降之中，是为天枢。天枢可以理解为中枢，居中。所以后

十二刻六分，终止于漏水下至一百刻。这就是所说的第四个六步，天时终始的刻数。

依次相推便是戊辰年，初之气又开始于水下一刻，经常如此，没有终时，一周之后又重新开始。

黄帝问：我想听听一年六气终始变化的情况是怎样的。

岐伯说：你问得很详尽啊！太阳运行第一周时，天时开始于一刻；太阳运行于第二周时，天时开始于二十六刻；太阳运行于第三周时，天时开始于五十一刻；太阳运行于第四周时，天时开始于七十六刻；太阳运行于第五周时，天时又开始于一刻。天气四周大循环，就叫作"一纪"。所以，寅、午、戌三年，岁时与六气会同，卯、未、亥三年，岁时与六气会同，辰、申、子三年，岁时与六气会同，巳、酉、丑三年，岁时与六气会同，周流不息，终而复始。

黄帝说：我想听听六气的作用。
岐伯说：谈论天气的变化，当推求于六气的本元；谈论地气的变化，当推求于六气应五行之位；谈论人体的变化，当推求于气交。

黄帝问：什么是气交呢？
岐伯说：天气居于上位，地气居于下位，上下交互于气交之中，为人类所居之处。所以说：天枢以上，天气主之，天枢

文说，天枢（中）之上（为天），天气主之，中之下为地，地气主之。气交之分，即以中枢为限）之上，天气主之；天枢之下，地气主之；气交之分，人气从之，万物由之。此之谓也。

帝曰：何谓初中？

岐伯曰：初凡三十度而有奇，中气同法。

帝曰：初中何也？

岐伯曰：所以分天地也。

帝曰：愿卒闻之。

岐伯曰：初者地气也，中者天气也。

帝曰：其升降何如？

岐伯曰：气之升降，天地之更用也。

帝曰：愿闻其用何如。

岐伯曰：升已而降，降者谓天；降已而升，升者谓地。天气下降，气流于地；地气上升，气腾于天。故高下相召，升降相因，而变作矣。

帝曰：善。寒湿相遘，燥热相临，风火相值，其有闻乎？

岐伯曰：气有胜复，胜复之

以下，地气主之；在气交之处，人气顺从天地之气的变化，万物由此而生。这就是这个意思。

黄帝问：什么是初气、中气呢？

岐伯说：初气占一气中的三十度有零，中气也是这样。

黄帝问：为什么要分初气和中气呢？

岐伯说：是为了区别天气与地气用事的时间。

黄帝说：我想听你详尽地讲讲。

岐伯说：初气为地气用事，中气为天气用事。

黄帝问：它们的升降是怎样的呢？

岐伯说：气的升降，是天气和地气互相作用的结果。

黄帝说：我想听听它们的互相作用是怎样的。

岐伯说：地气可以上升，但升到极点就要下降，而下降乃是天气的作用；天气可以下降，但降到极点就要上升，而上升乃是地气的作用。天气下降，其气乃流荡于地；地气上升，其气乃蒸腾于天。由于天气和地气的相互招引，上升和下降的相互为因，天气和地气才能不断地发生变化。

黄帝说：讲得好。寒气与湿气相遇，燥气与热气相接，风气与火气相逢，这些道理可以说说吗？

岐伯说：六气都有太过的胜气和胜极

作,有德有化,有用有变,变则邪气居之。

帝曰:何谓邪乎?

岐伯曰:夫物之生从于化,物之极由乎变,变化之相薄,成败之所由也。故气有往复,用有迟速,四者之有,而化而变,风之来也。

帝曰:迟速往复,风所由生,而化而变,故因盛衰之变耳。成败倚伏游乎中,何也?

岐伯曰:成败倚伏生乎动,动而不已,则变作矣。

帝曰:有期乎?

岐伯曰:不生不化,静之期也。

帝曰:不生化乎?

岐伯曰:出入废则神机化灭(出入废则神机化灭:神机,凡物之动者,皆为血气运动,生气根于身之中,以神为生死之主,所以曰神机。因为神的存亡,取决于饮食呼吸的出入,出入废则神机所有活动都停止(化灭)了),升降息则气立孤危。故非出入,则无以生长壮老已;非升降,则无以生长化收藏。是以升降出入,无器不有。故器

而复的复气,胜气和复气的不断发作,使气有正常的功用,有生化的性能,有一定的作用,有异常的变化,异常变化就要产生邪气。

黄帝问:什么是邪气?

岐伯说:物体的新生,是化生而来,物体到极点,是由变而成,变和化的互相斗争与转化,就是成败的根本原因。由于气有往来进退,作用有缓慢与迅速,有进退迟速,就产生了化和变,并发生了六气的变化。

黄帝说:气有迟速进退,所以发生六气变化,有化有变,是气的盛衰变化所致。成和败相互为因,潜处于事物之中,是什么原因呢?

岐伯说:成败互因的关键在于运动,不断的运动,就会发生不断的变化。

黄帝问:变化有停止的时候吗?

岐伯说:不生不化,乃是相对稳定的时期。

黄帝问:物有不生不化吗?

岐伯说:物体的内部存有生生不息之机,名曰"神机",物体的外形依赖于气化的作用而存在,名曰"气立"。若出入的功能废止了,则"神机"毁灭,升降的作用停止了,则"气立"危亡。因此,没有出入,也就不会有发生、成长、壮实、衰老与灭亡;没有升降,也就不会有发生、成长、变化、收敛与闭藏。所以升降出入,是没有一种物体不具备的。因而物体就像

者生化之宇，器散则分之，生化息矣。故无不出入，无不升降，化有大小，期有近远，四者之有，而贵常守，反常则灾害至矣。故曰：无形无患，此之谓也。

帝曰：善。有不生不化乎？

岐伯曰：悉乎哉问也。与道合同，惟真人也。

帝曰：善。

是生化之器，若器物的形体不存在了，则升降出入也就要停止，生化之机也就停止了。因此说，任何物体，无不存有出入升降之机。不过化有大小的不同，时间有远近的区别，不管大小远近，贵在保持正常，如果反常，就要发生灾害。所以说离开了物体的形态，也就无所谓灾害。就是这个意思。

黄帝说：讲得好。有没有不生不化的呢？

岐伯说：你问得很详尽啊！能够结合自然规律而适应其变化的，只有"真人"。

黄帝说：讲得好。

【解要】

本节主要论述了六气循环规律，包括六气标本中气的微观法则；微观五行生克的法则；细察运气同化的法则；细察六气交司时刻的法则等；总结诸法则的作用，归结为气化升降相因，成败倚伏的精微意义。同时对六气主时的地理位置、六气对应五行的变化、一年中六气开始和终止的时间及推算的方法、六气的作用和变化等做了详细说明，特别是生化方面做了反复的说明，同时对万物在气交中正常发展和反常的变易关系进行了论述。

第六十九节　气交变大论：上下二气交互作用对人体健康的影响

【题解】

气交，这里指自然界的上六气（风寒暑湿燥火）与下五运（金木水火土）之气交互作用；变，即变化。本节重点讨论五运之气对人体健康的影响以及可能产生的病变（中运与司天在泉之岁气相交，就有生克制化的反应），相交的气化反常，发生胜复乘侮之交变，人相应就有各种各样的病变发生，故名为"气交变大论"。

【原文】

黄帝问曰：五运更治，上应天期，阴阳往复，寒暑迎随，真邪相薄，内外分离，六经波荡，五气倾移，太过不及，专胜兼并（专胜兼并：一气独盛，为"专胜"，专胜即太过。二气相兼称为"兼并"，并有吞并侵占的意思，兼并即不及），愿言其始，而有常名（常名：恒久之名），可得闻乎？

岐伯稽首再拜对曰：昭乎哉问也！是明道也。此上帝所贵，先师传之，臣虽不敏，往闻其旨。

帝曰：余闻得其人不教，是谓失道，传非其人，慢泄天宝。余诚菲德，未足以受至道；然而

【译文】

黄帝问道：五运交替，与在天之六气相应；阴阳往来，与寒暑变化相随；真气与邪气相争，因而使人体的表里相分离，六经的血气为之波动，五脏之气也失去了平衡而互相倾移，出现太过、不及、专胜以及互相兼并的现象，我希望你谈谈这里的起始原理和反映于人身的病变情况，能讲给我听吗？

岐伯拜了两拜回答说：您问得很有道理，这正是我应该讲述的法则，它是古往今来极为珍贵，并由我的老师传授下来的，我虽不聪慧，却也有机会聆听老师教诲而获得其主要宗旨。

黄帝说：我听说遇到了适当的人而不教，就会失去传道的机会，如传授给不适当的人，则等于不重视珍贵的大道。我固然是才德浅

众子哀其不终，愿夫子保于无穷，流于无极，余司其事，则而行之，奈何？

岐伯曰：请遂言之也。《上经》（《上经》：古书名，已经佚失）曰：夫道者，上知天文，下知地理，中知人事，可以长久，此之谓也。

帝曰：何谓也？

岐伯曰：本气位也，位天者，天文也，位地者，地理也，通于人气之变化者，人事也。故太过者，先天，不及者，后天，所谓治化而人应之（治化而人应之：治化，指六气的变化，六气的变化会影响五运，五运主人气的变化，所以人应之。这就是所说的治理变化要天人合一的道理）也。

帝曰：五运之化，太过何如？

岐伯曰：岁木太过，风气流行，脾土受邪。民病飧泄，食减，体重，烦冤，肠鸣腹支满，上应岁星（岁星：即木星）。甚则忽忽善怒，眩冒巅疾。化气不政，生气独治，云物飞动，草木不宁，甚而摇落，反胁痛而吐甚，冲阳（冲阳：即胃脉，在足跗之上，第二与第三骨之间）绝者，死不治。上应太白星（太白星：即金星）。

薄，不足以接受最好最高深的道理，但是民众都哀叹他们不得寿终，因此希望你能为了保护人们的生命，为了医道的永远流传，而把这些道理传授出来，由我来主管其事，按照规矩去做，你看怎样呢？

岐伯说：我尽量谈一下。《上经》说：所谓道，可以上知天文，下知地理，中知人事，并能保持长久，说的就是这个。

黄帝又问：这又怎么讲呢？

岐伯说：这里的根本在于推求天地人三气的位置啊！求天位的，是天文气象；求地位的，是地理六节；通晓人气的变化的是人事。所以，太过的气先天时而至，不及的气后天时而至，所以说，岁运的变化有常有变，而人体也随之而起变化。

黄帝问：五运的气化，在太过的时候，是什么情况呢？

岐伯说：岁木之气太过，就会风气流行，脾土受到侵害。人们多患飧泄，饮食减少，肢体沉重，烦闷，肠鸣，肚腹胀满等，上应天上的岁星。如果风气过度旺盛，在人体里就会产生骤然发怒、头眩、眼花及头部疾病。这是土气不能行其政令，木气独胜的现象，因此，风气就更猖獗起来，使天上的云物飞扬，地上的草木动摇不定，甚至枝叶摇落，在人就会发生胁痛，呕吐不止。冲阳脉绝的，大多数会死亡，无法治疗。上应天上的金星。

第六十九节 气交变大论：上下二气交互作用对人体健康的影响

岁火太过，炎暑流行，肺金受邪。民病疟，少气咳喘，血溢、血泄、注下，嗌燥耳聋，中热肩背热，上应荧惑星（荧惑星：即火星）。甚则胸中痛，胁支满，胁痛，膺背肩胛间痛，两臂内痛，身热肤痛，而为浸淫。收气不行，长气独明，雨水霜寒。上应辰星（辰星：指水星）。上临少阴少阳（上临少阴少阳：上临，指司天。凡火运太过的年份是戊年，又逢少阴司天，是戊子、戊午年；少阳司天是戊申、戊寅年），火燔焫，冰泉涸，物焦槁，病反谵妄（谵妄：短时间内突发的一种精神错乱，说胡话，不识熟人）狂越，咳喘息鸣，下甚血溢泄不已，太渊（太渊：指肺脉，在手腕后内侧横纹头，当寸口处）绝者，死不治。上应荧惑星。

岁土太过，雨湿流行，肾水受邪。民病腹痛，清厥、意不乐，体重烦冤，上应镇星。甚则肌肉萎，足痿不收，行善瘈（瘈：痉挛，抽搐），脚下痛，饮发中满食减，四支不举。变生得位，脏气伏，化气独治之，泉涌河衍，涸泽生鱼，风雨大至，土崩溃，鳞见于陆。病腹满溏泄肠鸣，反下甚。而太谿（太谿：即肾脉，在足

岁火之气太过，就会暑热流行，肺金就要受到侵害。人们多患疟疾，呼吸少气，咳嗽气喘，吐血、衄血、便血，水泻如注，喉干、耳聋，胸中发热，肩背发热等病，上应天上的火星。如果火气过度旺盛，在人体就会有胸中疼痛，胁下胀满，胸膺部、背部、肩胛之间均感到疼痛，两臂内侧疼痛，身热，肤痛，因而发生浸淫疮。这是金气不行、火气独旺的现象。由于物极必反，水气乘之，因而出现雨水霜寒的变化，上应水星。如果遇到少阴、少阳司天，火热之气就会更加亢盛，好像火烧一样，以致水泉干涸，植物焦枯，人们的病，多见谵语狂乱，咳嗽气喘，呼吸有声，二便下血不止。太渊脉绝的，大多数会死亡，无法治疗，上应火星。

岁土之气太过，雨湿之气就会流行，肾水就要受到侵淫。人们多患腹痛，手足逆冷，情志抑郁，身体不轻快，烦闷等病，上应天上的土星。如果土气过度旺盛，在人体就会肌肉萎缩，两足痿弱不能行走，经常抽搐痉挛，脚跟痛，水邪蓄积于中，而生胀满，饮食减少，以至于出现四肢不能举动。若遇土旺时，水气无权、土气独旺的现象，则湿令大行。因此，泉水涌出，河水溢满，甚至干涸的池塘也滋生了鱼类，甚至会发生急风暴雨，使堤岸崩溃，河水泛滥，陆地出现鱼类。人们就

·319·

内踝后侧，跟骨上面）绝者，死不治。上应岁星。

岁金太过，燥气流行，肝木受邪。民病两胁下少腹痛，目赤痛、眦疡，耳无所闻。肃杀而甚，则体重烦冤，胸痛引背，两胁满，且痛引少腹，上应太白星。甚则喘咳逆气，肩背痛，尻阴股膝髀腨胻足皆病，上应荧惑星。收气峻，生气下，草木敛，苍干凋陨。病反暴痛，胠胁不可反侧，咳逆甚而血溢。太冲绝者，死不治。上应太白星。

岁水太过，寒气流行，邪害心火。民病身热烦心，躁悸，阴厥上下中寒，谵妄心痛，寒气早至，上应辰星。甚则腹大胫肿，喘咳、寝汗出、憎风，大雨至，埃雾朦郁，上应镇星。上临太阳，则雨冰雪，霜不时降，湿气变物，病反腹满肠鸣，溏泄食不化，渴而妄冒（渴而妄冒：妄，指欺妄；冒，指假冒。指口渴的原因并非真正需要水。也指腹泻导致的脱水）。神门（神门：手少阴心经的穴位，是心经的原穴）绝者，死不治。上应荧惑辰星。

会患肚腹胀满、大便溏泻、肠鸣、泄泻不止等症。如果太谿脉绝止的，大多会死亡，无法治疗。上应天上的木星。

岁金之气太过，燥气就会流行，肝木就要受到侵害。人们多患两胁下及少腹疼痛，目赤痛，眼角溃烂，耳聋等病。燥金之气过于亢盛，就会身体沉重、烦闷、胸痛牵引到背部、两胁胀满，而疼痛趋下延至少腹，由于金气太过，上应天上的金星，金气过度旺盛，在人体就会有喘息咳嗽、逆气，肩背疼痛，下连股、膝、髀、腨、胻、足等处疼痛的病症，由于火气来复，上应火星。若是金气过于严峻，木气被它克制，草木就要呈收敛之象，以至于绿叶干枯凋落，在人们的疾病中，多见急剧疼痛，胠胁痛得不能转动，咳嗽气逆，甚则吐血衄血。肝脉绝止的，大多会死亡，无法治愈。上应天上的太白星。

岁水之气太过，就会寒气流行，邪气损害心火。人们多患身热、心烦、焦躁心跳，虚寒厥冷，全身发冷、谵语、心痛等病。在气候方面是寒气早至，上应水星。水气过度旺盛，在人体就会有腹水、足胫浮肿、气喘咳嗽、盗汗、怕风等病症。由于水气盛，因而大雨下降，尘雾迷蒙，令人郁结，土气来复，上应土星。如遇太阳寒水司天，则会冰雹霜雪不时下降，湿气太盛，致使物变其形。在人们的疾病中，多见肚腹胀满、肠鸣、溏泻、食物不化、渴而眩晕等症。心脉绝止的，大多数会死亡，无法治疗。在天上相应的火星失明而水星光亮。

帝曰：善。其不及何如？

岐伯曰：悉乎哉问也！岁木不及，燥乃大行，生气失应，草木晚荣。肃杀而甚，则刚木辟著，柔萎苍干。上应太白星。民病中清（中清：中气虚寒的意思），胠胁痛，少腹痛，肠鸣溏泄，凉雨时至，上应太白星，其谷苍。上临阳明，生气失政，草木再荣，化气乃急。上应太白、镇星，其主苍早。复则炎暑流火，湿性燥，柔脆草木焦槁，下体再生（下体再生：意思是从根部重新生长），华实齐化。病寒热疮疡痈痤疿痤。上应荧惑、太白，其谷白坚。白露早降，收杀气行，寒雨害物，虫食甘黄。脾土受邪，赤气垢化，心气晚治，上胜肺金，白气乃屈。其谷不成，咳而鼽。上应荧惑、太白星。

岁火不及，寒乃大行，长政不用，物荣而下。凝惨而甚，则阳气不化，乃折荣美，上应辰星。民病胸中痛，胁支满，两胁痛，膺背肩胛间及两臂内痛，郁冒朦昧（郁冒朦昧：郁冒，证名。昏冒

黄帝说：讲得好。那么五运不及的怎样？

岐伯说：问得真细致啊！岁木之气不及，燥气然后流行，生气不能及时而来，草木就要晚荣。金气亢盛，坚硬的树木就会破折如劈，柔嫩的枝叶都会枯萎，上应天上的金星。人们多患中气虚寒、胠胁部疼痛、少腹痛、肠鸣、溏泄。气候方面，是凉雨时至。这一切均与天上的金星相应。在谷类，则不能成熟，呈现青苍色。如遇阳明司天，木气不能行其政令，土气兴起，草木再度繁茂，于是生化之气就显得峻急，而谷类也就不易结实了。因为燥、土二气俱盛，所以天的金星、土星俱明，所以草木开花结果的过程非常急促，很早就凋谢。木气受克制，则其火气来复，那么就会炎热如火，万物湿润的变为干燥，柔嫩的草木也都焦枯，枝叶从根部重新生长，以达到花实并见。人体多患寒热、疮疡、痱疹、痈痤等疾病。相应天上的火星、金星，而五谷却因火气制金，不能成熟，白露则提前下降，肃杀之气流行，寒雨非时，损害万物，甘黄的谷物为虫所食。在人则脾土受邪，火气后起，心气虽然旺起较迟，但等到火能胜金的时候，金气就会受到压制，谷物不能成熟。在人体会出现咳嗽、流鼻涕等症状，与天上的火星、金星相应。

岁火之气不及，寒气就会大规模流行。夏天生长之气不能行其政令，植物就会由茂盛走向零落。寒凉之气过甚，阳气不能生化，因而万物的荣盛也就被摧残了，相应天上的水星。人们多患胸痛，胁部胀满，两胁疼痛，胸膺部、背部、肩胛之间以及两臂内侧都感疼

神志不清的病证),心痛暴瘖,胸腹大,胁下与腰背相引而痛,甚则屈不能伸,髋髀如别,上应荧惑、辰星,其谷丹。复则埃郁,大雨且至,黑气乃辱,病鹜溏、腹满,食饮不下,寒中肠鸣、泄注腹痛,暴挛痿痹,足不任身。上应镇星、辰星,玄谷不成。

岁土不及,风乃大行,化气不令,草木茂荣。飘扬而甚,秀而不实,上应岁星。民病飧泄霍乱,体重腹痛,筋骨繇复,肌肉瞤(shùn)酸,善怒,藏气举事,蛰虫早附,咸病寒中,上应岁星、镇星,其谷黅。复则收政严峻,名木苍凋,胸胁暴痛,下引少腹。善太息,虫食甘黄,气客于脾,黅谷乃减,民食少失味。苍谷乃损,上应太白、岁星。上临厥阴,流水不冰,蛰虫来见,藏气不用,白乃不复,上应岁星,民乃康。

岁金不及,炎火乃行,生气乃用,长气专胜,庶物以茂,燥

痛,水气上冒,视物不清,心痛,突然失音,胸腹肿大,胁下与腰背互相牵引而痛,甚至病势发展到屈不能伸,髋骨与股部好像裂开一样。因为火受水气制约,所以上应天上的水星,五谷不成熟而其色红。水气克火,则火的土气来复,于是土湿之气上蒸为云,大雨将至,水气下降,人多见大便溏泄,泻满,饮食不下,肚中寒冷,肠鸣和泻下如注,腹痛,突然拘挛、痿、痹而足不能支持身体等病症,上应土星、水星,谷物已经变成黑色但仍没有成熟。

岁土之运不及,风气就大规模流行,而土气就不能行其政令。风木能生万物,所以草木茂盛,但因过分飘扬却不能结实,上应木星。人多患飧泄、霍乱、身体重、腹痛、筋骨动摇强直、肌肉掣动发酸等症,并时常发怒。寒水之气乘机行动,虫类提前伏依在土里。人们一般都患中气虚寒。上应木星、土星,在谷类,已经变得枯黄仍不能结实。土受木气的克制,则其金气来复,于是秋气当令,呈现出肃杀严峻之气,因此大木凋谢,在人体就会有胸胁突然疼痛,牵引少腹,频频叹气等症。甘黄五谷都被虫食了,邪气客于脾土,黄色的谷类结实减少,人们吃得少,而且感到没有滋味。金气胜木,青色之谷受到损害,上应金星、木星。如遇厥阴司天,少阳在泉,则流水不能结冰,蛰伏的虫类又重新出现,寒水之气不能用事,金气也就不得再盛,上应木星,人们也就健康了。

岁金之气不及,火气就会流行,木气得行政令,生长之气专胜,万物因而繁茂。但

烁以行。上应荧惑星。民病肩背膂重，鼽嚏血便注下，收气乃后，上应太白星，其谷坚芒。复则寒雨暴至，乃零冰雹霜雪杀物，阴厥且格，阳反上行，头脑户痛，延及囟顶发热。上应辰星，丹谷不成。民病口疮，甚则心痛。

岁水不及，湿乃大行，长气反用，其化乃速，暑雨数至，上应镇星。民病腹满身重，濡泄，寒疡流水，腰股痛发，腘腨股膝不便，烦冤，足痿清厥，脚下痛，甚则跗肿，藏气不政，肾气不衡，上应镇星，其谷柜。上临太阴，则大寒数举，蛰虫早藏，地积坚冰，阳光不治，民病寒疾于下，甚则腹满浮肿，上应镇星，其主黅谷。复则大风暴发，草偃木零，生长不鲜。面色时变，筋骨并辟，肉䐜瘛，目视䀮䀮，物疏璺，肌肉胗发，气并鬲中，痛于心腹。黄气乃损，其谷不登，上应岁星。

火气旺盛了，气候就会干燥炎热。与此相应，天上火星光明。人多患肩背沉重，鼻流清涕，喷嚏，便血，泻下如注等病。金气被制，所以秋收之气后到。与此相应，天上金星失明，谷类不能成熟而呈白色。金气被制以后，它的水气来复，于是寒雨暴至，然后降冰雹霜雪，杀害万物。人就会为寒逆所扰，使阳气反而上行，以致头后部疼痛，连及脑顶，身体发热。上应水星，红色谷类不能成熟。人多患口中生疮，甚至发生心痛等症。

岁水之气不及，湿气就大规模流行。水气不能制火，火气反行其令，其生化很快，暑雨屡次下降。与此相应，天上土星光明。人们多患腹部胀满，身体重，湿泄，阴性疮疡，脓液稀薄，腰股发痛的病症，腘、股、腨、膝部都不便利，烦闷，两脚萎弱，四肢清冷，脚下疼痛，甚至足背浮肿，这是冬藏之气不能行其政令，肾气失去平衡的缘故。上应水星，谷物呈黑色仍不能成熟。如遇太阴司天，寒水在泉，大的寒气常常侵袭，虫类很早就伏藏，地面上凝积厚冰，天上的阳光不能发挥温暖作用，人多患下部寒疾，严重的腹满浮肿。上应土星，谷类黄色之稻成熟。因为土气被水气制约，则其木气来复，就出现大风暴发，草类仰伏，木类凋零，因为风吹干裂，失去了生长的鲜泽。人的面色时时改变，筋骨拘急疼痛，肌肉跳动抽搐，两眼看物不清，有的东西看去像稍有裂纹，肌肉发出风疹。假如风气侵入胸膈里，就会产生心腹疼痛。这是木气太盛，土气受害，黄色的谷类不能成熟，而上应于木星。

帝曰：善。愿闻其时也。

岐伯曰：悉乎哉问也！木不及，春有鸣条律畅之化（鸣条律畅之化：鸣条律畅，惠风畅鸣，春风和气，形容春天正常的时令；之化，指时令正常，即春天有正常的时令气候特点），则秋有雾露清凉之政；春有惨凄残贼之胜，则夏有炎暑燔烁之复。其眚东，其脏肝，其病内舍胠胁，外在关节。

火不及，夏有炳明光显之化，则冬有严肃霜寒之政；夏有惨凄凝冽之胜，则不时有埃昏大雨之复。其眚南，其脏心，其病内舍膺胁，外在经络。

土不及，四维有埃云润泽之化，则春有鸣条鼓拆之政；四维发振拉（振拉：摇折）飘腾之变，则秋有肃杀霖霪之复。其眚四维，其脏脾，其病内舍心腹，外在肌肉四肢。

金不及，夏有光显郁蒸之令，则冬有严凝整肃之应；夏有炎烁燔燎（燔燎：酷热如焚）之变，则秋有冰雹霜雪之复。其眚西，其脏肺，其病内舍膺胁肩背，外在皮毛。

黄帝称赞说：讲得很好！我还希望听一下五气与四时的关系。

岐伯说：问得真细致啊！木运不及的，如果春天有惠风畅鸣的和气，那么秋天就有雨露清凉的正常气候；如果春天反见寒冷伤害的金气，夏天就会有炎热如火燔烧的气候。其灾害往往发生在东方，在人体应在肝脏，其发病部位，内在胠胁，外在关节。

火运不及的夏天，有显明的和气，那么冬天就有严肃霜寒的正常气候；如果夏天反见凄惨寒冷的气象，那么就会常常有尘埃昏蒙和大雨的情况。它的灾害往往发生在南方，在人体应在心脏，其发病部位，内在胸胁，外在经络。

土运不及的，如果四维之月有埃尘云雾润泽的和气，那么春天就有风和鸟鸣、草木萌生的正常气候；如果四维之月有暴风飞扬、草木摇折的异常气候，那么秋天也就有阴凉久雨不止的现象。其灾祸往往发生在四隅，在人体应在脾脏，其发病部位，内在心腹，外在肌肉四肢。

金运不及的，如果夏天有显明湿蒸的和气，那么冬天就有严寒凝结的整肃之气相应；如果夏天出现炎热，如火燔烧的变化，那么秋天就会有冰雹霜雪的反应。其灾害常常发生在西方，在人体应在肺脏，其发病部位，内在胸胁肩背，外在皮毛。

第六十九节 气交变大论：上下二气交互作用对人体健康的影响

水不及，四维有湍润埃云之化，则不时有和风生发之应；四维发埃昏骤注之变，则不时有飘荡振拉之复。其眚北，其脏肾，其病内舍腰脊骨髓，外在谿谷踹膝。

夫五运之政，犹权衡也，高者抑之，下者举之，化者应之，变者复之。此生长化收藏之理，气之常也。失常则天地四塞矣。故曰：天地之动静，神明为之纪，阴阳之往复，寒暑彰其兆，此之谓也。

帝曰：夫子之言五气之变，四时之应，可谓悉矣。夫气之动乱，触遇而作，发无常会，卒然灾合，何以期之？

岐伯曰：夫气之动变，固不常在，而德化政令灾变，不同其候也。

帝曰：何谓也？

岐伯曰：东方生风，风生木。其德敷和，其化生荣，其政舒启（舒启：启，打开的意思。舒启，指舒展打开），其令风，其变振发，其灾散落。南方生热，热生火。其德彰显，其化蕃茂，其政明

水运不及的，如果四维之月有湿润埃云的正常气候，那么就会时常有和风生发的感应；如果四维之月有尘雾迷暗、暴雨如注的变化，那么就时常会有暴风飞扬、摇折草木的情况。其灾害往往发生在北方，在人体应在肾脏，其发病部位，内在腰脊骨髓，外在谿谷踹膝。

五运的作用如同权衡，太过的就加以压制，不及的就加以辅助，与正常的相应，令异常的复原。这是万物生长化成收藏的自然道理，四时气序的常规，如果丢失了这些规律，那天地四时之气就会闭塞不通了。所以说，天地的动静，有日月星辰的运行作为参照，阴阳的往来，有寒暑的更移来显示它的征兆，就是这个意思。

黄帝问：你讲五气的变化，四时的相应，可以说是很详细了。但是，气的动乱，是相互遇合而发生的，而发生动乱的时间，又没有一定的常规，突然遇到而发生灾害，怎样能先期知道呢？

岐伯说：五气的动乱变化，固然是没有一定之规，然而各气的德化政令和变异，不同之处是可以推断的。

黄帝又问：这是什么道理呢？

岐伯说：东方生风，风能生木。它的特性是敷布和气，它的生化是使万物滋生繁荣，它的职权是使万物舒展开放，它的表现是风，它的变动是大风怒号，它的灾害是吹散万物使其零落。南方生热，热能生火气，它的特性是光明显耀，它的生化是使万物繁多茂盛，

曜，其令热，其变销烁，其灾燔
焫（燔焫：燃烧之意）。中央生湿，
湿生土。其德溽蒸，其化丰备，
其政安静，其令湿，其变骤注，
其灾霖溃。西方生燥，燥生金。
其德清洁，其化紧敛，其政劲
切，其令燥，其变肃杀，其灾苍
陨。北方生寒，寒生水。其德凄
沧，其化清谧，其政凝肃，其令
寒，其变凓冽，其灾冰雪霜雹。
是以察其动也，有德有化，有政
有令，有变有灾，而物由之，而
人应之也。

　　帝曰：夫子之言岁候，其不
及太过而上应五星。今夫德化政
令，灾眚变易，非常而有也，卒
然而动，其亦为之变乎？

　　岐伯曰：承天而行之，故无
妄动，无不应也。卒然而动者，
气之交变也，其不应焉。故曰：
应常不应卒。此之谓也。

　　帝曰：其应奈何？

　　岐伯曰：各从其气化也。

　　帝曰：其行之徐疾逆顺，何
如？

　　岐伯曰：以道留久，逆守而
小，是谓省下；以道而去，去而

它的职权是明亮照耀万物，它的表现是热，
它的变动是火势炎炎，它的灾害是销烁万物。
中央生湿，湿能生土气，它的特性是湿热，
它的生化是使万物丰满全备，它的职权是使
万物安静，它的表现是湿，它的变动是暴雨
如注，它的灾害是久雨不止、土溃泥烂。西
方生燥，燥能生金气，它的特性是清洁，它
的生化是使万物紧缩收敛，它的职权是使万
物干燥而坚强劲锐，它的表现是燥，它的变
动是肃杀，它的灾害是使万物青干陨落。北
方生寒，寒能生水气，它的特性是寒冷，它
的生化是使万物清静，它的职权是使万物凝
固严整，它的表现是寒，它的变动是酷寒，
它的灾害是冰雪霜雹。所以观察各气运动，
有特性、有生化、有职权、有表现、有变动、
有灾害，而万物与之相随，人也与之相应。

　　黄帝问：你说过五运的太过与不及，而
上应五星的变化。现在特性、生化、灾害、
变动，不按常规发生而属于突然的变化，五
运是否也会随之变动呢？

　　岐伯说：如果五运是随天道而行，那就
肯定与五星相应。突如其来的变动，是由于气
候的交相变化引起的，五星是不和它相应的。
所谓"应常规而不应突然"，就是这个道理。

　　黄帝问：五星是怎样与岁运相应的呢？

　　岐伯说：那就是各自顺从相应的天运之气。

　　黄帝问：五星的运行有慢快逆顺的不同，
这都说明了什么呢？

　　岐伯说：在顺行的径路上久留不前，或
者逆行顾盼，而光芒微小，这是在省视下属

第六十九节 气交变大论：上下二气交互作用对人体健康的影响

速来，曲而过之，是谓省遗过也；久留而环，或离或附，是谓议灾与其德也。应近则小，应远则大，芒而大倍常之一，其化甚；大常之二，其眚即发也；小常之一，其化减；小常之二，是谓临视，省下之过与其德也。德者福之，过者伐之。是以象之见也，高而远则小，下而近则大，故大则喜怒迩，小则祸福远。岁运太过，则运星北越，运气相得，则各行以道。故岁运太过，畏星（畏星：指被克的星。如木运太过，土星就是畏星；土运太过，则水星变为畏星）失色而兼其母（其母：这里指畏星之母），不及则色兼其所不胜。肖者瞿瞿（瞿瞿：惊顾的样子），莫知其妙，闵闵（闵闵：深远的样子）之当，孰者为良，妄行无征，示畏侯王。

帝曰：其灾应何如？

岐伯曰：亦各从其化也。故时至有盛衰，凌犯有逆顺，留守有多少，形见有善恶，宿属有胜负，征应有吉凶矣。

帝曰：其善恶，何谓也？

岐伯曰：有喜有怒，有忧有丧，有泽有燥，此象之常也，必谨察之。

分野的情况；若去而速回，或者迂回而过，这是在省视下属分野中是否还有遗漏和过错；若久留而回环旋转，似去似不去的，这就是评议下属分野中该给予灾难还是福德。气候的变化近则小，远则大。若是星的光芒大于平常一倍，那气就亢盛；大二倍的，那灾害就立即发作；小于平常一倍的，那气化就减退，小二倍的，叫作"临视"，好像是在察看下属的过与德，有德的降福，有过的降灾。因此五星的呈现，若是高而远，它的胜复就小；若是下而近，它的胜复就大。因此，星的光芒大，就表示喜怒的感应期近，星的光芒小，就表示祸福的降临期远。岁运太过，运星不免背越出轨；运气相和，则各个按道而行。因此岁运太过，它所克制之星就会暗淡而兼见母星的颜色；若是岁运不及，则岁星就兼见其所不胜之星的颜色。总之，天的变化，道理是极精微而不易审察的，谁能了解它的奥妙呢？其道理是很深远而且适宜的，谁能理解它的好处呢？那无知的人，绝无征验，只是乱谈占象，以使侯王惊惧而已。

黄帝问：五星在灾害方面的征验怎样？

岐伯说：也是各从岁运的气化而有所不同。所以，岁时的更至有盛有衰，运星的侵犯有逆有顺，星的留守日期有长有短，星的呈象中是有好有坏，星宿所属有胜有负，征验的反应有吉有凶。

黄帝问：星象的好坏怎样？

岐伯说：五星呈象中是有喜、怒、忧、丧、泽、燥的不同，这是星象变化时常呈现的，应该审慎观察。

帝曰：六者高下，异乎？

岐伯曰：象见高下，其应一也，故人亦应之。

帝曰：善。其德化政令之动静损益，皆何如？

岐伯曰：夫德化政令灾变，不能相加也。胜复盛衰，不能相多也。往来小大，不能相过也。用之升降，不能相无也。各从其动而复之耳。

帝曰：其病生，何如？

岐伯曰：德化者，气之祥；政令者，气之章；变易者，复之纪；灾眚者，伤之始。气相胜者，和；不相胜者，病；重感于邪，则甚也。

帝曰：善。所谓精光之论，大圣之业，宣明大道，通于无穷，究于无极也。余闻之，善言天者，必应于人，善言古者，必验于今；善言气者，必彰于物（善言气者，必彰于物：言，把握；彰，表现、显示。气无形而有迹，人能感觉得到，却很难描述，故必以物之变化的形迹而彰明之，而且，气为阳，物为阴，阴阳不相离，故言气，识气应不离于物，不离于阴），善言应者，同天地之化（善言

黄帝问：五星的喜、怒、忧、丧、泽、燥六种现象，在它所居地位的高低有什么关系吗？

岐伯说：星象虽然可看出高低的不同，但在应验上却是相同的，所以人体也与之相应。

黄帝说：讲得好！星象的德、化、政、令的动静损益都是怎样的？

岐伯说：德、化、政、令与灾变，是不能相互相加减的，胜盛则复胜，胜衰则复衰，是不能随意增多的，胜复往来的日数，多少一样，是不能彼此相越的，五行阴阳的升降，是互相结合不能在没有对方的情况下单独存在的，这都是随着五气的运动而与之相对应的。

黄帝问：它们对疾病的发生有什么影响？

岐伯说：特性和生化，是岁气的祥和，职权的表现，是岁气的昭著；变易是反复的纲纪；灾害是万物受伤的原因。人气和岁气相当的就平和，人气和岁气不相当的就生病，若再重感邪气，病就更重了。

黄帝道：讲得好！这些都是所谓精深高明的理论，所谓大圣的事业，宣讲伟大的理义，而达到无穷之境，无极之地了。我听说，善于讲天道的，必定把天道应验于人；善于讲古事的，必定把古事应验于现在；善于讲气化的，必定把气化明确地表现在万物上；善于讲感应的，就和天地的造化统一起来；善于讲生化与变动的，就要了解自然的道理，

第六十九节 气交变大论：上下二气交至作用对人体健康的影响

应者，同天地之化：应，变化响应。此句意为，善于把握变化的人，能够顺应天地的变化而变化）；**善言化言变者，通神明之理，非夫子孰能言至道欤？**

乃择良兆而藏之灵宝，每旦读之，命曰"气交变"，非斋戒不敢发，慎传也。

除了像你这样的人，还有谁能演说这种至道宏论呢？

黄帝于是选择了一个吉日，把它藏在灵兰书室里，每天清晨阅读它，命名为"气交变"，不进行斋戒，就不敢随意打开，非常谨慎地流传到后世。

【解要】

本节主要论述了五运之气太过和不及，对自然界的上六气以及人和万物的影响；介绍了五运之气与四时对应关系，说明通过五运之气的变化可以预测灾害病疫；五运与星宿对应，又可从星象表现看出五运之气的变化，而五运之气的消长胜负直接影响德、化、政、令等五运正常功能和逆常变化。

需要注意的是，本节虽主讲五运之气，但仍是以五运之气与上六气相交（交互作用）为前提的。

第七十节 五常政大论：五运平气、不及、太过对人的影响

【题解】

五，是指五行五运，即金木水火土五行之气在天地间的运行；常，指金木水火土五运主岁有平气、不及、太过的一般规律；政，为政令表现。本节重点探讨了五运六气的物质基础，五运主岁在各种情况下对自然界万物和人类影响的一般规律，以及具体运算方法，故以"五常政大论"为名。

【原文】

黄帝问曰：太虚寥廓（太虚寥廓：太虚，指宇宙；寥廓，高远空旷，这里代指天空、宇宙等），五运回薄（回薄：运行的各种样子，循环相迫变化无常），盛衰不同，损益相从，愿闻平气，何如而名，何如而纪也？

岐伯对曰：昭乎哉问也！木曰敷和（敷和：以木应春天，木运正常则能散布温和之气，使万物欣欣向荣），火曰升明，土曰备化，金曰审平，水曰静顺。

帝曰：其不及奈何？

岐伯曰：木曰委和（委和：木运如果不及，则温和之气不能散布，

【译文】

黄帝问道：宇宙深远广阔无边，五运循环不息。盛衰不同，损益也有差别，请你告诉我五运中的平气是怎样命名的，是怎样定其标志的？

岐伯回答说：你问得真有意义！所谓平气，木称为"敷和"，散布着温和之气，使万物荣华；火称为"升明"，明朗而有盛长之气，使万物繁茂；土称为"备化"，具备着生化万物之气，使万物具备形体；金称为"审平"，发着宁静和平之气，使万物结实；水称为"静顺"，有着寂静和顺之气，使万物归藏。

黄帝问：五运不及的表现是怎样的？

岐伯说：如果不及，木称为"委和"，无阳和之气，使万物萎靡不振；火称为"伏明"，少

第七十节 五常政大论：五运平气、不及、太过对人的影响

称"委和"。委：委靡不振），火曰伏明，土曰卑监，金曰从革，水曰涸流。

帝曰：太过何谓？

岐伯曰：木曰发生（发生：木运如果太过，称为"发生"，是未至其时就生长发育），火曰赫曦，土曰敦阜，金曰坚成，水曰流衍。

帝曰：三气（三气：即上文说的平气、不及和太过之气）之纪，愿闻其候。

岐伯曰：悉乎哉问也！敷和之纪，木德周行，阳舒阴布，五化（五化：五行的气化）宣平。其气端（端：端正），其性随，其用曲直，其化生荣，其类草木，其政发散，其候温和，其令风，其脏肝，肝其畏清；其主目，其谷麻，其果李，其实核，其应春，其虫毛，其畜犬，其色苍，其养筋，其病里急支满，其味酸，其音角，其物中坚，其数八。

温暖之气，使万物暗淡无光；土称为"卑监"，无生化之气，使万物萎弱无力；金称为"从革"，无坚硬之气，使万物质松无弹力；水称为"涸流"，无封藏之气，使万物干枯。

黄帝问：太过的表现又是怎样？

岐伯说：如果太过，木称为"发生"，过早地散布温和之气，使万物提早发育；火称为"赫曦"，散布着强烈的火气，使万物烈焰不安；土称为"敦阜"，有着浓厚坚实之气，反使万物不能成形；金称为"坚成"，有着强硬之气，使万物刚直；水称为"流衍"，有溢满之气，使万物漂流不能归宿。

黄帝问：以上三气的所标志，请告诉我它们该怎样候察？

岐伯说：你所问得真精细极了！敷和（木主岁而平气）的标志，木的德行畅达于四方上下，阳气舒畅，阴气散布，五行的气化都能发挥其正常的功能。其气正直，其性顺从万物，其作用如树木枝干的曲直自由伸展，其生化能使万物繁荣，其属类是草木，其职能是发散，其气候是温和，其职能的表现是风，应于人的内脏是肝；肝畏惧清凉的金气（金克木），肝开窍于目，所以主目，在谷类是麻，果类是李，其所充实的是核，对应的时令是春，其所应的动物，在虫类是毛虫，在畜类是犬，在颜色是苍，所充养的是筋，如发病则为里急而胀满，在五味是酸，在五音是角，在物体来说是属于中坚的一类，其在河图成数是八。

升明之纪，正阳而治，德施周普，五化均衡。其气高，其性速，其用燔灼，其化蕃茂，其类火，其政明曜（明曜：亦作"明耀"。意为光明，明亮），其候炎暑，其令热，其脏心，心其畏寒，其主舌，其谷麦，其果杏，其实络，其应夏，其虫羽，其畜马，其色赤，其养血，其病瞤瘛（瞤瘛：瞤，肌肉动惕；瘛，筋脉急挛），其味苦，其音徵，其物脉，其数七。

备化之纪，气协天休，德流四政，五化齐修。其气平，其性顺，其用高下，其化丰满，其类土，其政安静，其候溽蒸（溽蒸：湿热之气蒸发），其令湿，其脏脾，脾其畏风，其主口，其谷稷，其果枣，其实肉，其应长夏，其虫倮，其畜牛，其色黄，其养肉，其病否（否：中医指胸腹间气机阻塞不舒的一种自觉症状，有的仅有胀满的感觉，称"否块""否积"），其味甘，其音宫，其物肤，其数五。

审平之纪，收而不争（争：剥夺），杀而无犯（犯：伤害），五化宣明。其气洁，其性刚，其用散落（散落：使万物成熟脱落），其化坚敛，其类金，其政劲

升明（火主岁而平气）的标志，南方火运正常行令，其德行普及四方，使五行气化平衡发展。其气上升，其性急速，其作用是燃烧，其在生化能使万物繁荣茂盛，其属类是火，其职能是使光明显耀，其气候炎暑，其职能的表现是热，应于人体内脏是心；心畏惧寒冷的水气（水克火），心开窍于舌，所以主于舌，其在谷类是麦，果类是杏，所充实的是络，所应的时令是夏，所应的动物，在虫类是羽虫，在畜类是马，在颜色是赤，所充养的是血，如发病则为肌肉跳动，在五味是苦，在五音是徵，在物体来说是属于肌肤一类，在河图成数是七。

备化（土主岁而平气）的标志，天地的气化协调和平，其德行流布于四方，使五行气化都能完善地发挥作用。其气和平，其性和顺，其作用能高能下，其生化能使万物成熟丰满，其属类是土，其职能是使之安静，其气候是湿热交蒸，其职能的表现是湿，应于人体内脏是脾；脾畏惧风（木克土），脾开窍于口，所以主于口，其在谷类是稷，在果类是枣，所充实的是肉，所应的时令是长夏，所应的动物，在虫类是倮虫，在畜类是牛，在颜色是黄，其充养的是肉，若发病则为否积，在五味是甘，在五音是宫，在物体来说是属于肌肤一类，在河图成数是五。

审平（金主岁而平气）的标志，金的所化虽主收束，但无剥夺的现象，虽主肃杀，但无残害的情况，五行的气化都能宣畅清明。其气洁净，其性刚强，其作用是成熟散落，其生化能使万物结实收敛，其属类是金，其职能是为

第七十节 五常政大论：五运平气、不及、太过对人的影响

肃，其候清切，其令燥，其脏肺，肺其畏热，其主鼻，其谷稻，其果桃，其实壳，其应秋，其虫介，其畜鸡，其色白，其养皮毛，其病咳，其味辛，其音商，其物外坚，其数九。

静顺之纪，藏而勿害，治而善下，五化咸整。其气明，其性下，其用沃衍（沃衍：平坦辽阔的沃土，此处指像水流灌溉一样），其化凝坚，其类水，其政流演，其候凝肃，其令寒，其脏肾，肾其畏湿，其主二阴，其谷豆，其果栗，其实濡，其应冬，其虫鳞，其畜彘，其色黑，其养骨髓，其病厥，其味咸，其音羽，其物濡，其数六。

故生而勿杀，长而勿罚，化而勿制，收而勿害，藏而勿抑，是谓平气。

委和之纪，是谓胜生。生气不政，化气乃扬，长气自平，收令乃早。凉雨时降，风云并兴，草木晚荣，苍干凋落，物秀而实，肤肉内充。

轻劲严肃，其气候清凉，其职能的表现是燥，应于人体的内脏是肺；肺畏火热（火克金），肺开窍于鼻，所以主于鼻，其在谷类是稻，果类是桃，其所充实的是壳，所应的时令是秋，所应的动物，在虫类是介虫，在畜类是鸡，在颜色是白，所充养的是皮毛，如发病则为咳嗽，在五味是辛，在五音是商，在物体来说是属于外壳坚硬一类，在河图成数是九。

静顺（水主岁而平气）的标志，藏气能纳藏而无害于万物，其德行平顺而下行，五行的气化都得完整。其气明净，其性向下，其作用为水流灌溉，其生化为凝固坚硬，其属类为水，其职能是流动不息，其气候严寒阴凝，其职能的表现是寒，应于人体的内脏是肾；肾怕湿土（土克水），肾开窍于二阴，所以主二阴，在谷类是豆，在果类是栗，所充实的是液汁，所应的时令是冬，所应的动物，在虫类是鳞虫，在畜类是猪，在颜色是黑，所充养的是骨髓，如发病则为厥，在五味是咸，在五音是羽，在物体来说是属于流动的液体一类，在河图成数是六。

所以，生化收藏的规律不容破坏，万物生时而不杀伤，长时而不削罚，化时而不制止，收时而不残害，藏时而不抑制，这就叫作平气。

委和的标志，称为胜生。生气不能很好地行使职权，化气于是挥发（土不畏木），长气自然平静（木不能生火），收令于是提早（金胜木）。凉雨不时下降，风云经常骤起，草木不能及时繁荣，并且易于干枯凋落，万物早秀早熟，皮肉充实。其气收敛，其作用拘束，不得曲直

其气敛,其用聚,其动缓戾拘缓(其动缓戾拘缓:缓,弱;戾,强;拘,孪;缓,松。肝主筋,此指其各种表现),其发惊骇,其脏肝,其果枣李,其实核壳,其谷稷稻,其味酸辛,其色白苍,其畜犬鸡,其虫毛介,其主雾露凄沧,其声角商,其病摇动注恐,从金化也。少角与判(判:半,一半)商同,上角与正角同,上商与正商同。其病支废,痈肿疮疡,其甘虫,邪伤肝也。上宫与正宫同。萧飋肃杀,则炎赫沸腾,眚于三,所谓复也,其主飞蠹蛆雉。乃为雷霆。

伏明之纪,是谓胜长。长气不宣,脏气反布,收气自政,化令乃衡。寒清数举,暑令乃薄,承化物生,生而不长,成实而稚,遇化已老,阳气屈伏,蛰虫早藏。其气郁,其用暴,其动彰伏(彰伏:彰,表现在外;伏,隐伏在内)变易。其发痛,其脏心,其果栗桃,其实络濡,其谷豆稻,其味苦

伸展,在人体的变动是筋络拘挛无力,或者易于惊骇,对应于内脏为肝,在果类是枣、李,其所充实的是核和壳,在谷类是稷、稻,在五味是酸、辛,在颜色是白而苍,在畜类是犬和鸡,在虫类是毛虫和介虫,所主的气候是雾露寒冷之气,在声音是角、商,若发生病变则摇动和恐惧,这是由于木运不及而从金化的关系。所以少角等同半商。若逢厥阴风木司天,则不及的木运得司天之助,也可以成为平气,所以委和逢上角,则其气可与正角相同。若逢阳明燥金司天,则木运更衰,顺从金气用事,而成为金之平气,所以逢上商便和正商相同。在人体可发生四肢痿弱、痈肿、疮疡、生虫等病,这是由于邪气伤肝的关系。如正当太阴湿土司天,因土不畏,亦能形成土气用事,而成为土之平气,所以逢上宫则和正宫相同。故委和的年份,起初是一片肃杀的景象,但随之则为火热蒸腾,其灾害应于三(东方),这是由于金气克木,迫使火气前来报复。当火气来复,主多飞虫、蠹虫、蛆虫和雉鸡应之而出,木郁至极,发为雷霆。

伏明的标志,称为胜长。长气不得发扬,藏气反见布散,收气也擅自行使职权,化气平定而不能发展,寒冷之气常现,暑热之气衰薄,万物虽承土的化气而生,但因火运不足,既生而不能成长,虽能结实,然而很小,及至生化的时候,已经衰老,阳气屈伏,蛰虫早藏。火气郁结,所以当其发作时,必然横暴,其变动每隐现多变,在人体病发为痛,其应于内脏为心,其在果类为栗和桃,其所充实的是络和汁,在谷类是豆和稻,在五味是苦和咸,在颜色是

咸，其色玄丹，其畜马彘，其虫羽鳞，其主冰雪霜寒，其声徵羽，其病昏惑悲忘，从水化也。少徵与少羽同，上商与正商同。邪伤心也。凝惨凛冽，则暴雨霖霪，眚于九，其主骤注，雷霆震惊，沉黪（沉黪 yīn：阴云蔽日。黪，同"阴"）淫雨。

卑监之纪，是谓减化（减化：土主长夏之化气）。化气不令，生政独彰，长气整，雨乃愆（愆 qiān：错过时机），收气平，风寒并兴，草木荣美，秀而不实，成而秕（bǐ）也。其气散，其用静定，其动疡涌分溃痈肿，其发濡滞（濡滞：水气不行），其脏脾，其果李栗，其实濡核，其谷豆麻，其味酸甘，其色苍黄，其畜牛犬，其虫倮毛，其主飘怒振发，其声宫角，其病流满否塞，从木化也。少宫与少角同，上宫与正宫同，上角与正角同，其病飧泄，邪伤脾也。振拉飘扬，则苍干散落，其眚四维，其

玄和丹，在畜类是马和猪，在虫类是羽虫鳞虫，在气候主冰雪霜寒，在声音是徵、羽，若发生病变则为精神混乱，悲哀易忘，这是火运不及而从水化的关系。所以，少徵和少羽相同。若逢阳明燥金司天，因金不畏火，形成金气用事，而成为金之平气，所以伏明逢上商则与正商相同。故所发之病，是由于邪气伤心，火运衰，所以有阴凝惨淡，寒风凛冽的现象，但随之而暴雨淋漓不止，其灾害施于九（南方），这是土气来复，以致暴雨如注，雷霆震惊，乌云蔽日，阴雨连绵。

卑监的标志，称为减化。土的化气不得其令，而木的生气独旺，长气自能完整如常，雨水不能及时下降，收气平定，风寒并起，草木虽繁荣美丽，但秀而不能成实，所成的只是空壳或不饱满的一类东西。其气散漫，其作用不足而过于静定，在人体的变动为病发疮疡，脓多、溃烂、痈肿，并发展为水气不行，其应于内脏为脾，在果类是李和栗，其所充实的是液汁和核，在谷类是豆和麻，在五味是酸、甘，在颜色是苍、黄，在畜类是牛和犬，在虫类是倮虫毛虫，因木胜风动，有振动摧折之势，在声音是宫、角，若发生病变则为胀满否塞不通，这是土运不及而从木化的关系。所以少宫和少角相同。若逢太阴湿土司天，虽土运不及，但得司天之助，也可成为平气，所以监逢上宫则和正宫相同。若逢厥阴风木司天，则土运更衰，顺从木气用事，而成为木之平气，所以逢上角则和正角相同。在发病来讲，消化不良的泄泻，是邪气伤脾的关系。土衰木胜，所以见风势振动，摧折飘扬的现象，随之而草木干枯凋落，其灾害应于中宫而通于四方。由于金气来复，所以有主败坏折伤，

主败折虎狼，清气乃用，生政乃辱。

从革之纪，是谓折收。收气乃后，生气乃扬，长化合德，火政乃宣，庶类（庶类：万物）以蕃。其气扬，其用躁切，其动铿禁瞀厥（其动铿禁瞀厥：铿，其声铿然；禁，禁栗寒战；铿禁，指咳嗽时的声音和状态；瞀厥，昏厥、晕厥），其发咳喘，其脏肺，其果李杏，其实壳络，其谷麻麦，其味苦辛，其色白丹，其畜鸡羊，其虫介羽，其主明曜炎烁，其声商徵，其病嚏咳鼽衄，从火化也。少商与少徵同，上商与正商同，上角与正角同，邪伤肺也。炎光赫烈，则冰雪霜雹，眚于七。其主鳞伏彘(zhì)鼠，岁气早至，乃生大寒。

涸流之纪，是谓反阳，藏令不举，化气乃昌，长气宣布，蛰虫不藏，土润水泉减，草木条茂，荣秀满盛。其气滞，其用渗泄，其动坚止，其发燥槁，其脏肾，其果枣杏，其实濡肉，其谷黍稷，其味甘咸，其色黔玄，其畜彘牛，其

从革的标志，称为折收。收气不能及时，生气得以发扬，长气和化气合而相得，火于是得以施行其职能，万物繁盛。其气发扬，其作用急躁，在人体的变动发病为咳嗽失音、烦闷气逆，发展为咳嗽气喘，其应于内脏为肺，在果类是李和杏，所充实的是壳和络，在谷类是麻和麦，在五味是苦与辛，在颜色是白和朱红，在畜类是鸡和羊，在虫类是介虫和羽虫。因为金虚火胜，主有发光灼热之势，在声音是商、徵，若发生病变则为喷嚏、咳嗽、鼻塞流涕、衄血，这是因金运不及而从火化的关系。所以，少商和少徵相同。若逢阳明燥金司天，则金运虽不及，得司天之助，也能变为平气，所以从革逢上商就和正商相同。若逢厥阴风木司天，因金运不及，木不畏金，亦能形成木气用事而成为木知平气，所以逢上角便和正角相同。其病变是由于邪气伤于肺脏。因金衰火旺，所以火势炎热，但随之见冰雪霜雹，其灾害应于七（西方）。这是水气来复，故主如鳞虫伏藏，猪、鼠之阴沉，冬藏之气提早而至，于是发生大寒。

涸流的标志，称为反阳。藏气衰弱，不能行使其封藏的权力，化气因而昌盛，长气反见宣行而布达于四方，蛰虫应藏而不藏，土润泽而泉水减少，草木条达茂盛，万物繁荣秀丽而丰满。其气不得流畅，所以其作用为暗中渗泄，其变动为症结不行，发病为干躁枯槁，其应于内脏为肾，在果类是枣、杏，其所充实的是汁液和肉，在谷类是黍和稷，在五味是甘、咸，

虫鳞倮，其主埃郁昏翳（埃郁昏翳：埃郁，土湿之气上蒸结聚，形容炎热或炽热；昏翳，病状名。指昏暗蒙眬），其声羽宫，其病痿厥坚下，从土化也。少羽与少宫同，上宫与正宫同，其病癃闭，邪伤肾也。埃昏骤雨，则振拉摧拔，眚于一，其主毛湿狐狢，变化不藏。

故乘危而行，不速而至，暴虐无德，灾反及之（灾反及之：胜气横施暴虐）。微者复微，甚者复甚，气之常也。

发生之纪，是谓启敕（启敕chén：推陈出新，敕通"陈"）。土疏泄，苍气达，阳和布化，阴气乃随，生气淳化，万物以荣。其化生，其气美，其政散，其令条舒，其动掉眩巅疾，其德鸣靡启坼（鸣靡启坼：靡，靡荡，靡散；坼，裂开，撕裂。形容风气之用，鸣动散发），其变振拉摧拔，其谷麻稻，其畜鸡犬，其果李桃，其色青

在颜色是黄、黑，在畜类是猪、牛，在虫类是鳞虫、倮虫，水运衰，土气用事，故主有尘土昏郁的现象，在声音是羽、宫，在人体的病变为痿厥和下部的症结，这是水运不及而从土化的关系。所以少羽和少宫相同。若逢土气司天，则水运更衰，顺从土气用事，所以涸流逢上宫与正宫相同。其病见大小便不畅或闭塞不通，是邪气伤于肾脏。因水运不及，故尘埃昏蔽，或骤然下雨，但岁之反见大风振动，摧折倒拔，其灾害应于一（北方），这是木气来复，所以又见毛虫，善于变动而不主闭藏。

所以，在运气不及的时候，所胜与所不胜之气，就乘其衰弱而行令，好像不速之客，不招自来，暴虐而毫无道德，结果反而使自己受到损害，这是子来报复的关系。凡施行暴虐轻微的所受的报复也轻，厉害的所受到的报复也厉害，这种有胜必有复的情况，是运气中的一种常规。

木主岁而太过发生的标志，称为启陈。土气疏松虚薄，草木之气通达发荣，阳气温和布化于四方，阴气随阳气而动，生气灌注，化生万物，万物因之而欣欣向荣。其变化为生发，万物得其气则秀丽，其职能为散布，其职能的表现为舒展畅达，其在人体的变动是眩晕和巅顶部的疾病，其正常的性能是风和日暖，使万物奢靡华丽，推陈出新，若变动为狂风震怒，把树木摧折拔倒，在谷类是麻、稻，在畜类是鸡、犬，在果类是李、桃，在颜色是青、黄、白三色杂见，在五味是酸、甘、辛，其象征为春天，在人体的经络是足厥阴、足少阳，其应于内脏为肝、脾，在虫类是毛虫介虫，在物体

黄白，其味酸甘辛，其象春，其经足厥阴少阳，其脏肝脾，其虫毛介，其物中坚外坚，其病怒。太角与上商同。上徵则其气逆，其病吐利。不务其德，则收气复，秋气劲切，甚则肃杀，清气大至，草木凋零，邪乃伤肝。

赫曦之纪，是为蕃茂。阴气内化，阳气外荣，炎暑施化，物得以昌。其化长，其气高，其政动，其令鸣显，其动炎灼妄扰，其德暄暑郁蒸，其变炎烈沸腾，其谷麦豆，其畜羊彘，其果杏栗，其色赤白玄，其味苦辛咸，其象夏，其经手少阴太阳，手厥阴少阳，其脏心肺，其虫羽鳞，其物脉濡，其病笑疟疮疡血流狂妄目赤。上羽与正徵同。其收齐（齐：正常），其病痉（痉：两解，1.痉挛状；2.中医病证名，证见为肺移热于肾，传为柔痉），上徵而收气后也。暴烈其政，藏气乃复，时见凝惨，甚则雨水霜雹切寒，邪伤心也。

属内外坚硬的一类，若发病则为怒。这是木运太过，是为太角，木太过则相当于金气司天，故太角与上商同。若逢上徵，正当火气司天，木运太过亦能生火，火性上逆，木旺克土，故病发气逆、吐泻。木气太过失去了正常的性能，则金之收气来复，以致发生秋令强劲的景象，甚至有肃杀之气，气候清凉，草木凋零，若为人们的病变，则邪气伤在肝脏。

赫曦的标志，称为蕃茂。少阴之气从内而化，阳气发扬在外，炎暑的气候施行，万物得以昌盛。其生化之气为成长，火气的性质是上升，其职能是闪烁活动，其职能的表现为显露声色，其变动能使烧灼发热，并且因为过热而缭乱烦扰，其正常的性能是暑热郁蒸，其变化则为热度高涨如烈火，在谷类是麦、豆，在畜类是羊、猪，在果类是杏、栗，在颜色是赤、白、黑，在五味是苦、辛、咸，其象征为夏天，在人体的经脉是手少阴、手太阳和手厥阴、手少阳，其应于内脏为心、肺，在虫类是羽虫、鳞虫，在人体属脉络和津液，在人体的病变是因为心气实而笑，伤于暑则疟疾、疮疡、失血、发狂、目赤。火运太过，若逢太阳寒水司天，水能胜火，适得其平，故赫曦逢上羽，则和正徵相同。水运既平，金不受克，所以收令得以正常，因水气司天，水受火制，所以在人发病为痉。若火运太过又逢火气司天，二火相合，则金气受伤，所以逢上徵则收气不能及时行令。由于火运行令，过于暴烈，水之藏气来复，以致时见阴凝惨淡的景象，甚至雨水霜雹，转为寒冷，若见病变，多是邪气伤于心脏。

第七十节 五常政大论：五运平气、不及、太过对人的影响

敦阜之纪，是谓广化。厚德清静，顺长以盈，至阴内实，物化充成。烟埃朦郁，见于厚土，大雨时行，湿气乃用，燥政乃辟。其化圆，其气丰，其政静，其令周备，其动濡积并稸（稸xù：积聚，同"蓄"），其德柔润重淖（淖：本意为烂泥，泥沼。蒙古语"淖尔"意为"湖泊"，柔和。此作柔和解似乎更接近文义），其变震惊飘骤崩溃。其谷稷麻，其畜牛犬，其果枣李，其色黅玄苍，其味甘咸酸，其象长夏，其经足太阴阳明，其脏脾肾，其虫倮毛，其物肌核，其病腹满，四支不举，大风迅至，邪伤脾也。

坚成之纪，是谓收引。天气洁，地气明，阳气随阴治化，燥行其政，物以司成，收气繁布，化洽不终。其化成，其气削，其政肃，其令锐切，其动暴折疡疰（疰：疰，有灌注和久住之意，多指具有传染性和病程长的慢性病，主要指劳瘵），其德雾露萧飋（萧飋：同"萧瑟"，多指秋天肃杀气象），其变肃杀凋零，其谷稻黍，其畜鸡马，其果桃杏，其色白青丹，其味辛酸苦，

敦阜的标志，称为广化。其德行浑厚而清静，使万物顺时生长乃至充盈，土的至阴之气充实，则万物能生化而成形，土运太过，故见土气蒸腾如烟，笼罩于山丘之上，大雨常下，湿气用事，燥气退避。其化圆满，其气丰盛，其职能则为静，其职能的表现较为详备，其变动则湿气积聚，其性能柔润，使万物不断得到润泽，其变化则为暴雨骤至、雷霆震动、山崩堤溃，在谷类是稷、麻，在畜类是牛、犬，在果类是枣、李，在颜色是黄、黑、青，在五味是甜、咸、酸，其象征为长夏，在人体的经脉是足太阴、足阳明，其应于内脏为脾、肾，在虫类是倮虫、毛虫，在物体属于人体肌肉和植物果核的一类，在病变为腹中胀满，四肢沉重，举动不便，由于土运太过，木气来复，所以大风迅速而来，其所见的疾病，多由邪气伤于脾脏。

坚成的标志，称为收引。天高气爽洁净，地气也清静明朗，阳气跟随阴气的职能而生化，因为阳明燥金之气当权，于是万物都成熟，但金运太过，故秋收之气旺盛四布，以致长夏的化气未尽而顺从收气行令。其化是提早收成，其气是削伐，其职能过于严厉肃杀，其职能的表现是尖锐锋利而刚劲，其在人体之变动为强烈的折伤和疮疡、皮肤病，其正常的性能是散布雾露凉风，其变化则为肃杀凋零的景象，在谷类是稻、黍，在畜类是鸡、马，在果类是桃、杏，在颜色是白、青、丹，它化生的是五味是辛、酸、苦，其象征为秋天，

其象秋，其经手太阴阳明，其脏肺肝，其虫介羽，其物壳络，其病喘喝，胸凭仰息（胸凭仰息：胸满而后仰呼吸。凭，有"满"之义）。上徵与正商同。其生齐，其病咳。政暴变，则名木不荣，柔脆焦首，长气斯救，大火流，炎烁且至，蔓将槁，邪伤肺也。

流衍之纪，是谓封藏。寒司物化，天地严凝，藏政以布，长令不扬。其化凛，其气坚，其政谧，其令流注，其动漂泄沃涌，其德凝惨寒雰，其变冰雪霜雹，其谷豆稷，其畜彘牛，其果栗枣，其色黑丹黪，其味咸苦甘，其象冬，其经足少阴太阳，其脏肾心，其虫鳞倮，其物濡满，其病胀。上羽而长气不化也。政过则化气大举，而埃昏气交，大雨时降，邪伤肾也。

故曰：不恒其德，则所胜来复；政恒其理，则所胜同化。此之谓也。

在人体上相应的经脉是手太阴、手阳明，在内脏是肺、肝，生化的虫类是介虫羽虫，生成物体是属于皮壳和筋络的一类，如果发生病变，大都为气喘有声而呼吸困难。这时上徵和正商相同。如果金气被抑制，那么木气便不受克制，生气就能与长、化、收、藏之气等同，而正常行令，它的病变为咳嗽。如果金运太过，过于暴虐地去行使职权，那么各种树木就会枯萎不生，草类柔软脆弱，干枯至死，但若逢火气司天的年份，因火能克金，适得其平，所以说炎热的天气又会盛行，蔓草被炙烤，渐渐枯萎，如果发生病变，则大都为邪气伤肺。

封藏是流衍的标志。世间万物的变化是由水寒之气控制的，天地间严寒阴凝，闭藏之气便行使其职权，火的生长之气便无法发挥其功能。其化为凛冽，其气为坚凝，其职权为安静，表现为流动灌注，在人体的变动则或为吐涎沫，或为下泻，其正常的性能是阴凝惨淡的寒冷雾气，其气候的变化为冰雪霜雹，在谷类为豆、稷，在畜类是猪、牛，在果类是栗、枣，在颜色为黑、丹不敢苟同人，它生化的五味是咸、苦、甘，其象征为冬天，在人体相应的经脉是足少阴、足少阳，在内脏是肾和心，在虫类为鳞虫倮虫，生成物体属充满液汁的一类。如果发生病变，大都为胀气。流衍逢上羽，火的生长之气更不能布化。如果水运太过，则土之化气会来报复，而水土相互竞争，大雨不时下降，病变多为邪气伤肾。

因此，其性能如果无法保持正常，横施暴虐，而欺侮被我所胜者，但结果必有胜我者前来报复。如果所行政令平和，就算所胜之气过来侵犯，也能够同化。这里所说的就是这个道理。

第七十节 五常政大论：五运平气、不及、太过对人的影响

帝曰：天不足西北，左寒而右凉；地不满东南，右热而左温。其故何也？

岐伯曰：阴阳之气，高下之理，太少之异也。东南方，阳也，阳者其精降于下，故右热而左温；西北方，阴也，阴者其精奉于上，故左寒而右凉。是以地有高下，气有温凉，高者气寒，下者气热，故适（适：往）寒凉者胀，之（之：往）温热者疮。下之则胀已，汗之则疮已。此腠理开闭之常，太少之异耳。

帝曰：其于寿夭何如？

岐伯曰：阴精所奉其人寿，阳精所降其人夭。

帝曰：善。其病也，治之奈何？

岐伯曰：西北之气，散而寒之；东南之气，收而温之。所谓同病异治（同病异治：同一病证，但治法不同）也。故曰：气寒气凉，治以寒凉，行水渍之（行水渍之：用热汤浸渍，

黄帝问：天气不足于西北，北方寒，西方凉；地气不满于东南，南方热，东方温。这是为什么呢？

岐伯说：天气的阴阳，地理的高低，都随着四方疆域的面积而变化。东南方属阳，阳的精气从上自下越来越低，所以南方热而东方温；西北方属阴，阴的精气从下而上越来越少，所以西方凉，北方寒。所以地势有高有低，气候有温有凉。地势高则气候寒，地势低则气候热，所以去西北寒凉的地方，就容易生胀病，去东南温热的地方去就容易患疮疡。胀满，使用通利药就可治愈；疮疡使用发汗的药就可治愈。这是气候和地理对人体腠理开闭影响的正常情况，在治疗上根据病情大小的不同而变化就行了。

黄帝问：它与人的寿命长短有什么关系？

岐伯说：在阴精上承的地方，腠理很紧密，那么人就可能长寿；在阳精下降的地方，腠理就发散，那么人就可能短命。

皇帝说：说得好。人如果得了病该如何治疗呢？

岐伯说：在西北，气候比较寒冷，治疗时应该散外寒清里热；在东南，气候温热，治疗时应该收敛阳气温内寒。其治疗的道理就是病证相同，治法不同。所以说：在气候寒凉的地方，多患内热，可以利用寒凉药来治疗，并可用汤水浸渍；在气候温热的地方，多患内寒，可以利用温热药

以散其寒）；气温气热，治以温热，强其内守（内守：阳守不泄，而固守其中），必同其气，可使平也，假者反之。

帝曰：善。一州之气，生化寿夭不同，其故何也？

岐伯曰：高下之理，地势使然也。崇高则阴气治之，洿下（洿下：低下）则阳气治之。阳胜者先天，阴胜者后天。此地理之常，生化之道也。

帝曰：其有寿夭乎？

岐伯曰：高者其气寿，下者其气夭。地之大小异也，小者小异，大者大异。故治病者，必明天道地理，阴阳更胜，气之先后，人之寿夭，生化之期，乃可以知人之形气矣。

帝曰：善。其岁有不病，而脏气不应不用者，何也？

岐伯曰：天气制之，气有所从也。

来治疗，而且必须加强内守，以免真阳外泄，其治法必须与当地的气候相一致，才能使之平调，但必须辨别其相反的情况，如西北之人有假热之寒病，东南之人有假寒之热病，就应当用相反的方法去治疗。

黄帝说：讲得好。但地处同一个地方，而生化和寿命长短各有不同，是什么缘故？

岐伯说：虽在同一个地方，而地势高下不同，所以生化和寿命长短也会有所不同，这是地势的不同所造成的。因为地势高的地方，属于阴气所治，地势低的地方，属于阳气所治。阳气盛的地方气候温热，万物生化往往先四时而早成，阴气盛的地方气候寒冷，万物常后于四时而晚成，这是地理的常规，而影响着生化迟早的规律。

黄帝问：有没有长寿和短命的分别呢？

岐伯说：地势高的地方，阴气所治，故其人长寿；地势低下的地方，阳气多泄，其人短命。而地势高下相差有程度上的不同，相差小的其寿夭差别也小，相差大的其寿命长短差别也大，所以治病必须懂得天道和地理，阴阳的相胜，气候的先后，人的寿命长短，生化的时间，然后可以知道人体内外形气的病变了。

黄帝说：很对。一岁之中，有应当病而不病，脏气应当相应而不相应，应当发生作用的而不发生作用，这是什么道理呢？

岐伯说：这是由于受司天之气的制约，人身脏气顺从于天气的关系。

第七十节 五常政大论：五运平气、不及、太过对人的影响

帝曰：愿卒闻之。

岐伯曰：少阳司天，火气下临，肺气上从，白起金用，草木眚，火见燔焫，革金且耗，大暑以行，咳嚏鼽衄鼻窒，口疡，寒热胕肿。风行于地，尘沙飞扬，心痛胃脘痛，厥逆鬲不通，其主暴速。

阳明司天，燥气下临，肝气上从，苍起木用而立，土乃眚，凄沧数至，木伐草萎，胁痛目赤，掉振鼓慄，筋痿不能久立。暴热至，土乃暑，阳气郁发，小便变，寒热如疟，甚则心痛。火行于槁，流水不冰，蛰虫乃见。

太阳司天，寒气下临，心气上从，而火且明，丹起（丹起：火热之气。由于寒气下临，起而用事），金乃眚，寒清时举，胜则水冰（胜则水冰：寒水之气战胜火热之气，则水凝结成冰），火气高明。心热烦，嗌干善渴，鼽嚏，喜悲数欠，热气妄行，寒乃复，霜不时降，善忘，甚则心痛。土乃润，水丰衍，寒客至，沉阴化，湿气变

黄帝说：我想更详细知道这些。

岐伯说：少阳相火司天的年份，火气下趋于地，人身肺脏之气上从天气，燥金之气起而用事，地上的草木受灾，火热如烧灼，金气为之变革，且被消耗，火气太过，故暑热流行，人们发生的病变如咳嗽、喷嚏、鼻涕、衄血、鼻塞不利、口疮、寒热、浮肿。少阳司天则厥阴在泉，故风气流行于地，沙尘飞扬，发生的病变为心痛，胃脘痛，厥逆，胸鬲不通，其变化急暴快速。

阳明司天的年份，燥气下趋于地，人身肝脏之气上从天气，风木之气起而用事，故脾土必受灾害，凄沧清冷之气常见，草木被克伐而枯萎，所以发病为胁痛，目赤，眩晕，摇动，战栗，筋痿不能久立。阳明司天则少阴君火在泉，故暴热至，地气变为暑热蒸腾，在人则阳气郁于内而发病，小便不正常，寒热往来如疟，甚至发生心痛。火气流行于冬令草木枯槁之时，气候不寒而流水不得结冰，蛰虫反外见而不藏。

太阳司天的年份，寒水之气下临于地，人身心脏之气上从天气，火气照耀显明，火热之气起而用事，则肺金必然受伤，寒冷之气非时而出现，寒气太过则水结成冰，因火气被迫而应从天气，故发病为心热烦闷，咽喉干，常口渴，鼻涕，喷嚏，易于悲哀，时常呵欠，热气妄行于上，故寒气来报复于下，则寒霜不时下降，寒复则神气伤，发病为善忘，甚至心痛。太阳司天则太阴湿土在泉，土能制水，故土气滋润，水流丰盛，太阳

物，水饮内稽，中满不食，皮瘨（皮瘨qūn：切音"顽"，痹，麻木），肉苛，筋脉不利，甚则胕肿，身后痈。

厥阴司天，风气下临，脾气上从，而土且隆，黄起（黄起：湿土之气起而用事），水乃眚，土用革。体重，肌肉萎，食减口爽。风行太虚，云物摇动，目转耳鸣。火纵其暴，地乃暑，大热消烁，赤沃下，蛰虫数见，流水不冰，其发机速。

少阴司天，热气下临，肺气上从，白起金用，草木眚。喘呕寒热，嚏鼽衄鼻窒。大暑流行，甚则疮疡燔灼，金烁石流。地乃燥清，凄沧数至，胁痛，善太息。肃杀行，草木变。

太阴司天，湿气下临，肾气上从，黑起水变，火乃眚，埃冒云雨，胸中不利，阴痿气大衰，而不起不用，当其时，反腰脽

司天则寒水之客气加临于土之气，太阴在泉则湿土之气下加临于终之气，水湿相合而从阴化，万物因寒湿而发生变化，在人身的病则为水饮内蓄，腹中胀满，不能饮食，皮肤麻痹，肌肉不仁筋脉不利，甚至浮肿，背部生痈。

厥阴司天的年份，风木之气下临于地，人身脾脏之气上从天气，土气兴起而隆盛，湿土之气起而用事，于是水气必受损，土从木化而受其克制，其功用也为之变易，人们发病为身体重，肌肉枯萎，饮食减少，口败无味。风气行于宇宙之间，云气与万物为之动摇，在人体之病变为目眩，耳鸣。厥阴司天则少阳相火在泉，风火相扇，故火气横行，地气变为暑热，在人体则见大热而消烁津液，血水下流，因气候温热，故蛰虫不藏而常见，流水不能成冰，其所发的病机急速。

少阴君火司天的年份，火热之气下临于地，人身肺脏之气上从天气，燥金之气起而用事，则草木必然受损，在人发病为气喘，呕吐，寒热，喷嚏，鼻涕，衄血，鼻塞不通。暑热流行，甚至病发疮疡，高热，暑热如火焰，大有熔化金石之状。少阴司天则阳明燥气在泉，故地气干燥而清净，寒凉之气常至，在病变为胁痛，好叹息，肃杀之气行令，草木发生变化。

太阴司天的年份，湿气下临于地，人身肺脏之气上从天气，寒水之气起而用事，火气必然受损，人体发病为胸中不爽，阴痿，阳气大衰，不能振奋而失去作用，当土旺之

第七十节 五常政大论：五运平气、不及、太过对人的影响

（腰脽：脽，臀部。指腰和臀）痛，动转不便也，厥逆。地乃藏阴，大寒且至，蛰虫早附，心下否痛，地烈冰坚，少腹痛，时害于食，乘金则止水增，味乃咸，行水减也。

帝曰：岁有胎孕不育，治之不全，何气使然？

岐伯曰：六气五类（五类：古人把动物分为五类，即羽虫（禽类，凤凰为羽虫之长）、毛虫（兽类，麒麟为毛虫之长）、甲虫（指有甲壳的虫类及水族，如贝类、蟹、龟等）、鳞虫（鱼类及蜥蜴、蛇等具鳞的动物，还包括有翅的昆虫）、倮虫（也作蠃虫，倮通"裸"，即无毛覆盖的意思，指人类及蛙、蚯蚓等），合称"五虫"），有相胜制也，同者盛之，异者衰之，此天地之道，生化之常也。故厥阴司天，毛虫静，羽虫育，介虫不成；在泉，毛虫育，倮虫耗，羽虫不育。少阴司天，羽虫静，介虫育，毛虫不成；在泉，羽虫育，介虫耗不育。太阴司天，倮虫静，鳞虫育，羽虫不成；在泉，倮虫

时则感腰臀部疼痛，转动不便，或厥逆。太阴司天则太阳寒水在泉，故地气因凝闭藏，大寒便至，蛰虫很早就伏藏，人们发病则心下否塞而痛，若寒气太过则土地冻裂，冰冻坚硬，病发为少腹痛，常常妨害饮食，水气上乘肺金，水得金生，寒凝更甚，所以井水增加，水味变咸，这是因为河中流水减少的缘故。

黄帝问：在同一年中，有的动物能繁殖，有的却不能生育，这是什么气使它这样的？

岐伯说：六气和五类动物之间，有相胜而制约的关系。若六气与动物的五行相同，则生育力就强盛，如果不同，生育力就衰退。这是自然规律，万物生化的常规。所以逢厥阴风木司天，毛虫不生育，亦不耗损，厥阴司天则少阳相火在泉，羽虫同地之气，故得以生育，火能克金，故介虫不能生成；若厥阴在泉，毛虫同其气，则多生育，因木克土，故倮虫遭受损耗，羽虫静而不育。少阴君火司天，羽虫同其气，故羽虫不生育，亦不耗损，少阴司天则阳明燥金在泉，介虫同地之气，故得以生育，金克木，故毛虫不能生成；少阴在泉，羽虫同其气，则多生育，火克金，故介虫遭受损耗且不得生育。太阴湿土司天，倮虫同其气，故倮虫不生育，亦不耗损；太阴司天则太阳寒水在泉，鳞虫同地之气，故鳞虫多生育，水克火，故羽虫不能生成；太阴在泉，倮虫同其气，则多生育，土克水，故鳞虫不能生成。少阳相火司天，羽虫同其气，故羽虫不能生育，亦不耗损，少阳司天则厥阴风木在泉，毛虫同地之气，故多生育，木克土，故鳞虫不能生成；少阳在泉，

·345·

育，鳞虫不成。少阳司天，羽虫静，毛虫育，倮虫不成；在泉，羽虫育，介虫耗，毛虫不育。阳明司天，介虫静，羽虫育，介虫不成；在泉，介虫育，毛虫耗，羽虫不成。太阳司天，鳞虫静，倮虫育；在泉，鳞虫耗，倮虫不育。诸乘所不成之运，则甚也。

故气主有所制，岁立有所生，地气制己胜，天气制胜己，天制色，地制形。五类衰盛，各随其气之所宜也。故有胎孕不育，治之不全，此气之常也。所谓中根（中根：万物生化之根本）也，根于外者亦五，故生化之别，有五气、五味、五色、五类、五宜也。

帝曰：何谓也？

岐伯曰：根于中者，命曰神机，神去则机息；根于外者，命曰气立，气止则化绝。故各有制，各有胜，各有生，各有成。故曰：不知年之所加，气之同异，不足以言生化，此之谓也。

羽虫同其气，则多生育，火克金，故介虫遭受损耗，而毛虫静而不育。阳明燥金司天，介虫同天之气，故介虫静而不生育，阳明司天则少阴君火在泉，羽虫同地之气，则多生育，火克金，故介虫不得生成；阳明在泉，介虫同其气，则多生育；金克木，故毛虫损耗，而羽虫不能生成。太阳寒水司天，鳞虫同天之气，故鳞虫静而不育，太阳司天则太阴湿土在泉，倮虫同地之气，故多生育；太阳在泉，鳞虫同其气，则多生育，水克火，故羽虫损耗，倮虫静而不育。凡五运被六气所乘的时候，被克之年所应的虫类，则更不能孕育。

所以六气所主的司天在泉，各有制约的作用，自甲相合，而岁运在中，秉五行而立，万物都有所生化，在泉之气制约己所胜者，司天之气制约岁气之胜己者，司天之气制色，在泉之气制形，五类动物的繁盛和衰微，各自随着天地六气的不同而产生。因此有胎孕和不育的分别，生化的情况也不能完全一致，这是运气的一种常度，因此称之为中根。在中根之外的六气，同样根据五行而施化，所以万物的生化有五气、五味、五色、五类的分别，随五运六气而各得其宜。

黄帝问：这是什么道理呢？

岐伯说：根于中的叫作神机，它是生化作用的主宰，所以神去则生化的机能也停止；根于外的叫作气立，假如没有六气在外，则生化也随之而断绝。所以运各有制约，各有相胜，各有生，各有成。所以说，如果不知道当年的岁运和六气的加临，以及六气和岁运的异同，就不足以谈生化。就是这个意思。

帝曰：气始而生化，气散而有形，气布而蕃育，气终而象变，其致一也。然而五味所资，生化有薄厚，成熟有少多，终始不同，其故何也？

岐伯曰：地气制之也，非天不生，地不长也。

帝曰：愿闻其道。

岐伯曰：寒热燥湿，不同其化也。故少阳在泉，寒毒不生，其味辛，其治苦酸，其谷苍丹。阳明在泉，湿毒不生，其味酸，其气湿，其治辛苦甘，其谷丹素。太阳在泉，热毒不生，其味苦，其治淡咸，其谷黅（黅 jīn：黄色）秬（秬 jù：黑黍）。厥阴在泉，清毒不生，其味甘，其治酸苦，其谷苍赤，其气专，其味正。少阴在泉，寒毒不生，其味辛，其治辛苦甘，其谷白丹。太阴在泉，燥毒不生，其味咸，其气热，其治甘咸，其谷黅秬。化淳则咸守，气专则辛化而俱治。故曰：补上下者从之，治上下者逆之，以所在寒热盛衰

黄帝说：万物开始受气而生化，气散而有形，气敷布而繁殖，气终的时候形象便发生变化，万物虽不同，但这种情况是一致的。然而如五味所禀受之气，生化有厚有薄，成熟有少有多，开始和结果也有不同，这是什么缘故呢？

岐伯说：这是由于受在泉之气所控制，所以其生化非天气则不生，非地气则不长。

黄帝说：请告诉我其中的道理。

岐伯说：寒、热、燥、湿等气，其气化作用各有不同。故少阳相火在泉，则寒毒之物不生，火能克金，味辛的东西因被克而不生，其所主之味是苦和酸，在谷类是属青和火红色的一类。阳明燥金在泉，则湿毒之物不生，味酸及属生的东西都不生，其所主之味是辛、苦、甘，在谷类是属于火红和素色的一类。太阳寒水在泉，则热毒之物不生，凡苦味的东西都不生，其所主之味是淡和咸，在谷类属土黄和黑色一类。厥阴风木在泉，则消毒之物不生，凡甘味的东西都不生，其所主之味是酸、苦，在谷类是属于青和红色之类；厥阴在泉，则少阳司天，上阳下阴，木火相合，故其气化专一，其味醇正。少阴君火在泉，则寒毒之物不生，味辛的东西不生，其所主之味是辛、苦、甘，在谷类是属于白色和火红之类。太阴湿土在泉，燥毒之物不生，凡咸味及气热的东西都不生，其所主之味是甘和咸，在谷类是属于土黄和黑色之类；太阴在泉，是土居地位，所以其气化淳厚，足以克水，故咸味得以内守，其气专精而能生金，故辛味也得以生化，而于湿土同治。

而调之。故曰：上取下取，内取外取，以求其过；能毒者以厚药，不胜毒者以薄药，此之谓也。气反者，病在上，取之下；病在下，取之上；病在中，傍取之。治热以寒，温而行之；治寒以热，凉而行之；治温以清，冷而行之；治清以温，热而行之。故消之削之，吐之下之，补之泻之，久新同法。

帝曰：病在中而不实不坚，且聚且散，奈何？

岐伯曰：悉乎哉问也！无积者求其藏，虚则补之，药以祛之，食以随之，行水渍之，和其中外，可使毕已。

帝曰：有毒无毒，服有约乎？

岐伯曰：病有久新，方有大小，有毒无毒，固宜常制矣。大毒治病，十去其六；常毒治病，十去其七；小毒治病，十去其八；无毒治病，十去其九。谷肉果菜，食养尽之，无使过之，伤其正也。不尽，行复如法，必先岁气，无

所以说，因司天泉之气不及而病不足的，用补法当顺其气，因太过而病有余的，治疗时当逆其气，根据其寒热盛衰进行调治。所以说，从上、下、内、外取治，总要探求致病的原因。凡体强能耐受毒药的就给以性味厚的药物，凡体弱不能耐受毒药的就给以性味薄的药物。就是这个道理。若病气有相反的，如病在上，治其下；病在下的，治其上；病在中的，治其四旁。治热病用寒药，而用温服法；治寒病用热药，而用凉服法；治温病用凉药，而用冷服法；治清冷的病用温药，而用热服的方法。故用消发通积滞，用削法攻坚积，用吐法治上部之实，补法治虚证、泻法治实证，凡久病新病都可根据这些原则进行治疗。

黄帝问：如果病在内，不实也不坚硬，有时聚而有形，有时散而无形，那怎样治疗呢？

岐伯说：您问得真仔细！这种病如果没有积滞的，应当从内脏方面去探求，虚的用补法，有邪的可先用药驱其邪，然后以饮食调养之，或用水渍法调和其内外，便可使病痊愈。

黄帝问：有毒药和无毒药，服用时有一定的原则吗？

岐伯说：病有新有久，处方有大有小，药物有毒无毒，服用时当然有一定的原则。凡用大毒之药，病去十分之六，不可再服；一般的毒药，病去十分之七，不可再服；小毒的药物，病去十分之八，不可再服；即使没有毒的药，病去十分之九，也不可再服。以后就用谷类、肉类、果类、蔬菜等饮食调养，使邪去正复而病痊愈，但不要吃得过多，以免伤其正气。如

第七十节 五常政大论：五运平气、不及、太过对人的影响

伐天和，无盛盛（盛盛：因实证用补法，使邪气更盛），无虚虚（虚虚：因虚证用泻法，使虚者更虚），而遗人夭殃，无致邪，无失正，绝人长命。

帝曰：其久病者，有气从不康，病去而瘠（瘠：羸弱），奈何？

岐伯曰：昭乎哉圣人之问也！化不可代，时不可违。夫经络以通，血气以从，复其不足，与众齐同，养之和之，静以待时，谨守其气，无使倾移，其形乃彰，生气以长，命曰圣王。故《大要》曰：无代化（无代化：不要用人力代替天地的变化），无违时，必养必和，待其来复。此之谓也。

帝曰：善。

果邪气未尽，再用药时仍如上法，必须首先知道该年的气候情况，不可违反天人相应的规律。不要实证用补使之重实，不要虚症误下使之重虚，而造成使人折损寿命的灾害。不要误补而使邪气更盛，不要误泻而损伤人体正气，以免断送了人的性命！

黄帝问：有久病的人，气机虽已调顺而身体不得康复，病虽去而形体依然羸弱，应当怎样处理呢？

岐伯说：您所问的真高明啊！要知道天地之气化，是不可用人力来代行的，四时运行的规律，是不可以违反的。若经络已经畅通，血气已经和顺，要恢复正气的不足，使患者与平常人一样，必须注意保养，协调阴阳，耐心等待天时，谨慎守护真气，不使有所消耗，其形体就可以壮实，生气就可以长养，这就是圣王的法度。所以《大要》上说：不要以人力来代替天地之气化，不要违反四时的运行规律，必须善于调养，协调阴阳，等待真气的恢复。就是这个意思。

黄帝道：讲得很对。

【解要】

　　本节主要讨论了五运的变化、地理的差异等，即生物生化与自然气象的适应性问题，重点阐述五运六气的变化对自然界和人类的影响：五运平气、不及、太过的标志和自然界所出现的现象，不同地区、地势的高低都会影响人的健康和治病法则，以及司天之气对五脏的影响，运气变化对动物和自然界生化的影响等。

　　此外，还介绍了热药凉服、凉药热服、上病下取、下病上取以及"大毒治病十去其六""常毒治病十去其七"等治疗原则。

第七十一节 六元正纪大论：五运六气变异乃致病之源

【题解】

六元，指自然界风、火、湿、热、燥、寒六种气候变化的本元，也就是主岁的六气；正，同政；纪，即纪要、记事。三十年为一纪，六十年为一周。本节主要记录了六十年内，六气司天、在泉、五运主岁时的气象、物候、灾异变化规律，所以名为"六元正纪大论"。

【原文】

黄帝问曰：六化六变（六化六变：六气在一年中的正常变化，称为六化；其异常化，称为六变），胜复淫治，甘苦辛咸，酸淡先后，余知之矣。夫五运之化，或从五气（五气：与前文的五气有异，新校正云，"详'五气'疑作'天气'，则与下文相协"），或逆天气，或从天气，而逆地气；或从地气，而逆天气，或相得，或不相得，余未能明其事。欲通天之纪，从地之理，和其运，调其化，使上下合德（上下合德：上，指上六气（也可指九官的中官）；下，即下五运（也可指五行的黄中）。德，顺应自然，与之相谐），无相夺伦，天地升降，不失其宜，五运宣行，勿乖其政，调之正味，从逆奈何？

【译文】

黄帝问道：关于六气的生化、变化，淫气致病和治疗原则，以及甘、苦、辛、咸，酸、淡化生的先后顺序等，我已经知道了。而五运的气化，有时与司天之气相顺，有时与司天之气相逆，有时与司天之气相顺而与在泉之气相逆，有时与在泉之气相顺而与司天之气相逆，有时中运与司天之气相生，有时中运与司天之气相制，（对这些问题）我不明白其中的道理。想知道司天之气的变化规律，在泉之气的变化道理，调和五运的气化，使上下相互协调，而不要相互损伤，不要破坏了天地升降的正常规律，使五运的运转不要违背了它的职能。运用五味来调其逆顺，该怎样来进行呢？

岐伯稽首再拜，对曰：昭乎哉问也！此天地之纲纪，变化之渊源，非圣帝孰能穷其至理欤！臣虽不敏，请陈其道，令终不灭，久而不易。

帝曰：愿夫子推而次之，从其类序（类序：类属和次序），分其部主，别其宗司，昭其气数，明其正化（正化：正常生化的规律），可得闻乎？

岐伯曰：先立其年，以明其气，金木水火土，运行之数，寒暑燥湿风火，临御之化，则天道可见，民气可调，阴阳卷舒，近而无惑，数之可数者，请遂言之。

帝曰：太阳之政奈何？

岐伯曰：辰戌之纪也。

太阳、太角、太阴、壬辰、壬戌。其运风，其化鸣紊启拆；其变振拉摧拔；其病眩掉目瞑。太角（初正）、少徵、太宫、少商、太羽（终）。

太阳、太徵、太阴、戊辰、戊戌同正徵，其运热，其化暄暑

岐伯行跪拜大礼后回答说：您问得真清楚啊！这是天地之气变化的纲领，运气变化的本源，假若不是圣人，谁能把这些道理完全弄透彻呢？我虽然不聪敏，请让我陈述其中的道理，使它永远不灭绝，长期不变。

黄帝说道：希望先生进一步加以推演，使它更加条理化，根据天干、地支的类别和次序，分析六气司天在泉所主的部位，分别出每年中主岁之气与各步之气，明确司天、中运所属的气数，以及其正化等，能否进一步谈一谈呢？

岐伯说：必须首先确立一年的干支，以明确主岁之气，金木水火土五行运行之数，风、火、寒、热、燥、湿六气的主从变化，如此自然规律就比较清楚地体现出来了，人们就可以根据这个规律调理气机，如此阴阳的消长，也浅近易知而不迷惑了，气运之数也可以推算了，请让我详尽地说一说吧！

黄帝问道：太阳司天的年份运气情况怎么样？

岐伯说：太阳司天是以辰戌为标志的。

太阳寒水司天，太阴湿土在泉，若中运为太过的木运，那么便是壬辰、壬戌两个年份。木运主风，其正常的气化为风声和缓，万物萌动，草木繁荣；其异常变化为暴风震撼，拔树折木；其病变为头晕目眩，视物不明，震颤动摇。由于是木运主岁，所以客运和主运相同，初之运为太角，二之运为少徵，三之运为太宫，四之运为少商，终之运为太羽。

太阳寒水司天，太阴湿土在泉，若中运为太过的火运，那么便是戊辰年和戊戌年，与

第七十一节 六元正纪大论：五运六气变异乃致病之源

郁燠；其变炎烈沸腾；其病热郁。太徵、少宫、太商、少羽（终）、少角（初）。

太阳、太宫、太阴、甲辰（岁会同天符）、甲戌（岁会同天符），其运阴埃，其化柔润重泽；其变震惊飘骤；其病湿下重。太宫、少商、太羽（终）、太角（初），少徵。

太阳、太商、太阴、庚辰、庚戌，其运凉，其化雾露萧飔；其变肃杀凋零；其病燥、背瞀、胸满。太商、少羽（终）、少角（初）、太徵、少宫。

太阳、太羽、太阴、丙辰（天符）、丙戌（天符），其运寒，其化凝惨凛冽；其

正征相同。火运主热，这两年虽然是火运太过，但受司天的寒水制约，所以火热之气并不严重，其正常气化为气候温和或暑热熏蒸，其异常变化为炎暑沸腾，其病变为热郁。由于是太过的火运主岁，所以客运的初之运为太徵，二之运为少宫，三之运为太商，四之运为少羽，终之运为太角；主运的初之运为少角，二之运为太徵，三之运为少宫，四之运为太商，终之运为少羽。

太阳寒水司天，太阴湿土在泉，若中运为太过的土运，那么便是甲辰年和甲戌年，这两年既为岁会之年，又是天符之年。土运主湿，其正常的气化为柔和润泽，其异常变化为风惊，暴雨骤降，其病变为下部湿重。由于是太过的土运主岁，所以客运的初之运为太宫，二之运为少商，三之运为太羽，四之运为少角，终之运为太徵；主运的初之运为太角，二之运为少徵，三之运为太宫，四之运为少商，终之运为太羽。

太阳寒水司天，太阴湿土在泉，若中运为太过的金运，那么便是庚辰年和庚戌年，金运清凉，主燥。其正常的气化为雾露布散，秋风萧瑟，其异常变化为金气肃杀，草木凋零，其病变为枯燥，胸背满闷。由于是太过的金运主岁，所以客运的初之运为太商，二之运为少羽，三之运为太角，四之运为少徵，终之运为太宫；主运的初之运为少角，二之运为太徵，三之运为少宫，四之运为太商，终之运为少羽。

太阳寒水司天，太阴湿土在泉，若中运为太过的水运，那么便是丙辰年和丙戌年，这两年均为天符之年。其运寒冷，主水，其正常的气化为寒气凛冽，凄惨凝敛，其异常变化为多

变冰雪霜雹；其病大寒留于豁谷。太羽（终）、太角（初）、少徵、太宫、少商。

凡此太阳司天之政，气化运行先天。天气肃，地气静。寒临太虚，阳气不令，水土合德，上应辰星、镇星。其谷玄黅，其政肃，其令徐。寒政大举，泽无阳焰，则火发待时。少阳中治，时雨乃涯。止极雨散，还于太阴，云朝北极，湿化乃布，泽流万物。寒敷于上，雷动于下，寒湿之气，持于气交，民病寒湿，发肌肉萎，足萎不收，濡泻血溢。

初之气，地气迁，气乃大温，草乃早荣，民乃厉，温病乃作，身热、头痛、呕吐、肌腠疮疡。

二之气，大凉反至，民乃惨，草乃遇寒，火气遂抑，民病气郁中满，寒乃始。

三之气，天政布，寒气行，雨乃降，民病寒，反热

有霜雪冰雹，其病变为严寒滞留于肌肉缝隙。由于是太过的水运主岁，所以客运的初之运为太羽，二之运为少角，三之运为太徵，四之运为少宫，终之运为太商。主运的初之运为太角，二之运为少徵，三之运为太宫，四之运为少商，终之运为太羽。

凡是太阳寒水司天的辰戌年，其气太过，六气的气化及五运的运行均先于天时而至。天气清肃，地气清冽，寒冷之气布满太空，阳气失去了正常的作用，寒水与湿土和合主事，与天上的辰星、镇星相应，生长的谷物多为黑色或黄色，它的征象严肃，它的作用缓慢。寒冷之气大兴，湖泽中没有阳热的火焰升起，那么火气将等待时期而发。到少阳主令的时候，应时的雨水不下，到达极点时，云雨四散，于是便又回到太阴当令，云向北部移动，土湿之气布化四方，雨水润泽万物，寒气布于上，少阴雷火动于下，寒湿之气相持于气交之中。这时人们多患寒湿病，发展为肌肉萎缩，双脚痿弱不能收伸，水泻，失血等病证。

辰戌纪年，客气的初之气为少阳相火，地气迁移，气候极为温暖，草木提前繁荣。此时人们容易感受疫疠之气，温热病流行，出现身体发热、头痛、呕吐、肌肤疮疡等。

二之气为阳明燥金当令，大凉之气来临，人们感觉寒冷凄惨，草木受到寒凉气候的侵袭，火热之气被寒凉之气所遏抑，人们易患气郁，腹部胀满等病，寒气开始形成。

三之气为司天的太阳寒水当令，寒气流行，雨水下降。人们易患外寒证，体内郁热，出现

中，痈疽注下，心热瞀闷，不治者，死。

四之气，风湿交争，风化为雨，乃长乃化乃成。民病大热少气，肌肉萎，足萎，注下赤白。

五之气，阳复化，草乃长，乃化乃成，民乃舒。

终之气，地气正，湿令行。阴凝太虚，埃昏郊野，民乃惨凄，寒风以至，反者孕乃死。

故岁宜苦以燥之温之（故岁宜苦以燥之温之：按新校正云，此九字当在"避虚邪以安其正"句下），必折其郁气，先资其化源，抑其运气，扶其不胜，无使暴过而生其疾。食岁谷，以全其真，避虚邪，以安其正，适气同异，多少制之。同寒湿者燥热化，异寒湿者燥湿化。故同者多之，异者少之，用寒远寒，用凉远凉，用温远温，用热远热，食宜同法。有假者反常，反是者病，所谓时也。

痈疽，下痢，心中烦热，甚至神志昏蒙，抽搐，如不及时治疗，会引起死亡。

四之气为厥阴风木当令，又因太阴湿土在泉，主司下半年，所以风湿交争于气交之中，风湿化而为雨，万物因此而长养、变化、成熟。人们容易患高热，气少，肌肉萎缩，双足痿弱，下痢红白黏液。

五之气为少阴君火当令，阳气重新发挥气化作用，少阴君火与在泉的太阴湿土合化，于是草木又开始生长、变化、成熟。人们感觉舒畅无病。

终之气为在泉的太阴湿土当令，正当地气发挥作用，湿气流行，阴气凝聚于天空，尘埃昏蒙于郊野，人们感觉凄惨郁闷，寒风来临，妇人虽能怀孕，但多致胎损。

年末易发湿寒之类的疾病，宜用苦燥以去其湿，苦温以去其寒。要消除太过致郁的胜气，必须资助不胜之气的生化之源，抑制其太过的运气，扶助其不胜的脏气，不要使运气太过而产生疾病。食用与岁相应的谷物以保全人体真气，避开致病的邪气，安定人体的正气。要根据气与运所主气的异同、多少，来确立制方原则，假若气与运均为寒湿，用燥热药以化寒湿，若寒湿不同，用燥湿药治疗。气运相同就多用燥热药，气运不同就少用燥湿药。用寒凉药时，当避开寒气主令之时，用凉药时，当避开凉气主令之时，用温药时，当避开温气主令之时，用热药时，当避开热气主令之时。在饮食方面也应遵循这个原则。如果气候反常就不必拘泥这个原则。但若不遵守这些规则，就会产生疾病，所以必须依照四时之气的具体情况确定治法。

帝曰：善。阳明之政奈何？

岐伯说：卯酉之纪也。

阳明、少角、少阴，清热胜复同，同正商，丁卯（岁会）、丁酉，其运风，清热。少角（初正）、太徵、少宫、太商、少羽（终）。

阳明、少徵、少阴，寒雨胜复同，同正商，癸卯（同岁会）、癸酉（同岁会），其运热，寒雨。少徵、太宫、少商、太羽（终）、太角（初）。

阳明、少宫、少阴，风凉胜复同，己卯、己酉，其运雨，风凉。少宫、太商、少羽（终）、少角（初）、太徵。

阳明、少商、少阴，热寒胜复同，同正商。乙卯（天符）、乙酉（岁会，太一

黄帝说：讲得好！阳明司天的年份运气情况怎么样？

岐伯回答说：阳明司天是以卯酉来标志的年份。

阳明燥金司天，少阴君火在泉，若中运为不及的木运，那么便是丁卯（岁会之年）、丁酉两个年份。这两个年份相胜的清气与来复的热气相同，上商与正商相同。其运为风，其相胜之气为清气，其复气为热气。由于是不及的木运主岁，所以客运和主运相同，初之运为少角，二之运为太徵，三之运为少宫，四之运为太商，终之运为少羽。

阳明燥金司天，少阴君火在泉，若中运为不及的火运，那么便是癸卯、癸酉两个年份。这两个年份相胜的寒气及来复的雨气（土）相同，也与正商同。其运为热气，其相胜之气为寒气，其复气为雨气。由于是不及的火运主岁，所以客运的初之运为少徵，二之运为太宫，三之运为少商，四之运为太羽，终之运为少角。主运的初之运为太角，二之运为少徵，三之运为太宫，四之运为少商，终之运为太羽。

阳明燥金司天，少阴君火在泉，若中运为不及的土运，那么便是己卯、己酉两个年份。这两个年份相胜的风气及来复的凉气相同。其运为雨气，其相胜之气为风气，其复气为凉气。由于是不及的土运主岁，所以客运的初之运为少宫，二之运为太商，三之运为少羽，四之运为太角，终之运为少徵。主运的初之运为少角，二之运为太徵，三之运为少宫，四之运为太商，终之运为少羽。

阳明燥金司天，少阴君火在泉，若中运为不及的金运，那么便是乙卯、乙酉两个年份。乙卯年为天符之年，乙酉年既是岁会之年，又是太一天符之年。这两个年份相胜的热气及来复的寒气

天符），其运凉热寒。少商、太羽（终）、太角（初）、少徵、太宫。

阳明、少羽、少阴，雨风胜复同，同少宫。辛酉、辛卯，其运寒，雨风。少羽（终）、少角（初）、太徵、太宫、太商。

凡此阳明司天之政，气化运行后天。天气急，地气明，阳专其令，炎暑大行。物燥以坚，淳风乃治。风燥横运，流于气交，多阳少阴，云趋雨府，湿化乃敷，燥极而泽。其谷白丹，间谷命太者。其耗白甲品羽。金火合德，上应太白荧惑。其政切，其令暴，蛰虫乃见，流水不冰。民病咳嗌塞，寒热发，暴振慄癃閟，清先而劲，毛虫乃死，热后而暴，介虫乃殃。其发躁，

相同，也与正商相同。其运为凉气，其相胜之气为热气，其来复之气为寒气。由于是不及的金运主岁，所以客运的初之运少商，二之运为太羽，三之运为少角，四之运为太徵，终之运为少宫。主运的初之运为太角，二之运为少徵，三之运为太宫，四之运为少商，终之运为太羽。

阳明燥金司天，少阴君火在泉，若中运为不及的水运，那么便是辛卯、辛酉两个年份。这两个年份相胜的雨气（土）及来复风气相同，辛卯年与少宫相同。其运为寒气，其相胜之气为雨气，其来复之气为风气。由于是不及的水运主岁，所以客运的初之运为少羽，二之运为太角，三之运为少徵，四之运为太宫，终之运为少商。主运的初之运为少角，二之运为太徵，三之运为少宫，四之运为太商，终之运为少羽。

但凡阳明燥金司天的卯酉年，其气不及，六气的气化及五运的运行都会晚于天时而至。天气劲急，地气清明，阳气独擅其事，炎热酷暑流行，万物干燥坚硬，只有和淳的风到来时，燥热才可能缓和。风燥之气逆行于岁运，流行于气交之中，阳气多，阴气少。云气趋向南端，土湿之气才能化生敷布，干燥达到极点，于是转而为润泽。与其相应的谷类为白色和红色，运不及则谷类感受左右过盛的间气而成熟。白色的甲虫、羽虫受到损伤，金与火协同发挥作用，与天上的太白星和荧或星相应。它的征象急迫，它的作用猝暴。蛰藏的虫类出现，流水不能结冰。这时人们多患咳嗽，咽喉阻塞，恶寒发热，发作急暴，战栗，小便不通。上半年司天的阳明燥金主令，清凉之气先来而劲切，毛虫死亡。下半年在泉的君

初之气，地气迁，阴始凝，气始肃，水乃冰，寒雨化。其病中热胀，面目浮肿，善眠，衄鼽，嚏欠，呕，小便黄赤，甚则淋。

二之气，阳乃布，民乃舒，物乃生荣。厉大至，民善暴死。

三之气，天政布，凉乃行，燥热交合，燥极而泽，民病寒热。

四之气，寒雨降，病暴仆，振栗谵妄，少气，嗌干引饮，及为心痛，痈肿疮疡，疟寒之疾，骨痿血便。

五之气，春令反行，草乃生荣，民气和。

终之气，阳气布，候反温，蛰虫来见，流水不冰。民乃康平，其病温。

故食岁谷，以安其气，食间谷，以去其邪。岁宜以咸以苦以辛，汗之、清之、散之。安其运气，无使受邪，折其郁气，资其化源。以寒热轻重，少多其制。同热者，多天化；同清

火之气主令，热而急暴，介虫遭受灾殃。胜气、复气发作急暴，正常气候被扰乱，清凉之气与热气相持于气交之中。

卯酉纪年，客气的初之气为太阴湿土，地气迁移，阴气开始凝结，天气开始肃杀，水结为冰，寒雨化生，人们多患腹中热，胀满，面目浮肿，喜睡，流鼻血，喷嚏，打呵欠，呕吐，小便黄赤，甚至淋沥疼痛等病。

二之气为少阳相火当令，阳气布达，人们心身感觉舒畅，万物生长繁荣，疫疠流行，人们多突然死亡。

三之气为司天的阳明燥金当令，清凉之气运行，燥热二气相交合，燥气到达了极点转而湿气到来而为润泽。人们多患寒热病。

四之气为太阳寒水当令，寒雨时降，人多患突然倒仆，颤抖，胡言乱语，少气，咽喉干燥，渴欲饮水，心痛，痈肿，疮疡，寒疟，骨软弱，便血等病。

五之气为厥阴风木当令，秋季反而出现了春季的气候，草木生长繁荣，人们气机调和。

终之气为在泉的少阴君火当令，阳气布达，气候温和，蛰虫不潜藏，流水不能结冰。人们安康平和，只是易患温病。

在这样的年份里，应当吃白色、红色的谷物来安定人的正气，吃与间气相应的谷物以祛除邪气，在用药物治疗时应当用咸味、苦味、辛味药物，在治法上应当用汗法、清法、散法以安扶运气，不使它受到邪气的侵袭，折损郁结之气，资助生化的源气。根据寒热轻重多少，来确定制方原则，若运与气

第七十一节 六元正纪大论：五运六气变异乃致病之源

者，多地化。用凉远凉，用热远热，用寒远寒，用温远温，食宜同法。有假者反之，此其道也。反是者，乱天地之经，扰阴阳之纪也。

帝曰：善。少阳之政，奈何？

岐伯曰：寅申之纪也。

少阳、太角、厥阴、壬寅（同天符）、壬申（同天符），其运风鼓，其化鸣紊启坼，其变振拉摧拔，其病掉眩、支胁、惊骇。太角（初正）、少徵、太宫、少商、太羽（终）。

少阳、太徵、厥阴、戊寅（天符）、戊申（天符），其运暑，其化暄嚣郁燠，其变炎烈沸腾，其病上热郁、血溢、血泄、心痛。太徵、少宫、太商、少羽（终）、少角（初）。

少阳、太宫、厥阴、甲寅、

同为热，多用清凉之品治疗，若运与气同为寒凉，多用温热之品治疗。用凉药，当避开凉气主令之时；用热药，当避开热气主令之时；用寒药，当避开寒气主令之时；用温药，当避开温气主令之时，在饮食方面也应当遵循这个原则。如果气候反常，就不必拘泥这个原则。这是自然的规律，违反了这个原则，就会扰乱自然法则和阴阳规律。

黄帝说：很好。少阳相火司天的年份运气情况怎么样？

岐伯回答说：少阳相火司天是以寅申为标志的年份。

少阳相火司天，厥阴风木在泉，若中运为太过的木运，那么便是壬寅、壬申两个年份（又都是天符之年）。其运为风气鼓动，其正常的气化为风鸣地坼，万物萌动；其异常变化为暴风摇撼，拔树折木；其病变为震颤动摇，头目眩晕，胁肋支撑，惊恐等。由于是太过的木运主岁，所以客运和主运相同，初之运为太角，二之运为少徵，三之运为太宫，四之运为少商，终之运为太羽。

少阳相火司天，厥阴风木在泉，若中运为太过的火运，那么便是戊寅、戊申两个年份。这两个年份均为天符之年。其运暑热，其正常气化为火盛热郁，其异常变化为炎暑沸腾，其病变为热郁于上，血外溢，血泄，心痛等。由于是太过的火运主岁，所以客运的初之运为太徵，二之运为少宫，三之运为太商，四之运为少羽，终之运为太角。主运的初之运为少角，二之运为太徵，三之运为少宫，四之运为太商，终之运为少羽。

少阳相火司天，厥阴风木在泉，若中运

甲申，其运阴雨，其化柔润重泽，其变震惊飘骤。其病体重，胕肿，痞饮。太宫、少商、太羽（终）、太角（初）、少徵。

为太过的土运，那么便是甲寅、甲申两个年份。其运为阴雨，其正常的气化为柔和润泽，其异常变化为风雷震惊，暴雨骤降，其病变为身体沉重，浮肿，痞满，水饮，内停等。由于是太过的土运主岁，所以客运的初之运为太宫，二之运为少商，三之运为太羽，四之运为少角，终之运为太徵。主运的初之运为太角，二之运为少徵，三之运为太宫，四之运为少商，终之运为太羽。

少阳、太商、厥阴、庚寅、庚申，同正商，其运凉，其化雾露清切，其变肃杀凋零，其病肩背胸中。太商、少羽（终）、少角（初）、太徵、少宫。

少阳相火司天，厥阴风木在泉，若中运为太过的金运，那么便是庚寅、庚申两个年份，同正商，其运凉。其正常气化为雾露布散，秋风萧瑟，其异常变化为金气肃杀，草木凋零，其病变多在肩背和胸中。因是太过的金运主岁，所以客运的初之运为太商，二之运为少羽，三之运为太角，四之运为少徵，终之运为太宫。主运初之运为少角，二之运为太徵，三之运为少宫，四之运为太商，终之运为少羽。

少阳、太羽、厥阴、丙寅、丙申，其运寒肃，其化凝惨凛冽，其变冰雪霜雹，其病寒浮肿。太羽（终）、太角（初）、少徵、太宫、少商。

少阳相火司天，厥阴风木在泉，若中运为太过的水运，那么便是丙寅、丙申两个年份。其运寒冷，其正常气化为寒气凛冽，凄惨凝敛，其异常变化为霜雪冰雹，其病变为寒证，浮肿。由于是太过的水运主岁，所以客运的初之运为太羽，二之运为少角，三之运为太徵，四之运为少宫，终之运为少商。主运的初之运为太角，二之运为少徵，三之运为太宫，四之运为少商，终之运为太羽。

凡此少阳司天之政，气化运行先天。天气正，地气扰，风乃暴举，木偃沙飞，炎火乃

凡是少阳相火司天的寅申年，其气太过，六气的气化及五运的运行均先于天时而至。得天地之正，厥阴风木在泉，地气扰动，大风突起，

第七十一节 六元正纪大论：五运六气变异乃致病之源

流，阴行阳化，雨乃时应，火木同德，上应荧惑岁星。其谷丹苍，其政严，其令扰。故风热参布，云物沸腾。太阴横流，寒乃时至，凉雨并起。民病寒中，外发疮疡，内为泄满。故圣人遇之，和而不争。往复之作，民病寒热疟泄、聋瞑、呕吐、上怫肿色变。

初之气，地气迁，风胜乃摇，寒乃去，候乃大温，草木早荣。寒来不杀，温病乃起，其病气怫于上，血溢目赤，咳逆头痛，血崩胁满，肤腠中疮。

二之气，火反郁，白埃四起，云趋雨府，风不胜湿，雨乃零，民乃康。其病热郁于上，咳逆呕吐，疮发于中，胸嗌不利，头痛身热，昏愦脓疮。

三之气，天政布，炎暑至，少阳临上，雨乃涯。民病热中，聋瞑血溢，脓疮咳呕，衄衊渴嚏欠，喉痹目赤，善暴死。

四之气，凉乃至，炎暑间化，白露降。民气和平，其病满，身重。

草木倒伏，飞沙走石，火热之气流行，阴气运行，阳气施化，雨应时来临，木火相生，协调发挥作用，与天上的荧惑星、岁星相应。生长的谷物多为红色和青色，它的征象严厉，它的作用扰动，所以风热之气参合布达，云飞雾腾。太阴湿土逆行于气交之中，寒气时常降临，寒凉的雨气随之降落。这时人们多病为内寒证，体外多生疮疡，内为泄泻胀满。明达的人遇到这种情况，就主动地加以调和而适应它，不使交争。寒热之气反复发作，人们就会患寒热疟疾，泄泻，耳聋，眼睛看不清东西，呕吐，上部郁滞肿胀，面色改变等。

寅申纪年，客气的初之气为少阴君火，地气迁移，风气胜时草木摇动不宁，寒气消散，气候温暖，草木提前繁荣，即使是有寒潮到来，也很难损伤其姿容。这时温热病产生，人们多患上部气郁，出血，目赤，咳嗽气逆，头痛，血崩，胁肋胀满，肌肤生疮等病。

二之气太阴湿土当令，主气的君火被湿土所郁，白色尘埃四起，云气趋向南极，风气不能胜湿土之气，细雨零落而至，人们安康。其发病则为热气郁结于上，出现咳嗽气逆，呕吐，胸中生疮，咽喉不利，头痛，身体发热，或神昏，脓疮等病。

三之气与司天的少阳相火相合，暑热到来，主客之气均为少阳相火主事，雨水不降。人们易患里热证，耳聋、目不明，出血，肌肤生脓疮，咳嗽，呕吐，鼻出血，口渴，喷嚏，打呵欠，喉中痹阻，目赤，容易突然死亡。

四之气阳明燥金当令，凉气来临，且时而有暑热之气相间，白露下降。人们平安无事，如若发病，多为腹满身重。

·361·

五之气，阳乃去，寒乃来，雨乃降，气门乃闭，刚木早凋。民避寒邪，君子周密。

终之气，地气正，风乃至，万物反生，霜雾以行，其病关闭不禁，心痛，阳气不藏而咳。

抑其运气，赞所不胜，必折其郁气，先取化源，暴过不生，苛疾不起，故岁宜咸宜辛宜酸，渗之泄之，渍之发之，观气寒温，以调其过。同风热者，多寒化，异风热者，少寒化，用热远热，用温远温，用寒远寒，用凉远凉，食宜同法，此其道也。有假者反之，反是者，病之阶也。

帝曰：善。太阴之政奈何？

岐伯曰：丑未之纪也。

太阴、少角、太阳，清热胜复同，同正宫。丁丑、丁未，其运风清热。少角（初正）、太徵、少宫、太商、

五之气为太阳寒水当令，阳气消散，寒气降临，汗孔收闭，高大挺拔的树木凋零。人们应避开寒气，君子居于密室之中，以避寒气。

终之气为在泉的厥阴风木当令，地气居于正位，风气来临，万物反而发生，雾气流行。人们易患应当关闭而反不能禁止的病证，心痛，阳气不潜藏，咳嗽。

治疗应抑制太过的运气，资助所不胜之气，必须削弱郁遏之气，首先补益其生化的泉源，如果没有突然的太过之气发生，人们的重病也就不会发生。本年内适宜于用咸味、辛味、酸味药物治疗，在治疗法则上应当用渗泄、浴渍、发散的方法治疗，根据气的寒温情况，以调治其太过。若中运与岁气风热相同，多用寒凉药，若中运与岁气风热不相同，就少用寒凉药。用热药，就当避开热气主令之时；用温药，就当避开温气主令之时；用寒药，就当避开寒气主令之时；用凉药，就当避开凉气主令之时。饮食调养也应当遵循这样的原则和自然规律。如果气候反常，就不必拘泥这个原则，但违反这个原则，就成了疾病形成的基本原因。

黄帝说：讲得好！那太阴司天的年份运气情况怎么样？

岐伯回答说：太阴司天是以丑未为标志的年份。

太阴湿土司天，太阳寒水在泉，若中运为不及的木运，那么便是丁丑、丁未两个年份。这两个年份相胜的清气及来复的热气相同，与正宫也相同。其运为风气，其相胜之气为清气，其复气为热气。因是不及的木运主岁，所以客运

少羽（终）。

太阴、少徵、太阳，寒雨胜复同，癸丑、癸未，其运热寒雨。少徵、太宫、少商、太羽（终）、太角（初）。

太阴、少宫、太阳，风清胜复同，同正宫。己丑（太一天符）、己未（太一天符），其运雨风清。少宫、太商、少羽（终）、少角（初）、太徵。

太阴、少商、太阳，热寒胜复同，乙丑、乙未，其运凉热寒。少商、太羽（终）、太角（初）、少徵、太宫。

太阴、少羽、太阳，雨风胜复同，同正宫。辛

和主运相同，初之运为少角，二之运为太徵，三之运为少宫，四之运为太商，终之运为少羽。

太阴湿土司天，太阳寒水在泉，若中运为不及的火运，那么便是癸丑、癸未两个年份。这两个年份相胜的寒气及来复的雨气（土）相同。其运为热气，其相胜之气为寒气，其复气为雨气。由于是不及的火运主岁，所以客运的初之运为少徵，二之运为太宫，三之运为少商，四之运为太羽，终之运为少角。主运的初之运为太角，二之运为少徵，三之运为太宫，四之运为少商，终之运为太羽。

太阴湿土司天，太阳寒水在泉，若中运为不及的土运，那么便是己丑、己未两个年份。这两个年份均为太一天符之年，相胜的风气及来复的清气相同，也与正宫相同。其运为雨气（土），其相胜的为风气，其来复的气为清气。由于是不及的土运主岁，所以客运的初之运为少宫，二之运为太商，三之运为少羽，四之运为太角，终之运为少徵。主运初之运为少角，二之运为太徵，三之运为少宫，四之运为太商，终之运为少羽。

太阴湿土司天，太阳寒水在泉，若中运为不及的金运，那么便是乙丑、乙未两个年份。这两个年份相胜的火热之气及来复的寒气相同。其运为凉气，其相胜为火热之气，其复气为寒气。由于是不及的金运主岁，所以客运的初之运为少商，二之运为太羽，三之运为少角，四之运为太徵，终之运为少宫。主运的初之运为太角，二之运为少徵，三之运为太宫，四之运为少商，终之运为太羽。

太阴湿土司天，太阳寒水在泉，若中运为不及的水运，那么便是辛丑、辛未两个年份。这两个年份均为同岁会，相胜的雨气（土）及来复的风气相

丑（同岁会）、辛未（同岁会），其运寒雨风。少羽（终）、少角（初）、太徵、少宫、太商。

凡此太阴司天之政，气化运化运行后天。阴专其政，阳气退避，大风时起，天气下降，地气上腾。原野昏霿、白埃四起，云奔南极，寒雨数至，物成于差夏。民病寒湿，腹满，身䐜愤，胕肿痞逆，寒厥拘急。湿寒合德，黄黑埃昏，流行气交，上应镇星辰星。其政肃，其令寂，其谷黔玄。故阴凝于上，寒积于下，寒水胜火，则为冰雹；阳光不治，杀气乃行。故有余宜高，不及宜下；有余宜晚，不及宜早。土之利，气之化也。民气亦从之，间谷命其太也。

初之气，地气迁，寒乃去，春气正，风乃来，生布万物以荣，民气条舒，风湿相薄，雨乃后。民病血溢，筋络拘强，关节不利，身重筋痿。

同，也与正宫同。其运为寒气，其相胜的气为雨气，其复气为风气。由于是不及的水运主岁，所以客运的初之运为少羽，二之运为太角，三之运为少徵，四之运为太宫，终之运为少商。主运的初之运为少角，二之运为太徵，三之运为少宫，四之运为太商，终之运为少羽。

但凡太阴湿土司天的丑未年，其气不及，六气的气化及五运的运行都会晚于天时而至。阴气独擅其事，阳气退避，大风时常兴起，天气下降于地，地气上腾于天，大地昏蒙，白色的尘埃四起，云气奔向南极，寒雨经常降落，万物在立秋之后才能成熟。这时人们易患寒湿，腹部胀满，肢体胀满，浮肿，痞塞气逆，寒厥，筋脉拘急等。司天的湿气与在泉的寒气协同，于是黄黑色的尘埃飞扬空中，而致天空昏暗，流动于气交之中。与天上的镇星、辰星相应。它的征象严肃，它的作用主寂静。生长的谷物多为黄色和黑色。阴湿之气凝结于上，水寒之气积留于下，寒水之气胜过火，就会出现冰雹，阳气不能发挥其正常作用，阴寒肃杀之气盛行。所以在运气太过的年份，宜在高处种植作物，在运气不及的年份，宜在低处种植谷物；在有余的年份宜晚种，在不及的年份宜早种。因而在种植时不仅要考虑土地的利弊，而且要考虑气候的化育。人们体内的气也是同一道理，间谷是借助间气的太过而成熟的。

丑未纪年，客气的初之气为厥阴风木，地气迁移，寒气消散，春气到来，春风和畅，生气四布，万物欣欣向荣，人们心情舒畅，风与湿相搏，雨水不能及时而降，人们多患出血，筋脉拘急强直，关节不利，身体沉重，筋骨痿弱无力的病证。

二之气，大火正，物承化，民乃和。其病温厉大行，远近咸若，湿蒸相薄，雨乃时降。

三之气，天政布，湿气降，地气腾，雨乃时降，寒乃随之，感于寒湿，则民病身重胕肿，胸腹满。

四之气，畏火临、溽蒸化，地气腾，天气否隔，寒风晓暮，蒸热相薄，草木凝烟，湿化不流，则白露阴布，以成秋令。民病腠理热，血暴溢疟，心腹满热、胪胀（胪 lú 胀：腹部发胀），甚则胕肿。

五之气，惨令已行，寒露下，霜乃早降，草木黄落，寒气及体，君子周密，民病皮腠。

终之气，寒大举，湿大化，霜乃积，阴乃凝，水坚冰，阳光不治。感于寒，则病人关节禁固，腰脽痛，寒湿持于气交而为疾也。

必折其郁气，而取化源，益其岁气，无使邪胜。食岁谷，以全其真，食间谷，以保其精。

故岁宜以苦燥之温之。甚者发之泄之。不发不泄，则

二之气为少阴君火，火得其正化，万物得以化育，人们安和。发病为温热和疫疠病大流行，各处患者的病状几乎一样。湿热蒸腾相迫，雨才能下降。

三之气为司天的太阴湿土，湿气下降，地气上腾，雨水应时而下，寒气也随着来临。由于感受了寒湿之气，所以人们多患身体沉重，浮肿，胸腹胀满的病证。

四之气为少阳相火，相火加临于主气的湿土上，湿热熏蒸，地气上升，地气与天气痞塞阻隔，早晚均有寒风吹动，蒸腾的热气与湿气相迫，烟雾凝聚于草木之上，水湿之气不流动，白露暗暗四布，于是形成了秋季的气候。人们多患体表发热，突然出血，心腹部发热、胀满，甚至浮肿的病证。

五之气为阳明燥金，凄惨寒凉之气流行，寒露下降，大霜提前降临，草木枯落凋零，寒气侵袭人体，君子起居谨慎周密。人们易患皮肤肌腠部位疾病。

终之气为在泉的太阳寒水，寒气大起，湿气大化，严霜积聚，阴气凝结，水结为坚硬冰块，阳气不能发挥作用。感受了寒气，人们容易患关节强硬，腰椎疼痛等，这些均为寒湿邪气停留于气交之中所形成的疾病。

治疗时必须先折损郁积之气，培其不胜之气的生化之源，增益其不足的岁气，不使邪气过胜，食用岁气的谷物以保全真气，食用间气的谷物以保养精气。

所以在用药时当用苦味的药物，在治疗方法上，应当用燥法、温法，病情重时可以用发

湿气外溢，肉溃皮拆而水血交流。必赞其阳火，令御甚寒，从气异同，少多其判也。同寒者，以热化；同湿者，以燥化。异者少之，同者多之。用凉远凉，用寒远寒，用温远温，用热远热，食宜同法。假者反之，此其道也。反是者，病也。

帝曰：善。少阴之政，奈何？

岐伯曰：子午之纪也。

少阴、太角、阳明、壬子、壬午，其运风鼓，其化鸣紊启坼，其变振拉摧拔，其病支满。太角（初正）、少徵、太宫、少商、太羽（终）。

少阴、太徵、阳阴、戊子（天符）、戊午（太一天符），其运炎暑，其化暄曜（暄曜：同"炫耀"）郁燠，其变炎烈沸腾，其病上热血溢。太徵、少宫、

汗法，渗泄法，如果不用发汗、渗泄等法治疗，湿气便流溢于外，使肌肉溃烂，皮肤折损，以致血水不断外流。这时应当扶助阳气，以抵抗寒气。根据运与气属性异同的多少，来确定制方法则与用药量的轻重，如果运与气同属于寒，就用热药治疗，同属于湿，就用燥药治疗。运动不同的少用，相同的多用。用凉药时，应当避开凉气主令之时；用寒药时，应当避开寒气主令之时；用温药时就当避开温气主令之时，用热药时，应当避开热气主令之时。饮食调养也应当遵循这个原则，但如果出现一些反常气候，就不必拘泥这个法则了。这是自然规律，违反了就会发生疾病。

黄帝说：讲得好。少阴司天的年份运气的情况怎么样？

岐伯回答说：少阴司天是以子午为标志的年份。

少阴君火司天，阳明燥金在泉，若中运为太过的木运，那么便是壬子、壬午两个年份。其运为风气鼓动，其正常的气化为风鸣地坼，万物萌芽，其异常变化为暴风摇撼，拔树折木，其病变为胸部支撑胀满。由于是太过的木运主岁，所以客运和主运相同，初之运为太角，二之运为少徵，三之运为太宫，四之运为少商，终之运为少羽。

少阴君火司天，阳明燥金在泉，若中运为太过的火运，那么便是戊子、戊午两个年份。戊子年为天符之年，戊午年为太一天符之年。其运为暑热，其正常气化为炎热光亮热郁，其异常变化为炎暑沸腾，其病变为上热，血外溢而致的吐血，衄血等。因是太过火运主岁，所

太商、少羽（终）、少角（初）。

少阴、太宫、阳明、甲子、甲午，其运阴雨，其化柔润时雨，其变震惊飘骤，其病中满身重。太宫、少商、太羽（终）、太角（初）、少徵。

少阴、太商、阳明、庚子（同天符）、庚午（同天符），同正商。其运凉劲，其化雾露萧飋，其变肃杀凋零，其病下清。太商、少羽（终）、少角（初）、太徵、少宫。

少阴、太羽、阳明、丙子（岁会）、丙午，其运寒，其化凝惨凛冽，其变冰雪霜雹，其病寒下。太羽（终）、太角（初）、少徵、太宫、少商。

以客运的初之运为太徵，二之运为少宫，三之运为太商，四之运为少羽，终之运为太角。主运的初之运为少角，二之运为少徵，三之运为太宫，四之运为少商，终之运为少羽。

少阴君火司天，阳明燥金在泉，若中运为太过的土运，那么便是甲子、甲午两个年份。其运为阴雨，其正常气化为柔和润泽，其异常变化为风雷震惊，暴雨骤降，其病变为腹中胀满，身体沉重。因是太过的土运主岁，所以客运的初之运为太宫，二之运为少商，三之运为太羽，四之运为少角，终之运为太徵。主运的初之运为太角，二之运为少徵，三之运为太宫，四之运为少商，终之运为太羽。

少阴君火司天，阳明燥金在泉，若中运为太过的金运，那么便是庚子、庚年两个年份。这两个年份均为同天符之年，也与正商同。其运清凉劲切，其正常气化为雾露萧瑟，其异常变化为金气肃杀，草木凋零，其病为下部清冷。因是太过的金运主岁，所以客运的初之运为太商，二之运为少羽，三之运为太角，四之运为少徵，终之运为太宫。主运的初之运为少角，二之运为太徵，三之运为少宫，四之运为太商，终之运为少羽。

少阴君火司天，阳明燥金在泉，若中运为太过的水运，那么便是丙子、丙午两个年份。丙子年为岁会之年。其运为寒冷，其正常的气化为寒气凛冽，凄惨凝敛，其异常变化为霜雪冰雹，其病变为下部寒证。因是太过的水运主岁，所以客运的初之运为太羽，二之运为少角，三之运为太徵，四之运为少宫，终之运为太商。主运的初之运为太角，二之运为少徵，三之运为太宫，四之运为少商，终之运为太羽。

凡此少阴司天之政，气化运行先天，地气肃，天气明，寒交暑，热加燥，云驰雨府，湿化乃行，时雨乃降。金火合德，上应荧惑（荧惑：是太阳系八大行星之一，古人称荧惑）、太白。其政明，其令切，其谷丹白。水火寒热，持于气交，而为病始也。热病生于上，清病生于下，寒热凌犯而争于中，民病咳喘，血溢血泄，鼽嚏，目赤，眦疡，寒厥入胃，心痛，腰痛，腹大，嗌干肿上。

初之气，地气迁，暑将去，寒乃始，蛰复藏，水乃冰，霜复降，风乃至，阳气郁。民反周密，关节禁固，腰脽痛，炎暑将起，中外疮疡。

二之气，阳气布，风乃行，春气以正，万物应荣，寒气时至，民乃和。其病淋，目瞑目赤，气郁于上而热。

三之气，天政布，大火行，庶类蕃鲜，寒气时至。民病气厥心痛，寒热更作，咳喘目赤。

四之气，溽暑至，大雨时行，寒热互至。民病寒热，嗌干，黄瘅，鼽衄，饮发。

五之气，畏火临，暑反至，阳乃化，万物乃生乃长荣，民乃康，其病温。

但凡少阴君火司天的子午年，其气太过，六气的气化及五运的运行都会先于天时而至。地气清肃，天气明朗，寒暑相交，燥热相加，金气同火气协调为用，与天上的荧惑星、太白星相应。其特征为光亮明曜，其作用急切，生长的谷物多为红色和白色，水火寒热之气相持于气交之中而为病。开始时，热性病发生在上部，寒性病发生在下部，寒热二气相互凌犯而争持于中部。人们多患咳嗽，气喘，吐血，衄血，便血，鼻塞，喷嚏，目赤，眼角生疮，寒气厥逆入胃中，心痛，腰痛，腹部胀大，咽喉干燥，上部肿。

子午纪年，客气的初之气为太阳寒水，地气迁移，燥气消散，寒气始生，蛰虫又复潜藏，水结为冰，寒霜又降，风气产生，春阳之气为寒所郁，人们反而居在周密的房中以避春寒。其病多为关节强硬，腰及臀部疼痛，在炎热来临时，里外均产生疮疡。

二之气为厥阴风木，阳气开始布达，风气运行，春气得以施化，万物相应繁荣，寒气时常来临，人们安和。若有疾病，多为小便淋沥涩痛，两目红赤，视物不清，气郁结于上而发热。

三之气为司天的少阴君火，火热之气流行，万物繁茂艳丽，寒邪有时侵袭。人们易患气逆，心痛，寒热交替发作，咳嗽，喘气，目赤等。

四之气为太阴湿土，暑湿来临，经常落大雨，寒热交互产生。人们多患寒热，咽喉干燥，黄疸，鼻衄，饮病等。

五之气为少阳相火，少阳相火加临，暑气反而产生，阳气化生，万物复生，生长繁荣。人们安康，若发病，多为温热性疾病。

终之气,燥令行,余火内格,肿于上,咳喘,甚则血溢。寒气数举,则霜雾(霜雾:霜,天气下,地不应。有天色昏暗之意)翳,病生皮腠,内舍于胁,下连少腹,而作寒中,地将易也。

必抑其运气,资其岁胜,折其郁发,先取化源。无使暴过,而生其病也。食岁谷,以全真气;食间谷,以辟虚邪。岁宜咸以软之,而调其上,甚则以苦发之,以酸收之;而安其下,甚则以苦泄之。适气同异,而多少之。同天气者,以寒清化;同地气者,以温热化。用热远热,用凉远凉,用温远温,用寒远寒,食宜同法。有假则反,此其道也。反是者,病作矣。

帝曰:善。厥阴之政,奈何?

岐伯曰:巳亥之纪也。

厥阴、少角、少阳,清热胜复同,同正角。丁巳(天符)、丁亥(天符),其运风清热。少角(初正)、太

终之气为在泉的阳明燥金,燥气流行,余热格拒于内,于是肿见于上部,咳嗽,气喘,甚至出现吐血、衄血。寒气经常兴起,云雾迷漫昏暗。这时疾病多生于皮肤肌腠,向内停留于胁肋,向下连于少腹部而形成内部寒性疾病。到终之气末,在泉之气就要更换了。

治疗时必须抑制太过的运气,资助其岁气所胜之气,折损其郁结之气,先打通其不胜之气的化源。不要使它们突然太过而形成疾病,食用与岁气相应的谷物以保全其真气,食用与间气相应的谷物以祛除邪气。在用药方面,本年份应当用咸味药以软坚而调和其上部,甚至用苦味药以发泄,用酸味药收敛以安其下,甚至还可以用苦味药涌泄。根据运气属性的异同,制定用药的多少。中运与司天之气同为热者,用寒凉药清化;中运与在泉之气同为凉者,用温药以热化。用热药,要避开热气主令之时;用凉药,要避开凉气主令之时;用温药,要避开温气主令之时;用寒药,要避开寒气主令之时,饮食调养也应该遵循这一原则。气候反常时,就不必拘泥这个原则,这是自然规律,违反了这个原则,就会产生疾病。

黄帝说:讲得好。厥阴司天的年份,运气的情况怎么样?

岐伯回答说:厥阴司天是以巳亥为标志的年份。

厥阴风木司天,少阳相火在泉,若中运为不及的木运,那么便是丁巳年和丁亥年。这两个年份均为天符之年,相胜的清气及来复的热气相同,同正角。其运为风,其相胜的气为清气,其复气为热气。由于是不及的木运主岁,所以客运和主

徵、少宫、太商、少羽（终）。

厥阴、少徵、少阳，寒雨胜复同。癸巳（同岁会）、癸亥（同岁会），其运热寒雨。少徵、太宫、少商、太羽（终）、太角（初）。

厥阴、少宫、少阳，风清胜复同，同正角。己巳，己亥，其运雨风清。少宫、太商、少羽（终）、少角（初）、太徵。

厥阴、少商、少阳，热寒胜复同，同正角。乙巳、乙亥，其运凉热寒。少商、太羽（终）、太角（初）、少徵、太宫。

厥阴、少羽、少阳，风雨胜复同。辛巳、辛亥，其运寒雨风。少羽

运相同，初之运为少角，二之运为太徵，三之运为少宫，四之运为太商，终之运为少羽。

厥阴风木司天，少阳相火在泉，若中运为不及的火运，那么便是癸巳年和癸亥年。这两个年份均为岁会之年，相胜的寒气及来复的雨气相同。其运为热，其相胜的气为寒气，其复气为雨气。因是不及的火运主岁，所以客运的初之运为少徵，二之运为太宫，三之运为少商，四之运为太羽，终之运为太角。主运的初之运为太角，二之运为少徵，三之运为太宫，四之运为少商，终之运为太羽。

厥阴风木司天，少阳相火在泉，若中运为不及的土运，那么便是己巳年和己亥年。这两个年份相胜的风气及来复的清气相同，同正角。其运为雨气，其相胜的气为风气，其复气为清气。因是不及的土运主岁，所以客运的初之运为少宫，二之运为太商，三之运为少羽，四之运为太角，终之运为少徵。主运的初之运为少角，二之运为太徵，三之运为少宫，四之运为太商，终之运为少羽。

厥阴风木司天，少阳相火在泉，若中运为不及的金运，那么便是乙巳和乙亥两年。这两个年份相胜的热气及来复的寒气相同，同正角。其运为凉，其相胜的气为热气，其复气为寒气。因是不及的金运主岁，所以客运的初之运为少商，二之运为太羽，三之运为少角，四之运为太徵，终之运为少宫。主运的初之运为太角，二之运为少徵，三之运为太宫，四之运为少商，终之运为太羽。

厥阴风木司天，少阳相火在泉，若中运为不及的水运，那么便是辛巳和辛亥两年。这两个年份相胜的雨气及来复的风气相同。其运为寒，其

（终）、少角（初）、太徵、少宫、太商。

凡此厥阴司天之政，气化运行后天。诸同正岁，气化运行同天。天气扰，地气正。风生高远，炎热从之。云趋雨府，湿化乃行。风火同德，上应岁星、荧惑。其政挠，其令速，其谷苍丹，间谷言太者，其耗文角品羽，风燥火热，胜复更作，蛰虫来见，流水不冰。热病行于下，风病行于上，风燥胜复形于中。

初之气，寒始肃，杀气方至。民病寒于右之下。

二之气，寒不去，华雪水冰，杀气施化，霜乃降，名草上焦，寒雨数至，阳复化。民病热中。

三之气，天政布，风乃时举。民病泣出，耳鸣掉眩。

四之气，溽暑湿热相薄，争于左之上。民病黄瘅，而为胕肿。

相胜的气为雨气，其复气为风气。因是不及的水运主岁，所以客运的初之运为少羽，二之运为太角，三之运为少徵，四之运为太宫，终之运为少商。主运的初之运为少角，二之运为太徵，三之运为少宫，四之运为太商，终之运为少羽。

凡是厥阴风木司天的巳亥年，其气不及，六气的气化及五运的运行都会晚于天时而至。凡属平气之年，气化运行与天时相同。司天之气扰动，在泉之气正化，司天的风气生于高远之上，在泉的炎热之气随从天气，云趋向于南极，湿气敷布流行。风火协同为用，与天上的岁星、荧惑星相应。其征象为扰动，其作用为急速。生长谷物的颜色为青色、红色，间谷因获得太过的间气而成熟，角虫和羽虫被耗损。风、燥、火、热四气交互胜复出现，蛰虫不潜藏，流水不能结冰。热性病出现在人体下部，风病出现在人体上部。风气、燥气互为胜复，出现在中部。

巳亥纪年，客气的初之气为阳明燥金，寒气劲切，肃杀之气初来，人们易患右胁下寒冷性疾病。

二之气为太阳寒水，寒气不散，雪花纷飞，水结为冰，肃杀之气用事，严霜下降，草木上部焦枯，寒雨屡次下降。若阳气来复，人们易患里热证。

三之气为司天的厥阴风木，风气时起，人们易患迎风流泪，耳鸣，头眩晕等。

四之气为少阴君火，暑湿来临，湿热相迫，交争于长夏，人们易患黄疸，浮肿等。

五之气，燥湿更胜，沉阴乃布，寒气及体，风雨乃行。

终之气，畏火司令，阳乃大化，蛰虫出现，流水不冰，地气大发，草乃生，人乃舒，其病温厉。

必折其郁气，资其化源，赞其运气，无使邪胜。岁宜以辛调上，以咸调下。畏火之气，无妄犯之。用温远温，用热远热，用凉远凉，用寒远寒，食宜同法。有假反常，此

帝曰：善。夫子言可谓悉矣，然何以明其应乎？

岐伯曰：昭乎哉问也！夫六气者，行有次，止有位。故常以正月朔日，平旦视之。睹其位，而知其所在矣。运有余，其至先，运不及，其至后。此天之道，气之常也。运非有余，非不足，是谓正岁，其至当其时也。

帝曰：胜复之气，其常在也。灾眚时至，候也奈何？

岐伯曰：非气化者，是谓灾也。

五之气为太阴湿土，燥气与湿气互为胜负，阴沉之气布化，寒邪伤及人体，风雨流行。

终之气为在泉的少阳相火，少阳相火当令，阳气施化，蛰虫不潜藏，流水不结冰，地气升发，草木萌生，人们感觉舒适，若发病，则为温病、疫病。

治疗时必须折损其郁结之气，资助其不足之气的化源，扶助其不足的运气，不要使邪气过盛。这两个年份，应当用辛味的药调治其上部，用咸味药调治其下部，不要随意触犯相火。用温药，当避开温气主令之时；用热药，当避开热气主令之时；用凉药，当避开凉气主令之时、用寒药，当避开寒气主令之时。饮食调养也应当遵循这个原则，但气候反常时，就不必拘泥这个法则。这是自然规律，违反了这一规律就要产生疾病。

黄帝说：讲得好。先生阐述得很详尽了，但是凭什么来判断是相应还是不相应呢？

岐伯说：您问得真清楚呀！六气的运行，都有一定的次序，一定的方位，所以每年总是在正月初一的早晨观察它，看它的气位所在，就可以分析其应还是不应。中运太过，其气先于时令而至，中运不及，其气后于时令而至，这是自然规律，也是六气运行的正常情况。中运既非太过，又非不及，这就是所说的"正岁"，这时气的来临恰好与时令相合。

黄帝问：自然界胜气和复气是经常存在的，如何预测灾害的产生呢？

岐伯回答说：不是属于正常的气化，就是灾害。

帝曰：天地之数，终始奈何？

岐伯曰：悉乎哉问也！是明道也。数之始，起于上而终于下，岁半（岁半：立秋之日为界）之前，天气主之；岁半之后，地气主之；上下交互，气交主之。岁纪毕矣。故曰：位明，气月可知乎，所谓气也。

帝曰：余司其事，则而行之，不合其数，何也？

岐伯曰：气用有多少，化洽有盛衰。衰盛多少，同其化也。

帝曰：愿闻同化，何如？

岐伯曰：风温，春化同；热曛昏火，夏化同；胜与复同，燥清烟露，秋化同；云雨昏暝埃，长夏化同；寒气霜雪冰，冬化同。此天地五运六气之化，更用盛衰之常也。

帝曰：五运行同天化（同天化：岁运与司天之气相同）者，命曰天符，余知之矣。愿闻同地化（同地化：岁运与在泉之气相同）者，何谓也？

岐伯曰：太过而同天化者，三；不及而同天化者，亦

黄帝问：司天、在泉的气数终止情况是怎么样的呢？

岐伯说：您问得真全面呀！这才是要真正搞清楚的道理。司天在泉之数，是始于司天，终于在泉。上半年，司天主其气；下半年，在泉主其气，司天、在泉的相交处，为气交所主，一年的气化规律就是这样了。所以说，司天在泉的位置明确了，每气所主的月份就清楚了，这就是所说的气的终始。

黄帝问：我主管这项工作，并按照这个原则去推行它，但有时与实际情况不完全符合，这是为什么呢？

岐伯说：六气的作用有多有少，六气与五运的化合有盛有衰，由于有多少、盛衰的差异，所以，就有同化的存在。

黄帝问：同化是怎么一回事？

岐伯说：风温与春天的气化相同；炎热熏闷与夏天的气化相同；胜气与复气的气化也相同，干燥清凉烟露之气与秋天的气化相同；云雨昏暗尘埃昏朦与长夏的气化相同，寒气霜雪冰雹与冬季的气化相同。这就是自然界五运六气的气化及相互为用盛衰的一般规律。

黄帝问：中运与司天之气相一致的就称为"天符"，我已经知道了。希望听您谈一谈五运与在泉之气的同化是怎么一回事。

岐伯说：中运太过与司天之气同化的亦有三；中运不及与司天之气同化的有三；中运太

三；太过而同地化者，三；不及而同地化者，亦三。此凡二十四岁也。

帝曰：愿闻其所谓也。

岐伯曰：甲辰、甲戌、太宫下加(下加：下加于上称为"加"，运与在泉同化，称为"下加")太阴，壬寅、壬申、太角下加厥阴，庚子、庚午、太商下加阳明，如是者三。

癸巳、癸亥、少徵下加少阳，辛丑、辛未、少羽下加太阳，癸卯、癸酉、少徵下加少阴，如是者三。

戊子、戊午、太徵上临(上临：上临于下称为"临"，运与司天同化，称为"上临")少阴，戊寅、戊申、太徵上临少阳，丙辰、丙戌、太羽上临太阳，如是者三。

丁巳、丁亥、少角上临厥阴，乙卯、乙酉、少商上临阳明，己丑、己未、少宫上临太阴，如是者三。除此二十四岁，则不加不临也。

帝曰：加者何谓？

岐伯曰：太过而加同天符，不及而加同岁会也。

过与在泉之运同化的有三；中运不及与在泉之气同化的有三，共二十四年。

黄帝问：希望听您进一步谈一谈这是什么意思。

岐伯说：甲辰、甲戌两年，为土运太过，下加太阴湿土在泉；壬寅、壬申两年，为木运太过，下加厥阴风木在泉；庚子、庚午两年，为金运太过，下加阳明燥金在泉。像这种的情况有三。

癸巳、癸亥两年，为火运不及，下加少阳相火在泉；辛丑、辛未两年，为水运不及，下加太阳寒水在泉；癸卯、癸酉两年，为火运不及，下加少阴君火在泉，像这种情况的有三。

戊子、戊午两年，为火运太过，上临少阴君火；戊寅、戊申两年，为火运太过，上临少阳相火；丙辰、丙戌两年，为水运太过，上临太阳寒水，像这种情况的有三。

丁巳、丁亥两年，为木运不及，上临厥阴风木；乙卯、乙酉两年，为金运不及，上临阳明燥金；己丑、己未两年，为土运不及，上临太阴湿土。像这种情况的有三。除了这二十四年以外，都是中运与司天、在泉之气不临，不加的年份了。

黄帝问：中运与在泉之气相加叫什么？

岐伯说：太过的中运与在泉之气相加，称为"同天符"，不及的中运与在泉之气相加，称为"同岁会"。

帝曰：临者何谓？

岐伯曰：太过不及，皆曰天符，而变行有多少，病形有微甚，生死有早晏耳。

帝曰：夫子言用寒远寒，用热远热。余未知其然也，愿闻何谓远？

岐伯曰：热无犯热，寒无犯寒。从者和，逆者病，不可不敬畏而远之，所谓时与六位也。

帝曰：温凉何如？

岐伯曰：司气以热，用热无犯；司气以寒，用寒无犯；司气以凉，用凉无犯；司气以温，用温无犯。间气同其主无犯，异其主则小犯之。是谓四畏，必谨察之。

帝曰：善！其犯者何如？

岐伯曰：天气反时，则可依时，及胜其主，则可犯。以平为期，而不可过，是谓邪气反胜者。故曰：无失天信、无逆气宜，无翼其胜，无赞其复。是谓至治。

黄帝问：中运与司天之气相临叫什么？

岐伯说：太过、不及的中运与司天之气相临，均称为"天符"。只不过运气变化有多有少，病情有轻有重，生死有早有晚罢了。

黄帝问：先生所说的用寒药，就要避开寒气所主的时令，用热药，就要避开热气所主的时令，我不知道为什么要这样？请谈一谈怎样才算避开？

岐伯说：用热药不要触犯热的气候，用寒药不要触犯寒的气候。顺从这一原则就平和，违背这一原则就产生疾病，所以在治疗时，对主时之六气，当敬而远之，加以避开，这就是随时序而起六步之气的方位。

黄帝问：温凉之性次于寒热，在运用时应当怎样呢？

岐伯说：主时之气是热时，用热药不要触犯了它；主时之气是寒时，用寒药不要触犯了它；主时之气是凉时，用凉药不要触犯了它；主时之气是温时，用温药不要触犯了它。间气与主气相同的，在用药时不要触犯了它；间气与主气略有不同，在用药时可以稍有触犯。这就是所说的"四畏"，临证时必须慎重加以考察。

黄帝说：讲得好！如果触犯了会怎么样呢？

岐伯说：气候与主时之气不合，以主时之气为准则。客气胜过主气时，则可触犯，以达到平衡协调为准则，不可太过，这是针对邪气胜过主气而说的。所以说，不要违逆了四季时令，不要违逆了六气的宜忌，不要帮助胜气，也不要扶助复气，这就是最好的治疗原则。

帝曰：善。五运气行主岁之纪，其有常数乎？

岐伯曰：臣请次之。

甲子、甲午岁，上少阴火，中太宫土运，下阳明金。热化二，雨化五，燥化四，所谓正化日也。其化上咸寒，中苦热，下酸热，所谓药食宜也。

乙丑、乙未岁，上太阴土，中少商金运，下太阳水。热化寒化胜复同，所谓邪气化日也。灾七宫。湿化五，清化四，寒化六，所谓正化日也。其化上苦热，中酸和，下甘热，所谓药食宜也。

丙寅、丙申岁，上少阳相火，中太羽水运，下厥阴木，火化二，寒化六，风化三，所谓正化日也。其化上咸寒，中咸温，下辛温，所谓药食宜也。

丁卯（岁会）、丁酉岁，上阳明金，中少角木运，下少阴火，清化热化胜复同，所谓邪气化日也。灾三宫。

黄帝说：很好！五运之气运行与主岁之年有常数吗？

岐伯说：请让我依次讲一讲吧！

甲子、甲午年司天为少阴君火，中为太宫土运太过，在泉为阳明燥金。司天热化数为二，中土运雨化数为五，在泉燥化数为四。这两年既无胜气又无复气，就称为正化日。其气化所引起疾病的治疗，司天热化所致者，用咸寒药物；中土运雨化者，用苦热药物；在泉燥化者，用酸热药物。这就是甲子、甲午两年适宜的药食性味。

乙丑、乙未年司天为太阴湿土，中为少商金运不及，在泉为太阳寒水。这两年热化的胜气及寒化的复气相同，因为出现了胜气、复气，就称为"邪气化日"，灾害出现在西方七宫。司天湿化数为五，中金运清化数为四，在泉寒化数为六，这是所说的正化日。其气化所引起疾病的治疗，司天温化所致者，用苦热药物；中金运清化所致者，用酸和药物；在泉寒化所致者，用甘热药物。这就是乙丑、乙未两年适宜的药食性味。

丙寅、丙申年司天为少阳相火，中为太羽水运太过，在泉为厥阴风木。司天火化数为二，中水运寒化数为六，在泉风化数为三，这是所说的正化日。其气化所引起疾病的治疗，司天火化所致者，用咸寒药物；中水运寒化所致者，用咸温药物；下风化所致者，用辛温药物。这就是丙寅、丙申两年适宜的药食性味。

丁卯、丁酉年司天为阳明燥金，中为少角木运不及，在泉为少阴君火。这两年清化的胜气及热化的复气相同，就是所说的邪气化日。灾害出现在东方三宫。司天燥化数为九，中木运风化数三，在泉热化数七，就是所说的正化

第七十一节 六元正纪大论：五运六气变异乃致病之源

燥化九，风化三，热化七，所谓正化日也。其化上苦小温，中辛和，下咸寒，所谓药食宜也。

戊辰、戊戌岁，上太阳水，中太徵火运，下太阴土，寒化六，热化七，湿化五，所谓正化日也。其化上苦温，中甘和，下甘温，所谓药食宜也。

己巳、己亥岁，上厥阴木，中少宫土运，下少阳相火。风化清化胜复同，所谓邪气化日也，灾五宫，风化三，湿化五，火化七，所谓正化日也。其化上辛凉，中甘和，下咸寒，所谓药食宜也。

庚午（同天符）、庚子岁（同天符），上少阴火，中太商金运，下阳明金。热化七，清化九，燥化九，所谓正化日也。其化上咸寒，中辛温，下酸温，所谓药食宜也。

辛未（同岁会）、辛丑岁（同岁会），上太阴土，中少羽水运，下太阳水。雨化风

日。其气化所引起疾病的治疗，司天燥化所致者，用苦微温药物；中木运风化所致者，用辛和；在泉热化所致者，用咸寒药物。这就是丁卯、丁酉两年适宜的药食性味。

戊辰、戊戌年司天为太阳寒水，中为太徵火运太过，在泉为太阴湿土。司天寒化数为六，中火运热化数七，在泉湿化数五，这就是所说的正化日。其气化所引起疾病的治疗，司天寒化所致者，用苦温药物；中火运热化所致者，用甘和药物；在泉湿化所致者，用甘温药物。这就是戊辰、戊戌两年适宜的药食性味。

己巳、己亥年司天为厥阴风木，中为少宫土运不及，在泉为少阳相火。这两年风化的胜气及清化的复气相同，这就是所说的邪气化日，灾害出现在中央五宫。司天的风化数为三，中土运湿化数为五，在泉的火化数为七，这就是所说的正化日。其气化所引起疾病的治疗，司天风化所致者，用辛凉药物；中土运湿化所致者，用甘和药物；在泉火化所致者，用咸寒药物。这就是己巳、己亥两年适宜的药食性味。

庚午、庚子年司天为少阴君火，中为太商金运太过，在泉为阳明燥金。司天的热化数为七，中金运清化数为九，在泉燥化数为九，此即是所说的正化日。其气化所引起疾病的治疗，司天热化所致者，用咸寒药物；中金运清化所致者，用辛温药物；在泉燥化所致者，用酸温药物。这是庚午、庚子两年适宜的药食性味。

辛未、辛丑年司天为太阴湿土，中为少羽水运不及，在泉为太阳寒水。这两年雨化的胜气及风化的复气相同，此即所说的邪气化日。

·377·

化胜复同，所谓邪气化日也。灾一宫。雨化五，寒化一，所谓正化日也。其化上苦热，中苦和，下苦热，所谓药食宜也。

壬申（同天符）、壬寅岁（同天符），上少阳相火，中太角木运，下厥阴木。火化二，风化八，所谓正化日也。其化上咸寒，中酸和，下辛凉，所谓药食宜也。

癸酉（同岁会）、癸卯岁（同岁会），上阳明金，中少徵火运，下少阴火。寒化雨化胜复同，所谓邪气化日也。灾九宫。燥化九，热化二，所谓正化日也。其化上苦小温，中咸温，下咸寒，所谓药食宜也。

甲戌（岁会同天符）、甲辰岁（岁会同天符），上太阳水，中太宫土运，下太阴土。寒化六，湿化五，正化日也。其化上苦热，中苦温，下苦温，药食宜也。

乙亥、乙巳岁，上厥阴

灾害出现在北方一宫。司天的雨化数为五，中水运寒化数为一，此即所说的正化日。其气化所引起疾病的治疗，司天雨化所致者，用苦热药物；中水运寒化所致者，用苦和药物；在泉寒化所致者，用苦热药物。这是辛未、辛丑两年适宜的药食性味。

壬申、壬寅年司天为少阳相火，中太角木运太过，在泉为厥阴风木。司天火化数为二，中木运风化数为八，此即所说的正化日。气化所引起疾病的治疗，司天火化所致者，用咸寒药物；中木运风化所致者，用酸和药物；在泉风化所致者，用辛凉药物。这是壬申、壬寅两年适宜的药食性味。

癸酉、癸卯年司天为阳明燥金，中少徵火运不及，在泉为少阴君火。这两年寒化的胜气及雨化的复气相同。这就是所说的邪气化日。灾害出现在南方九宫。司天燥化数为九，中火运热化数为二，此即所说的正化日。气化所引起疾病的治疗，司天燥化所致者，用苦微温药物；中火运热化所致者，用咸温药物；在泉热化所致者，用咸寒药物。这是癸酉、癸卯两年适宜的药食性味。

甲戌、甲辰年司天为太阳寒水，中太宫土运太过，在泉为太阴湿土。司天寒化数为六，中土湿化数为五，此即所说的正化日。气化所引起疾病的治疗，司天寒化所致者，用苦热药物；中土运湿化所致者，用苦温药物；在泉湿化所致者，用苦温药物。这是甲戌、甲辰两年适宜的药食性味。

乙亥、乙巳年司天为厥阴风木，中少商金

第七十一节 六元正纪大论：五运六气变异乃致病之源

木，中少商金运，下少阳相火。热化寒化胜复同，邪气化日也。灾七宫。风化八，清化四，火化二，正化度也。其化上辛凉，中酸和，下咸寒，药食宜也。

丙子（岁会），丙午岁，上少阴火，中太羽水运，下阳明金。热化二，寒化六，清化四，正化度也。其化上咸寒，中咸热，下酸温，药食宜也。

丁丑、丁未岁，上太阴土，中少角木运，下太阳水。清化热化胜复同，邪气化度也。灾三宫。雨化五，风化三，寒化一，正化度也。其化上苦温，中辛温，下甘热，药食宜也。

戊寅、戊申岁（天符），上少阳相火，中太徵火运，下厥阴木。火化七，风化三，正化度也。其化上咸寒，中甘和，下辛凉，药食宜也。

运不及，在泉为少阳相火。这两年热化的胜气及寒化的复气相同，此即所说的邪气化日。灾害出现在西方七宫。司天风化数为八，中金运清化数为四，在泉火化数为二，此即所说的正化日。气化所引起疾病的治疗，司天风化所致者，用辛凉药物；中金运清化所致者，用酸和药物；在泉火化所致者，用咸寒药物。这是乙亥、乙巳两年适宜的药食性味。

丙子、丙午年司天为少阴君火，中太羽水运太过，在泉为阳明燥金。司天热化数为二，中水运寒化数为六，在泉清化数为四，此即为正化日。气化所引起疾病的治疗，司天热化所致者，用咸寒药物；中水运寒化所致者，用咸热药物；在泉清化所致者，用酸温药物。这是丙子、丙午两年适宜的药食性味。

丁丑、丁未年司天为太阴湿土，中少角木运不及，在泉为太阳寒水。这两年清化的胜气及热化的复气相同，此即邪气化日，灾害出现在东方三宫。司天的雨化数为五，中木运风化数为三，在泉寒化数为一，此即正化日。气化所引起疾病的治疗，司天雨化所致者，用苦温药物；中木运风化所致者，用辛温药物；在泉寒化所致者，用甘热药物，这是丁丑、丁未两年适宜的药食性味。

戊寅、戊申年司天为少阳相火，中太徵火运太过，在泉为厥阴风木。司天火化及中运火化数均为七，在泉风化数为三，此即正化日。气化所引起疾病的治疗，司天火化所致者，用咸寒药物；中火运火化所致者，用甘和药物；在泉风化所致者，用辛凉药物。这是戊寅、戊申两年适宜的药食性味。

己卯（太一天符）、己酉岁（天符），上阳明金，中少宫土运，下少阴火，风化清化胜复同，邪气化度也。灾五宫。清化九，雨化五，热化七，正化度也。其化上苦小温，中甘和，下咸寒，药食宜也。

庚辰、庚戌岁，上太阳水，中太商金运，下太阴土。寒化一，清化九，雨化五，正化度也。其化上苦热，中辛温，下甘热，药食宜也。

辛巳、辛亥岁，上厥阴木，中少羽水运，下少阳相火。雨化风化胜复同，邪气化度也。灾一宫。风化三，寒化一，火化七，正化度也。其化上辛凉，中苦和，下咸寒，药食宜也。

壬午、壬子岁，上少阴火，中太角木运，下阳明金。热化二，风化八，清化四，正化度也。其化上咸

己卯、己酉年司天为阳明燥金，中少宫土运不及，在泉为少阴君火。这两年风化的胜气及清化的复气相同，此即邪气化日。灾害出现在中央五宫。司天清化数为九，中土运雨化数为五，在泉热化数为七，此即正化日。气化所引起疾病的治疗，司天清化所致者，用苦微温的药物；中土运雨化所致者，用甘和药物；在泉热化所致者，用咸寒药物，这是己卯、己酉两年适宜的药食性味。

庚辰、庚戌年司天为太阳寒水，中太商金运太过，在泉为太阴湿土。司天寒化数为一，中金运清化数为九，在泉雨化数为五，此即正化日。气化所引起疾病的治疗，司天寒化所致者，用苦热药物；中金运清化所致者，用辛温药物；在泉雨化所致者，用甘热药物。这是庚辰、庚戌两年适宜的药食性味。

辛巳、辛亥年司天为厥阴风木，中少羽水运不及，在泉为少阳相火。这两年雨化的胜气及风化的复气相同，此即邪气化日。灾害出现在北方一宫。司天风化数为三，中火运寒化数为一，在泉火化数为七，此即正化日。气化所引起疾病的治疗，司天风化所致者，用辛凉药物；中水运寒化所致者，用苦和药物；在泉火化所致者，用咸味药物。这是辛巳、辛亥两年适宜的药食性味。

壬午、壬子年司天为少阴君火，中太角木运太过，在泉为阳明燥金。司天热化数为二，中木运风化数为八，在泉清化数为四，此即正化日。气化所引起疾病的治疗，司天热化所致者，用咸寒药物；中木运风化所致者，用酸凉

寒，中酸凉，下酸温，药食宜也。

癸未、癸丑岁，上太阴土，中少徵火运，下太阳水。寒化雨化胜复同，邪气化度也。灾九宫。雨化五，火化二，寒化一，正化度也。其化上苦温，中咸温，下甘热，药食宜也。

甲申、甲寅岁，上少阳相火，中太宫土运，下厥阴木，火化二，雨化五，风化八，正化度也。其化上咸寒，中咸和，下辛凉，药食宜也。

乙酉（太一天符）、乙卯岁（天符），上阳明金，中少商金运，下少阴火，热化寒化胜复同，邪气化度也。灾七宫。燥化四，清化四，热化二，正化度也。其化上苦小温，中苦和，下咸寒，药食宜也。

丙戌（天符）、丙辰岁（天符），上太阳水，中太羽水运，下太阴土，寒化六，雨

药物；在泉清化所致者，用酸温药物，这是壬午、壬子两年适宜的药食性味。

癸未、癸丑年司天为太阴湿土，中少徵火运不及，在泉为太阳寒水。这两年寒化的胜气与雨化的复气相同，此即邪气化日。灾害出现在南方九宫。司天的雨化数为五，中火运火化数为二，在泉寒化数为一，此即正化日。气化所引起疾病的治疗，司天雨化所致者，用苦温药物；中火运火化所致者，用咸温药物；在泉寒化所致者，用甘热药物。这是癸未、癸丑两年适宜的药食性味。

甲申、甲寅年司天为少阳相火，中太宫土运太过，在泉为厥阴风木。司天火化数为二，中土运雨化数为五，在泉风化数为八，此即正化日。气化所引起疾病的治疗，司天火化所者，用咸寒药物；中土运雨化所致者，用咸和药物；在泉风化所致者，用辛凉药物。这是甲申、甲寅两年适宜的药食性味。

乙酉、乙卯年司天为阳明燥金，中少商金运不及，在泉为少阴君火。这两年热化的胜气及寒化的复气相同，此即邪气化日，灾害出现在西方七宫。司天的燥化数为四，中金运的清化数为四，在泉的热化数为二，此即正化日。气化所引起疾病的治疗，司天燥化所致者，用苦微温药物；中金运清化所致者，用苦和药物；在泉热化所致者，用咸寒药物。这是乙酉、乙卯两年适宜的药食性味。

丙戌、丙辰年司天为太阳寒水，中太羽水运太过，在泉为太阴湿土。司天寒化数为六，在泉雨化数为五，此即正化日。气化所引起疾病的治疗，司天寒化所致者，用苦热药物；中

化五，正化度也。其化上苦热，中咸温，下甘热，药食宜也。

丁亥（天符）、丁巳岁（天符），上厥阴木，中少角木运，下少阳相火，清化热化胜复同，邪气化度也。灾三宫。风化三，火化七，正化度也。其化上辛凉，中辛和，下咸寒，药食宜也。

戊子（天符）、戊午岁（太一天符），上少阴火，中太徵火运，下阳明金，热化七，清化九，正化度也。其化上咸寒，中甘寒，下酸温，药食宜也。

己丑（太一天符）、己未岁（太一天符），上太阴土，中少宫土运，下太阳水，风化清化胜复同，邪气化度也。灾五宫。雨化五，寒化一，正化度也。其化上苦热，中甘和，下甘热，药食宜也。

庚寅、庚申岁，上少阳相火，中太商金运，下厥阴木。火化七，清化九，风化三，正化度也。其化上咸寒，中辛温，下辛凉，药食宜也。

水运寒化所致者，用咸温药物；在泉雨化所致者，用甘热药物。这是丙戌、丙辰两年适宜的药食性味。

丁亥、丁巳年司天为厥阴风木，中少角木两年清化的胜气及热化的复气相同，此即邪气化日。灾害出现在东方三宫。司天风化数为三，在泉火化数为七，此即正化日。气化所引起疾病的治疗，司天风化所致者，用辛凉药物；中木运风化所致者，用辛和药物；在泉火化所致者，用咸寒药物。这是丁亥、丁巳两年适宜的药食性味。

戊子、戊午年司天为少阴君火，中太徵火运太过，在泉为阳明燥金。司天热化七，在泉清化九，此即正化日。气化所引起疾病的治疗，司天热化所致者，用咸寒药物；中火运热化所致者，用甘寒药物；在泉清化所致者，用酸温药物。这是戊子、戊午两年适宜的药食性味。

己丑、己未年司天为太阴湿土，中少宫土运不及，在泉为太阳寒水。这两年风化的胜气及清化的复气相同，此即邪气化日。灾害出现在中央五宫。司天雨化数为五，在泉寒化数为一，此即正化日。气化所引起疾病的治疗，司天雨化所致者，用苦热药物；中土运雨化所致者，用甘和药物；在泉寒化所致者，用甘热药物。这是己丑、己未两年适宜的药食性味。

庚寅、庚申年司天为少阳相火，中太商金运太过，在泉为厥阴风木。司天火化数为七，中金运清化数为九，在泉风化数为三，此即正化日。气化所引起疾病的治疗，司天火化所致者，用咸寒药物；中金运清化所致者，用辛温药物；在泉风化所致者，用辛凉药物。这是庚寅、庚申两年适宜的药食性味。

辛卯、辛酉岁，上阳明金，中少羽水运，下少阴火。雨化风化胜复同，邪气化度也。灾一宫。清化九，寒化一，热化七，正化度也。其化上苦小温，中苦和，下咸寒，药食宜也。

壬辰、壬戌岁，上太阳水，中太角木运，下太阴土，寒化六，风化八，雨化五，正化度也。其化上苦温，中酸和，下甘温，药食宜也。

癸巳（同岁会）、癸亥（同岁会），上厥阴木，中少徵火运，下少阳相火，寒化雨化胜复同，邪气化度也。灾九宫。风化八，火化二，正化度也。其化上辛凉，中咸和，下咸寒，药食宜也。

凡此定期之纪，胜复正化，皆有常数（常数：与未知数相对的数。此指已知规律），不可不察。故知其要者，一言而终，不知其要，流散无穷。此之谓也。

辛卯、辛酉年司天为阳明燥金，中少羽水运不及，在泉为少阴君火。这两年雨化的胜气及风化的复气相同，此即邪气化日。灾害出现在北方一宫。司天的清化数为九，中水运寒化数为一，在泉热化数为七，此即正化日。气化所引起疾病的治疗，司天清化所致者，用苦微温药物；中水运寒化所致者，用苦和药物；在泉热化所致者，用咸寒药物。这是辛卯、辛酉两年适宜的药食性味。

壬辰、壬戌年太阳寒水司天，中太角木运太过，在泉为太阴湿土。司天寒化数为六，中木运风化数为八，在泉雨化数为五，此即正化日。气化所引起疾病的治疗，司天寒化所致者，用苦温药物；中木运风化所致者，用酸和药物；在泉雨化所致者，用甘温药物。这是壬辰、壬戌两年适宜的药食性味。

癸巳、癸亥年司天为厥阴风木，中少徵火运不及，在泉为少阳相火，这两年寒化的胜气及雨化的复气相同，此即邪气化日，灾害出现在南方九宫。司天的风化数为八，在泉的火化数为九，此即正化日。气化所引起疾病的治疗，司天风化所致者，用辛凉药物；中火运火化所致者，用咸和药物；在泉火化所致者，用咸寒药物。这是癸巳、癸亥两年适宜的药食性味。

凡是上述定期纪年的，胜化、复化、正化都有一定的常规，不可不认真地考察。所以掌握了它的要领，一句话就可以阐释清楚，没有掌握其要领，讲起来就漫无边际。说的就是这个道理。

帝曰：善。五运之气，亦复岁乎？

岐伯曰：郁极乃发，待时而作也。

帝曰：请问其所谓也？

岐伯曰：五常之气，太过不及，其发异也。

帝曰：愿卒闻之。

岐伯曰：太过者暴，不及者徐；暴者为病甚，徐者为病持。

帝曰：太过不及，其数何如？

岐伯曰：太过者其数成，不及者其数生，土常以生也。

帝曰：其发也何如？

岐伯曰：土郁之发，岩谷震惊，雷殷气交，埃昏黄黑，化为白气，飘骤高深，击石飞空，洪水乃从，川流漫衍，田牧土驹。化气乃敷，善为时雨，始生始长，始化始成。故民病心腹胀，肠鸣而为数后，甚则心痛胁䐜，呕吐、霍乱，饮发注下，胕肿身重。云奔雨府，霞拥朝阳，山泽埃昏，其乃发也。以其四气，云横天山，浮游生灭，怫（怫：愤怒。此指大动静）之先兆也。

黄帝说：讲得好！五运之气也有复气吗？

岐伯说：五运之气郁结过久就会产生复气，等到一定的时候复气就会发作。

黄帝问：请问这是什么道理？

岐伯回答说：五运有太过和不及的不同，复气的发作也有不同。

黄帝说：希望听您详尽地讲一讲。

岐伯说：五运太过的，发作急暴，五运不及的，发作徐缓；发作急暴的，病情严重，发作徐缓的，疾病持久。

黄帝问：太过与不及的数如何？

岐伯说：太过的为成数，不及的为生数，土总是用生数。

黄帝问：五郁气发作的情况怎么样？

岐伯说：土郁气发作时，山谷震动惊惧，隆隆雷声震动于气交之中，尘埃昏蒙，天地间昏黑。水湿化为白气，暴风骤雨降于高山深谷，击破山石，碎石飞于空中，洪水暴发漫溢川谷，大水退后，无数巨石耸立于田野，就像牧放的马匹。而后湿土之气敷布，时雨常降，于是自然万物开始生、长、化、成。所以人们易患心腹胀满，肠鸣，大便次数增多，甚至心痛，胁肋撑胀，呕吐，霍乱，痰饮，水泻，浮肿，身重。云奔向南端，霞光壅遏早晨的太阳，山泽间尘埃昏蒙，这表明土郁将要暴发，发作的时间多在四时之气，浮云横于天山，或者飘浮，或者游动，或者产生，或者散失，这些都是土郁即将发作的先兆。

第七十一节 六元正纪大论：五运六气变异乃致病之源

金郁之发，天洁地明，风清气切，大凉乃举，草树浮烟，燥气以行，霜雾数起，杀气来至，草木苍干，金乃有声。故民病咳逆，心胁满引少腹，善暴病，不可反侧，嗌干，面尘色恶。山泽焦枯，土凝霜卤，怫乃发也。其气五。夜零白露，林莽声凄，怫之兆也。

水郁之发，阳气乃辟，阴气暴举，大寒乃至，川泽严凝，寒雾结为霜雪，甚则黄黑昏翳，流行气交，乃为霜杀，水乃见祥。故民病，寒客心痛，腰脽痛，大关节不利，屈伸不便，善厥逆，痞坚腹满。阳光不治，空积沉阴，白埃昏瞑，而乃发也。其气二火前后，太虚深玄，气犹麻散，微见而隐，色黑微黄，怫之先兆也。

木郁之发，太虚埃昏，云物以扰，大风乃至，屋发折木，木有变。故民病，胃脘当心而痛，上支两胁，鬲咽不通，食饮不下，甚则耳鸣眩转，目不识人，善暴僵仆。太虚苍埃，天山一色，或气浊色，黄黑郁若，横云不起，雨而乃发也，其气无常。长川草

金郁气发作时，天气清洁，地气明亮，风凉爽，气急切，清气产生，草木上烟雾缭绕，燥气流行，雾气弥漫，肃杀之气降临，草木焦枯，秋声时鸣，所以人们患咳嗽，气逆，心胁胀满牵引腹中，经常出现突然疼痛，身体不能左右转动，咽喉干燥，尘土蒙面，面色败坏。山泽枯涸，地面上凝结出现像霜一样的白色盐卤，表明金郁将要暴发，其发多在五气当令之时，假若夜间降下白露，森林间发出凄惨的声音，就是金郁将发的先兆。

水郁气发作时，阳气退避，阴气暴起，大寒降临，川泽之水凝结为坚冰，寒雾结为霜雪，甚至黄黑昏暗的水气流行于气交之中，成为霜杀之气，水出现应时变化。所以人们多患伤寒病证，心痛，腰及臀部疼痛，大的关节不灵活，屈伸不利，经常出现四肢厥冷，腹部痞满坚硬。阳气不能发挥作用，空中积满阴霾之气，白色尘埃昏暗，这就是水郁将发的征兆。发作时其气常出现在君、相二火前后。太空高深色黑，其气如散麻一样混乱无绪，隐约可见，色黑而微黄，这就是水郁将发的先兆。

木郁气发作时，太空中尘埃昏蒙，云雾扰动，大风暴起，掀开屋顶，树木折断，草木变异。所以人们易患胃脘当心疼痛，向上支撑两胁，咽喉阻塞不通，饮食吞咽不下，甚至出现耳鸣，头目晕眩，认不清人，常常突然僵仆倒地。太空中尘埃弥漫，天山混为一色而分辨不清，或者秽浊之气混为一团，颜色黄黑，像云横亘太空而不下雨。将要发时，天上云气变幻无常，广阔的原野上百草倒卧不起，柔弱的树

·385·

偃，柔叶呈阴，松吟高山，虎啸岩岫，怫之先兆也。

火郁之发，太虚肿翳，大明不彰，炎火行，大暑至，山泽燔燎，材木流津，广厦腾烟，土浮霜卤，止水乃减，蔓草焦黄，风行惑言，湿化乃后。故民病，少气，疮疡痈肿，胁腹胸背，面首四肢䐜愤，胪胀，疡痱，呕逆，瘛疭骨痛，节乃有动，注下温疟，腹中暴痛，血溢流注，精液乃少，目赤心热，甚则瞀闷懊憹，善暴死。刻终大温，汗濡玄府，其乃发也。其气四，动复则静，阳极反阴，湿令乃化乃成，华发水凝，山川冰雪，焰阳午泽，怫之先兆也。

有怫之应而后报也，皆观其极而乃发也。木发无时，水随火也。谨候其时，病可与期，失时反岁，五气不行，生化收藏，政无恒也。

帝曰：水发而雹雪，土发而飘骤，木发而毁折，金发而清明，火发而曛昧，何气使然？

叶翻转而背部向上，高山谷底松鸣虎啸，这些均是木郁将要发作的先兆。

火郁气发作时，太空中昏朦不清，太阳光被遮盖而不明显，炎热流行，暴暑来临，山泽间如火燎烤，树木被蒸烤得流出汁液，大厦上升腾烟雾，地面上浮现出白色如霜的盐卤，聚积的水逐渐减少，蔓生的藤草枯萎焦黄，风热妄行。以至于言语不清而惑乱，湿的气化随后而生。所以人们患少气，疮疡痈肿，胁肋胸腹、背、头面、四肢胀满不适，生疮疡痱子，呕逆，筋脉抽搐，骨痛，关节抽动，泻下如注，温疟，腹中突然疼痛，血外流不止，精液减少，目赤，心热，甚至心中烦闷，昏晕等，容易引起突然死亡。一日百刻将尽时，气温升高，汗流满面，这是火郁将发的征象。当发作时，多在四气之时。动到极点就转为静，阳极转阴，因而湿气乃化乃成。开花时节水反凝聚成冰，山川出现冰雪，中午时湖泽中出现烟雾，是火郁气发作的先兆。

先有五气之郁相应，而后才能产生报复之气，必须仔细地观察，郁到极点时，复气才会产生。木郁的发作没有固定的时间，水郁的发作常是在君火、相火主时的前后。注意观察其发作的时间，就可以预测疾病的发生，如果失去了正常的时令和岁气，五行之气就不能依照规律运行，生化收藏也失常了，就不能知道胜复的异常变化了。

黄帝说：水郁发作时出现冰雹霜雪，土郁发作时出现飘雨，木郁发作时出现树木折毁，金郁发作时出现明净清爽，火郁发作时出现黄赤昏暗，这些现象是什么气造成的呢？

岐伯曰：气有多少，发有微甚。微者当其气，甚者兼其下，征其下气，而见可知也。

帝曰：善。五气之发不当位者，何也？

岐伯曰：命其差。

帝曰：差有数乎？

岐伯曰：后皆三十度而有奇也。

帝曰：气至而先后者，何？

岐伯曰：运太过，则其至先；运不及，则其至后。此候之常也。

帝曰：当时而至者，何也？

岐伯曰：非太过，非不及，则至当时，非是者，眚也。

帝曰：善。气有非时而化者，何也？

岐伯曰：太过者，当其时；不及者，归其己胜也。

帝曰：四时之气，至有早晏，高下左右，其候何如？

岐伯曰：行有逆顺，至有迟速。故太过者，化先天；不及者，化后天。

岐伯说：五行之气有多有少的不同，五郁的发作有轻有重的差异，发作轻微的是正当本气，发作严重的，不仅是当其本气，还兼其下承之气，只要注意到其下承之气的情况，发作的轻重就可以知道了。

黄帝说：讲得好！五气郁而发作有的不是在其所主的时令，这是为什么呢？

岐伯说：是因为时间的差异。

黄帝问：这种差异有一定的日数吗？

岐伯回答说：一般是三十天多一点。

黄帝问：主时之气来临时有先后的不同，这是为什么呢？

岐伯回答说：如果是运太过，主时之气就先于时令而来；运不及，主时之气就后于时令而来，这是气候的一般规律。

黄帝问：气有在正当时令时来临的，这是为什么呢？

岐伯说：这是由于五运既不是太过又不是不及，所以主时之气正当时令来临，如果不是这样，就会出现灾害。

黄帝说：讲得好。气有时不是在其所主的时令而化的，这是为什么呢？

岐伯说：气太过则正当其时而化，气不及则表现出胜己之气。

黄帝问：四时之气的到来有早晚高低左右的不同，怎么样去测知它呢？

岐伯说：气的运行有逆有顺，气的到来有迟有快，所以气太过就先于天时而来，气不及就后于天时而来。

帝曰：愿闻其行，何谓也？

岐伯曰：春气西行，夏气北行，秋气东行，冬气南行。故春气始于下，秋气始于上，夏气始于中，冬气始于标。春气始于左，秋气始于右，冬气始于后，夏气始于前。此四时正化之常。故至高之地，冬气常在；至下之地，春气常在。必谨察之。

帝曰：善。

黄帝问曰：五运六气之应见，六化之正，六变之纪，何如？

岐伯对曰：夫六气正纪，有化有变，有胜有复，有用有病。不同其候，帝欲何乎？

帝曰：愿尽闻之。

岐伯曰：请遂言之。夫气之所至也，厥阴所至为和平，少阴所至为暄，太阴所至为埃溽，少阳所至为炎暑，阳明所至为清劲，太阳所至为寒雾，时化之常也。

厥阴所至为风府，为璺启

(璺 wèn 启：指植物破土而出)；少阴

黄帝问：希望听您谈一谈气的运行是怎么一回事？

岐伯说：春气是由东向西运行，夏气是由南向北运行，秋气是由西向东运行，冬气是由北向南运行。春气自下而升，所以春气始于下，秋气自上而降，所以秋气始于上，夏气自中而布于外，所以夏气始于中，冬气自表而内藏，所以冬气始于表。面南而立，春气生于东，所以说始于左，秋气生于西，所以说始于右，冬气生于北，所以说始于后，夏气生于南，所以说始于前。这是一年四季的正常气化。所以高陵的地方气候寒凉，冬季较长，低凹的地方，气候温暖，春季较长，必须仔细地观察。

黄帝说：讲得好。

黄帝问道：五运六气变化所呈现的物象，其正常气化和异常变化怎么样呢？

岐伯回答说：六气的正纪，有正化、有变化，有胜气，有复气，有正常的作用，有病气。所有这些，它们的征象都不一样，您想知道哪一方面的呢？

黄帝说：希望您全面地讲一讲。

岐伯说：那我就来详尽地谈一谈吧！六气的来临，厥阴之气来临时是和煦的，少阴君火之气来临时是温和的，太阴湿土之气到来时是湿润的，少阳相火之气到来时是炎热的，阳明燥金之气到来时是清凉劲切的，太阳寒水之气到来时是寒冷的，这是四时正常的气化。

厥阴之气的到来，为风所聚，万物破土萌芽；少阴之气的到来，为火所聚，万物舒展繁

第七十一节 六元正纪大论：五运六气变异乃致病之源

所至为火府，为舒荣；太阴所至为雨府，为员盈；少阳所至为热府，为行出；阳明所至为司杀府，为庚苍（庚苍：张景岳注，"庚，更也；苍，木化也"。意为变苍老）；太阳所至为寒府，为归藏。司化之常也。

厥阴所至为生，为风摇；少阴所至为荣，为形见；太阴所至为化，为云雨；少阳所至为长，为蕃鲜；阳明所至为收，为雾露；太阳所至为藏，为周密。气化之常也。

厥阴所至为风生，终为肃；少阴所至为热生，中为寒；太阴所至为湿生，终为注雨；少阳所至为火生，终为蒸溽；阳明所至为燥生，终为凉；太阳所至为寒生，中为温。德化之常也。

厥阴所至为毛化，少阴所至为羽化，太阴所至为倮化，少阳所至为羽化，阳明所至为介化，太阳所至为鳞化。德化之常也。

厥阴所至为生化，少阴所至为荣化，太阴所至为濡化，少阳所至为茂化，阳明所至为坚化，太阳所至为藏化。布政之常也。

荣；太阴之气的到来，为雨所聚，万物周全丰满；少阳之气的到来，为热所聚，气化行达于外；阳明之气的到来，为肃杀所聚，万物更换；太阳之气的到来，为寒气所聚，万物归藏。这是主化的常规。

厥阴所到来时为万物萌生，为风摇不定；少阴所到来时为万物荣华，为形体外现；太阴所到来时为万物化育，为湿化云雨；少阳所到来时为万物长养，为繁茂鲜艳；阳明所到来时为万物收获，为雾露降临；太阳所到来时为万物闭藏，为阳气固密。这是六气气化的常规。

厥阴之气到来时风气产生，最终为肃静；少阴之气到来时热气产生，中为寒冷；太阴之气到来时湿气产生，最终为雨降；少阳之气到来时火气产生，最终为湿热；阳明之气到来时燥气产生，最终为清凉；太阳之气到来时产生寒气，中为温热。这是六气获得生化的常规。

厥阴之气到来时，毛类虫化育；少阴之气到来时，羽类虫化育；太阴之气到来时，倮类虫化育；少阳之气到来时，羽翼类虫化育；阳明之气到来时，介类虫化育；太阳之气到来时，鳞类虫化育。这是六气化育虫类的常规。

厥阴之气到来时为万物发生；少阴之气到来时为万物向荣；太阴之气到来时为万物湿润；少阳之气到来时为万物繁茂；阳明之气到来时为万物坚实；太阳之气到来时为万物闭藏。这是六气作用的常规。

厥阴所至，为飘怒，大凉；少阴所至，为大暄，寒；太阴所至，为雷霆骤注，烈风；少阳所至，为飘风燔燎，霜凝；阳明所至，为散落，温；太阳所至，为寒雪冰雹，白埃。气变之常也。

厥阴所至为挠动，为迎随；少阴所至为高明，焰为曛；太阴所至为沉阴，为白埃，为晦暝；少阳所至为光显，为彤云，为曛（曛xūn：炎热）；阳明所至为烟埃，为霜，为劲切，为凄鸣；太阳所至为刚固，为坚芒，为立。令行之常也。

厥阴所至为里急；少阴所至为疡胗身热；太阴所至为积饮否隔；少阳所至为嚏呕，为疮疡；阳明所至为浮虚；太阳所至为屈伸不利。病之常也。

厥阴所至为支痛；少阴所至为惊惑，恶寒，战栗，谵妄；太阴所至为稸满；少阳所至为惊躁，瞀昧，暴病；阳明所至为鼽，尻阴股膝髀腨骱足病；太阳所至为腰痛。病之常也。

厥阴所至为绵戾；少阴所至为悲妄衄衊（衊miè：血污）；

厥阴之气到来时，狂风怒吼，气候大凉；少阴之气到来时，大热大寒；太阴之气到来时，出现雷霆、暴雨、大风；少阳之气到来时，出现旋转风、炎热、霜凝结；阳明之气到来时，草木凋零，气候温暖；太阳之气到来时，出现寒雪、冰雹，地面出现白色尘埃。这是六气变化的常规。

厥阴之气到来时，万物扰动，随风飘摇；少阴之气到来时，火焰高明，空中出现赤黄色火光；太阴之气到来时，为阴气下沉，白色尘埃弥漫，晦暗不明；少阳之气到来时，为光辉显明，为红色云，空中出现红黄之气；阳明之气到来为时，为尘埃，为严霜，凉风劲急，秋虫凄鸣；太阳之气到来时，万物刚强坚固，锋芒尖利，挺立。这是六气行令的常规。

厥阴之气到来时为筋脉拘急；少阴之气到来时为疡疹身热；太阴之气到来时为水饮积滞，痞阻不通；少阳之气到来时为喷嚏，呕吐，疮疡；阳明之气到来时为肌肤气肿；太阳之气到来时为关节屈伸不利。这是六气为病的常规。

厥阴之气到来时为两胁支撑疼痛；少阴之气到来时为惊惧，疑惑，恶寒战栗，说胡话；太阴之气到来时为腹部胀满；少阳之气到来时为惊恐躁动，昏晕闷昧，突然发病；阳明之气到来时为鼻塞流涕，坐骨、大腿、臀部、膝部、小腿肚、胫骨等处发病；太阳之气到来时为腰痛。这也是六气为病的常规。

厥阴之气到来时为筋脉软弱收缩；少阴之气到来时为喜悲，妄言，衄血；太阴之气到来

第七十一节 六元正纪大论：五运六气变异乃致病之源

太阴所至为中满，霍乱、吐下；少阳所至为喉痹，耳鸣呕涌；阳明所至为皴（皴 cūn：皮肤糙裂）揭；太阳所至为寝汗，痉。病之常也。

厥阴所至为胁痛呕泄；少阴所至为语笑；太阴所至为重胕肿；少阳所至为暴注，瞤瘈，暴死；阳明所至为鼽嚏，太阳所至为流泄，禁止。病之常也。

凡此十二变者，报德以德，报化以化，报政以政，报令以令。气高则高，气下则下，气后则后，气前则前，气中则中，气外则外，位之常也。故风胜则动，热胜则肿，燥热则干，寒胜则浮，湿胜则濡泄，甚则水闭胕肿。随气所在，以言其变耳。

帝曰：愿闻其用也。

岐伯曰：夫六气之用，各归不胜而为化。故太阴雨化，施于太阳；太阳寒化，施于少阴；少阴热化，施于阳明；阳明燥化，施于厥阴；厥阴风

时为腹中胀满，霍乱，呕吐泻下；少阳之气到来时为喉痹，耳鸣，呕吐；阳明之气到来时为皮肤干燥皴裂揭起。太阳之气到来时为睡卧汗出。这还是六气为病的常规。

厥阴之气到来时为胁痛，呕吐，泄泻；少阴之气到来时为多语善笑；太阴之气到来时为身重浮肿；少阳之气到来时为突然泄泻，肌肉跳动，筋脉抽搐；阳明之气到来时为鼻塞，打喷嚏；太阳之气到来时为大小便泄泻或大小便不通。这仍然是六气为病的常规。

以上六气的十二种变化，六气为德化，万物以德回报；六气为化化，万物以化回报；六气为政化，万物以政回报；六气为令化，万物以令回报。六气位置高，则病位高，六气位置低，则病位低，六气位置在后，则病位在后，六气位置在前，则病位在前，六气位置在中，则病位在中，六气位置在外，则病位在外。这是六气致病位置的常规。所以，风气过胜就产生动的病证，热气过胜就产生痈肿的病证，燥气过胜就产生干燥的病证，寒气过胜产生虚浮的病证，湿气过胜就产生水泻的病证，甚至水气闭阻而为浮肿。根据六气所在的部位来讨论它的变化。

黄帝说：我希望再听您谈一谈六气的作用。

岐伯说：六气的作用分别归之于它所胜的气而为气化。所以，太阴湿土加于太阳寒水而为湿化，太阳寒水加于少阴君火而为寒化，少阴君火加于阳明燥金而为热化，阳明燥金加于厥阴风木而为燥化，厥阴风木加于太阴湿土而

化，施于太阴。各命其所在，以征之也。

帝曰：自得其位，何如？

岐伯曰：自得其位，常化也。

帝曰：愿闻所在也。

岐伯曰：命其位，而方月可知也。

帝曰：六位之气，盈虚何如？

岐伯曰：太少异也。太者之至，徐而常；少者，暴而亡。

帝曰：天地之气，盈虚何如？

岐伯曰：天气不足，地气随之；地气不足，天气从之；运居其中，而常先也。恶所不胜，归所同和，随运归从，而生其病也。故上胜，则天气降而下；下胜，则地气迁而上。胜多少而差其分，微者小差，甚者大差，甚则位易气交，易则大变生，而病作矣。《大要》曰：甚纪五分，微纪七分，其差可见。此之谓也。

帝曰：善。论言热无犯

为风化。这要分别根据六气所在的方位来预测。

黄帝问：六气自得其本位的情况怎么样？

岐伯说：六气自得其本位，是属于正常的气化。

黄帝道：希望听您谈一谈如何知道六气本位所在之处。

岐伯说：明确了六气命名的位次，那么六气的方位和时间就知道了。

黄帝问：六步之气的盈虚情况怎么样？

岐伯说：六步之气有太过和不及的差异。太过的气到来缓慢而作用持久；不及的气到来急促而作用迅速消失。

黄帝问：司天之气和在泉之气的盈虚情况怎么样？

岐伯说：司天之气不足，在泉之气也随之上升；在泉之气不足，司天之气也随之下降，运居于天地气交之中，它的升降常常在天气地气之先。它厌恶所不胜之气，而归属于同和之气，随着运的归属而产生各种疾病。所以司天之气过盛，天气就下降；在泉之气过盛，地气就上升。根据气盛的多少决定升降的差距，相胜微小差距小，相胜较甚差距就大；如果相胜特别严重，就出现位置的移动，气交也出现移易，就产生大的变动，于是疾病形成了。《大要》上说，相胜大的年份差别五分，微胜的年份差别七分，其差别就清楚可见了，说的就是这个道理。

黄帝说：讲得好！经论中谈到，用热药不

热，寒无犯寒。余欲不远寒，不远热，奈何？

岐伯曰：悉乎哉问也！发表不远热，攻里不远寒。

帝曰：不发不攻，而犯寒犯热，何如？

岐伯曰：寒热内贼，其病益甚。

帝曰：愿闻无病者，何如？

岐伯曰：无者生之，有者甚之。

帝曰：生者何如？

岐伯曰：不远热则热至，不远寒则寒至，寒至则坚否腹满，痛急下利之病生矣。热至则身热，吐下霍乱，痈疽疮疡，瞀郁注下，瞤瘛肿胀，呕，鼽衄，头痛，骨节变，肉痛血溢血泄，淋闭之病生矣。

帝曰：治之奈何？

岐伯曰：时必顺之，犯者治以胜也。

黄帝问曰：妇人重身，毒之何如？

岐伯曰：有故无殒，亦无殒也。

要触犯热的气候，用寒药不要触犯寒的气候，我想既不避开热的气候，又不避开寒的气候，如何才能做到呢？

岐伯说：您问得真全面呀！发表时不必避开热，攻里时不必避开寒。

黄帝问：既非发表，又非攻里，而触犯主时的寒，或触犯了主时的热，又怎么样呢？

岐伯说：若寒热伤害内脏，则病情加重。

黄帝问道：希望听您谈一谈不避寒热对无病的人会产生什么影响呢？

岐伯说：如用药不避寒热，无病的人会产生疾病，有病的人会加重疾病。

黄帝问：会产生什么样的疾病呢？

岐伯说：不避开主时之热，便产生热性病，不避开主时之寒，便产生寒性病。寒性病，病人出现腹部坚硬痞阻胀满、拘急疼痛、下利等。热性病，病人出现身热呕吐，霍乱，痈疽，疮疡，昏昧郁冒，泄泻，肌肉跳动，抽搐，肿胀，呕吐，鼻衄，头痛，骨节变化，肌肉疼痛，吐血，便血，小便淋沥等。

黄帝问：如何治疗呢？

岐伯说：必须顺应四时之气，如果是违反四时禁忌而生的病，就用相胜的药物给予治疗。

黄帝问：妇人怀孕时应用了较为猛的药会怎么样呢？

岐伯说：如果孕妇患了该用药治疗的疾病，服用药后对母体没有伤损，对胎儿也没有伤害。

帝曰：愿闻其故，何谓也？

岐伯曰：大积大聚，其可犯也，衰其太半而止，过者死。

帝曰：善。郁之甚者，治之奈何？

岐伯曰：木郁达之，火郁发之，土郁夺之，金郁泄之，水郁折之。然调其气。过者折之，以其畏也，所谓泻之。

帝曰：假者何如？

岐伯曰：有假其气，则无禁也。所谓主气不足，客气胜也。

帝曰：至哉，圣人之道！天地大化，运行之节，临御之纪，阴阳之政，寒暑之令，非夫子孰能通之！请藏之灵兰之室，署曰《六元正纪》，非斋戒不敢示，慎传也。

黄帝说：希望听您谈谈这是什么道理？

岐伯说：大积大聚的疾病，是可以应用药性较为猛烈的药来治疗，但当疾病治好一大半时就要停药，若用药太过就会造成死亡。

黄帝说：讲得好！那么对于郁滞很重的应当如何治疗呢？

岐伯说：木郁滞了就当疏通它，火郁滞了就当发越它，土郁滞了就当劫夺它，金郁滞了就当渗泄它，水郁滞了就当折损它。然而在调理气机时，对于太过的，就用相胜的药来折损它，这就是所说的泻法。

黄帝问：如果有假借之气的，应当怎样呢？

岐伯说：如果有假借之气时，就不要遵循"用寒远寒，用热远热"的禁忌了。这就是所说的主气不足，客气相胜的原因。

黄帝说：圣人的学说的确是精深博大呀！关于天地的变化，五运运行的节律，六气加临的纲纪，阴阳的作用，寒暑变化的号令，除了先生以外谁还能通晓它呢！请让我将这些内容，藏于灵兰之室中，并题名为"六元正纪"，不经过斋戒就不随意拿出来看，要慎重地传给后人。

【解要】

本节详细论述了五运六气的变化对人类健康的影响，分析了司天之气和在泉之气的变化规律和六气司天之年所出现的现象，包括六十年内运气合治及运气胜复正化的具体情况，五运、六气的同化，五运、六气来临的先后次序，六气十二变及变化时所出现的现象，五气郁发的物象，六气的相互作用和盈虚变化，治疗疾病时的用药原则等。

第七十二节 至真要大论：五味六气五行的配合原理

【题解】

至，极致；真，精微、精深；要，要旨、切要。大论，即鸿篇大论，此指全面而重要的言论。《中医大辞典》言："至真要，即至为真切重要之义。"本节着重说明五味六气五行的临床应用，并在病机、辨证、治疗立法等方面都做了系统而精辟的论述，既大又真，故名为"至真要大论"。

【原文】

黄帝问曰：五气交合，盈虚更作（盈虚更作：指五运之太过与不及交替作用），余知之矣。六气分治，司天地者，其至何如？

岐伯再拜对曰：明乎哉问也！天地之大纪，人神之通应也。

帝曰：愿闻上合昭昭，下合冥冥，奈何？

岐伯曰：此道（道：此指自然规律）之所主，工之所疑也。

帝曰：愿闻其道也。

岐伯曰：厥阴司天，其化以风；少阴司天，其化以热；太阴司天，其化以湿，少阳司天，其化以火；阳明司天，其化以燥；太阳司天，其化以寒。以所临脏位（所临脏位：六气下临所应之脏器），命其病者也。

【译文】

黄帝问道：五运之气交相配合，太过与不及互相更替，这些道理，我已经通晓了。那么六气分时主治，其司天在泉之气到来时所起的变化又如何呢？

岐伯行礼后回答说：问得多么清楚啊！这是天地变化的基本规律，也是人体与天地变化相应的规律。

黄帝说：我希望听听它怎样能上合于昭明的天道，下合于逸远的地气。

岐伯说：这是医理中的主要部分，也是一般医生所不甚了解的。

黄帝说：我希望听一下这一方面的道理。

岐伯说：厥阴司天，气从风化；少阴司天，气从热化；太阴司天，气从湿化；少阳司天，气从火化；阳明司天，气从燥化；太阳司天，气从寒化。它们都是以客气所临的脏位来决定疾病称谓的。

帝曰：地化奈何？

岐伯曰：司天同候，间气皆然。

帝曰：间气何谓？

岐伯曰：司左右者，是谓间气也。

帝曰：何以异之？

岐伯曰：主岁者纪岁，间气者纪步也。

帝曰：善。岁主奈何？

岐伯曰：厥阴司天为风化，在泉为酸化，司气（司气：指五运之气）为苍化，间气为动化。少阴司天为热化，在泉为苦化，不司为气化，居气（居气：即间气）为灼化。太阴司天为湿化，在泉为甘化，司气为黅化，间气为柔化。少阳司天为火化，在泉为苦化，司气为丹化，间气为明化。阳明司天为燥化，在泉为辛化，司气为素化，间气为清化。太阳司天为寒化，在泉为咸化，司气为玄化，间气为藏化。故治病者，必明六化分治，五味五色所生，五脏所宜，乃可以言盈虚，病生之绪也。

帝曰：厥阴在泉而酸化先，余知之矣。风化之行也，何如？

岐伯曰：风行于地，所谓本也，余气同法。本乎天者，天之

黄帝问道：在泉之化是怎么回事？

岐伯说：与司天是一样的，间气也是如此。

黄帝问：怎样叫作间气？

岐伯说：分管司天在泉之左右的，就称为间气。

黄帝问：与司天在泉有什么区别呢？

岐伯说：司天在泉而主岁之气，主一年的气化。间气，主六十天的气化。

黄帝问：很对。岁的主气是怎样的呢？

岐伯说：厥阴在司天就为风化，在泉就为酸化，在司岁运就为苍化，在间气就为动化；少阴在司天就为热化，在泉为苦化，它不司岁运之化，在间气为灼化。太阴在司天就为湿化，在泉为甘化，在司岁运为黅化，在间气为柔化。少阳在司天就为火化，在泉为苦化，在司岁运为丹化，在间气为明化。阳明在司天就为燥化，在泉为辛化，在司岁运为素化，在间气为清化。太阳在司天就为寒化，在泉为咸化，在司岁运为玄化，在间气为脏化。所以，治病的医生，必须明白六气的不同气化作用以及五味五色所产生的变化作用和五脏的喜恶，然后才能说对气化的盈虚和疾病的发生有了头绪。

黄帝问：厥阴在泉而从酸化，我早就明白了，那么风行之化又怎样呢？

岐伯说：风气行于地，这是本于地之气而为风化，其他五气也是这样。因为本属于

第七十二节 至真要大论：五味六气五行的配合原理

气也；本乎地者，地之气也。天地合气，六节（六节：即六步）分，而万物化生矣。故曰：谨候气宜，无失病机（病机：指疾病发生和发展的机理），此之谓也。

帝曰：其主病（主病：指主治疾病的药物），何如？

岐伯曰：司岁备物（司岁备物：根据司岁之气，采备药物），则无遗主矣。

帝曰：先岁物，何也？

岐伯曰：天地之专精（专精：专，纯净；精，精华。此为精粹的意思）也。

帝曰：司气者，何如？

岐伯曰：司气者主岁同，然有余不足也。

帝曰：非司岁物，何谓也？

岐伯曰：散也，故质同而异等也。气味有薄厚，性用有躁静，治保有多少，力化有浅深。此之谓也。

帝曰：岁主脏害，何谓？

岐伯曰：以所不胜命之，则其要也。

帝曰：治之奈何？

岐伯曰：上淫于下，所胜平之（平之：即治疗的意思），外淫于内，所胜治之。

天的，是天之气；本属于地的，是地之气，天地之气相合，就有了六节之气的划分，于是万物就能化生。所以说：要特别注意观察气候的变化，别错过病情的变化，就是这个道理。

黄帝问：那些主治疾病的药物怎样？

岐伯说：根据岁气来制备药物，就会没有遗漏了。

黄帝问：要制备岁气所生化的药物，这是什么原因？

岐伯说：因为能得天地专精之气，疗效比较好。

黄帝问：司运气的药物怎样？

岐伯说：司运气的药物与主岁的药物相同，但是有有余和不足的区别。

黄帝问：不是司岁的药物，又怎样呢？

岐伯说：其气散而不纯。所以本质虽同，而等次却不相同，如气味有厚薄的不同，性能有静躁的不同，疗效有多少的不同，药力有深浅的不同。这就是关于非司岁药物的说法。

黄帝问：岁主之气，伤害五脏，这是什么原因？

岐伯说：从其所不胜之气来说明，这是它的关键。

黄帝问：如何治疗？

岐伯说：司天之气偏胜而淫于下的，那就以己所胜之气来平调；在泉之气偏胜而淫于内的，那就以己所胜之气来治疗。

帝曰：善。平气何如？

岐伯曰：谨察阴阳所在而调之，以平为期。正者正治，反者反治。

帝曰：夫子言察阴阳所在，而调之，论言人迎与寸口相应，若引绳小大齐等，命曰平。阴之所在寸口，何如？

岐伯曰：视岁南北（南北：此指下文的南政、北政。参见"南政"，岁支的亥、子、丑、寅、卯、辰，都属南政），可知之矣。

帝曰：愿卒闻之。

岐伯曰：北政之岁，少阴在泉，则寸口不应；厥阴在泉，则右不应；太阴在泉，则左不应。南政之岁，少阴司天，则寸口不应；厥阴司天，则右不应；太阴司天，则左不应。诸不应者，反其诊，则见矣。

帝曰：尺候何如？

岐伯曰：北政之岁，三阴在下，则寸不应；三阴在上，则尺不应。南政之岁，三阴在天，则寸不应；三阴在泉，则尺不应。左右同。故曰：知其要者，一言而终，不知其要，流散无穷。此之谓也。

黄帝说：讲得好！但也有岁气平和而得病的，又怎么治疗呢？

岐伯说：这要仔细地观察三阴三阳司天在泉的所在而加以调治，以达到正常为目的，正病用正治法，反病用反治法。

黄帝说：你说要观察阴阳的所在而调治，而有的书上说，人迎和寸口的脉象要相合，像引绳一样，大小相等的叫作平。那么阴之所在，在寸口的脉象应该怎样？

岐伯说：看主岁的是南政还是北政，就可以知道了。

黄帝说：我希望详尽了解一下。

岐伯说：北政主岁的时候，少阴在泉，则寸口脉沉细而伏，不应于指；厥阴在泉，则右寸脉沉细而伏，不应于指；太阴在泉，则左寸脉沉细而伏，不应于指。南政主岁的时候，少阴司天，则寸口脉沉细而伏，不应于指；厥阴司天，则右寸脉沉细而伏，不应于指；太阴司天，则左寸脉沉细而伏，不应于指。凡是寸口脉不应的，"反其诊"就可知晓了。

黄帝问：尺部的脉候又如何诊断呢？

岐伯说：北政主岁的时候，三阴在泉，则寸口不应；三阴司天，则尺部不应。南政主岁的时候，三阴司天，则寸口不应；三阴在泉，则尺部不应。左右脉的不应，同于上例。因此说，懂得要领，一句话就说明白了，不懂得要领，就显得漫无边际。说的就是这个道理。

第七十二节 至真要大论：五味六气五行的配合原理

帝曰：善。天地之气，内淫而病，何如？

岐伯曰：岁厥阴在泉，风淫所胜，则地气不明，平野昧，草乃早秀。民病洒洒振寒，善伸数欠，心痛支满，两胁里急，饮食不下，鬲咽不通，食则呕，腹胀善噫，得后与气，则快然如衰，身体皆重。

岁少阴在泉，热淫所胜，则焰浮川泽，阴处反明。民病腹中肠鸣，气上冲胸，喘，不能久立，寒热，皮肤痛，目瞑，齿痛，顑（顑zhuō：指眼眶下面的骨）肿，恶寒发热如疟，少腹中痛，腹大。蛰虫不藏。

岁太阴在泉，草乃早荣，湿淫所胜，则埃昏岩谷，黄反见黑（黄反见黑：意思是黄色反见于北方黑色的地方），至阴之交。民病饮积，心痛，耳聋，浑浑焞焞，嗌肿喉痹，阴病血见，少腹痛肿，不得小便，病冲头痛，目似脱，项似拔，腰似折，髀不可以回，腘如结，腨如别。

岁少阳在泉，火淫所胜，则焰明郊野，寒热更至。民病注泄赤白，少腹痛，溺赤，甚则便血。少阴同候（少阴同候：张介宾"其余诸病，皆与前少阴在泉同候。"）。

黄帝说：讲得好。那么根据天地之气侵入人体内部而命名的疾病，其情形又是怎样的呢？

岐伯说：厥阴在泉的年份，风气偏胜，就会地气不明，平野昏暗，草类提前抽穗。人容易患发冷之病，常常呻吟，不住地打哈欠，心痛并感觉撑满，两胁拘急不舒，饮食不进，咽隔不通畅，食后就要呕吐，肚腹发胀，多噫气，但大便或放屁后，却觉得轻快，就像病情退去一样，全身乏力。

少阴在泉的年份，热气偏胜，气就升浮于川泽，阴处反觉明亮。人容易患腹中不时鸣响的病，逆气会上冲胸脘，气喘不能久立，恶寒发热，皮肤痛，眼模糊，牙痛，项肿，寒热交争好像疟疾，少腹中痛，腹部胀大。蛰虫也不伏藏。

太阴在泉的年份，百草早早地开花，湿气偏胜，使岩谷里昏暗浑浊，黄为土色，湿盛则反见黑色，这是湿土之气交合的现象。人易患饮邪积聚，心痛，耳聋，头目不清，咽肿，喉痛，阴病见血等病，如血淋、便血，少腹痛肿，不能小便，感到气上冲头痛，痛得眼睛像要脱出，颈部好像要拔出，腰部像要折断，髀骨不能回转，膝窝好像凝住了，小腿肚好像要裂开一样。

少阳在泉的年份，火气偏胜，天地之间，就呈现出凝热而火光四射的气象，天气时冷时热。人容易患大便溏泻，下便赤白色，少腹疼痛且小便为赤色，严重的就会出现血便，其余的证候与少阴在泉相同。

岁阳明在泉，燥淫所胜，则霜雾清暝。民病喜呕，呕有苦，善太息，心胁痛不能反侧，甚则嗌干面尘，身无膏泽，足外反热。

岁太阳在泉，寒淫所胜，则凝肃惨慄。民病少腹控睾，引腰脊，上冲心痛，血见，嗌痛颔肿。

帝曰：善。治之奈何？

岐伯曰：诸气在泉，风淫于内，治以辛凉，佐以苦甘，以甘缓之，以辛散之。热淫于内，治以咸寒，佐以甘苦，以酸收之，以苦发之。湿淫于内，治以苦热，佐以酸淡，以苦燥之，以淡泄之。火淫于内，治以咸冷，佐以苦辛，以酸收之，以苦发之。燥淫于内，治以苦温，佐以甘辛，以苦下之。寒淫于内，治以甘热，佐以苦辛，以咸泻之，以辛润之，以苦坚之。

帝曰：善。天气之变，何如？

岐伯曰：厥阴司天，风淫所胜，则太虚埃昏，云物以扰，寒生春气，流水不冰，蛰虫不去。

阳明在泉的年份，燥气偏胜，就会雾气迷蒙看不见东西，天气寒薄。人容易患呕吐之病，呕吐苦水，经常叹息，心与胁部疼痛，不能转身；病严重时，就会咽干，面似尘土色，全身肌肤干枯而不润泽，足外部发热。

太阳在泉的年份，寒气偏胜，天地之间，就呈现出凝肃惨栗的气象。人易患少腹疼痛的病，牵引睾丸、腰脊，上冲心脘作痛，出血，咽痛，下巴颔肿胀。

黄帝说：讲得好。那么怎样治疗呢？

岐伯说：凡是在泉之气，风气太过而伤于体内的，主要用辛凉之药，用苦甘味之药辅佐，用甘味缓解，用辛味来驱散风邪。热气太过而伤于体内的，主要用咸寒的药物，用甘苦之药辅佐，用酸味收敛阴气，用苦药来发散热邪。湿气太过而伤于体内的，主要用苦热药物，用酸淡之药辅佐，用苦味药来燥湿，用淡味药来泻湿邪。火气太过而伤于体内的，主要用咸冷药物，用苦辛之药辅佐，用酸药收敛阴气，用苦药来发散火邪。燥气太过而伤于体内的，主要用苦温药物，用甘辛之药辅佐，用苦味之药泻热。寒气太过而伤于体内的，主要用甘热药物，用苦辛之药辅佐，用咸味之药来泻泄，用辛味之药来温润，用苦味之药来坚实。

黄帝说：讲得不错。那司天之气的变化，又是怎样的呢？

岐伯说：厥阴司天，风气偏胜，天空就会尘浊不明，云物被风气鼓荡而纷乱，寒天而行春令，流水不能冻冰，蛰虫不潜伏。人民病胃脘当心而痛，上支两胁，咽咽不通，饮食不下，舌本强，食则呕，冷泄腹胀，溏泄，瘕，水闭，病本于脾。冲阳绝，死不治。

少阴司天，热淫所胜，怫热，大雨且至，火行其政。民病胸中烦热，嗌干，右胠满，皮肤痛，寒热咳喘，唾血血泄，鼽衄嚏呕，溺色变，甚则疮疡胕肿，肩背臂臑，及缺盆中痛，心痛，肺䐜，腹大满，膨膨而咳喘，病本于肺。尺泽绝，死不治。

太阴司天，湿淫所胜，则沉阴且布，雨变枯槁。胕肿，骨痛，阴痹。阴痹者，按之不得，腰脊头项痛，时眩，大便难，阴气不用，饥不欲食，咳唾则有血，心如悬，病本于肾。太溪绝，死不治。

少阳司天，火淫所胜，则温气流行，金政不平（金政不平：秋属金，秋令失其清肃，故不能当令）。民病头痛，发热恶寒而疟，热上，皮肤痛，色变黄赤，传而为水，身面胕肿，腹满仰息，泄注赤白，疮疡，咳唾血，烦心，胸中热，甚则鼽衄，病本于肺。天府绝，死不治。

就易患胃脘当心处疼痛，上撑两胁，膈咽阻塞不通，饮食不下，舌根僵硬，食后就呕吐，冷泄腹胀，溏泄，以及气结成瘕，小便不通等病。这些病的根本是在脾脏。如冲阳脉绝，那是胃气已败，就会死亡而不能治愈。

少阴司天，热气偏胜，闷热，大雨将至，君火行其政令。人就易患胸中烦躁而热，咽干，右胁痞满，皮肤疼痛，寒热咳喘等病，唾血，便血，鼻出血，喷嚏，呕吐，小便变色，严重的会疮疡浮肿，肩、背、臂、上臂及缺盆等处疼痛，心痛，肺胀，腹大而满，气喘咳嗽，这些病的根本是在肺脏。如尺泽脉绝，那是肺气已败，就会死亡而不能救治。

太阴司天，湿气偏胜，就会阴沉之气密布，雨水太多，反使草木枯槁。人就易患浮肿，骨痛阴痹。阴痹这种病按之不知痛处，腰脊头项疼痛，时常眩晕，大便困难，阴气不能运化，饥饿不愿吃东西，咳唾就有血，心不安宁像悬空一样，这些病的根本是在肾脏。如太溪脉绝，那是肾气已败，就会死亡而不能治愈。

少阳司天，火气偏胜，就会温热之气流行，金失其清肃之气，所以不能当令。人就易患头痛，发热恶寒而发疟疾，热气在上，皮肤疼痛，色变黄赤，热传于里，治节不行，而变为水病，身面浮肿、腹满、仰息，泄泻暴注，赤白下痢，疮疡，唾血，心烦，胸中热，甚至鼻中流血，这些病的根本是在肺脏。如天府脉绝，那是肺气已败，就会死亡而不能治愈。

阳明司天，燥淫所胜，则木乃晚荣，草乃晚生。筋骨内变，大凉革候，名木敛，生菀于下，草焦上首，蛰虫来见。民病左胠胁痛，寒清于中，感而疟，咳，腹中鸣，注泄鹜溏，心胁暴痛，不可反侧，嗌干，面尘，腰痛，丈夫㿉疝，妇人少腹痛，目昧眦疡，疮痤痈，病本于肝。太冲绝，死不治。

太阳司天，寒淫所胜，则寒气反至，水且冰，运火炎烈，雨暴乃雹。民病血变于中，发为痈疡。厥心痛，呕血，血泄，鼽衄，善悲，时眩仆，胸腹满，手热，肘挛，掖肿，心澹澹大动，胸胁胃脘不安，面赤目黄，善噫，嗌干，甚则色炲，渴而欲饮，病本于心。神门绝，死不治。所谓动气，知其脏也。

帝曰：善。治之奈何？

岐伯曰：司天之气，风淫所胜，平（平：治）以辛凉，佐以苦甘，以甘缓之，以酸泄之。热淫所胜，平以咸寒，佐以苦甘，以酸收之。湿淫所胜，平以苦热，佐以酸辛，以苦燥之，以淡泄

阳明司天，燥气偏胜，则草木回春较晚。在人则筋骨发生病变，大凉之气改变了气候，树木枝叶枯槁，生发之气被抑于下，草的花叶焦枯，蛰虫反而外出活动。人就易患左胠胁疼痛，内脏若再感受外寒，就会发为疟疾，大凉之气使天气反常，易患咳嗽，腹中鸣响，暴注泄泻，大便稀溏，心胁突然剧痛，不能转侧，咽喉发干，面如尘色，腰痛，男子㿉疝，妇人少腹疼痛，两目昏昧不明，眼角生疡，疮疡痈痤等症，这些病的根本是在肝脏。如太冲脉绝，那是肝气已败，就会死亡而不能治愈。

太阳司天，寒气偏胜，寒气就会出其不意地来袭，水就要结冰，运气遇戊癸火化炎烈，就有暴雨冰雹。人体内血液生变，就会发生痈疡，厥逆心痛，呕血，便血，鼻塞流涕，易悲，时常眩晕仆倒。胸腹胀满，手热，肘挛急，腋部肿，心悸不安，胸胁胃脘不舒，面赤、目黄，善噫气，口干舌燥，甚至面黑如同烟子，口渴想喝水等病，这些病的根本是在心脏。如神门脉绝，那是心气已败，就会死亡而不能救治。所以说，由脉气的搏动，就可以知道脏气的存亡。

黄帝问：说得对。怎么样治疗呢？

岐伯说：由司天之气所胜而致病的，如属风淫所胜，就用辛凉之药平其胜气，辅佐以苦甘之药，以甘味药缓其急，以酸味药泻其邪。如属热淫所胜，就用咸寒之药平其胜气，辅佐以苦甘之药，以酸味药收敛阴气。如属湿淫所胜，就用苦味热性之药平其胜气，

之。湿上甚而热，治以苦温，佐以甘辛，以汗为故而止。火淫所胜，平以咸冷，佐以苦甘，以酸收之，以苦发之，以酸复之，热淫同。燥淫所胜，平以苦温，佐以酸辛，以苦下之。寒淫所胜，平以辛热，佐以甘苦，以咸泻之。

帝曰：善。邪气反胜（邪气反胜：本气为自己所不胜的邪气所乘），治之奈何？

岐伯曰：风司于地（风司于地：即厥阴风木在泉），清反胜之，治以酸温，佐以苦甘，以辛平之。热司于地，寒反胜之，治以甘热，佐以苦辛，以咸平之。湿司于地，热反胜之，治以苦冷，佐以咸甘，以苦平之。火司于地，寒反胜之，治以甘热，佐以苦辛，以咸平之。燥司于地，热反胜之，治以平寒，佐以苦甘，以酸平之，以和为利。寒司于地，热反胜之，治以咸冷，佐以甘辛，以苦平之。

帝曰：其司天邪胜（司天邪胜：指司天之气被邪气反盛），何如？

辅佐以酸辛之药，以苦味药燥湿，以淡味药渗泻湿邪。如湿邪盛于上部而且有热，就要用苦味温性之药治疗，辅佐以甘辛之药，以汗解法恢复其常态而止。如属火淫所胜，就用咸味冷性之药平其胜气，辅佐以苦甘之药，以酸味药收敛阴气，热淫所胜的与此相同。如属燥淫所胜，就用苦味温性之药平其胜气，辅佐以酸辛之药，以苦味之药下其燥结。如属寒淫所胜，就用辛味热性之药平其胜气，辅佐以甘苦之药，以咸味药泻其寒邪。

黄帝问：讲得好。邪气反胜所致之病，应怎样治疗呢？

岐伯说：风气司地，而清肃之金气反胜而乘之，当用酸温之药治之，辅佐以苦甘之药，用辛味药平其正气。热气司地，而寒气反胜而乘之，就用甘味热性的药物治之，辅佐以苦辛之药，用咸味药平其正气。湿气司地，而热气反胜而乘之，就用苦味冷性的药物治之，辅佐以咸甘之药，用苦味药平其正气。火气司地，而寒气反胜而乘之，就用甘味热性的药物治之，辅佐以苦辛之药，用咸味药平其正气。燥气司地，而热气反胜而乘之，就用平味寒性的药物治之，辅佐以苦甘之药，用酸味药平其正气，凡是用药都以和平为宜。寒气司地，而热气反胜而乘之，就用咸味冷性之药治之，辅佐以甘辛之药，用苦味药平其正气。

黄帝问：司天之气不足而邪胜的，应如何治疗呢？

岐伯曰：风化于天（风化于天：即风气司天），清反胜之，治以酸温，佐以甘苦。热化于天，寒反胜之，治以甘温，佐以苦酸辛。湿化于天，热反胜之，治以苦寒，佐以苦酸。火化于天，寒反胜之，治以甘热，佐以苦辛。燥化于天，热反胜之，治以辛寒，佐以苦甘。寒化于天，热反胜之，治以咸冷，佐以苦辛。

帝曰：六气相胜，奈何？

岐伯曰：厥阴之胜，耳鸣头眩，愦愦欲吐，胃鬲如寒，大风数举，倮虫不滋，胠胁气并，化而为热，小便黄赤，胃脘当心而痛，上支两胁，肠鸣，飧泄，少腹痛，注下赤白，甚则呕吐，鬲咽不通。

少阴之胜，心下热，善饥，脐下反动，气游三焦。炎暑至，木乃津，草乃萎。呕逆烦躁，腹满痛，溏泄，传为赤沃（赤沃：尿血的意思）。

太阴之胜，火气内郁，疮疡于中，流散于外，病在胠胁，甚则心痛，热格（热格：指热邪被阻隔于上），头痛，喉痹，项强，独胜则湿气内郁，寒迫下焦，痛留顶，互引眉间，胃满。雨数至，湿化

岐伯说：风气司天而清凉之气反胜而乘之，应用酸温的药物治疗，用甘苦之药辅佐。热气司天，而寒气反胜而乘之，应用甘温之药治，用苦酸辛之药辅佐。湿气司天，而热气反胜而乘之，应用苦寒的药物治疗，用苦酸之药辅佐。火气司天，而寒气反胜而乘之，应用甘热的药物治疗，用苦辛之药辅佐。燥气司天，而热气反胜而乘之，应用辛寒的药物治疗，用苦甘之药辅佐。寒气司天，而热气反胜而乘之，应用咸冷的药物治疗，用苦辛之药辅佐。

黄帝问：六气相胜的情况是怎样的？

岐伯说：厥阴风气偏胜，就会耳鸣头眩，心中烦乱想吐，胃脘之上及横膈之下，有寒感，大风时起，倮虫不能滋生。人就容易患胠胁之气聚，化而成热，小便黄赤，胃脘当心之处疼痛，上肢两胁胀满，肠鸣飧泄，少腹疼痛，泄泻赤白，病严重时就会呕吐，膈咽之间阻塞不通。

少阴热气偏胜，就会患心下热，常觉饥饿，脐下有气动感，热气通于三焦。炎暑到来，树木流水汁，草类因此枯萎。人们患呕逆烦躁，腹部胀满而痛，大便溏泻，转变成为尿血。

太阴湿气偏胜，火气郁结在人体内，就会酝酿成为疮疡，流散在外，则病发于胠胁，严重则心疼，热气阻隔在上部，就发生头痛、喉痹、项强。如湿气独胜，郁结于里，湿寒之气迫于下焦，就会囟顶痛，牵扯眉间也痛，胃中满闷。时常下雨，于是燥化之象出现，

乃见，少腹满，腰脽重强，内不便，善注泄，足下温，头重，足胫胕肿，饮发于中，胕肿于上。

少阳之胜，热客于胃，烦心心痛，目赤欲呕，呕酸善饥，耳痛溺赤，善惊谵妄，暴热消烁，草萎水涸，介虫乃屈，少腹痛，下沃赤白。

阳明之胜，清发于中，左胠胁痛，溏泄，内为嗌塞（嗌塞：病症名。系指咽喉阻塞，呼吸吞咽不利的病症），外发㿉疝。大凉肃杀，华英改容，毛虫乃殃，胸中不便，嗌塞而咳。

太阳之胜，凝溧且至，非时水冰，羽乃后化。痔疟发，寒厥入胃，则内生心痛，阴中乃疡（阴中乃疡：指阴部生疮疡），隐曲不利，互引阴股，筋肉拘苛，血脉凝泣，络满色变，或为血泄，皮肤否肿，腹满食减，热反上行，头项囟顶，脑户中痛，目如脱，寒入下焦，传为濡泻。

帝曰：治之奈何？

岐伯曰：厥阴之胜，治以甘清，佐以苦辛，以酸泻之。少阴之胜，治以辛寒，佐以苦咸，以甘泻之。太阴之胜，治以咸热，佐以辛甘，以苦泻之。少阳之

少腹满胀，腰椎沉重强直，影响房事，时常泄泻下注，足下温暖，头部沉重，足胫肿，水饮发于内而上部出现浮肿。

少阳火气偏胜，热邪留于胃，于是出现许多症状，如心烦，心痛，目赤，欲呕，呕酸，常感饥饿，耳痛，小便呈赤色，易发惊恐，谵妄。暴热之气消烁万物，草木萎枯，河水干竭，介虫屈伏不动；在人身上，就产生少腹疼痛、下痢赤白的病。

阳明燥气偏胜，则清凉之气发于内，左胠胁疼痛，泄泻，内则咽嗌窒塞，外则阴囊肿大。大凉之气肃杀，草木变为枯黄，有毛的虫类死亡。在人身上，就出现胸中不舒，咽嗌窒塞而且咳嗽的症状。

太阳寒气偏胜，凝肃凛冽之气就要来到，不到结冰之时而水已结冰，羽类之虫延迟生化。发为痔疮、疟疾。寒气入胃，气逆上冲，就会发生心痛，阴中生疮疡，房事不利，疼痛牵引两股内侧，筋肉拘急引缩，血脉凝滞，所以络脉满而色变，或为便血，皮肤因水气郁积而肿，腹中痞满，饮食减少，热气上行，因之头项巅顶脑户等处都感到疼痛，目珠痛如脱出，寒气入于下焦，传变成为水泻。

黄帝问：如何治疗呢？

岐伯说：厥阴风气所胜之病，以甘凉的药品为主，用苦辛的药辅佐，用酸味药泻其胜气。少阴热气所胜之病，以辛寒的药品为主，用苦咸的药辅佐，用甘味药泻其胜气。太阴湿气所胜之病，以咸热的药品为主，用辛甘的药

胜，治以辛寒，佐以甘咸，以甘泻之。阳明之胜，治以酸温，佐以辛甘，以苦泻之。太阳之胜，治以甘热，佐以辛酸，以咸泻之。

帝曰：六气之复，何如？

岐伯曰：悉乎哉问也？厥阴之复，少腹坚满，里急暴痛，偃木飞沙，倮虫不荣，厥心痛，汗发呕吐，饮食不入，入而复出，筋骨掉眩，清厥，甚则入脾，食痹而吐。冲阳绝，死不治。

少阴之复，燠热内作，烦躁鼽嚏，少腹绞痛，火见燔焫，嗌燥，分注时止，气动于左，上行于右，咳，皮肤痛，暴瘖心痛，郁冒不知人，乃洒淅恶寒，振慄谵妄，寒已而热，渴而欲饮，少气骨痿，隔肠不便，外为浮肿，哕噫（哕噫：打呃；打嗝儿。此指嗳气。）。赤气后化（赤气后化：即火气之行令推迟），流水不冰，热气大行，介虫不复。病痱胗疮疡，痈疽痤痔。甚则入肺，咳而鼻渊。天府绝，死不治。

太阴之复，湿变乃举，体重中满，食饮不化，阴气上厥，胸

辅佐，用苦味药泻其胜气。少阳火气所胜之病，以辛寒的药品为主，用甘咸的药辅佐，用甘味药泻其胜气。阳明燥气所胜之病，以酸温的药品为主，用辛甘的药辅佐，用苦味药泻其胜气。太阳寒气所胜之病，以苦热的药品为主，用辛酸的药辅佐，用咸味药泻其胜气。

黄帝问：六气相复致病的情况是怎样的？

岐伯说：您问得真仔细啊！厥阴之复，就会产生少腹部坚满，腹胁里拘急，突然疼痛的症状。在自然界就发生树木偃伏，沙土飞扬，倮虫不能发育等现象。在病变上就产生气厥心痛，出汗、呕吐，饮食难入，食入而又吐出，筋骨震颤，目眩，手足逆冷。严重的就会风邪入脾，成为食后吐出的食痹之症。如果冲阳脉绝，那就是死证，无法救治。

少阴之复，烦热从心里发生，烦躁，鼻塞流涕，喷嚏，少腹绞痛，火现于外，身热如焚烧，咽嗌干燥，大小便时下时止，气动于左边而向上逆行于右侧，咳嗽，皮肤痛，突然失音，心痛，神志昏昏不省人事，继则洒淅恶寒，打寒战，妄言乱语，寒过去，又发烧，口渴而想喝水，少气，骨痿弱，肠道梗塞而大便不通，外现浮肿，呃逆嗳气。如少阴火热之气后化，流水不能结冰，热气因之大行，介虫不蛰藏。这时人们多患痱、胗、疮疡、痈疽、痤痔等外证，热邪过甚，就会入肺，发为咳嗽鼻渊。如天府脉绝，就是死证，无法救治。

太阴之复，湿气的病变就发生，身体沉重，胸满，饮食不消化，阴气上逆，胸中不

第七十二节 至真要大论：五味六气五行的配合原理

中不便，饮发于中，咳喘有声。大雨时行，鳞见于陆（鳞见于陆：鳞，代指鱼类。因为雨水暴发，鱼类出现在陆地的意思）。头顶痛重，而掉瘛尤甚，呕而密默，唾吐清液，甚则入肾，窍泻无度。太谿绝，死不治。

少阳之复，大热将至，枯燥燔蓺，介虫乃耗，惊瘛咳衄，心热烦躁，便数憎风，厥气上行，面如浮埃，目乃瞤瘛，火气内发，上为口糜呕逆，血溢血泄，发而为疟，恶寒鼓慄，寒极反热，嗌络焦槁，渴引水浆，色变黄赤，少气脉萎，化而为水，传为胕肿，甚则入肺，咳而血泄。尺泽绝，死不治。

阳明之复，清气大举，森木苍干，毛虫乃厉。病生胠胁，气归于左，善太息，甚则心痛否满，腹胀而泄，呕苦，咳哕，烦心，病在鬲中，头痛，甚则入肝，惊骇筋挛。太冲绝，死不治。

太阳之复，厥气上行，水凝雨冰，羽虫乃死，心胃生寒，胸膈不利，心痛否满，头痛善悲，时眩仆，食减，腰脽反痛，屈伸不便，地裂冰坚，阳光不治，少腹控睾，引腰脊，上冲

爽快，水饮发于内，咳嗽的声音不断。如大雨时常下降，鱼类游上陆地，人们就会头顶痛而沉重，在受到惊恐或震动的时候，更加厉害，呕吐，不愿动作，啐吐清水，严重则湿邪入肾，泄泻没有节制。如太谿脉绝，就是死证，无法救治。

少阳之复，大热将要来到，枯燥灼热，介虫因而伤耗。人们多患惊恐瘛疭、咳嗽、衄血，心热烦躁，小便频数，怕风。厥逆之气上行，面色就会像蒙上浮尘，眼睛也瞤动牵扯。火气内入，就会上为口腔糜烂，呕逆，或为血溢，下行则为便血，发为疟疾，就有恶寒鼓慄的现象。寒极转热，咽部干燥，渴欲饮水，脸色变为黄赤，少气，筋脉萎弱，气蒸热化则为水病，传变成为浮肿，甚则邪气入肺，咳而有血。如尺泽脉绝，就是死证，无法救治。

阳明之复，清肃之气大行，众多的树木都苍老枯干，兽类多发生疫病。人们的疾病生于胠胁，其气偏于左侧不舒，时时叹息，甚则产生心痛，痞满，腹胀，泄泻，呕吐，咳嗽，呃逆，烦心。病在膈中，头痛，甚则邪气入肝，而发生惊惧、痉挛等症。如太冲脉绝，就是死证，无法救治。

太阳之复，则寒气上行，水结冰，天下雪，禽类因此死亡。人们多患心胃生寒气，胸中不舒适，心痛，痞满，头痛，多伤惧，经常眩晕仆倒，纳食减少，腰椎疼痛，屈伸极不方便等病。如地裂，冰厚而坚，阳光不显温暖，人们就会少腹痛，牵引睾丸，连腰脊都

心,唾出清水,及为哕噫,甚则入心,善忘善悲。神门绝,死不治。

帝曰:善。治之奈何?

岐伯曰:厥阴之复,治以酸寒,佐以甘辛,以酸泻之,以甘缓之。少阴之复,治以咸寒,佐以苦辛,以甘泻之,以酸收之,辛苦发之,以咸软之。太阴之复,治以苦热,佐以酸辛,以苦泻之,燥之,泄之。少阳之复,治以咸冷,佐以苦辛,以咸软之,以酸收之,辛苦发之。发不远热,无犯温凉。少阴同法。阳明之复,治以辛温,佐以苦甘,以苦泄之,以苦下之,以酸补之。太阳之复,治以咸热,佐以甘辛,以苦坚之。治诸胜复,寒者热之,热者寒之,温者清之,清者温之,散者收之,抑者散之,燥者润之,急者缓之,坚者软之,脆者坚之,衰者补之,强者泻之。各安其气,必清必静,则病气衰去,归其所宗。此治之大体也。

痛,逆气上冲于心,唾出清水,呃逆嗳气,严重的则邪气入心,发生善忘善悲的现象。如神门脉绝,就是死证,无法救治。

黄帝说:讲得好。那么怎样治疗呢?

岐伯说:厥阴之复气所致的病,主药用酸寒药,辅药用甘辛药,用酸药泻其邪,用甘药缓其急。少阴之复气所致的病,主药用咸寒药,辅药用苦辛药,用甘药泻其邪,用酸味药收敛,用辛苦药发散,用咸药软坚。太阴之复气所致的病,主药用苦热药,辅药用酸辛的药,用苦药泻其邪,燥其湿,或泻其湿邪。少阳之复气所致的病,主药用咸冷药,辅药用苦辛药,用咸药软坚,用酸药收敛,用辛苦药发汗,发汗之药不必避忌热天,别用温凉的药。少阴之复气所致的病,用发汗之药与此同法。阳明之复气所致的病,主药用辛温药,辅药用苦甘药,用苦药渗泻,用苦药发散,用酸药补虚。太阳之复气所致的病,主药用咸热药,辅药用甘辛药,用苦药以坚其气。凡治各种胜气复气所致的病,属于寒的用热药,属于热的用寒药,属于温的用清凉药,属于凉的用温性药,元气耗散的用收敛药,气抑郁的用疏散药,气燥的用滋润药,气急的用缓和药,病邪坚实的用柔软药,气脆弱的用固本药,衰弱的用补药,亢盛的用泻药,使五脏之气各安其所,清静互不相扰,病气自然就会消减,那么其余也就各归其类属,无所偏胜,恢复到正常。这就是治疗上的大体方法。

帝曰：善。气之上下，何谓也？

岐伯曰：身半以上，其气三矣，天之分也，天气主之；身半以下，其气三矣，地之分也，地气主之。以名命气，以气命处，而言其病。半，所谓天枢也。故上胜而下俱病者，以地名之（以地名之：即以地气之名来命名人身受病的脏器。后文"以天名之"，类同）；下胜而上俱病者，以天名之。所谓胜至，报气屈伏而未发也。复至则不以天地异名，皆如复气为法也。

帝曰：胜复之动，时有常乎？气有必乎？

岐伯曰：时有常位，而气无必也。

帝曰：愿闻其道也。

岐伯曰：初气终三气，天气主之，胜之常也。四气尽终气，地气主之，复之常也。有胜则复，无胜则否。

帝曰：善。复已而胜，何如？

岐伯曰：胜至则复，无常数也，衰乃止耳。复已而胜，不复则害，此伤生也。

黄帝问：对。人体的气有上下之分，情况如何？

岐伯说：身半以上，其气有三，属于人身应天的部分，是由司天之气主持的；身半以下，其气有三，属于人身应地的部分，是由在泉之气主持的。用上下来指明它的胜气和复气，用六气来指明人身的部位而说明疾病。所谓"身半"，指天枢而言。所以上部的三气胜而下部的三气都病的，以地气的名称，来称呼所受的疾病；下部的三气胜而上部的三气都病的，以天气的名称，来称呼所受的疾病。以上是指胜气到来，复气尚屈伏未发的情况而言。而复气到来时，就不以司天在泉之气来分别其病名，而应根据复气的变化来确定病名。

黄帝问：胜气复气的变化，有一定的时间吗？气的来与不来有一定的规律吗？

岐伯说：四时有一定的常位，而胜复之气来与不来，却并不是一定的。

黄帝说：我还想听听这其中的原理。

岐伯说：初之气到三之气，是天气所主持，是胜气常见的时位；四之气到终之气，是地气所主持，是复气常见的时位。有胜气才有复气，没有胜气就没有复气。

黄帝问：对。有时复气已退而胜气又发生，这是什么原因？

岐伯说：胜气到来，就会有复气，这本无一定的规律，直到气衰才会止住。复气之后又有胜气发生，如胜气来后而没有复气相应发生就会为害，这是万物生机被伤害的缘故。

帝曰：复而反病，何也？

岐伯曰：居非其位，不相得也。大复其胜，则主胜之，故反病也。所谓火燥热也。

帝曰：治之何如？

岐伯曰：夫气之胜也，微者随之，甚则制之。气之复也，和者平之，暴者夺之。皆随胜气，安其屈伏，无问其数，以平为期，此其道也。

帝曰：善。客主之胜复，奈何？

岐伯曰：客主之气，胜而无复也。

帝曰：其逆从，何如？

岐伯曰：主胜逆，客胜从，天之道也。

帝曰：其生病，何如？

岐伯曰：厥阴司天，客胜则耳鸣掉眩，甚则咳；主胜则胸胁痛，舌难以言。少阴司天，客胜则鼽嚏，颈项强，肩背瞀热，头痛少气，发热，耳聋目瞑，甚则胕肿血溢，疮疡咳喘；主胜则心热烦躁，甚则胁痛支满。太阴司天，客胜则首面胕肿，呼吸气喘；主胜则胸腹满，食已而瞀。少阳司天，客胜则丹胗（丹胗：麻

黄帝问：有复气至而复气本身反病的，是什么原因？

岐伯说：这是复气到来的时节，不是它的时令的正位，其气与其位不能相得的缘故。复气若大复其胜气，那么复气本身就虚，而主时之气又胜它，所以复气反而自病，这是对火、燥、热三气来说的。

黄帝问：怎样治疗呢？

岐伯说：胜气所造成的疾病，轻微的顺着它，严重的制止它。复气所致的疾病，和缓的加以平调，暴烈的就削弱它。总而言之，要随顺其胜气，安定那被抑伏之气，不必管用药的次数，以和平为目的，这就是治疗的原则。

黄帝问：好。客气和主气的胜复如何？

岐伯说：客气与主气二者之间，仅有胜没有复。

黄帝问：其逆顺怎样区别？

岐伯说：主气胜是逆，客气胜是顺，这也是天地间的规律。

黄帝问：其发生的病状是怎样的？

岐伯说：厥阴司天，客气胜就患耳鸣眩晕，甚则咳嗽；主气胜就会胸胁疼痛，舌强难以说话。少阴司天，客气胜就患鼽嚏，颈项强硬，肩背发热，头痛，少气，发热，耳聋，目昏，甚至浮肿、血溢、疮疡、咳嗽气喘等；主气胜就心热烦躁，甚至胁痛胀满。太阴司天，客气胜就患头面浮肿，呼吸气喘；主气胜就胸腹胀满，进食之后，精神混乱等症。少阳司天，客气胜就患丹疹发于皮肤，

疹类疾病。胗，同"疹")外发，及为丹熛（丹熛 biāo：丹毒一类的病症）疮疡，呕逆喉痹，头痛嗌肿，耳聋血溢，内为瘛疭；主胜则胸满，咳，仰息，甚而有血，手热。阳明司天，清复内余（清复内余：因为阳明司天为金气居火位，没有客胜之名，而清气仍复内余），则咳衄嗌塞，心鬲中热，咳不止，面白血出者死。太阳司天，客胜则胸中不利，出清涕，感寒则咳；主胜则喉嗌中鸣。

厥阴在泉，客胜则大关节不利，内为痉强拘瘛，外为不便；主胜则筋骨繇并（繇yáo并：筋骨振摇强直。繇，通"摇"），腰腹时痛。少阴在泉，客胜则腰痛，尻股膝髀腨胻足病，瞀热以酸，胕肿不能久立，溲便变；主胜则厥气上行，心痛发热，鬲中众痹皆作，发于胠胁，魄汗不藏，四逆而起。太阴在泉，客胜则足痿下重，便溲不时，湿客下焦，发而濡泻，及为肿，隐曲之疾；主胜则寒气逆满，食饮不下，甚则为疝。少阳在泉，客胜则腰腹痛，而反恶寒，甚则下白、溺白；主胜则热反上行，而客于心，心痛发热，格中而呕。少阴同候。阳明在泉，客胜则清气动下，少腹坚满，而数便泻；主胜则腰重腹痛，少腹生寒，下为鹜溏，则寒厥

也许成为丹毒、疮疡、呕逆、喉痛、头痛、咽肿、耳聋、血溢，内证是手足抽搐；主气胜就患胸满、咳嗽、仰息，甚至咳而有血，手热。阳明司天，肃之气有余于内，就患咳嗽、衄血、嗌咽窒塞，胸膈中热，咳嗽不止等，面白血出不停者死。太阳司天，客气胜就患胸中不快，流清涕，感寒则咳嗽；主气胜就咽喉嗌中鸣响。

厥阴在泉，客气胜就患大关节不利，在内就发生痉挛僵直抽搐，在外就发生动作不灵便的现象；主气胜就患筋骨摇动强直，腰腹经常疼痛。少阴在泉，客气胜就患腰痛，尻、股、膝、髀、腨、胻、足等部位都不舒服，灼热而酸，浮肿不能久立，大小便变色；主气胜就患逆气上冲，心痛生热，膈部诸痹都可出现，病发于胠胁，汗多不藏，四肢因之而致厥冷。太阴在泉，客气胜，就发生足痿之病，下肢沉重，大小便不能正常，湿留下焦，就发为濡泻以及浮肿隐曲之疾；主气胜就会寒气上逆、痞满，饮食不多，甚至发生疝痛之病。少阳在泉，客气胜就患腰腹痛，恶寒，甚至大小便色白；主气胜就会热反上行而侵犯到心部，心痛生热，格拒于中，呕吐，其他各种证候与少阴在泉所致者相同。阳明在泉，客气胜则清凉之气扰动于下，少腹坚满，屡次便泻；主气胜就患腰重腹痛，少腹部生寒气，在下大便溏泻，寒气逆于肠

于肠，上冲胸中，甚则喘，不能久立。太阳在泉，寒复内余，则腰尻痛，屈伸不利，股胫足膝中痛。

帝曰：善。治之奈何？

岐伯曰：高者抑之，下者举之，有余折之，不足补之。佐以所利，和以所宜。必安其主客，适其寒温。同者逆之，异者从之。

帝曰：治寒以热，治热以寒。气相得者逆之，不相得者从之。余以知之矣。其于正味，何如？

岐伯曰：木位之主，其泻以酸，其补以辛。火位之主，其泻以甘，其补以咸。土位之主，其泻以苦，其补以甘。金位之主，其泻以辛，其补以酸。水位之主，其泻以咸，其补以苦。厥阴之客，以辛补之，以酸泻之，以甘缓之。少阴之客，以咸补之，以甘泻之，以酸收之。太阴之客，以甘补之，以苦泻之，以甘缓之。少阳之客，以咸补之，以甘泻之，以咸软之。阳明之客，以酸补之，以辛泻之，以苦泄之。太阳之客，以苦补之，以咸泻之，以苦坚之，以辛润之。开发腠理，致津液，通气也。

胃，上冲胸中，甚则气喘不能久立。太阳在泉，寒复内余，就会腰、尻疼痛，屈伸感到不灵便，股、胫、足、膝中疼痛。

黄帝说：对。应该如何治疗呢？

岐伯说：上冲的抑之使下，陷下的举之使升，有余的泻其实，不足的补其虚。再佐以有利的药物，调以恰当的饮食。必须使主客之气平和，适和其寒温。客主同气的，是胜气偏甚，可逆而折之。若客主异气的，当视其偏强偏弱之气从而调之。

黄帝说：治寒用热，治热用寒。主客气相同的用逆治，相反的用从治，我已经懂得这些道理了。然而对于五行补泻的正味来说又是怎样的呢？

岐伯说：厥阴风木主气所致之病，就用酸味泻之，用辛味补之。少阴君火与少阳相火所致的，就用甘味泻之，用咸味补之。太阴湿土主气所致的，就用苦味泻之，用甘味补之。阳明燥金主气所致的，就用辛味泻之，用酸味补之。太阳寒水主气所致的，就用咸味泻之，用苦味补之。厥阴客气为病，补用辛味，泻用酸味，缓用甘味。少阴客气为病，补用咸味，泻用甘味，收用酸味。太阴客气为病，补用甘味，泻用苦味，缓用甘味。少阳客气为病，补用咸味，泻用甘味，软坚用咸味。阳明客气为病，补用酸味，泻用辛味，泻下用苦味。太阳客气为病，补用苦味，泻用咸味，坚用苦味，润用辛味。这都是为了疏通腠理，引导津液，宣通阳气啊！

帝曰：善。愿闻阴阳之三也，何谓？

岐伯曰：气有多少，异用也。

帝曰：阳明，何谓也？

岐伯曰：两阳合明也。

帝曰：厥阴，何也？

岐伯曰：两阴交尽也。

帝曰：气有多少，病有盛衰，治有缓急，方有大小，愿闻其约奈何？

岐伯曰：气有高下，病有远近，证有中外，治有轻重，适其至所为故也。《大要》曰：君一臣二，奇之制也；君二臣四，偶之制也；君二臣三，奇之制也；君二臣六，偶之制也。故曰：近者奇之，远者偶之；汗者不以奇，下者不以偶；补上治上制以缓，补下治下制以急；急则气味厚，缓则气味薄。适其至所，此之谓也。病所远，而中道气味乏者，食而过之，无越其制度也。是故平气之道，近而奇偶，制小其服也。远而奇偶，制大其服也。大则数少，小则数多。多则

黄帝问：对。听说阴阳各有三，这是什么道理？

岐伯说：这是因为阴阳之气有多有少，它的功用也各不相同。

黄帝问：阳明是什么意思？

岐伯说：太阳、少阳二阳合明，所以称为阳明。

黄帝问：厥阴是什么意思？

岐伯说：太阴、少阴之气交尽，所以称为厥阴。

黄帝说：气有多少的不同，病有盛衰的不同，治法也有应缓应急的不同，处方有大小的不同，希望听听如何区分治疗。

岐伯说：邪气有高下之别，病有远近之分，症状表现，有在里在外之异，所以治法就需要有轻有重，总而言之，以药力达到病所为准则。《大要》说：君药一味，臣药二味，是奇方之法；君药二味，臣药四味，是偶方之法；君药二味，臣药三味，是奇方之法；君药二味，臣药六味，是偶方之法。所以说，病在近所用奇方，病在远所用偶方；发汗之剂不用奇方，攻下之剂不用偶方；补上部、治上部的方制宜缓，补下部、治下部的方制宜急；气味迅急的药物其味多厚，性缓的药物其味多薄。方制用药要恰到病处，就是指此而言。如果病所远，而在中途药的气味就已缺乏，就当考虑食前或食后服药，以使药力达到病所，不要违背这个规定。所以，平调病气的规律是：如病所近，不论用奇方或偶方，其制方服量要小；如病所远，不论用奇方或偶方，其制方服量要大。方制

九之，少则二之。奇之不去则偶之，是谓重方。偶之不去，则反佐以取之，所谓寒热温凉，反从其病也。

帝曰：善。病生于本（本：此处指风、热、湿、火、燥、寒六气），余知之矣。生于标者，治之奈何？

岐伯曰：病反其本，得标之病；治反其本，得标之方。

帝曰：善。六气之胜，何以候之？

岐伯曰：乘其至也。清气大来，燥之胜也，风木受邪，肝病生焉。热气大来，火之胜也，金燥受邪，肺病生焉。寒气大来，水之胜也，火热受邪，心病生焉。湿气大来，土之胜也，寒水受邪，肾病生焉。风气大来，木之胜也，土湿受邪，脾病生焉。所谓感邪而生病也。乘年之虚（年之虚：指主岁之气不及的年份），则邪甚也。失时之和，亦邪甚也。遇月之空，亦邪甚也。重感于邪，则病危矣。有胜之气，其必来复也。

大的，是药的味数少而量重；方制小的，是药的味数多而量轻。味数多的可至九味，味数少的仅用到二味。用奇方而病不去，就用偶方，这叫作重方。用偶方而病仍不去，就用反佐之药以顺其病情来治疗，这就属于反用寒、热、温、凉的药来治疗了。

黄帝问：好。病生于本的，我已经明白了。病生于标的怎样治疗呢？

岐伯说：与本病相反的，就可知道这是标病；在治疗时不从本病着眼，那就明白了治标的方法。

黄帝说：讲得好。那么对六气的胜气，怎样诊察呢？

岐伯说：这要趁六气到来的时候观察。清肃之气大来，是燥气之胜，燥胜则风木受邪，肝病就发生了。热气大来，是火气之胜，火偏胜则金燥受邪，肺病就发生了。寒气大来，是水气之胜，水偏胜则火热受邪，心病就发生了。湿气大来，是土气之胜，土偏胜则寒水受邪，肾病就发生了。风气大来，是木气之胜，木胜则土湿受邪，脾病就发生了。这些都是所谓感邪而生病的。如果正当岁气不足之年，则邪气更严重。如主时之气不和也使邪气更甚。遇月廓中空的时候也使邪气更严重。以上三种情况，如果再感受邪气，其病就很危险了。凡是有了胜气，相继而来的必定是报复之气。

帝曰：其脉至，何如？

岐伯曰：厥阴之至其脉弦；少阴之至其脉钩；太阴之至其脉沉；少阳之至大而浮；阳明之至短而涩；太阳之至大而长。至而和则平，至而甚则病，至而反者病，至而不至者病，未至而至者病，阴阳易者危。

帝曰：六气标本，所从不同，奈何？

岐伯曰：气有从本者，有从标本者，有不从标本者也。

帝曰：愿卒闻之。

岐伯曰：少阳、太阴从本（少阳太阴从本：因为少阳之本为火，太阴之本为湿，本末同），少阴、太阳从本从标，阳明厥阴，不从标本，从乎中（阳明厥阴，不从标本从乎中：阳明之中太阴，厥阴之中少阳，本末与中不同）也。故从本者，化生于本；从标本者，有标本之化；从中者，以中气为化也。

帝曰：脉从而病反者，其诊何如？

岐伯曰：脉至而从，按之不鼓，诸阳皆然。

帝曰：诸阴之反，其脉何如？

黄帝问：六气到来时，脉的体象如何？

岐伯说：厥阴之气到来，其脉就应表现为弦；少阴之气到来，其脉应表现为钩；太阴之气到来，其脉应表现为沉；少阳之气到来，其脉应表现为大而浮；阳明之气到来，其脉应表现为短而涩；太阳之气到来，其脉应表现为大而长。气至而脉和是正常的，气至而脉太盛的则是病，气至而脉相反的是病，气至而脉不至的是病，气未至而脉已至的也是病，若阴阳之气变易而脉象交错的就很危险了。

黄帝问：六气的标本，变化不同，是什么原因？

岐伯说：六气有从本而化的，有从标本的，有不从标本的。

黄帝说：我想进一步了解这个道理。

岐伯说：少阳太阴从本化，少阴太阳既从本又从标，阳明厥阴不从标本而从其中气。从本的，是因为病邪生于本气。从标从本的，是因为病的发生有从本的，也有从标的。从中气的，是因为病的发生基于中气。

黄帝问：脉象从而病相反的，如何诊断呢？

岐伯说：脉至与证相一致，但按之不鼓动而无力的，这就不是真正阳病，各种阳证阳脉都是这样。

黄帝问：凡是阴证而相反的，其脉象是怎样的？

岐伯曰：脉至而从，按之鼓甚而盛也。

是故百病之起，有生于本者，有生于标者，有生于中气者。有取本而得者，有取标而得者，有取中气而得者，有取标本而得者，有逆取而得者，有从取而得者。逆，正顺也；若顺，逆也。故曰：知标与本，用之不殆，明知逆顺，正行无问。此之谓也。不知是者，不足以言诊，足以乱经。故《大要》曰：粗工嘻嘻，以为可知，言热未已，寒病复始。同气异形，迷诊乱经。此之谓也。

夫标本之道，要而博，小而大，可以言一，而知百病之害。言标与本，易而勿损；察本与标，气可令调。明知胜复，为万民式。天之道，毕矣。

帝曰：胜复之变，早晏何如？

岐伯曰：夫所胜者，胜至已病，病已愠愠（愠：通"蕴"，积聚的意思），而复已萌也。夫所复

岐伯说：脉至与证相一致，但按之鼓指而极盛的，这就不是真正的阴病。

所以，各种疾病的起始，有发生于本气的，有发生于标气的，有发生于中气的。在治疗上有治其本气而得愈的，有治其标气而得愈的，有治其中气而得愈的，也有标气本气兼治而得愈的。有逆其势而治愈的，有从其情而治愈的。逆，是逆病之情，在治疗上是正治顺治。若顺治，表面虽似顺，其实却是逆。所以说：知道标与本，在临证时，就能没有危害，明白逆治顺治的道理，就尽管施行治疗而无须询问，就是这个意思。不知道这些道理，就不能谈诊断，却足以扰乱经气。所以，《大要》上说：庸医沾沾自喜，以为对所有病证都已知道了，但一结合临证，他谈论热证尚未终了，寒证又开始显现出来了。他不懂得同是一气而所生病变不同，于是心中迷惑，诊断不清，扰乱了经气，就是这个意思。

标本的道理，简要而应用极广，从小可以及大，通过一个例子可以明白一切病的变化。所以，明白了标与本，就容易治疗而不会发生损害；观察属本还是属标，就可使病气调和。明确懂得六气胜复的道理，就可以成为民众养生治病的准则。同时，对于天地变化规律也就完全了解了。

黄帝问：胜气、复气的变动，有早有晚，这是怎么回事？

岐伯说：所谓胜气，胜气到来时人已经病了，而病气蓄积的时候，复气就已经萌发了。所谓复气，是在胜气终了时乘机而起，

者，胜尽而起，得位而甚。胜有微甚，复有少多。胜和而和，胜虚而虚。天之常也。

帝曰：胜复之作，动不当位，或后时而至，其故何也？

岐伯曰：夫气之生，与其化，衰盛异也。寒暑温凉，盛衰之用，其在四维。故阳之动，始于温，盛于暑；阴之动，始于清，盛于寒。春夏秋冬，各差其分。故《大要》曰：彼春之暖，为夏之暑，彼秋之忿，为冬之怒。谨按四维，斥候皆归，其终可见，其始可知。此之谓也。

帝曰：差有数乎？

岐伯曰：又凡三十度也。

帝曰：其脉应，皆何如？

岐伯曰：差同正法，待时而去也。《脉要》曰：春不沉，夏不弦，冬不涩，秋不数，是谓四塞。沉甚曰病，弦甚曰病，涩甚曰病，数甚曰病，参见曰病，复见曰病，未去而去曰病，去而不去曰病，反者死。故曰：气之相守司也，如权衡之不得相失也。夫阴阳之气，清静则生化治，动则苛疾起，此之谓也。

得其时位，就会加剧。胜气或轻或重，复气有少有多。胜气平和，复气也就平和，胜气虚，复气也虚。这是天气变化的常规。

黄帝问：胜复的发作，有时并不恰合它的时位，有的后于时位而来，这是什么道理？

岐伯说：这是因为六气发生变化，都有衰和盛的不同。寒暑温凉盛衰的作用，表现就在四维。所以，阳气的发动，开始于温暖而极盛于暑热；阴气的发动，开始于清凉而极盛于寒冽。春夏秋冬的气候，各有差别。所以，《大要》上说：春天的温暖，发展而为夏天的暑热，秋天的清肃，发展而为冬天的凛冽。谨慎按照四维的变化，侦察其气候的回归，这样，可以见到气的终了，可以知晓气的开始。就是这个意思。

黄帝问：四时气候的变迁，它的差别有常数吗？

岐伯说：大概是三十天的光景。

黄帝问：其脉的相应，都是什么？

岐伯说：差分之脉见于脉象，与正常的相同，等到其时过去，脉就退去了。《脉要》说：春脉毫无沉象，夏脉毫无弦象，冬脉毫无涩象，秋脉毫无数象，叫作四时之气闭塞。沉而太过的是病脉，弦而太过的是病脉，涩而太过的是病脉，数而太过的是病脉，脉气乱而参差的是病脉，气已去而脉复见的是病脉，气未去而脉先去的是病脉，气去而脉不去的是病脉，脉与气相反的是死脉。所以说，四时之气相互联系，各有其职，就像秤砣与秤杆一样，缺一不可。阴阳之气，清静时就会生化安宁，变动时就会产生疾病，说的就是这个意思。

帝曰：幽明何如？

岐伯曰：两阴（两阴：指太阴和少阴）交尽，故曰幽，两阳（两阳：指太阳和少阳）合明，故曰明，幽明之配，寒暑之异也。

帝曰：分至（分至：指春分与秋分，夏至与冬至）何如？

岐伯曰：气至之谓至，气分之谓分，至则气同，分则气异，所谓天地之正纪也。

帝曰：夫子言春秋气始于前，冬夏气始于后，余已知之矣。然六气往复，主岁不常也，其补泻奈何？

岐伯曰：上下所主，随其攸利（攸利：所宜。攸，所），正其味，则其要也，左右同法。《大要》曰：少阳之主，先甘后咸；阳明之主，先辛后酸；太阳之主，先咸后苦；厥阴之主，先酸后辛；少阴之主，先甘后咸；太阴之主，先苦后甘。佐以所利，资以所生，是谓得气。

帝曰：善。夫百病之生也，皆生于风寒暑湿燥火，以之化之变也。经言盛者泻之，虚则补之。余锡以方士，而方士用之，尚未能十全，余欲令要道必行，桴鼓相应，犹拔刺雪污，工巧神

黄帝问：什么是幽明？

岐伯说：两阴之气都尽就称作幽；两阳之气相合就称为明。幽明的配合，成为寒暑的不同。

黄帝问：分至是什么原因？

岐伯说：气来叫作至，气去叫作分，气至之时其气是相同的，气分之时其气是不相同的，这就是天地正常气化纪时的纲纪。

黄帝问：你说春秋之气开始于前，冬夏之气开始于后，这我已经知晓了。但是六气往复运动，主岁之气又变化无常，其补泻的方法应怎样？

岐伯说：司天在泉，上下都有所主，应该随其所利而用补泻，考虑适宜的药物就是治疗的要点。左右间气的治法与此相同。《大要》说：少阳主岁，先用甘药，后用咸药；阳明主岁，先用辛药，后用酸药；太阳主岁，先用咸药，后用苦药；厥阴主岁，先用酸药，后用辛药；少阴主岁，先用甘药，后用咸药；太阴主岁，先用苦药，后用甘药。辅以有利的药物，资助其生化之机，这样就算是适应了六气。

黄帝说：好。大凡各种疾病，都生于风、寒、暑、湿、燥、火六气的化与变，医书里说，盛就应该泻，虚就应该补。我把这些方法教给医生，而医生运用后还不能收到十全十美的效果。我想使这些重要的理论得到普遍的运用，能够收到桴鼓相应的效果，好像

圣,可得闻乎?

岐伯曰:审察病机,无失气宜,此之谓也。

帝曰:愿闻病机何如?

岐伯曰:诸风掉眩,皆属于肝。诸寒收引,皆属于肾。诸气膹郁,皆属于肺。诸湿肿满,皆属于脾。诸热瞀瘛(瞀瘛:瞀,昏冈;瘛,抽搐),皆属于火。诸痛痒疮,皆属于心。诸厥固泄(厥固泄:厥,在病证中指昏厥和肢厥;固,二便不通;泄,二便泄利),皆属于下。诸痿喘呕,皆属于上。诸禁鼓慄(禁鼓慄:禁,通"噤",指口禁不开;鼓慄,是战栗的样子),如丧神守,皆属于火。诸痉项强,皆属于湿。诸逆冲上,皆属于火。诸胀腹大,皆属于热。诸躁狂越,皆属于火。诸暴强直,皆属于风。诸病有声,鼓之如鼓(鼓之如鼓:第一个"鼓",是叩击的意思。即叩击腹部如打鼓一样),皆属于热。诸病胕肿,疼酸惊骇,皆属于火。诸转反戾,水液浑浊,皆属于热。诸病水液,澄澈清冷,皆属于寒。诸呕吐酸,暴注下迫,皆属于热。故《大要》曰:谨守病机,各司其属,有者求之,无者求之,盛者责之,虚者责之,必先五胜,疏其血气,令其调达,而致和

拔除棘刺、洗涤污浊一样,使一般医生能够达到工巧神圣的程度,可以讲给我听吗?

岐伯说:仔细观察疾病的法则,不违背调和六气的原则,就可以达到这个目的。

黄帝说:希望再听您说说病机是什么。

岐伯说。但凡风病而发生的颤动眩晕,都属于肝。但凡寒病而发生的筋脉拘急,都属于肾。但凡气病而发生的烦满郁闷,都属于肺;但凡湿病而发生的浮肿胀满,都属于脾;但凡热病而发生的视物昏花,肢体抽搐,都属于火。但凡疼痛、搔痒、疮疡,都属于心。但凡厥逆、大小便不通或失禁,都属于下焦。但凡患喘逆呕吐,都属于上焦。但凡口噤不开,寒战、口齿叩击,都属于火;但凡痉病颈项强急,都属于湿;但凡气逆上冲,都属于火;凡是胀满腹大,都属于热;但凡躁动不安,发狂而举动失常,都属于火;但凡突然发生强直的症状,都是属于风邪;但凡病而有声如肠鸣,在触诊时,发现如鼓音的,都属于热;但凡浮肿、疼痛、酸楚,惊骇不安,都属于火;但凡转筋挛急,排出的水液浑浊,都属于热;但凡排出的水液感觉清亮、寒冷,都属于寒;但凡呕吐酸水,或者突然急泄而有窘迫的感觉,都属于热。因此,《大要》说:要谨慎地注意病机,了解各种证候的所属,有五行之邪要加以推求,没有五行之气也要加以推求,如果是盛要看为什么盛,如果是虚则看为什么虚。一定得先分析五气中何气所胜,五脏中何脏受病,疏通其血气,使其调和畅通,而归于平和,

平,此之谓也。

帝曰:善。五味阴阳之用,何如?

岐伯曰:辛甘发散为阳,酸苦涌泄为阴,咸味涌泄(涌泄:吐;泄,泻)为阴,淡味渗泄为阳。六者,或收或散,或缓或急,或燥或润,或软或坚,以所利而行之,调其气,使其平也。

帝曰:非调气而得者,治之奈何?有毒无毒,何先何后?愿闻其道。

岐伯曰:有毒无毒,所治为主,适大小为制也。

帝曰:请言其制。

岐伯曰:君一臣二,制之小也;君一臣三佐五,制之中也;君一臣三佐九,制之大也。寒者热之,热者寒之(寒者热之,热者寒之:这是一般正治的方法,即用温热的药治疗寒证,用寒凉的药物治疗热证。后文"微者逆之,甚者从之"等句,皆类同,指反治法的法则),微者逆之,甚者从之,坚者削之,客者除之,劳者温之,结者散之,留者攻之,燥者濡之,急者缓之,散者收之,损者温之,逸者行之,惊

这就是所谓疾病的机理。

黄帝问:说得好。药物五味、阴阳的作用是什么呢?

岐伯说:辛、甘味的药性是发散的,属阳;酸、苦味的药性是涌泻的,属阴;咸味的药性也是涌泻的,属阴;淡味的药性是渗泻的,也属阳。这六种性味的药物,其作用有的是收敛,有的是发散,有的是缓和,有的是迅急,有的是干燥,有的是濡润,有的是柔软,有的是坚实,要根据它们的不同作用来使用,从而调和其气,使之归于平和。

黄帝问:有的病不是调气所能治好的,应该怎样治疗?有毒的药和无毒的药,哪种先用,哪种后用?希望可以听听这些道理。

岐伯说:用有毒的药,或用无毒的药,要以能治病为准则,然后根据病情来决定剂量的大小。

黄帝说:请您讲讲药方制剂。

岐伯说:君药一味,臣药二味,这是小剂的组成;君药一味,臣药三味,佐药五味,这是中剂的组成;君药一味,臣药三味,佐药九味,这是大剂的组成。病属于寒的,要用热药;病属于热的,要用寒药。病轻的,就逆着病情来治疗;病重的,就顺着病情来治疗;病邪坚实的,就减少它;病邪停留在体内的,就驱除它;病属劳倦所致的,就温养它;病属气血郁结的,就加以舒散;病邪滞留的,就加以攻击;病属枯燥的,就加以滋润;病属急剧的,就加以缓解;病属气血耗散的,就加以收敛;病属虚损的,就加以

者平之，上之下之，摩之浴之，薄之劫之，开之发之，适事为故。

帝曰：何谓逆从？

岐伯曰：逆者正治，从者反治，从少从多，观其事也。

帝曰：反治何谓？

岐伯曰：热因热用，寒因寒用，塞因塞用，通因通用，必伏其所主，而先其所因（伏其所主，而先其所因：主，指疾病的本质。意思是要想制伏其主病，但必先找出致病的原因）。其始则同，其终则异。可使破积，可使溃坚，可使气和，可使必已。

帝曰：善。气调而得者，何如？

岐伯曰：逆之，从之，逆而从之，从而逆之，疏气令调，则其道也。

帝曰：善。病之中外何如？

岐伯曰：从内之外者调其内；从外之内者治其外；从内之外而盛于外者，先调其内而后治其外；从外之内而盛于内者，先治其外而后调其内；中外不相及则治主病。

补益；病属安逸停滞的，要使其畅通；病属惊怯的，要使之平静。或升或降，或用按摩，或用洗浴，或迫邪外出，或截邪发作，或用开泻，或用发散，都以适合病情为佳。

黄帝问：什么叫作逆从？

岐伯说：逆就是正治法，从就是反治法，所用从治药的应多应少，要观察病情来确定。

黄帝问：反治怎么理解呢？

岐伯说：以热治热，服药宜凉；以寒治寒，服药宜温；补药治中满，攻药治下泄。要制伏其主病，但必先找出致病的原因。反治之法，开始时药性与病情之寒热似乎相同，但是它们所得的结果并不一样，可以用来破除积滞，可以用来消散坚块，可以用来调和气血，可使疾病得到痊愈。

黄帝问：讲得好。有六气调和而得病的，应怎样治？

岐伯说：或用逆治，或用从治，或主药逆治而佐药从治，或主药从治而佐药逆治，疏通气机，使之调和，这是治疗的正道。

黄帝说：讲得好。病有内外相互影响的，怎样治疗？

岐伯说：病从内生而后至于外的，应先调治其内；病从外生而后至于内的，应先调治其外；病从内生，影响到外部而偏重于外部的，先调治它的内部，而后治其外部；病从外生，影响到内部而偏重于内部的，先调治它的外部然后调治它的内部；既不从内，又不从外，内外没有联系的，就治疗它的主要病证。

帝曰：善。火热复，恶寒发热，有如疟状，或一日发，或间数日发，其故何也？

岐伯曰：胜复之气，会遇之时，有多少也。阴气多而阳气少，则其发日远（日远：这里指间隔的时间比较长）；阳气多而阴气少，则其发日近。此胜复相薄，盛衰之节。疟亦同法。

帝曰：论言治寒以热，治热以寒，而方士不能废绳墨而更其道也。有病热者寒之而热，有病寒者热之而寒，二者皆在，新病复起，奈何治？

岐伯曰：诸寒之热者取之阴，热之而寒者取之阳，所谓求其属也。

帝曰：善。服寒而反热，服热而反寒，其故何也？

岐伯曰：治其王气（王气：也就是旺气，亢盛之气），是以反也。

帝曰：不治王而然者何也？

岐伯曰：悉乎哉问也！不治五味属也。夫五味入胃，各归所喜，故酸先入肝，苦先入心，甘先入脾，辛先入肺，咸先入肾。久而增气，物化之常也；气增而久，夭之由也。

黄帝说：讲得不错。火热之气来复，就使人恶寒发热，好像疟疾的症状，有的一天一发，有的间隔数天一发，这是什么道理？

岐伯说：这是胜复之气相遇的时候有多有少的缘故。阴气多而阳气少，那么发作的间隔日数就长；阳气多而阴气少，那么发作的间隔日数就少。这是胜气与复气相互逼迫，盛衰互为节制的道理。疟疾的原理也是这样。

黄帝说：经论中曾说，治寒病用热药，治热病用寒药，医生不能废除这个规矩而变更治疗方法。但是有些热病服寒药而更热，有些寒病服热药而更寒，寒热两种病俱在，反又引起新病，应该怎么治呢？

岐伯说：凡是用寒药而反热的，应该滋阴，用热药而反寒的，应该补阳，这就是求其属类的治疗之法。

黄帝问：讲得好。服寒药而反热，服热药而反寒，这是什么缘故？

岐伯说：只治其偏亢之气，所以有相反的结果。

黄帝问：有的不是治了偏亢之气也出现这种情况，是什么原因？

岐伯说：问得真细致啊！这是属于不治偏嗜五味的一类。五味入胃以后，各归其所喜的脏器，所以酸味先入肝，苦味先入心，甘味先入脾，辛味先入肺，咸味先入肾。积之日久，便能增加各脏之气，这是五味入胃后所起气化作用的一般规律；脏气增长日久而过胜，这是导致病夭的原因。

第七十二节 至真要大论：五味六气五行的配合原理

帝曰：善。方制君臣何谓也？

岐伯曰：主病之谓君，佐君之谓臣，应臣之谓使，非上中下三品之谓也。

帝曰：三品何谓？

岐伯曰：所以明善恶之殊贯（善恶之殊贯：这里指药物的有毒无毒之分）也。

帝曰：善。病之中外何如？

岐伯曰：调气之方，必别阴阳，定其中外，各守其乡（乡：指病之所在），内者内治，外者外治，微者调之，其次平之，盛者夺之，汗之下之，寒热温凉，衰之以属（衰之以属：治疗学术语。指一种治则。根据病气属性治疗，使病邪消退），随其攸利。谨道如法，万举万全，气血正平，长有天命。

帝曰：善。

黄帝问：讲得好。制方有君臣的分别，是什么道理呢？

岐伯说：主治疾病的药味就是君，辅佐君药的就是臣，供应臣药的就是使，不是上中下三品的意思。

黄帝道：讲得好。三品讲的是什么意思？

岐伯说：所谓三品，是用来说明药性有毒无毒的。

黄帝问：讲得好。对内在外在的病该怎样治疗？

岐伯说：调治病气的方法，必须先分别阴阳，确定其属内属外，再各按其病之所在，在内的治其内，在外的治其外，病轻的调理它，较重的平治它，病势盛的就攻夺它。或用汗法，或用下法，这要分辨病邪的寒、热、温、凉，根据病气的所属使之消退，这要随其所利。谨慎地遵从如上的法则，就会万治万全，使气血平和，确保天年。

黄帝说：讲得好。

【解要】

本节先论述疾病和气候的密切关系，即六气变化所产生的影响，包括六气司天、在泉、胜气、复气等的变化对自然界和人的影响，这种变化表现在人身上所出现的病证、诊治方法和治疗原则；再讲述五味在治疗中的作用和六气五行的配合原理，分析三阴三阳划分的依据，特别阐述了归纳证候的"病机十九条"，还对药物剂量、配伍、服法、禁忌等做了说明。

第七十三节　著至教论：至真至理的圣人教诲

【题解】

　　著，显著，此为明的意思；至教，至真至理的圣人教诲。本节主要论述了医学上圣人参悟出来的真理，是至真至上的"医道"，所以名为"著至教论"。本节讨论医生要知天文、地理、人事，治病要考虑自然环境、生活条件等"医道"问题，并指出三阳并至的发病证候及其对人的危害性。

【原文】

　　黄帝坐明堂，召雷公（雷公：古代神话传说中的司雷之神，代天执法，击杀有罪之人，主持正义）而问之曰：子知医之道乎？

　　雷公对曰：诵而颇能解，解而未能别，别而未能明，明而未能彰。足以治群僚（群僚：指一般官吏），不足治侯王。愿得树天之度，四时阴阳合之，别星辰与日月光，以彰经术，后世益明。上通神农，著至教，疑于二皇（疑于二皇：疑，通"拟"，相似的意思；二皇，指伏羲和神农）。

　　帝曰：善！无失之，此皆阴阳、表里、上下、雌雄

【译文】

　　黄帝坐在朝堂上，召来雷公向他问道：你懂得什么是真正的医道吗？

　　雷公回答说：我虽然诵读了一些医书，但还不能很好地去解释其中的道理，即使可以做一些粗浅的解释，但不能辨别清楚，即使能做一些辨别，但还不明白其中的道理，即使能明白一些道理，但还不能很好运用于实践操作。所以我的医术只能用来治疗一般官员的疾病，不能用它来治疗侯王的疾病。希望您教授我树立自然法度，结合四时阴阳的变化，测知日月星辰光影的知识，从而阐明医学理论，让后世更加明确无误，可以上通于神农，彰明圣人的伟大教化，简直可以同二皇的功德相比拟。

　　黄帝说：讲得好！这些道理不要遗忘了，这都是阴阳、表里、上下、雌雄相互联系相互

第七十三节 著至教论：至真至理的圣人教诲

相输应也。而道，上知天文，下知地理，中知人事，可以长久。以教众庶，亦不疑殆。医道论篇，可传后世，可以为宝。

雷公曰：请受（受：同"授"，传授）道，讽诵（讽诵：背诵）用解。

帝曰：子不闻《阴阳传》乎？

曰：不知。

曰：夫三阳天为业，上下无常，合而病至，偏害阴阳。

雷公曰：三阳莫当，请闻其解。

帝曰：三阳独至者，是三阳并至，并至如风雨，上为巅疾，下为漏病（漏病：大小便失禁）。外无期，内无正，不中经纪，诊无上下，以书别。

雷公曰：臣治疏愈，说意而已。

帝曰：三阳者，至阳也，积并则为惊，病起疾风，至如礔砺，九窍皆塞，阳气滂溢，

应合的基本原则。从医学上说，必须上知天文，下知地理，中知人事。只有这样才能长久流传，并用来教导众人，才不致产生疑惑，可将这些内容写成医学论著，传于后世，成为一份宝贵财富。

雷公说：请您传授我这些医学理论，以便诵读理解。

黄帝说：你没有听说《阴阳传》这部著作吗？

雷公回答说：不知道。

黄帝说：三阳在人体就像自然界天的作用一样，护卫人身上下，如果上下运行失去常规，那么内外之邪就会相合伤害人体，从而产生疾病，以致伤害人身阴阳之气。

雷公问道：三阳莫当这句话怎么解释？

黄帝解释说：所谓三阳独至，就是指的三阳之气合并而至。三阳之气合并而至时，其势就像风雨一样迅疾，向上侵袭人体头部，就形成头部疾病；向下侵袭人体下部，就造成二便失禁的病证。它所引起的病理变化，外无一定的脉色可察，内无特定的证象可辨，其病变又没有固定的规律可循，所以诊断时不能确定病位属上还是属下，应根据《阴阳传》加以辨别。

雷公说：我在治疗这类疾病时，常常取不到很好的疗效，请您解释一下其中的原因，以消除我的疑虑。

黄帝说：三阳之气相合并后，阳气极盛，并积在一起就使人产生惊惧，病起时像风一样迅速，病来时如霹雳一样猛烈，九窍闭塞不通，

干嗌喉塞，并于阴，则上下无常，薄为肠澼。此谓三阳直心，坐不得起，卧者便身全，三阳之病，且以知天下，何以别阴阳，应四时，合之五行。

雷公曰：阳言不别，阴言不理，请起受解，以为至道。

帝曰：子若受传，不知合至道，以惑师教，语子至道之要。病伤五脏，筋骨以消，子言不明不别，是世主学尽矣。肾且绝，惋惋（惋惋：抑郁消沉）日暮，从容不出，人事不殷。
（殷：深厚，恳切。此指人际应酬）。

阳气过盛而满溢，于是病表现为咽干喉塞。如果阳气内并于阴，就会使上下失常，下迫肠道则形成肠澼。若三阳之气直冲于心，就会使病人坐下就不能起来，卧下才觉得舒适。这就是三阳合并所产生的疾病。从这里说明知道天与人相应的关系，以及如何来区别阴阳，顺应四时，符合五行的规律。

雷公说：对于这些理论，公开地说我不能辨别，背后说我不能理解。请让我站起来仔细听您解释，以便理解这一深奥的道理。

黄帝说：你虽然得到了老师的传授，但还不能与至道相结合，所以对老师的教授产生了疑惑。现在我来告诉您至道的要领，如果疾病伤害了五脏，筋骨日渐消损，像您那样说不明白而且不能辨别，那么世上医学理论就要消亡殆尽了。如肾气将绝时，病人心中郁郁不乐，傍晚时更加严重，欲静处而不想出门，更不想频繁的人事应酬。

【解要】

至此，黄帝好像是出师了，现在成了雷公的老师。黄帝作为帝王，告诫医者既要懂得医理医术，还要懂得天理人道。

那么，什么是天理呢？天理，就是文中说的天文，主要指四时阴阳与星辰、日月相合的道理。后面七节，皆黄帝召雷公而证明其道。

第七十四节　示从容论：从容应对疑难杂症

【题解】

　　示，展示；从容，这里特指医生如何运用医理来从容面对复杂的临床病证。本节阐述诊病必须从容而掌握法度。要缜密观察，详慎分辨，区分异同。文中指明脾、肝、肾病脉与其他脏脉的区别，又指出脾、肺、肾三脏的病情判断等，是黄帝展示验证这些难点，故名为"示从容论"。

【原文】

　　黄帝燕坐（燕坐：燕，安闲的意思。燕坐，即安闲地坐着），召雷公而问之曰：汝受术诵书者，若能览观杂学，及于比类，通合道理，为余言子所长。五脏六府，胆胃大小肠脾胞膀胱，脑髓涕唾，哭泣悲哀，水所从行（水所从行：人体水液的运行。水，指汗、涕、泪、涎、唾五液），此皆人之所生。治之过失，子务明之。可以十全，即不能知，为世所怨。

　　雷公曰：臣请诵《脉经》上下篇，甚众多矣。别异比类，犹未能以十全，又安足以明之？

　　帝曰：子别试（别试：丹波元简："别试者，谓《脉经》上下篇之外，别有所通，试论之也。"）通五脏之过，

【译文】

　　黄帝安闲而坐，召唤雷公问道：你是学习过医术、诵读过不少医书的，懂得要广泛博览群书，才能取象比类、贯通融汇医学的道理，那请给我谈谈你的心得体会吧！五脏六腑，胆、胃、大小肠、脾、胞、膀胱、脑髓、涕唾，哭泣悲哀，皆五液所从运行，这些都是人体所赖以生存的。治疗中易于产生过失，你务必明了这些道理。这样临证治疗时才可能十不失一。如果不能了解这些道理，便会由于失治误治而被人们所抱怨。

　　雷公回答说：我诵读《脉经》上下篇已有多次，但关于鉴别异同，取类比象，还不能完全掌握，又怎样能够讲得清楚这些道理呢？

　　黄帝说：你既在《脉经》上下篇之外还别有所习，那么就请根据你所知道的内容，试述五脏的病变，六腑的不和，针石的禁

六腑之所不和，针石之败，毒药所宜，汤液滋味，具言其状，悉言以对，请问不知。

雷公曰：肝虚肾虚脾虚，皆令人体重烦冤（烦冤：冤，指郁而乱的意思。烦冤，就是郁闷烦乱），当投毒药刺灸，砭石汤液，或已或不已，愿闻其解。

帝曰：公何年之长而问之少！余真问以自谬也。吾问子窈冥（窈冥：深远渺茫貌，极远处），子言《上下篇》以对，何也？夫脾虚浮似肺，肾小浮似脾，肝急沉散似肾，此皆工之所时乱也，然从容得之。若夫三脏土木水参居，此童子之所知，问之何也？

雷公曰：于此有人，头痛筋挛骨重，怯然少气，哕噫腹满，时惊，不嗜卧，此何脏之发也？脉浮而弦，切之石坚，不知其解，复问所以三脏者，以知其比类也。

帝曰：夫从容之谓也。夫年长则求之于腑；年少则求之于经；年壮则求之于脏。今子所言皆失。八风菀热，五脏消

忌，药物的适宜，汤液的滋味等的具体情况，尽量详尽地告诉我，如有不明白的请提出来。

雷公问：肝虚、肾虚、脾虚，都能使人身体困重而心中烦闷，这类病证按说应该用药物、刺灸、砭石、汤液来治疗，结果却有的有效，有的无效，我希望能了解一下其中的原因。

黄帝道：你这样大的年纪，问的问题却怎么这么幼稚？可能是我提的问题不太恰当吧！我问的是《脉经·上下篇》以外较深的道理，你却用《脉经·上下篇》的内容来回答，是什么缘故？脾脉虚浮而像肺脉，肾脉小浮而像脾脉，肝脉急沉而散像肾脉，这是普通医生常常容易搞错的，但依照正确的法则，还是可以辨别清楚的。至于肝脾肾三脏分属木土水，部位相近，都在膈下腹里，这些连小孩子都知道的问题，你问这些简单的问题是什么意思？

雷公回答说：譬如有个病人，头痛，筋脉拘挛，骨节沉重，虚怯少气，哕噫腹满，经常惊恐，不想睡觉，这是哪一脏有病呢？他的脉象浮取而弦，重按则坚硬如石，我不了解其中的道理，请再问用三脏之脉怎样比类？

黄帝说：这就需要从容详细地分析。一般来说，年长的人常过度饮食，所以应从六腑来诊察；年少的人多劳于体力，所以应从经络来诊察；年壮的人多嗜欲伤情，所以应从五脏去诊察。现今你所谈的与这三条都不

烁，传邪相受。夫浮而弦者，是肾不足也。沉而石者，是肾气内著也。怯然少气者，是水道不行，形气消索也。咳嗽烦冤者，是肾气之逆也。一人之气，病在一脏也，若言三脏俱行，不在法也。

雷公曰：于此有人，四肢解堕，喘咳血泄。而愚诊之，以为伤肺。切脉浮大而紧，愚不敢治。粗工下砭石，病愈，多出血，血止身轻。此何物也？

帝曰：子所能治，知亦众多，与此病失矣。譬以鸿飞，亦冲于天（譬以鸿飞，亦冲于天：譬如鸿雁，有时也会飞到高空。这里是比喻粗工治病的成功，犹如鸿雁冲天，是偶然所得）。夫圣人之治病，循法守度，援物比类，化之冥冥，循上及下，何必守经？今夫脉浮大虚者，是脾气之外绝，去胃，外归阳明也。夫二火不胜三水，是以脉乱而无常也。

四肢解堕，此脾精之不行也。喘咳者，是水气并阳明也。血泄者，脉急，血无所行也。若夫以为伤肺者，由失以狂也。不引比类，是知不明也。夫伤肺

相符。八风郁而化热，五脏消铄内伤，这是外邪内传而发病的。所以，脉浮取而弦者，为肾气不足；重按而石坚者，为肾气内着而不行；虚怯少气者，是水津不能输布，以致形体消损，气息怯弱；咳嗽烦闷，是肾气上逆的缘故。这是人受邪的情况，其病变部位在于肾脏，如果认为肝脾肾三脏俱病，是不合医理和临床实际的。

雷公问：有一病人，四肢怠惰无力，喘息咳嗽，肠风下血。我去诊察，以为是伤肺。切其脉浮大而紧，我不敢治疗，而某个医术粗劣、平庸的医生却用砭石治疗，病就治好了，病人出了更多的血，血止后全身轻快而病愈。这是什么病呢？

黄帝说：你所能治的和知道的病已很多了，然而对此病来说，是你错了。譬如鸿雁，也会飞至高空，那个粗率的医生不过是偶然幸中罢了。然而圣人治病，是遵循医理法度的，引物比类，从而达到神妙莫测的境界，察上便知以下，不必拘泥一经。现见脉象浮大而虚，是脾气外绝，不能为胃行其津液，以致津液独归于阳明。二火不能制胜三水，因此脉乱而失其常。

四肢怠惰无力，是脾精不能输布的关系。喘息咳嗽，是水气并于阳明的缘故。大便出血，是脉气并急，血不行于脉道的缘故。假使认为是伤肺的病，失误在于太随意了，是错误的诊断。由于不能援物比类，因此了解得不够

者，脾气不守，胃气不清，经气不为使，真脏坏决，经脉傍绝，五脏漏泄，不衄则呕，此二者不相类也。譬如天之无形，地之无理，白与黑相去远矣。

是失，吾过矣，以子知之，故不告子。明引比类、从容，是以名曰诊轻，是谓至道也。

明彻。伤肺之病，是因为脾气不足，胃气不清，肺经之气失却应有的功能，肺脏虚损败坏，经脉失去宣发肃降输布精气的作用，五脏的精气漏泄，不是衄血，便是呕血，这是伤脾与伤肺两种病不相类同之处。譬如天之无象可求，地之无方可理，又好比黑与白相差太大了。

这是我的错误，以为你已经知道了，所以没有对你讲清楚。以后要知道引物比类、从容分析的法则，这是诊治的法度，是至善至真的道理。

【解要】
　　黄帝首先提出的难点是与五液脉象相关的问题（黄帝说小孩皆知，实际是杂难问题），以此来说明肾虚、肝虚、脾虚之脉的诊法，并分析肾病的脉证，讨论别异取象比类的诊断方法（指找出区别，取自然界中形象类似的东西，来比喻抽象的事物，以增加对抽象事物的理解）。最后，黄帝又对失血证病在脾在肺做了分析比较。

第七十五节　疏五过论：诊断中易犯的五种过错

【题解】

　　疏，疏通、梳理之意，即把《黄帝内经·素问》中医生的诊病方法梳理一下。五过，即五种过错。本节论述由于七情所致的疾病及临床上诊断不明而发生的五种过失；阐述诊病除四诊合参之外，必须考虑体质、生活状况等因素，才能正确诊断，故名为"疏五过论"。

【原文】

　　黄帝曰：呜呼远哉！闵闵（闵闵：深远的样子）乎若视深渊，若迎浮云。视深渊尚可测，迎浮云莫知其际。圣人之术，为万民式（式：程式，法式），论裁志意，必有法则。循经守数，按循医事，为万民副。故事有五过，汝知之乎？

　　雷公避席再拜曰：臣年幼小，蒙愚以惑，不闻五过，比类形名，虚引其经，心无所对。

　　帝曰：凡诊病者，必问尝贵后贱，虽不中邪，病从内生，名曰脱营。尝富后贫，名

【译文】

　　黄帝感叹说：真深远啊！道之远大幽深，好像视探深渊，又好像迎看浮云。但渊虽深，尚可以测量，迎看浮云，却很难看到它的边际。圣人的医术，是万民学习的典范，论裁人的志意，必有法则。遵守医学的常规和法则，审查医事，才能为万民谋福祉。所以医事有五过的说法，你知道吗？

　　雷公离开座位行拜礼后回答说：我像小孩一样才疏学浅、蒙昧无知，不曾听说过五过，虽然也能从病的证候和名目上来比类，但只是虚引经义而已，心里还不明白也不能回答。

　　黄帝说：在诊病的时候，应问病人的生活情况，如果是先贵后贱者，虽然没有感受外邪，也会病从内生，这种病叫"脱营"。如果是先富后贫者，发病叫"失精"。这两种病都是由于五

曰失精。五气留连，病有所并。医工诊之，不在脏腑，不变躯形，诊之而疑，不知病名。身体日减，气虚无精，病深无气，洒洒然时惊。病深者，以其外耗于卫，内夺于荣。良工所失，不知病情。此亦治之一过也。

凡欲诊病者，必问饮食居处，暴乐暴苦，始乐后苦，皆伤精气。精气竭绝，形体毁沮。暴怒伤阴，暴喜伤阳。厥气上行，满脉去形。愚医治之，不知补泻，不知病情，精华日脱，邪气乃并。此治之二过也。

善为脉者，必以比类（比类：用取类相比，以求异中之同，或者同中之异）、奇恒，从容知之。为工而不知道，此诊之不足贵，此治之三过也。

诊有三常（三常：即贵贱、贫富、苦乐三种情况），必问贵贱。封君败伤，及欲侯王。故贵脱势，虽不中邪，精神内伤，身必败亡。始富后贫，虽不伤

脏之气流连不运，积并而发病。医生诊察这种病，病的初期，由于病不在脏腑，形体也无改变，医生常诊而疑之，不知是什么病。时间长了，病人身体逐渐消瘦，气虚而精无以生，病势深重则真气被耗，阳气日虚，时常恶寒而心怯时惊。其所以病势日益深重，是因为在外耗损了卫气，在内劫夺了营血的缘故。这种病即便是技术高明的医生，若不问明病人的具体情况，也无法知道其致病的根源，更不能治愈。这是诊治上的第一个过失。

凡欲诊治疾病时，一定要问病人的饮食和居住环境，以及是否有精神上的突然欢乐，突然忧苦，或先乐后苦等情况，因为突然苦乐都能损伤精气，使精气竭绝，形体败坏。暴怒则伤阴，暴喜则伤阳，阴阳俱伤，则使人气厥逆而上行，充满于经脉，而神亦浮越，去离于形体。技术低劣的医生，在诊治这种疾病时，既不能恰当地运用泻治法，又不了解病情，致使精气日渐耗散，邪气得以积并。这是诊治上的第二个过失。

善于诊脉的医生，必将病的奇恒，比类辨别，从容分析，得知其病情。如果医生不懂得这个道理，他的诊治技术就没有什么可贵之处。这是诊病上的第三个过失。

诊病时须注意三种情况，即必须问其社会地位的贵贱。是否曾有被削爵失势之事，以及是否有想做侯王的妄想。因为原来地位高贵，失势以后，其情志必抑郁，这种人，虽然未中外邪，但由于精神已经内伤，身体必然败亡。

第七十五节 疏五过论：诊断中易犯的五种过错

邪，皮焦筋屈，痿躄（躄：足痿弱不能行走）为挛，医不能严，不能动神，外为柔弱，乱至失常，病不能移，则医事不行。此治之四过也。

凡诊者，必知终始，有知余绪，切脉问名，当合男女。离绝菀结（离绝菀结：菀结，郁结。谓思积于中而不得发泄），忧恐喜怒，五脏空虚，血气离守，工不能知，何术之语。尝富大伤，斩筋绝脉，身体复行，令泽不息（令泽不息：使津液不能滋生），故伤败结，留薄归阳，脓积寒炅。粗工治之，亟刺阴阳，身体解散，四肢转筋，死日有期。医不能明，不问所发，唯言死日，亦为粗工。此治之五过也。

凡此五者，皆受术不通，人事不明也。故曰：圣人之治病也，必知天地阴阳，四时经纪，五脏六腑，雌雄表里，刺灸砭石，毒药所主。从容人事，以明经道，贵贱贫富，各异品理，问年少长，勇怯之

先富后贫的人，虽未伤于邪气，也会发生皮毛憔枯，筋脉拘急，足痿弱拘挛不能行走等症状。对这类病人，医生如果不能严肃地对病人开导，不能动其思想改变其精神面貌，而一味地柔弱顺从，任其发展下去，则必然在治疗上失去法度，那么病患就不能去除，医治也不会发生效果。这是诊治上的第四个过失。

凡诊治疾病，必须了解其发病初期和现在的病情，又要知其病之本末，在诊脉问证时，应结合男女在生理及脉象上的特点。如因亲爱之人分离而怀念不绝，致情志郁结难解，及忧恐喜怒等，都可使五脏空虚，血气离守，医生如不知道这些道理，还有什么诊治技术可言呢！曾经富贵的人，一旦失去财势，必大伤其心神，致筋脉严重损伤，形体虽然依然能够行动，但津液已不再滋生了。若旧伤败结，致血气留聚不散，郁而化热，归于阳分，久则成脓，脓血蓄积，使人寒热交作。毛躁的医生治疗这种病，由于他不了解病为劳伤脓积，而多次刺其阴阳经脉，使其气血更虚，致身体懈散，四肢转筋，（病人的）死期已不远了。医生对此既不能明辨，又不问其发病原因，只是说病已危重，这是粗心的医生。此为诊治上的第五个过失。

上述的五种过失，都是由于医生的学术不精，人情事理不明所造成的。所以说：圣人治病，必知自然界阴阳的变化，四时寒暑的规律，五脏六腑之间的关系，经脉之阴阳表里，刺灸、砭石、毒药治病之所宜。能详审人情事理，掌握诊治之常道，从病人的贵贱贫富，区分其体质及发病的各自特点，问其年龄的长幼，知其

理，审于分部，知病本始，八正九候，诊必副（诊必副：副，符合，相称）矣。

治病之道，气内为宝，循求其理。求之不得，过在表里。守数据治，无失俞理。能行此术，终身不殆。不知俞理，五脏菀热，痈发六腑。诊病不审，是谓失常，谨守此治，与经相明。《上经》《下经》，揆度阴阳，奇恒五中，决以明堂，审于始终，可以横行。

性情勇怯之理，审察病色出现的部位，以知其病的本始，并结合四时八风正气及三部九候脉象进行分析，所以他的诊疗技术是全备的。

治病的关键，以人体脏气内守为贵，来寻求邪正变化的机理。假若五脏的变化不大，其病变的部位当在阴阳表里之间。治疗时应循经守则，不能搞错取穴的理法。能够这样来治疗，就可避免医疗上的过错。若不知取穴的理法，妄用刺灸，会使五脏郁热不散，痈疡发于六腑。诊病不能审慎详密，这叫失常，谨守这些常规来治疗，自然会和经旨相符。《上经》《下经》二书，都是研究揆度阴阳奇恒之道的，再结合观察病人的面部的方法来了解疾病的终始，就可以得心应手地行医，普救众生于天下了。

【解要】

　　本节主要论述医生在诊治疾病时容易出现的五种过失：病人由于职业地位的变化而发生情志方面的疾病而不知疾病的起因；不了解病人的生活和环境、思想情绪，不知哪一种证应补，哪一种证应泻，妄施治疗，使人体精气一天天虚耗，邪气因而侵袭；不善于分析正常和反常证候，不能区辨同名同形的病证，寻求不同之点；医生未弄清病因，不知道改变病人的精神状况，便顺从病人的好恶，以致治疾错乱；诊治疾病，不了解疾病从开始到现在的阴阳属性及发病的其他情况，不懂四诊合参。

　　因此，本节中强调在诊治疾病时，必须结合四时阴阳变化，病人的生活环境、身体状况及情绪变化等多方面因素分析。

第七十六节 徵四失论：戒除诊治常犯的四种过失

【题解】

徵，惩戒，戒除；四失，医生常犯的四种过失。本节紧接前一节继续讨论在临床上要全面观察，防止诊断错误。不管是五过论，还是四失论，讲的都是医生诊断时所常犯的错误，必须注意并尽力戒除，所以名为"徵四失论"。

【原文】

黄帝在明堂，雷公侍坐。黄帝曰：夫子所通书受事，众多矣。试言得失之意，所以得之，所以失之。

雷公对曰：循经受业，皆言十全，其时有过失者，请闻其事解也。

帝曰：子年少，智未及邪？将言以杂合耶？夫经脉十二，络脉三百六十五，此皆人之所明知，工之所循用也。所以不十全者，精神不专，志意不理，外内相失，故时疑殆。诊不知阴阳逆

【译文】

黄帝在大殿里，雷公侍坐一旁。黄帝说道：先生所通晓的医书和诊治经验已经相当多了，尝试谈谈你对治病的成功与失败的看法，为什么会成功？为什么会失败？

雷公回答说：依据医经上的记载和老师们的传授，都说可以收到十全十美的效果，但是在临证时仍不免有过失出现，请问这究竟如何解释呢？

黄帝说：你是因为还年轻，还没有真正遇到疑难杂症，考虑问题尚不周全呢？还是由于杂合各家学说，缺乏分析综合能力呢？十二经脉和三百六十五络脉，这是人人都明白了解的，也是医工们所经常遵循应用的，之所以不能得到完美的疗效，是由于思想不集中，不加以分析研究，不明确外在症状和内在病变之间的关系，因此时常产生问题和

从之理，此治之一失矣。

受师不卒，妄作杂术，谬言为道，更名自功，妄用砭石，后遗身咎（后遗身咎：咎，错误、罪过。指前面这些不当之举给自己造成的错误），此治之二失也。

不适贫富贵贱之居，坐之薄厚，形之寒温，不适饮食之宜，不别（不别：别，辨别。意为不能辨别）人之勇怯，不知比类，足以自乱，不足以自明。此治之三失也。

诊病不问其始，忧患饮食之失节，起居之过度，或伤于毒？不先言此，卒持寸口，何病能中？妄言作名，为粗所穷。此治之四失也。

是以世人之语者，驰千里之外，不明尺寸之论，诊无人事。治数之道，从容之葆，坐持寸口，诊不中五脉，百病所起，始以自怨，遗师其咎。是故治不能循理，弃术于市，妄治时愈，愚心自得。呜呼！窈窈冥冥（窈窈冥冥：窈窈，微妙精深的样子；冥冥，渺茫恍惚的样子），孰知其道？道之

疑难。凡临床诊治，不懂得阴阳逆从的道理，这是治疗失败的第一个原因。

从师学习尚未毕业，学术未精，临床就盲目地使用各种疗法，以荒谬之说为真理，巧立名目来夸耀自己，乱用砭石，结果给自己造成了错误和过失，这是治疗失败的第二个原因。

不区分病者贫富贵贱的生活状况，不了解居住环境的好坏，不注意形体的寒温，不考虑饮食的宜忌，不区别性情的勇怯，不懂得用比类异同的方法进行分析，这样做，足以使自己头脑混乱，而无法有清楚明白的认识。这是治疗失败的第三个原因。

诊断疾病，不问病起于何时，是否有精神方面的刺激和饮食方面的不节制，生活起居方面有违常规，还是由于中毒？不先问清楚这些情况，就草率地执持、切脉，怎么能明确诊断、切中病情呢？只是信口胡言，杜撰病名。这种由于粗枝大叶造成的恶果，使自己陷入了困境，这是治疗失败的第四个原因。

所以，社会上有不少医生，说起医术来，可以夸大到千里之外，却根本不明白尺寸的理论，诊治疾病时不考虑人事。医生诊病时要有从容分析的态度，仅仅知道诊察寸口的办法，不能确诊五脏之脉，更不知道百病的起因。碰到了医疗上的困难，方始自怨所学不精，继而便归罪于老师传授得不好。所以，医生如果不能依据理论作为指导，就不能被人信任，虽然开业行医，而毫无技术，妄为治疗，偶或得愈，便又自鸣得意。唉！医学

大者，拟于天地，配于四海，汝不知道之谕，受以明为晦（晦：不明白）。

理论是十分奥妙精深的，有谁能彻底了解其中的真谛呢？因为医学的理论，犹如天地之远大，犹四海之广深，因此必须反复研究。若不明白这些道理，即使老师讲授得十分清楚，也还是不能彻底明白的。

【解要】
　　本节重点分析了医生在诊治疾病时容易出现失误的四个原因：不懂得阴阳逆从的道理，临床盲目使用各种疗法，不区分病者生存环境，不询问病者精神状况和起居饮食等情况而妄断；强调医生在诊治时，要善于将天地阴阳结合起来，要掌握诊断疾病的要点，从容不迫地进行分析、取象比类，只有这样，才有可能减少和避免失误。

第七十七节 阴阳类论：阴阳五行断疑难疾病

【题解】

阴阳，中医的精髓少不了这两样：一是经络，二是阴阳。以阴阳五行来诊断疾病，在前面的章节中早已探讨过了，本节黄帝跟雷公探讨的是这方面的疑难问题。类，即类别。实际上本节只重点讨论疾病的发生发展与人体阴阳表里之间的从属关系，这就是类的意思。

【原文】

孟春（孟春：春季的三个月中，第一月为孟春，第二月为仲春，第三月为季春）始至，黄帝燕坐，临观八极，正八风之气，而问雷公，曰：阴阳之类，经脉之道，五中所主，何脏最贵？

雷公对曰：春，甲乙青，中主肝，治七十二日，是脉之主时，臣以其脏最贵。

帝曰：却念（却念：却，刚刚之意。却念，意指刚刚读完）《上下经》，阴阳从容（从容：详细分析），子所言贵，最其下也。

雷公至斋七日，旦复侍坐。

帝曰：三阳为经，二阳为

【译文】

在立春这一天，黄帝很安闲地坐着，观看八方的远景，候察八风的方向，问雷公说：按照阴阳的分析方法和经脉理论，配合五脏主时，你认为哪一脏最贵？

雷公回答说：春季为一年之首，属甲乙木，其色青，五脏中主肝，肝旺于春季七十二日，此时也是肝脉当令的时候，所以我认为肝脏为最贵。

黄帝说：我依据《上下经》阴阳比类分析的理论，你认为最贵的，却是其中最贱下的。

雷公斋戒了七天，早晨又侍坐于黄帝的一旁。

黄帝说：三阳为经，二阳为维，一阳为游

维，一阳为游部（游部：部位游动不定，散在于身体上、中、下三部），此知五脏终始。三阴为表，二阴为里，一阴至绝作朔晦（朔晦：朔日和晦日。旧历每月初一日和最末一日），却具合以正其理。

雷公曰：受业未能明。

帝曰：所谓三阳者，太阳为经。三阳脉至手太阴，弦浮而不沉，决以度，察以心，合之阴阳之论。

所谓二阳者，阳明也，至手太阴，弦而沉急，不鼓炅至，以病皆死。

一阳者，少阳也，至手太阴，上连人迎，弦急悬不绝，此少阳之病也，专阴则死。

三阴者，六经之所主也，交于太阴，伏鼓不浮，上空志心。

二阴至肺，其气归膀胱，外连脾胃。

一阴独至，经绝，气浮不鼓，钩而滑。

此六脉者，乍阴乍阳，交属相并，缪通（缪通：缪，通"缭"，缭绕。此即指六经与五脏紧密关联）五脏，合于阴阳。先至为主，后至为客。

部，懂得这些，可以知道五脏之气运行的终始了。三阴为表，二阴为里，一阴为阴气之最终，是阳气的开始，有如朔晦的交界，都符合于天地阴阳终始的规律。

雷公说：我还没有明白其中的意义。

黄帝说：所谓"三阳"，是指太阳，其脉至于手太阴寸口，见弦浮不沉之象，应当根据常度来判断，用心体察，并参合阴阳之论，以明好坏。

所谓"二阳"，就是阳明，其脉至于手太阴寸口，见弦而沉急，不鼓击于指，火热大至之时而有此病脉，大都有死亡的危险。

一阳就是少阳，其脉至于手太阴寸口，上连人迎，见弦急悬而不绝，这是少阳经的病脉，如见有阴而无阳的真脏脉象，就是死证。

三阴为手太阴肺经，肺朝百脉，所以为六经之主，其气交于太阴寸口，脉象沉伏鼓动而不浮，是太阴之气陷下而无法上升，以致心神空虚。

二阴是少阴，其脉至于肺，其气归于膀胱，外与脾胃相连。

一阴是厥阴，其脉独至于太阴寸口，经气已绝，故脉气浮而不鼓，脉象如钩而滑。

以上六种脉象，或阳脏见阴脉，或阴脏见阳脉，相互交错，会聚于寸口，都和五脏相通，与阴阳之道相合。如出现此种脉象，凡先见于寸口的为主，后见于寸口的为客。

雷公曰：臣悉尽意，受传经脉，颂得《从容》之道，以合《从容》，不知阴阳，不知雌雄。

帝曰：三阳为父，二阳为卫，一阳为纪；三阴为母，二阴为雌，一阴为独使。

二阳一阴，阳明主病，不胜一阴，脉软而动，九窍皆沉。

三阳一阴，太阳脉胜，一阴不为止，内乱五脏，外为惊骇。

二阴二阳，病在肺，少阴脉沉，胜肺伤脾，外伤四肢。

二阴二阳皆交至，病在肾，骂詈妄行，巅疾为狂。

二阴一阳，病出于肾。阴气客游于心脘，下空窍堤，闭塞不通，四支别离。

一阴一阳代绝，此阴气至心，上下无常，出入不知，喉咽干燥，病在土脾。

二阳三阴，至阴皆在，阴不过阳，阳气不能止阴，阴阳并绝，浮为血瘕（血瘕：瘕病证名。因瘀血聚积所生的有形肿块，为八瘕之一），沉为脓胕。阴阳皆壮，下至阴阳。上合昭昭，下合冥冥（上合昭

雷公说：我已经完全懂得您的意思了，但把您以前传授给我的经脉道理，以及我自己从书本上读到的从容理论，和今天您所讲的从容之法相结合的话，我还不明白其中阴阳雌雄的意义。

黄帝说：三阳如父亲那样高尊，二阳如外卫，一阳如枢纽；三阴如母亲那样善于养育，二阴如雌性那样内守，一阴如使者一般，能沟通阴阳。

二阳一阴是阳明主病，二阳不胜一阴，则阳明脉软而动，九窍之气沉滞不利。

三阳一阴为病，则太阳脉胜，寒水之气大盛，一阴肝气不能制止寒水，故内乱五脏，外现惊骇。

二阴二阳则病在肺，少阴脉沉，少阴之气胜肺伤脾，在外伤及四肢。

二阴与二阳交互为患，则土邪侮水，其病在肾，骂詈妄行，癫疾狂乱。

二阴一阳，其病出于肾。阴气上逆于心，并使脘下空窍如被堤坝阻隔一样闭塞不通，四肢好像离开身体一样不能为用。

一阴一阳为病，其脉代绝，这是厥阴之气上至于心发生的病变，或在上部，或在下部，而无定处，饮食无味，大便泄泻无度，咽喉干燥，病在脾土。

二阳三阴为病，包括至阴脾土在内，阴气不能至于阳，阳气不能达于阴，阴阳相互隔绝，阳浮于外则内成血瘕，阴沉于里则外成脓肿。如果阴阳之气都盛壮，而病变趋向于下，在男子则阳器生病，女子则阴器生病。

昭，下合冥冥：昭昭，明亮之意，此处指男性生殖器；冥冥，阴暗之意，此处指女性生殖器），诊决死生之期，遂合岁首。

雷公曰：请问短期。黄帝不应。雷公复问，黄帝曰：在经论中。

雷公曰：请问短期。

黄帝曰：冬三月之病，病合于阳者，至春正月，脉有死证，皆归出春。冬三月之病，在理已尽，草与柳叶皆杀，春阴阳皆绝，期在孟春。

春三月之病，曰阳杀（阳杀shài：张介宾，"春月阳气方升，而病在阳者，故曰阳杀。杀者，衰也。"杀，衰退），阴阳皆绝，期在草干。

夏三月之病，至阴不过十日。阴阳交，期在溓水（溓水：溓，在初冬结薄冰的时候）。

秋三月之病，三阳俱起，不治自己。阴阳交合者，立不能坐，坐不能起。三阳独至，期在石水。二阴独至，期在盛水。

上观天道，下察地理，必以阴阳之理来决断病者死生日期，同时还要参合一岁之中何气为首。

雷公问：请问如何判断疾病的死亡日期？黄帝没有回答。雷公又问，黄帝回答说：在医书上有说明。

雷公又问：到底怎样判断疾病的死亡日期？

黄帝说：冬季三月的病，如病症脉象都属阳盛，则春季正月见脉有死证，那么到了春夏之交，阳盛阴衰之时，便会有死亡的危险。冬季三月的病，根据天理，本来应该病愈了，但草和柳叶都枯死了，如果到春天阴阳之气都绝，那么其死期就在正月。

春季三月的病，名为"阳杀"。阴阳之气都绝，死期在冬天草木枯干之时。

夏季三月的病，若不愈，到了至阴之时，那么其死期在至阴后不超过十日。若脉见阴阳交错，则死期在初冬结薄冰之时。

秋季三月的病，表现了手足三阳的脉证，不给治疗也会自愈。若是阴阳交错合而为病，则立而不能坐，坐而不能起。若三阳脉独至，则独阳无阴，死期在冰结如石坚之时。二阴脉独至，则独阴无阳，死期在正月雨水时节。

【解要】
本节主要讲述三阴三阳之间的关系和脉象，三阴三阳经脉雌雄的含义和作用，以及其相互间的关系和病状、脉象等，论述了疾病的预后（有其局限性）与四时阴阳的关系，提出对死亡日期推断的依据。

第七十八节 方盛衰论：五脏气脉盛衰逆从与诊断十度

【题解】

方，违背。盛衰，指四时阴阳变化与人体阴阳之气的盛衰、逆从的关系。这一节同样是谈医者应该避免的过失，即不能违背四时阴阳五行规律进行诊断；强调"十度"诊断必须全面掌握病情，综合分析。

【原文】

雷公请问：气之多少，何者为逆？何者为从？

黄帝答曰：阳从左，阴从右，老从上，少从下。是以春夏归阳为生，归秋冬为死。反之，则归秋冬为生，是以气多少，逆皆为厥。

问曰：有余者厥耶？

答曰：一上不下，寒厥到膝，少者秋冬死，老者秋冬生。气上不下，头痛巅疾，求阳不得，求阴不审（求阴不审：审，审查；不审，指无法探明原因），五部隔无征，若居旷野，若伏

【译文】

雷公向黄帝问道：气的盛衰，哪一种是逆？哪一种是顺？

黄帝回答说：阳气主升，其气从左而右；阴气主降，其气从右而左。老年之气先衰于下，其气从上而下；少年之气先盛于下，其气从下而上。因此春夏之病见阳证阳脉，以阳归阳，则为顺为生，若见阴证阴脉，如秋冬之令，则为逆为死。反过来说，秋冬之病见阴证阴脉，以阴归阴，则为顺为生。所以，不论气盛或气衰，逆则都成为厥。

雷公又问：气有余也能成厥吗？

黄帝答道：阳气一上而不下，阴阳两气不相顺接，则足部厥冷至膝，少年在秋冬见此病则死，而老年在秋冬见此证却可生。阳气上而不下，则上实下虚，为头痛巅顶疾患，这种厥病，谓其属阳，本非阳盛，谓其属阴，则又非阴盛，五脏之气隔绝，没有很明显证象，好像

空室，绵绵乎属不满日。

是以少气之厥，令人妄梦，其极至迷。三阳绝，三阴微，是为少气。是以肺气虚，则使人梦见白物，见人斩血藉藉（藉藉：杂乱众多的意思）。得其时，则梦见兵战。

肾气虚，则使人梦见舟船溺人，得其时，则梦伏水中，若有畏恐。肝气虚，则梦见菌香生草，得其时，则梦伏树下，不敢起。心气虚，则梦救火阳物，得其时，则梦燔灼。脾气虚，则梦饮食不足，得其时，则梦筑垣盖屋。

此皆五脏气虚，阳气有余，阴气不足，合之五诊，调之阴阳，以在经脉。

诊有十度（十度：度，衡量；十度，是指脉度、脏度、肉度、筋度、俞度各有二），度人脉度、脏度、肉度、筋度、俞度。阴阳气尽，人病自具。脉动无常，散阴颇阳，脉脱不具，诊无常行。诊必上下，度民君卿。受师不卒，使术不明，不察逆从，是为妄行。持雌失雄，弃阴附阳。不知并合，诊故不

置身于旷野，伏居于空室，无所见闻，而病势绵绵一息，视其生命，已不满一天了。

所以，气虚的厥，使人梦乡荒诞；厥逆盛极，则梦多离奇迷乱。三阳之脉悬绝，三阴之脉细微，就是所谓少气之候。肺气虚则梦见白色悲惨的事物，或梦见人被杀流血，尸体狼藉。当金旺之时，则梦见战争。

肾气虚则梦见舟船淹死人，当水旺之时，则梦见自己伏于水中，好像遇到很恐惧害怕的事。肝气虚则梦见菌香草木，当木旺之时，则梦见自己伏于树下不敢起来。心气虚则梦救火和雷电，当火旺之时，则梦见大火燔灼。脾气虚则梦见饮食不足，得其土旺之时，则梦见筑垣盖屋。

这些都是五脏气虚、阳气有余、阴气不足所致。当参合五脏见证，调其阴阳，审察十二经脉。

诊法有十度，就是衡量人的脉度、脏度、肉度、筋度、俞度。揆度它的阴阳虚实，对病情就可以得到全面了解。脉息之动本无常态，或出现阴阳散乱而有偏颇，或脉象搏动不明显，所以诊察时也就没有固定的常规。诊病时必须知道病人身份的高低，是平民还是君卿。如果对老师传授的不能全部吸收，医术不高明，不仅不能辨别逆从，还会使诊治带有盲目性和片面性，看到了一面，看不到另一面，抓住了一点，放弃了另一点，不知道结合全面情况，加以综合分析，所以诊断就不能明确，如把这种

明，传之后世，反论自章。

至阴虚，天气绝；至阳盛，地气不足。阴阳并交，至人之所行。阴阳并交者，阳气先至，阴气后至。

是以圣人持诊之道，先后阴阳而持之，《奇恒之势》乃六十首，诊合微之事（合微之事：就是把各种诊察所得到的细微的临床资料结合起来），追阴阳之变，章五中之情，其中之论，取虚实之要，定五度之事，知此乃足以诊。

是以切阴不得阳，诊消亡；得阳不得阴，守学不湛。知左不知右，知右不知左，知上不知下，知先不知后，故治不久。知丑知善，知病知不病，知高知下，知坐知起，知行知止，用之有纪，诊道乃具，万世不殆。

起所有余，知所不足，度事上下，脉事因格。是以形弱气虚，死。形气有余，脉气不足，死。脉气有余，形气不足，生。

是以诊有大方，坐起有

诊断方法传授给后人的话，在实际工作中自会明显地暴露出它的错误。

至阴虚，则天之阳气离绝；至阳盛，则地之阴气不足。能使阴阳互济互通，这是有修养的医生的本事。阴阳之气互济互通，是阳气先至，阴气后至。

所以，高明的医生诊病，会诊要掌握阴阳先后的规律，根据奇恒之势六十首辨明正常和异常，把各种诊察所得的点滴细微的临床资料综合起来，追寻阴阳的变化，了解五脏的病情，做出中肯的结论，并根据虚实纲要及十度来加以判断，知道了这些，方可以诊病。

所以，切其阴而不能了解其阳，这种诊法是不能行于世的；切其阳而不能了解其阴，其所学的技术也是不高明的。知左而不知其右，知右而不知其左，知上而不知其下，知先而不知其后，他的医道就不会长久。要知道不好的，也要知道好的；要知道有病的，也要知道无病的；既要知道高，也要知道下；既要知道坐，也要知道起；既要知道行，也要知道止。能做到这样有条不紊，反复推求，诊断的步骤，才算全备，也才能永远不出差错。

疾病的初期，见到邪气有余，就应考虑其正气不足，因虚而受邪；检查病者的上下各部，脉证参合，以穷究其病理。例如形弱气虚的，主死；形气有余，脉气不足的，也死；脉气有余，形气不足的，主生。

所以，诊病有一定的大法，医生应该注意

第七十八节　方盛衰论：五脏气脉盛衰逆从与诊断十度

常，出入有行（出入有行：指一举一动必须保持医生的品德），以转神明，必清必净，上观下观，司八正邪（司八正邪：司，是候查的意思；八正，指八节；邪，是不正之气），别五中部，按脉动静，循尺滑涩，寒温之意，视其大小，合之病能，逆从以得，复知病名，诊可十全，不失人情。故诊之，或视息视意，故不失条理，道甚明察，故能长久。不知此道，失经绝理，亡言妄期，此谓失道。

起坐有常，一举一动，保持很好的品德；思维敏捷，头脑清静，上下观察，分别四时八节之邪，辨别邪气中于五脏的何部；触按其脉息的动静，探切尺部皮肤滑涩寒温的概况；视其大小便的变化，与病状相参合，从而知道是逆是顺，同时也知道了病名，这样诊察疾病，可以十不失一，也不会违背人情。所以，诊病之时，或视其呼吸，或看其神情，都能不失于条理，技术高明，能保持永久不出差错。假如不知道这些，违反了原则和真理，乱谈病情，妄下结论，这是不符合治病救人的医道的。

【解要】
　　本节主要论述人体阴阳之气、脉象的逆顺表现与所主生死，这是预后难题；指出诊断疾病时必须综合考察，要度脉、度脏、度肉、度筋、度俞等，保持头脑清醒，观察上下八方之气，诊察病人的脉象，观察病人的生活状况，这样才能判断疾病的顺逆及推断死期。

第七十九节 解精微论：迎风流泪之因

【题解】

　　解，解释、阐释；精微，精深微妙之意。本节主要阐释了哭泣涕泪产生的机理，这些内容看似微小，但却与人的精神情志、水火阴阳有内在的联系，其中的原理精深微妙，即以微见著，故名为"解精微论"。

【原文】

　　黄帝在明堂，雷公请曰：臣受业传之（臣受业传之：受业，指黄帝授雷公业，语序应该授臣业），行教以经论，从容形法，阴阳刺灸，汤药所滋。行治有贤不肖，未必能十全。若先言悲哀喜怒，燥湿寒暑，阴阳妇女，请问其所以然者。卑贱富贵，人之形体所从，群下通使，临事以适道术，谨闻命矣。请问有毚(chán)愚仆漏之问，不在经者，欲闻其状。

　　帝曰：大矣。

　　公请问：哭泣而泪涕皆出者，若出而少涕，其故何也？

　　帝曰：在经有也。

【译文】

　　黄帝在大殿里，雷公向黄帝请教说：我接受了您传给我的医道，再教给我的学生，我是按照古代的医经理论来对他们进行教育的，其教育的主要内容是医经中所记载的诊病刺治的各种方法及汤药的作用。然而他们在临证上，因有贤愚之别，所以未必能全面掌握。至于教的方法，是先告诉他们悲哀喜怒，燥湿寒暑，阴阳妇女等施治的事宜，再叫他们回答其中的道理，并向他们讲述卑贱富贵及人之形体的适从等，使他们通晓这些理论，再通过临证适当地运用，这些道理在过去我已经听您讲过了。现在我还有一些很愚陋的问题，在经典中找不到，要请您解释。

　　黄帝说：你钻研的医理越来越精深博大了！

　　雷公问：有哭泣而泪涕皆出，或泪出而很少有鼻涕的，这是什么道理？

　　黄帝说：在医经中有记载。

复问：不知水所从生？涕所从出也？

帝曰：若问此者，无益于治也。工之所知，道之所生也。夫心者，五脏之专精也，目者，其窍也，华色者，其荣也。是以人有德也，则气和于目（人有德也，则气和于目：人如果有道德则心和，心和则气见于目），有亡，忧知于色。是以悲哀则泣下，泣下水所由生。水宗者，积水也，积水者，至阴也。至阴者，肾之精也。宗精之水，所以不出者，是精持之也。辅之裹之，故水不行也。

夫水之精为志，火之精为神，水火相感，神志俱悲，是以目之水生也。故谚言曰：心悲名曰志悲。志与心精，共凑于目也，是以俱悲则神气传于心精，上不传于志而志独悲，故泣出也。泣涕者，脑也，脑者，阴（泣涕者，脑也，脑者，阴：篇中认为涕为脑之液。故言：泣涕者，因泣而涕也。涕出于脑，脑者精之类，为髓之海，属乎阴）也，髓者，骨之充也。故脑渗为涕。志者，骨之主也，是以水流而涕从之者，其行类也。夫涕之与泣者，譬如人之兄弟，急则俱死，生则俱生，其志以早悲，是以涕泣俱出而横行也。夫人涕泣俱出而相从者，所属之类也。

雷公又问：眼泪是怎样产生的？鼻涕是从哪里来的？

黄帝说：你问的这些问题，对治疗上没有多大帮助，但也是作为医生应该知道的，因为这是医学中的基本知识。心为五脏之专精，两目是它的外窍，光华色泽是它的外荣。所以，一个人在心里有得意的事，则神气和悦于两目；假如内心有所失意，则面上表现忧愁之色。因此，悲哀就会哭泣，泣下的泪是水所产生的。水的来源，是体内积聚的水液；积聚的水液，是至阴；所谓至阴，就是肾藏之精。来源于肾精的水液，平时所以不出，是因受肾精的约制，精能辅助、裹藏水，使其不至外流。

水的精气是志，火的精气是神，水火相互交感，神志都感到悲伤，所以泪水就出来了。所以俗语说：心悲叫作志悲。因为肾志与心精，同时上凑于目，所以心肾俱悲，则神气传于心精，而不传于肾志，肾志独悲，水失去了精的约制，所以泪水就出来了。哭泣而涕出的，其故在脑，脑属阴，髓充于骨并且藏于脑，而鼻窍通于脑，所以脑髓渗漏而成涕。肾志是骨之主，所以泪水出而鼻涕也随之而出，是因为鼻涕和泪是同类的关系。涕之与泪，譬如兄弟，危急则同死，安乐则共存，若肾志先悲而脑髓随之，所以涕随泣出而涕泪横流。涕泪所以俱出而相随，是由于涕泪同属水类的缘故。

雷公曰：大矣。请问：人哭泣而泪不出者，若出而少，涕不从之，何也？

帝曰：夫泣不出者，哭不悲也。不泣者，神不慈也。神不慈，则志不悲，阴阳相持，泣安能独来。夫志悲者，惋（惋：凄惨），惋则冲阴，冲阴则志去目，志去，则神不守精，精神去目，涕泣出也。且子独不诵不念夫经言乎？厥则目无所见。

夫人厥则阳气并于上，阴气并于下。阳并于上，则火独光也；阴并于下，则足寒，足寒则胀也。夫一水（一水：目之精）不胜五火（五火：五脏之亢阳），故目眦盲。

是以冲（冲 chòng：对着）风，泣下而不止。夫风之中目也，阳气内守于精。是火气燔目，故见风则泣下也。有以比之，夫火疾风生，乃能雨，此之类也。

雷公说：你讲的道理真博大！请问有人哭泣而眼泪不出的，或虽出而量少，且涕不随出的，这是什么道理？

黄帝说：哭而没有眼泪，是内心上并不悲伤。不出眼泪，是心神没有被感动，神不感动，则志也不悲，心神与肾志相持而不能相互交感，眼泪怎么能出来呢？大凡志悲就会有凄惨之意。凄惨意识冲动于脑，则肾志去目；肾志去目，则神不守精；精和神都离开了眼睛，眼泪和鼻涕才能出来。你难道没有读过或没有想到医经上所说的话吗？厥则眼睛一无所见。

当一个人在厥的时候，阳气并走于上部，阴气并走于下部。阳并于上，则上部亢热，阴并于下则足冷，足冷则发胀。因为一水不胜五火，所以眼睛就看不见了。

迎风就会流泪不止的，因风邪侵入眼而流泪，是阳气内守于精，也就是火气燔眼的关系，所以遇到风吹就会流泪了。打个比方来说，火热之气炽甚而风生，风生而有雨，与这个情况是相类同的。

第七十九节 解精微论：迎风流泪之因

【解要】

本节主要论述了涕泪的形成。肾精起着控制体内水液的作用，流泪是肾志悲伤所致。涕泪属于同一种物质，所以一般情况下，哭泣时，涕泪会一起流出。另分析了哭泣而不流泪、哭泣时涕泪不同时流出的原因。通过这样一个小的疑难问题来阐释一个大而深的道理：医者要善于细致观察，洞察入微，这样才不会漏诊错断。